Coal-burning Type of Endemic Fluorosis Control and Practice in China

中国燃煤污染型地方性氟中毒防治与实践

主　编　孙殿军　安　冬

副主编　高彦辉　赵丽军　于光前

人民卫生出版社

图书在版编目（CIP）数据

中国燃煤污染型地方性氟中毒防治与实践 / 孙殿军，安冬主编.
—北京：人民卫生出版社，2017

ISBN 978-7-117-25600-1

Ⅰ. ①中⋯ Ⅱ. ①孙⋯ ②安⋯ Ⅲ. ①氟化物中毒－防治－中国 Ⅳ. ①R595.9

中国版本图书馆 CIP 数据核字（2017）第 290049 号

人卫智网	www.ipmph.com	医学教育、学术、考试、健康，购书智慧智能综合服务平台
人卫官网	www.pmph.com	人卫官方资讯发布平台

中国燃煤污染型地方性氟中毒防治与实践

主　　编：孙殿军　安　冬
出版发行：人民卫生出版社（中继线 010-59780011）
地　　址：北京市朝阳区潘家园南里 19 号
邮　　编：100021
E - mail：pmph @ pmph.com
购书热线：010-59787592　010-59787584　010-65264830
印　　刷：保定市中画美凯印刷有限公司
经　　销：新华书店
开　　本：889×1194　1/16　　印张：28
字　　数：867 千字
版　　次：2017 年 12 月第 1 版　2017 年 12 月第 1 版第 1 次印刷
标准书号：ISBN 978-7-117-25600-1/R·25601
定　　价：105.00 元

打击盗版举报电话：010-59787491　E-mail：WQ @ pmph.com
（凡属印装质量问题请与本社市场营销中心联系退换）

编写委员会

于光前　哈尔滨医科大学
　　　　中国疾病预防控制中心地方病控制中心
上官俊　江西省疾病预防控制中心
王三祥　山西省地方病防治研究所
王正辉　山西省地方病防治研究所
王安伟　云南省地方病防治所
王丽华　哈尔滨医科大学
　　　　中国疾病预防控制中心地方病控制中心
王健辉　辽宁省疾病预防控制中心
邓佳云　四川省疾病预防控制中心
叶　枫　云南省地方病防治所
叶红兵　贵州省疾病预防控制中心
白广禄　陕西省地方病防治研究所
刘　军　广西壮族自治区疾病预防控制中心
刘　洋　河南省疾病预防控制中心
刘　辉　哈尔滨医科大学
　　　　中国疾病预防控制中心地方病控制中心
安　冬　贵州省疾病预防控制中心
孙玉富　哈尔滨医科大学
　　　　中国疾病预防控制中心地方病控制中心
孙殿军　哈尔滨医科大学
　　　　中国疾病预防控制中心地方病控制中心
严本武　湖北省卫生和计划生育委员会
李　军　山西省地方病防治研究所
李正祥　湖南省疾病预防控制中心
李达圣　贵州省疾病预防控制中心
李阳桦　北京市疾病预防控制中心
李志宏　江西省疾病预防控制中心
李承泽　哈尔滨医科大学
李津蜀　四川省疾病预防控制中心
杨小静　四川省疾病预防控制中心

肖邦忠　重庆市疾病预防控制中心
余　波　河南省疾病预防控制中心
张　微　哈尔滨医科大学
　　　　中国疾病预防控制中心地方病控制中心
张碧云　湖北省疾病预防控制中心
陈　敬　四川省疾病预防控制中心
范中学　陕西省地方病防治研究所
周　爽　重庆市疾病预防控制中心
郑照霞　辽宁省疾病预防控制中心
赵丽军　哈尔滨医科大学
　　　　中国疾病预防控制中心地方病控制中心
姚丹成　贵州省疾病预防控制中心
贾清珍　山西省地方病防治研究所
晏　维　重庆市疾病预防控制中心
高　琳　哈尔滨医科大学
　　　　中国疾病预防控制中心地方病控制中心
高　静　贵州省疾病预防控制中心
高彦辉　哈尔滨医科大学
　　　　中国疾病预防控制中心地方病控制中心
郭先驰　湖南省疾病预防控制中心
唐　阳　湖南省疾病预防控制中心
黄文丽　云南省地方病防治所
康建山　河南省洛阳市疾病预防控制中心
裴俊瑞　哈尔滨医科大学
　　　　中国疾病预防控制中心地方病控制中心
廖　敏　广西壮族自治区疾病预防控制中心
熊培生　湖北省疾病预防控制中心
黎新宇　北京市疾病预防控制中心
霍玉福　陕西省卫生和计划生育委员会
魏　玮　哈尔滨医科大学
　　　　中国疾病预防控制中心地方病控制中心

序

欣悉孙殿军研究员组织全国地方病防治方面的专家编写的《中国燃煤污染型地方性氟中毒防治与实践》一书即将出版，我谨以此短序表示推介。

燃煤型氟中毒是我国特有的地方性氟中毒类型，其流行的特殊性、危害的严重性、防治任务的艰巨性、防治措施实施后巩固的复杂性是我国公共卫生历史上罕见的。记得 2007 年夏我到原卫生部任职之初，时任国务院副总理的吴仪同志就曾专门嘱咐我关注地氟病防治问题。由于贵州省燃煤型氟中毒的病区范围占全国的一半以上，防治工作任务非常艰巨，因此我第一次外出调研就选择了贵州。当时国家已经开始实施燃煤型氟中毒贫困地区的改炉改灶项目，在一些重点省份开展以健康教育为基础、改炉改灶为主要措施的综合防治工作。但当时第一轮中央财政转移支付地方公共卫生专项资金地方病防治项目（2004—2006）即将结束，未来是否能够继续支持还有待充分了解项目的进展、成效及执行过程中存在的问题。于是，2007 年 8 月我在贵州省重点考察了病区群众的生活习惯、改炉改灶情况及效果，并和省委、省政府领导研究了燃煤型氟中毒防治工作持续巩固的问题，且达成了共识：原卫生部与贵州省通力合作，继续推进燃煤型氟中毒防治项目。2008 年 12 月，原卫生部和贵州省进一步签署了共同加强燃煤型氟中毒防治工作的部省合作协议，中央财政在原有基础上加大支持力度，省财政也配套相应资金。2009 年，在党中央、国务院的领导下，深化医药卫生体制改革全面启动，消除燃煤型氟中毒危害也于当年列入国家重大公共卫生专项，使全国地氟病防治工作得以快速推进。在贵州省，中央财政和地方财政共投入 12.1 亿元，为病区改炉改灶 173.7 万户，达到应改炉改灶户数的 99.3%，最终于 2011 年提前一年超额完成项目目标，不仅使贵州省的燃煤型氟中毒得到了有效控制，同时也带动了全国燃煤型氟中毒病区防治的全覆盖。

还应指出的是，在该项目落实过程中，中国疾病预防控制中心地方病控制中心充分发挥技术指导作用，不仅组织全国地方病专家协助制定项目方案，而且对病区省份项目实施的情况进行有效督导，各病区省份的疾控机构、地方病防治机构及工作人员长年战斗在病区第一线，不辞辛劳、甘于奉献，做出了重要贡献。同时，众多基层干部驻扎在病村组织项目实施；防治人员和乡村医生挨家挨户调查，为改炉改灶提供第一手资料；病区教师对在校生进行相关健康教育，通过"小手拉大手"夯实防治基础，这种政府领导、部门协作、社会参与、充分发动群众的工作方法，恰恰是爱国卫生运动精神在地氟病防治领域的再实践。2016 年 8 月，习近平总书记在全国卫生与健康大会上提出了包括"人民共建共享"在内的新时期卫生与健康工作方针。同年 10 月，党中央、国务院印发了《"健康中国 2030"规划纲要》，提出"共建共享、全民健康"的战略主题，强调政府主导与调动社会、个人的积极性相结合，推动人人参与、人人尽力、人人享有。燃煤污染型地方性氟中毒防治实践，就是人民共建共享、实现全民健康的历史范例。对其进行深入研究和总结，必将为加快推进健康中国建设发挥积极的借鉴作用。

燃煤污染型地方性氟中毒防治项目完成后，在国家卫生计生委的统一安排下，国家地方病控制中心组织开展了全国燃煤型氟中毒控制和消除考核评价工作，以村为单位进行了自查，以县级为单位进行了病情控制程度的考核，结果令人非常振奋。全国燃煤型氟中毒病区户的改炉改灶合格率为 97.01%，合格改良炉灶正确使用率为 98.62%，已有超过 80% 的病区县达到了病区控制和消除水平。至此，我们可以自豪地宣布：中国的燃煤型氟中毒已不再是我国广大农村地区的主要公共卫生问题，中国政府创造了用不足十年时间成功控制一种涉及 13 个省份、受威胁人口达 3000 多万的流行性慢性疾病的奇迹。这再次向世人有力证明了我国的制度优越性。相信在以习近平同志为核心的党中央坚强领导下，在习近平总书记治国理政新理念新思想新战略指引下，随着精准扶贫精准脱贫、健康中国建设等一系列重大方针政策的落实，包括燃煤型氟中毒在内的我国和贫困相关的健康问题必将得到根本解决！

借本书出版的机会，我谨向全国疾控系统的各级地方病防治人员表示感谢！向病区省份各级政府、相关部门、参与项目工作的社会各界和广大人民群众表示崇高敬意和衷心感谢！同时感谢本书的编撰人员通过详尽记录我国燃煤型氟中毒的防治历程，为后人留下了一笔宝贵的历史财产！

陈竺

中华医学会名誉会长

2017 年 8 月 1 日

前　言

　　燃煤型氟中毒是我国特有的地方性氟中毒类型,重病区主要分布在我国西南山区。从20世纪70年代发现该病流行至今的40余年时间,在党和政府的高度重视下,我国地方病防治科研工作者们就没有间断对该病的研究和防治。这40年的时间可以大概分为五个阶段:第一阶段,广大防治科技工作者利用10年左右的时间基本查清了重点病区流行特点和病情严重程度,并阐明了该病的病因及病因链;第二阶段,主要集中在从1987年至1990年左右,党和政府将燃煤型氟中毒的防治工作纳入到重点地方病防治管理,国家级地方病防治机构、科研机构、以及部分高校开始整合力量,联合攻关,系统地阐明了燃煤型氟中毒的摄氟来源和污染途径等众多科学问题,并确立了以改良炉灶为主的综合防治措施;第三阶段,国家开始设立了燃煤型氟中毒的监测点,开展了重点病区的哨点监测,同时,全国开展了大范围的病区调查以及基础研究工作,这一时期从1991年一直持续到2004年;第四阶段,从2004年到2012年,国家设立了中央财政补助地方公共卫生专项资金地方病防治项目,投入了大量的资金,集中对病区落实以健康教育为基础、改炉改灶为主的综合防治措施,改良炉灶531.82万户,使全国改良炉灶率达到了99.38%,改良炉灶正确使用率达到了98.84%。在此阶段,中央领导非常关心病区群众身体健康,亲自过问燃煤型氟中毒防治措施落实情况;原卫生部部长陈竺同志亲自到贵州省病区考察,进一步将改炉改灶防治燃煤型氟中毒项目纳入到重大公共卫生服务项目之中,还与贵州签订了部省共建项目,推动了防治措施在病区的全覆盖。第五阶段,从2013年至今,按照原卫生部发布的《重点地方病控制和消除评价办法》(国卫疾控发〔2014〕79号),开始有计划地对全国燃煤型氟中毒病区防治措施落实的效果进行规范化评估,有76个县达到消除,占44.19%,有69个县达到控制,占40.12%。

　　截至目前,我国燃煤型氟中毒从发现到阐明病因及流行环节、从确定防治措施到有计划的落实、再到最终开展综合的防控效果评估,其防控工作的所有环节都已经完成。应该说,燃煤型氟中毒防控是我国公共卫生领域最典型的成功案例,创造了一种涉及3000万人口的慢性病从严重、广泛流行到持续控制乃至消除的奇迹。这既真实体现了我们社会主义制度的优越性,可以集中优势力量办大事,同时也是几代地方病防控、研究、管理人员艰辛付出的结果。在这个过程中,中共中央地方病防治领导小组组长李德生、原卫生部地方病防治主管副部长郭子恒、何界生、殷大奎、彭玉、王陇德和中地办孙玺、原卫生部地方病防治局(司)、全国地方病防治办公室及疾控司(局)张义芳、傅鑫、高淑芬、陈吉祥、齐小秋、陈贤义、郝阳、于竟进、肖东楼、白呼群、王斌、刘家义、雷正龙、王立英、吴良友、李全乐、李玽、严俊等领导同志在政策制定、经费筹集方面做了大量的工作,国家地方病控制中心、原预防医学科学院、中国科学院、哈尔滨医科大学、贵州医科大学等地方病防治机构、科研院所和大专院校在确定防治策略、开展科学研究方面发挥了重要作用,广大基层地方病防治工作者、乡村干部、医生、中小学教师等在健康教育、防治措施落实方面起到了至关重要的作用。

　　在全国燃煤型氟中毒控制和消除第一轮考核评价全部完成之际,我们组织编写了这本《中国燃煤污染型地方性氟中毒防治与实践》,最主要的目的是全面反映我国燃煤型氟中毒走过的防治历程和取得的防治成就,总结各病区省份在该类型氟中毒防治工作中的经验,记录这段再也无法复制的燃煤型氟中毒防治的历史。当然,由于编者水平和能力有限,肯定还有记录不详、表述不到之处,希望能够得到广大地方病防治工作者的批评指正。

　　本书的出版,得到了国家卫生计生委的大力支持和帮助,得到了第十二届全国人大常委会副委员长、中国红十字会会长、原卫生部部长陈竺院士的鼎力支持,在此表示衷心的感谢!再次感谢各级领导、专家、疾病预防控制人员、广大乡镇卫生院医务人员、广大村干部、村医、中小学教师等对燃煤型氟中毒防治工作默默做出的贡献!

编者

2016 年 9 月 25 日

Introduction

Coal-burning type of endemic fluorosis is only occurred in China and the severely affected areas are mainly distributed in the southwestern mountainous areas. In the past over 40 years when it was epidemic from 1970s until now, with the high attention of the Communist Party of China (CPC) and Government, Chinese researchers of endemic diseases continuously worked on the research and prevention and control of this disease. These 40 years may be roughly divided into five stages. At the first stage, the scientists and technicians of prevention and contol spent ten years investigating on the characters of epidemiology in key areas and the severity of coal-burning fluorosis, and clarifying the etiology and chains of causation of this disease. At the second stage, from 1987 to around 1990, the prevention and control of coal-burning fluorosis was included in the management of key endemic diseases by Chinese Government. National institutions for the prevention and control of endemic disease and the institutions for scientific research as well as some universities and colleges, who integrated the strength and jointly tackled key problems, systematically clarified many scientific problems such as the sources of fluoride intake and the contamination paths, and established the comprehensive measures of prevention and control, giving priority to stove improvement for decreasing fluoride. At the third stage, the state established the surveillance sites of coal-burning fluorosis and began the sentinel surveillance in key endemic areas. Large scale investigations in the endemic areas and basic research were started at the same time from 1991 to 2004 continuously. At the fourth stage, from 2004 to 2012, the state established Project of Endemic Disease Prevention and Control of special Found of Central Financial Subsidy to Local Public Health（PCTL），and input lots of funds focusing on the implementation of the comprehensive measures of prevention and control based on health education, giving priority to stove improvement for decreasing fluoride. A total of 5.32 million stoves had been improved. The rate of improved stoves and the correct usage rate reached to 99.38% and 98.84%, respectively. At this stage, the leader of the CPC Central Committee cared for people's health in the endemic areas very much and personally inquired about the implementation of the prevention and control measures of coal-burning fluorosis. Mr. Chen Zhu, the former Minister of Health, investigated the endemic areas of Guizhou Province and further included the project of stove improvement of coal-burning fluorosis in the major projects of public health service, and also signed the ministry-province collaborative project with Guizhou Province to promote the complete implementation of the prevention and control measures. At the fifth stage, from 2013 to now, the state has followed the plan to normatively evaluate the effectiveness of the implementation of the prevention and control measures for coal-burning fluorosis in the endemic areas of the whole country according to the *Assessment methods for the control and elimination of major endemic diseases (No.79 document issued by the Bureau of Disease Control, National Health and Family Planning Commission in 2014)*. Results showed that 76 counties have reached the elimination standard, accounting for 44.19%, and 68 counties reached the control standard, accounting for 40.12%.

So far, all the work for the prevention and control of coal-burning fluorosis in China has been completed, from the discovery to the clarification of etiology and epidemic paths, then from the determination of prevention and control measures to the systematic implementation, finally to the comprehensive assessment for the effects of disease prevention and control. It is safe to say that the prevention and control of coal-burning fluorosis was the most typical successful case in the field of public health in China and also a miracle for a kind of chronic disease affecting 30 million populations to undergo from seriously widespread prevalence to sustainable control and even the elimination. It actually embodies the superiority of our socialist system which can concentrate resources to do things of significance, moreover it is the consequence of hardships experienced by several generations of personnel engaging in the prevention and control, research and management of endemic diseases. During this period, the head of the Leading Group of CPC Central Committee for the Prevention and Control of Endemic Disease, Li Desheng, Vice Ministers of the former Ministry of Health in charge of Endemic Disease Prevention and Control including Guo Ziheng, He Jiesheng, Yin Dakui, Peng Yu and Wang Longde, the director of the Office of CPC Central Committee for the Prevention and Control of Endemic Disease, Sun Xi, the leaders of the Bureau (Division) of Endemic Disease Prevention and Control, National Office for Prevention and Control of Endemic Disease, and Disease Control Division (Bureau) of former Ministry of Health including Zhang Yifang, Fu Xin, Gao Shufen, Chen Jixiang, Qi Xiaoqiu, Chen Xianyi, Hao Yang, Yu Jingjin, Xiao Donglou, Bai Huqun, Wang Bin, Liu Jiayi, Lei Zhenglong, Wang Liying, Wu Liangyou, Li Quanle, Li Xun, Yan Jun, et al., did a lot of work in policy setting and fund raising. Some research institutes and universities including the National Endemic Disease Control Center, the former Academy of Preventive Medicine, the Chinese Academy of Sciences, Harbin Medical University, Guizhou Medical University, etc. played an important role in determining the strategies for disease prevention and control and carrying out scientific researches. The grassroots personnel for the endemic disease prevention and control, rural cadres and doctors, and the teachers of primary and middle schools, played a vital role in implementing health education and the prevention and control measures.

At the completion of the first-round evaluation on the national control and elimination of coal-burning fluorosis, we organized and compiled this book entitled *Coal-burning Type of Fluorosis Control and Practice in China*. The main purpose is to fully reflect the national process and achievements, to summary the experiences in different provinces, and to record this unduplicated history for the prevention and control of coal-burning fluorosis. Of course, owing to the certain restriction in the overall recognition and limited capacity of the authors, some shortcomings are surely inevitable. We would appreciate any comments or suggestions from the personnel working for the endemic disease prevention and control.

For the publication of this book, we would like to thank the National Health and Family Planning Commission and People's Medical Publishing House for their great support and help, and we are appreciative for the full support from Academician Chen Zhu, Vice Chairman of the Standing Committee of the 12th National People's Congress, President of Chinese Red Cross and Minister of the former Ministry of Health. Thanks again for all the leaders, experts, disease prevention and control personnel, medical personnel of township hospitals, rural doctors and cadres, primary and middle school teachers. We appreciate all their contributions to the prevention and control of coal-burning fluorosis!

Editors
Sep 25th, 2016

目　录

中篇　中国南方地区燃煤污染型地方性氟中毒流行与控制

下篇　中国北方地区燃煤污染型地方性氟中毒流行与控制

Contents

Section Ⅱ　　Prevalence and control of Coal-burning Type of Endemic Fluorosis in Southern China

Section Ⅲ   Prevalence and control of Coal-burning Type of Endemic Fluorosis in Northern China

上篇

全国燃煤污染型地方性氟中毒研究与防治

燃煤污染型地方性氟中毒成因、危害、流行与防治

　　燃煤污染型地方性氟中毒(coal-burning type of endemic fluorosis),简称燃煤型氟中毒,是指生活在特定地区的居民,因长期使用无排烟设施的炉灶在室内燃烧含氟量较高的煤炊事、取暖及烘烤食物等,造成室内空气与食物污染而摄入过量氟导致的慢性氟中毒。燃煤型氟中毒属于生物地球化学性疾病和生活习惯病,是中国特有的一种地方性氟中毒类型,危害面积广,病区主要分布在长江三峡流域和西南省份的山区。燃煤型氟中毒对人体的危害主要是引起氟斑牙和氟骨症,还可引起非骨相的损害。该病严重危害病区居民身体健康,是导致因病致贫、因病返贫、阻碍病区经济发展的重大公共卫生问题。本章重点介绍了燃煤型氟中毒的病区成因、摄氟途径、流行特征、治疗方法和预防措施,还简述了相关的卫生标准。

Chapter 1

Etiology, Hazard, Epidemiology, Prevention and Control of Coal-burning Type of Endemic Fluorosis

　　Coal-burning type of endemic fluorosis, abbreviated as coal-burning fluorosis, is a kind of chronic fluorosis found among the residents living in some specific geographic regions. These residents breathe fluoride polluted air and eat high fluoride contaminated foods in their households owing to burning high fluoride coal in the stoves without chimney for a long time for cooking, warming, and drying food. Coal-burning fluorosis is a kind of biogeochemical disease and a life style related disease as well. It happens specifically in China characterized by large hazardous areas and is mainly distributed in the Three Gorges Region of the Yangtze River and the mountainous areas in the Southwest China. Dental fluorosis and skeletal fluorosis are the main hazard of coal-burning fluorosis. It can also lead to diseases related to non-bone tissues. Coal-burning fluorosis is a major public health problem in the affected areas because it can bring serious hazard to the health of the local residents, leading to poverty and hindering the economic development. Contents of etilogly, ways of fluorine intake, epidemic characters, treatment methods, prevention and control measures as well as related health standards of coal-burnig fluososis are introduced in this chapter.

第一节　病区的发现

　　我国燃煤型氟中毒病区的确认是在 20 世纪 70 年代。1975—1977 年,湖北恩施地区调查发现,在地方性氟中毒严重流行的地区,饮水中的氟含量仅为 0.21mg/L,而氟骨症的患病率却高达 25.4%。与此同时,1976 年贵阳医学院魏赞道教授领导的研究组发现,贵州省西部地区的毕节县(现毕节市七星关

区）吉场区饮水含氟量在 0.2mg/L 以下，而氟斑牙患病率高达 98.2%，氟骨症患病率高达 25.5%，研究组认定这是在水氟低于卫生标准的情况下发生的一种新的氟中毒类型，他们进一步证明该地氟中毒主要是由食物含氟量高所引起的，当时认为植物性食物中的氟来自于富氟岩石和土壤。1977 年和 1978 年，该研究组又对织金县和黔西县进行了氟中毒调查，结果表明：当地水氟含量极低（0.1mg/L），而岩石、土壤及食品含氟量较高，导致当地氟中毒流行的原因与毕节县一致。以后陆续有报道在贵阳市郊区和陕西南部的紫阳县、平利县、镇巴县及四川兴文县等地也有该种类型氟中毒病区的存在。

第二节　病区成因

长期以来，人们一直认为大多数食品氟含量都很低，氟中毒是由于饮水中较高氟含量引起的。但是 20 世纪 70 年代末期，在湖北恩施县、贵州省毕节县等地发现的氟中毒病区，当地饮水中的氟含量远低于国家饮水标准，这些病区的报道打破了只有饮水氟含量高才会引起氟中毒这一概念，被认为是一种氟中毒流行的新类型。这些病区发现之初曾被证明是由食物含氟量高引起的，因此被称作"地方性食物性氟中毒"或"食物型地方性氟中毒"，当时认为植物性食物中的氟来自于富氟岩石和土壤，但是这一观点在以后的工作中没有得到证实。

1980 年，湖北省恩施地区卫生防疫站首次在公开出版物中指出粮食氟来源于土壤和石煤烘烤，该文提出了燃煤氟污染的途径。1981 年贵阳市卫生防疫站发表"煤烟熏炕食物所致地方性氟中毒调查"一文，认为在熏烤过程中煤烟中的氟吸附和渗透进食品，使其含氟量显著增加。1982 年中国科学院地理研究所对贵州氟中毒病区考察后发表论文再次提出了玉米和辣椒对空气中氟的吸收问题。以上研究中，作者都未排除植物从土壤中吸收富集氟的影响，尚认为病区土壤高氟可能会给当地粮食含氟量带来影响。中国科学院地球化学研究所在 1980—1984 年间对此类氟中毒进行了系统的研究，通过对贵州、云南、四川、湖北、湖南、河北、北京这类氟中毒典型病区的实地考察，并在贵州省织金县进行了大量现场试验工作，证实粮食中的氟含量与岩石、土壤中氟含量间没有正相关关系，从而肯定是由于煤烟烘烤过程中粮食吸收氟所致。同时，认为粮食干燥与储存方式比煤的含氟量更重要，但是在其他条件相同的情况下，煤中含氟量越高，氟中毒越严重。1986 年陕西省地方病防治研究所发表文章将此种类型氟中毒定义为"燃煤污染型地方性氟中毒"，比较恰当地说明了氟毒素的来源，这一名称也一直沿用至今。

在燃煤型氟中毒病区，饮水含氟量一般在 0.5mg/L 以下，但当地用的煤含氟量很高，达到每千克煤含有数百毫克氟。加之当地有敞炉敞灶的烧煤习惯，煤在燃烧过程中释放出大量的氟，造成室内空气的严重污染。这些病区秋季多阴雨，每户都有一到两个常年不熄的敞烧的炉子，供做饭、取暖、煮饲料等使用，炉灶上方 1.5～2m 处置有荆条或竹子编的炕芭，谷物收割后即堆放在炕芭上任其干燥，使用前才取下加工。在长期烘烤过程中，粮食普遍受到污染，含氟量急剧升高，最高可达每千克上千毫克。玉米和辣椒是病区室内空气氟污染后的主要携氟载体，在以玉米为主食和以辣椒为副食的病区成为决定总摄氟量的主要摄氟来源。可见，燃煤型氟中毒患者所摄入的氟，不仅来源于煤氟对空气的污染，更来源于煤氟释放时对食物的污染。当然，在敞灶烧煤条件下，煤氟含量的多少直接影响到氟中毒的病情程度。

氟是煤中含量较高的元素之一。煤在燃烧时，其中的氟主要以 HF 及少量的 SiF_4、CF_4 等气态形式排出。煤中氟主要赋存于矿物里，氟的含量与灰分产率呈显著正相关关系。世界上煤氟含量大多在 20～500mg/kg，算术平均值为 150mg/kg 左右。20 世纪 80 年代末，湖北省对全省 316 份煤样进行了分析，平均氟含量为 548.6mg/kg（范围为 108～1744mg/kg）。21 世纪初，吴代赦等曾在我国主要产煤的 26 个省、市和自治区采集了 305 个原煤煤样（不包括石煤），研究了中国煤中氟的含量及其分布。结果表明，中国煤的氟含量服从对数正态分布，90% 的样品含氟范围为 47～347mg/kg，宜用几何均值 136mg/kg 作为全国平均煤氟含量；而 90% 中国煤样的算术平均值为 152mg/kg，与世界煤相比，中国煤氟含量并无异常。不同地质时代，如从早期的早石炭世到最近的第三纪，煤氟含量并未随成煤时代的早晚呈现有规律的变化；从褐煤到无烟煤，随着煤变质程度的增高，煤氟含量与变质程度之间亦没有必然的联系。煤中氟含量取决于氟元素来源的多少，包括泥炭形成时期、煤化作用时期的各种来源，如成煤植物本身的氟元素，以碎屑或溶液方式进入泥炭沼泽的氟元素，风力带入泥炭沼泽的氟元素（如火山灰），岩浆、热液、地下水等带入煤层的等等。我国幅员辽阔、成煤期多、煤田分布广，同地质时代的不同煤矿区（或者地质单元）可以具有相同条件，也可具有不同条件，造成不同地质年代等单一因素对煤氟含量的影响可能被其他各种因素的综合作用所掩盖，从而不容易发现其与煤氟含量之间是否具有明晰的规律。

吴代赦等调查各省（市、自治区）煤氟含量测定见表1-1。从地区分布上看，东北3省煤氟含量较高，吉林、辽宁和黑龙江煤氟几何均值分别为393mg/kg、252mg/kg和225mg/kg。华东的江西、华中的湖北、华南的广西、广东、福建和西南的四川煤氟含量也较高，几何均值分别为324mg/kg、280mg/kg、260mg/kg、192mg/kg、191mg/kg和190mg/kg。华北和西北聚煤区的各省煤氟含量都较低。从上述数据可以看出，东北地区煤氟含量较高，但实际上东北地区很少有燃煤型氟中毒的发生，这是因为东北居民使用的炉灶都是密闭的，并有使用烟囱的习惯。贵州省其煤氟含量的几何均值为99mg/kg，低于全国平均水平，却发生了最严重的燃煤型氟中毒，主要是因为敞炉灶烧煤和拌煤黏土的氟含量较高所致。

表 1-1 各省（市、自治区）的煤中氟含量分布（mg/kg）

省份	样品数	算术平均值	标准偏差	几何均值	范围
北京	1	103			
河北	15	136	79	112	40～341
山西	85	138	62	120	25～333
内蒙古	17	180	109	149	53～439
辽宁	9	261	70	252	184～411
吉林	5	437	230	393	274～889
黑龙江	10	235	68	225	145～353
江苏	6	135	38	129	79～176
安徽	11	134	55	123	47～234
福建	3	196	44	191	149～255
江西	7	413	250	324	69～835
山东	20	137	51	128	73～266
河南	23	131	73	116	40～382
湖北	5	283	43	280	237～347
湖南	9	181	111	148	53～375
广东	2	193	8	192	185～200
广西	5	425	472	260	71～1230
四川	9	233	120	190	47～377
贵州	20	111	58	99	37～305
云南	8	136	65	124	82～296
重庆	8	192	91	165	56～347
陕西	12	165	216	100	30～855
甘肃	5	90	20	87	62～119
青海	1	95			
宁夏	4	110	74	81	35～201
新疆	5	94	49	81	42～164
全国总计	305	166	130	136	25～1230

注：表中数据引自：吴代赦，等.中国煤中氟的含量及其分布.环境科学，2005，（01）：7-11.

早在 1985 年，黔西南州卫生防疫站的研究人员发现，在用同一种煤烘烤食物等条件相同的毗邻地区氟中毒的程度并不一致，首次注意到拌煤黏土含氟量的差异。后来在湖南、云南、四川、湖北、广西、北京等省份的燃煤型氟中毒调查中均发现病区有使用煤泥，即黏土拌烧煤粉的习惯。在煤炭生产过程中，根据煤质的不同，会有不同数量的煤粉产生。煤粉价格低廉，贫困的农户不得不使用煤粉，而使用煤粉就不得不使用拌煤黏土，而黏土含氟量往往超过了煤的含氟量。全国的煤氟均值为 136mg/kg，全国 A 层土壤（淋溶层，耕作层）的含氟均值为 478mg/kg，取自 B 层（淀积层）土壤的拌煤粘土含氟量会更高。贵州织金县土壤表土平均含氟量为 903mg/kg，显著高于中国土壤的平均水平，两个典型氟中毒病区拌煤用的粘化层土壤平均含氟量为 6100mg/kg 和 2600mg/kg，个别样品达到 16 000mg/kg。煤泥中黏土的含氟量、使用比例直接决定了煤泥的含氟量。长期以来，研究人员很少明确区分单纯的煤炭和煤泥样品，而是简单地混称为煤样。尽管煤泥中的氟源与其他类型煤，如块煤、石煤的氟源有所不同，但都是因为烧煤的行为产生了氟中毒。

我国的燃煤型氟中毒病区除了单纯煤燃煤型氟中毒病区和煤泥燃煤型氟中毒病区外，还有一种就是石煤燃煤型氟中毒病区。石煤是一种特殊的煤炭，生成于最早的聚煤期——早古生代，赋存在寒武系、志留系等古老地层中，是由菌藻类等低等生物在浅海环境下形成的。石煤主要分布于我国南方中高山区，少量分布于平原周围或低山丘陵区。陕西南部地区盛产石煤，广泛分布于大巴山和秦岭山区且与豫西、鄂西北和川东北相连成片，统称为秦岭含石煤条带。石煤的燃烧值虽低，但其含氟量特别高。调查显示，陕西紫阳县石煤平均氟含量达到 2158.3mg/kg（范围 1153.3～3762.9mg/kg），是渭北普通煤炭氟含量（平均 189.4mg/kg，范围 96～371.3mg/kg）的十倍左右。陕南石煤氟含量范围在 140.0～4688.0mg/kg 之间，均值为 639.3mg/kg，远远高于全国其他地区煤炭含氟量水平。陕南形成的大范围燃煤型氟中毒病区就是因为敞烧石煤所致。

第三节　摄 氟 途 径

氟源问题明确后，研究者们开始关注如何阻断人们接触氟源的方法和措施，开展干预措施研究的前提是系统的阐明摄氟途径。1987—1989 年，在国务院的关怀和支持下，原卫生部和农牧渔业部组织中国预防医学科学院、中国地方病防治研究中心、哈尔滨医科大学在长江三峡燃煤型氟中毒重病区开展了历时三年的防治研究会战，系统地阐明了燃煤型氟中毒的摄氟来源和污染途径等众多科学问题。

调查表明，病区居民沿用传统的室内堆柴燃烧的方式燃用煤炭（无炉灶烟囱），造成煤炭缺氧燃烧，导致燃烧过程中排出大量的氟化氢和氟化物（NaF、Ca_2SiF_6 和 Na_2AlF_6）等污染物。煤燃烧时可以产生元素态氟，但氟是一种化学活性非常活泼的元素，它不能单独存在于空气中，极易与其他元素形成氟化合物。大部分氟形成气态的氟化氢和氟化硅，它们中的一部分吸附于颗粒物上形成气溶胶，故空气中氟化物（包括氟化氢等）是气态和气溶胶态共存，气态为主，气态氟占总无机氟的 40.4%～84.7%。病区室内燃煤形成的颗粒物粒径绝大多数为 <10μm 的可吸入颗粒物，它们易携带氟等有害物质随呼吸进入人体，并沉积在呼吸道。根据国际放射防护委员会（ICRP）呼吸道模型估算氟在呼吸道不同部位沉积量的研究表明，鼻咽区沉积量最多，达 60% 左右；肺泡区沉积量次之，在 20% 以上；其余沉积在气管区附近。不同状态的氟进入人体后吸收情况不同，如气态氟及水溶性氟较易吸收，导致氟摄入量更多，毒性更强。居民室内空气中气态氟占有相当大的比例，日加权平均浓度可高达颗粒物浓度的 5～10 倍，某些瞬间值还要高。现场调查中也发现，在部分病区居民饮水氟浓度不超标，且无煤火烘烤食物的习惯，日晒的粮食中氟含量不高，可是儿童氟斑牙检出率达 88.5%，这是由于在采暖季节病区居民燃煤时室内排烟不畅，室内空气中氟化物浓度在 0.026～0.104mg/m³。气态氟化物（氟化氢等）对人体毒性更直接，作用更强。由此，可以推断病区居民通过呼吸道吸入高浓度的气态氟化物是引起氟中毒重要途径之一。

空气中以气态和气溶胶态存在的氟化物会污染室内的食物和饮水，导致食物和饮水中氟含量显著升高，如经煤火烘烤的食物含氟量比新鲜食物高几十倍；室内储存方法不当的食物含氟量也随储存时间的延长而升高；用石煤烧水时，如未加锅盖可使水中氟含量显著升高，可从 0.18mg/L 升高至 2.30mg/L，使低氟水变为高氟水。此外，煤中氟化物的赋存状态与粮食和水中氟化物的状态密切相关，如煤中水溶性氟含量高则被其污染的粮食中水溶性氟含量也高。食物和饮水中氟化物的赋存状态会影响氟的吸收，从而导致不同病区氟中毒患病率有差异。研究表明，氟化物的赋存状态可分为水溶性氟、酸溶性氟、有机氟和难溶氟，粮食和饮水中氟化物以水溶性氟酸盐类为主，水溶性氟占总氟的比例为 76%～99%；酸溶性氟是粮食中可溶于稀盐酸的那一部分氟，其包括水溶性氟，因此，粮食中酸溶性氟占总氟比例比水溶性氟稍高，在 82%～99% 之间；粮食中有机氟和难溶氟在煤火烘烤过程中不增加。人们可通过消化系统摄入含氟量高的食物和饮水，从而导致氟中毒的发生。三峡防治试点的研究结果证实，燃煤型氟中毒病区居民的最主要摄入氟的途径是经消化道，占人体总摄氟量的 95% 以上。虽然有关资料谈到氟也可以经过皮肤及黏膜进入机体，但实际通过皮肤及黏膜进入机体的氟量甚微。

综上所述，燃煤型氟中毒病区居民的氟摄入途径较饮水型更为复杂，从人体摄入氟的生理途径来看，主要为消化系统和呼吸系统两种途径；从氟摄入的环境途径来看，则包括各种被氟污染环境介质，如煤火烘干和室内储存的粮食及蔬菜、室内空气和室内外的飘尘等。燃煤型氟中毒病区居民的摄氟途径见图 1-1。

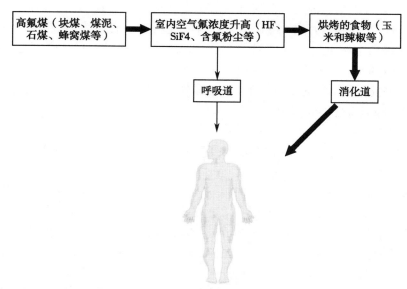

图 1-1　燃煤型氟中毒病区居民的主要摄氟途径

第四节　流 行 历 史

我国燃煤型氟中毒的流行历史可以同流行区域内煤的开采和使用一起追溯到十分久远的年代。1934 年，Kilborn 首先注意到云南东北部、贵州西北部大约 20 000km² 范围内氟斑牙的广泛流行，并发现了一批"脊椎炎"的患者。1946 年，英国传教士 Lyth 在世界著名医学杂志《柳叶刀》上首次报道了贵州省威宁县石门坎村氟中毒案例，当时认为是由饮水含氟量高所引起的，但这一结论是值得怀疑的，因为后来检测该村水样氟含量没有超过 0.3mg/L。时隔 30 多年，也就是 20 世纪 70 年代末，湖北省恩施地区卫生防疫站、贵阳医学院和四川省宜宾地区卫生防疫站先后发现了本类型氟中毒，并经多家科研单位证实本类型氟中毒的氟源来自于"煤"。与此同时，多个省份也在地方性氟中毒调查中发现了氟中毒病情与水氟浓度并不相符的情况，这引起了国家的高度重视，要求全国各省份开展全面的调查防治。截至 1986 年，全国共有云南、贵州、四川（当时重庆属于四川省）、湖北、湖南、陕西、广西、江西、河南、河北、山西、北京和辽宁 13 个省（自治区、直辖市）发现有这种类型氟中毒，病区人口约三千万。燃煤型氟中毒继饮水型氟中毒之后，成为我国第二种分布面积广泛、受威胁人口众多、危害严重的氟中毒类型。从发现至今,我国燃煤型氟中毒病区范围整体上比较稳定,但在局部地区因为燃料结构的改变,一些地区由原来的非病区转变为病区,一些病区则因为不再烧煤而自然消失。

第五节 危 害

一、骨相的损害

骨相损害是地方性氟中毒的特征性损害,包括氟斑牙和氟骨症。相对于饮水型氟中毒,燃煤型氟中毒患者由于摄入了更多的氟元素,以及生活条件更为困难,因此,氟斑牙和氟骨症的病情往往更加严重。

(一)氟斑牙

牙齿对氟中毒最为敏感。牙齿的慢性氟中毒称为氟斑牙,也称为氟牙症或氟斑釉症,是指在牙发育形成期间,因摄入过量氟化物而引起病理性改变的牙齿,氟斑牙是氟中毒的主要临床表现之一。人类氟斑牙主要发生在恒牙的发育期,即在出生后至6~8岁。在氟暴露水平高时,乳牙也可受累,其所见与恒牙相似但程度轻微,主要是釉面色发白,缺乏光泽,且主要侵犯上下颌的臼齿,故很容易被忽略。氟斑牙主要损害牙釉质,但也可累及牙本质和牙骨质。牙本质常见矿化不全,牙骨质可见继发性萎缩,特征性改变发生在牙釉质。氟斑牙发生后终生不退,轻者影响外观和美容,重者影响咀嚼及消化功能。

患氟斑牙的恒牙肉眼观察可见釉面呈白垩色条纹或斑块;釉面出现黄棕色至棕黑色着色;也可因釉质缺损而在釉面出现凹坑。白垩色区光镜下可见釉柱排列不规整、不紧密,围绕釉柱头部的弧形间隙增宽,使釉质呈现疏松多孔状。釉质呈现多孔性改变处发生矿化不全(低矿化),在扫描电镜下可见磷灰石结晶大小不等,形状不规则,出现一些显著增大的结晶(氟磷灰石结晶),晶体间的空隙增宽。矿化的不规则和结构不紧密,造成折光性不一致,致病变处釉质失去正常透明感而呈现为白垩色混浊。由于釉质的多孔性改变致外源性色素易于沉着,使釉面呈现着色改变。多孔性和低矿化主要发生在釉质表面的下方,使得釉质表面对机械磨损的抵抗力减弱,易造成釉质缺损而出现凹坑。

(二)氟骨症

骨骼的慢性氟中毒称为氟骨症,是指因摄入过量氟化物而引起以颈、腰和四肢大关节疼痛、变形、肢体运动功能障碍以及骨和关节X线征象异常为主要表现的代谢性骨病。在严重的氟中毒病区,在营养不良特别是钙摄入不足的情况下,少数氟骨症也可发生在儿童或少年,此时骨骼发育尚未完成,故同时影响骨塑建和骨再建;大部分氟骨症发生在成年,故仅干扰骨再建。初期仅有持续性的骨关节疼痛并伴有一般的中毒症状,影响患者生活质量,继续发展为中度可出现关节不灵活、运动功能障碍等体征,生活劳动能力降低,重度患者则伴有严重的关节活动障碍、肢体变形,劳动能力显著降低或丧失、生活不能自理,甚至卧床不起。

氟骨症属于代谢性骨病范畴,它并没有什么特异的骨病变,而是几种常见的代谢性骨病变以不同形式的组合。氟骨症的骨骼病变包括以下4类:

1. 成骨活动增强,骨质增生,骨量增加,即骨硬化。
2. 新形成的骨质矿化延迟,原已矿化的骨质被骨样组织取代,即骨软化。
3. 破骨性吸收增强,骨质减少,即骨质疏松。
4. 骨周软组织(关节囊、骨间膜、韧带、肌腱附着处等)出现矿化、骨化,即骨周软组织化骨。

氟骨症的各种病变在大多数病例常以不同比例混合存在,但以某一种或两种改变为主;同一病例不同部位的骨骼病变也不尽相同。如果只是单纯的骨硬化,病变限于骨内而不涉及骨周,通常不会产生明显的临床症状;如以骨软化、骨质疏松为主,同时兼有骨周软组织化骨,则可能发生骨骼畸形、病理性骨折,形成严重的致残性氟骨症。重症氟骨症晚期还可伴发广泛的关节软骨退行性变,形成氟性关节病。

二、非骨相的损害

氟的非骨相损害是氟中毒的重要组成部分，燃煤型氟中毒作为一种全身性的慢性蓄积性中毒，除了对骨相组织损伤明显外，对于非骨相组织也会造成一定程度的损伤。截至目前，针对燃煤型氟中毒非骨相损害的研究并不多见，因为该类型氟中毒为我国所特有，从而使研究范围和研究深度上受到限制。虽然燃煤型氟中毒的非骨相损害可能与饮水型氟中毒有所不同，但理论上饮水型氟中毒导致的非骨相损害在燃煤型氟中毒均可能发生。

（一）神经、肌肉、韧带影响

神经、肌肉、韧带损害是氟中毒非骨相损害的主要表现。氟是一种原生质毒物，神经组织对氟毒性作用较为敏感，可产生直接的毒害作用。可使脊髓前角外侧神经元发生变性、坏死，终末神经轴突扩张或髓样变，侧索和后索退行性改变。过量氟可抑制和破坏乙酰胆碱酶，使乙酰胆碱潴留而引起肌肉紧张和强直。

氟中毒时脊柱周围韧带骨化会引起继发性广泛的椎管和椎间孔狭窄，对脊髓和神经根产生不同程度的压迫，甚至造成脊髓横断型损害。给氟中毒导致的脊髓压迫患者施行"椎板切除减压术"时，曾发现椎板增厚，骨质坚硬，韧带骨化，椎板间有骨桥形成，并与骨膜粘连成半球形，向椎管内突出压迫脊髓。

（二）脑损害与神经行为影响

慢性氟中毒脑损害的报道甚少，国内曾有人用 CT 检查氟中毒患者的脑部，显示脑皮质密度比正常人高，部分患者有不同程度的脑组织矿化。国内外多项研究表明，中、高水平的氟暴露会降低儿童智力水平，氟摄入剂量与儿童智商呈现出一定的负相关趋势。对贵州燃煤型氟中毒病区 907 例 8～13 岁儿童的一项调查显示，氟中毒病区儿童平均 IQ 为 80.3，非病区对照儿童平均 IQ 为 89.9，两者差别显著（$P<0.01$）。印度学者的研究表明，水氟浓度为 5.5mg/L 的暴露条件下，儿童智商比水氟浓度在 2mg/L 条件下儿童的智商低了 13 分，说明高氟暴露对儿童的智力损害相当严重。国内一项对饮水型氟中毒病区 331 名 7～14 岁儿童的研究则表明，在排除了年龄的混杂因素后，低水氟暴露（<3.0mg/L）对儿童智力发育仍可产生一定影响，并有明显的剂量反应关系，即儿童尿氟每升高 1mg/L，其 IQ 值下降 0.59 点。氟暴露对成人认知损伤的研究也有一些新进展，研究证明，高氟暴露是老年人认知损伤的潜在危险因素之一。

（三）心血管系统影响

有关氟暴露与心血管异常的发生率或死亡率的关系，流行病学调查结果常不一致。一项对 40 例燃煤型氟中毒患者的研究表明，氟中毒对心血管系统的影响表现为一组综合征，即以头晕、心悸、心律失常、心排血量降低、主动脉异常等改变为主，并无特征性病变。2001 年第 24 届国际氟学术会议上，美国和波兰的学者提出氟化物可引起动脉粥样硬化。国内一项对饮水型氟中毒病区 585 名 40 岁以上人群的研究表明，饮水氟浓度为≤1.2mg/L，>1.2～2.0mg/L，>2.0～3.0mg/L 和>3.0mg /L 的四组人群中，颈动脉粥样硬化的发生率分别为 16.13%、27.22%、27.10% 和 29.69%，水氟浓度在 1.2mg/L 以上的三组人群与对照组比较，患动脉粥样硬化的危险性增加，OR 值分别是 1.92（95%CI：1.09～3.37）、2.01（95%CI：1.11～3.64）和 2.38（95%CI：1.13～5.03）。对同一地区的另一项调查显示，四组人群原发性高血压的患病率随着水氟浓度的上升而升高，分别是 20.16%、24.54%、32.30% 和 49.23%；水氟浓度在 3.0mg/L 以上人群与水氟浓度低于 1.2mg/L 的对照组比较，患原发性高血压的风险显著增加，OR 值为 2.84（95% CI：1.38～5.83）。

（四）呼吸系统影响

国内曾有人报告燃煤型氟中毒病区 45 例氟骨症的肺 X 线改变，发现患者常年伴有慢性支气管炎、弥散性间质性肺纤维化与肺气肿。国外曾有人检查加拿大一些地区铝厂年轻男女接触不同水平氟暴露后的呼吸功能，发现高氟暴露组男性呼吸异常者增加。但考虑到这些研究对象在吸入氟的同时也吸进其他气源性污染物（如各种硫化物）和微粒，使得对呼吸系统的损害相对于饮水型氟中毒而言更为复杂,同时也难以将其效果单纯归之于氟本身。

（五）对甲状腺旁腺的影响

氟中毒患者和应用氟化物治疗骨质疏松的患者均可出现甲状旁腺增生和 PTH 分泌增多。少数尸检或活检材料表明,这类病例甲状旁腺细胞明显增生,重量可达对照病例的 4.5 倍以上;有的甚至呈腺瘤样增生。甲状旁腺的增生和 PTH 分泌升高通常认为是对血清 Ca^{2+} 降低的代偿性反应。尽管有报道称有些氟骨症病例血清 Ca^{2+} 在正常水平而血清 PTH 升高明显,但这可能是由于血 Ca^{2+} 和 PTH 水平经常处于失衡与平衡的动态变化之中,在摄氟量不是很高而钙营养状态相对较好的情况下,血清 Ca^{2+} 的微小波动难以被发现。

（六）对男性生殖系统的影响

高氟致生殖损害的证据大多为动物实验研究,对人群的报道少见。印度学者对水氟为 2.0～19.0mg/L 地区 20～42 岁不育症男子的精子进行光镜及电镜观察,发现与对照组相比,高氟地区男子精子的异常百分率显著增加。国内学者对饮水型氟中毒重病区 31 名成年男性（20～55 岁）及 26 名对照人群的有关生殖内分泌指标进行了检测,结果显示高氟区人群血清黄体生成素（LH）、尿促卵泡素（FSH）较对照组明显升高,血清睾酮（T）水平则显著降低,表明高氟暴露能影响成年男性的生殖内分泌功能。

（七）其他方面的影响

除上述影响外,有研究尚关注了氟暴露对血液、肝、肾、免疫等系统的影响,以及是否具有遗传毒性和致癌性,未得出一致性的结论。目前,氟的诸多非骨相损害效应还有待进一步研究与证实,尤其是人群流行病学资料的证实。

第六节　流 行 病 学

一、地区分布

我国曾经发现存在燃煤型氟中毒流行的省份有贵州、云南、四川、重庆、陕西、湖北、湖南、江西、广西、浙江、山西、河南、河北、北京、辽宁等 15 个省份。燃煤型氟中毒主要分布在我国的长江两岸及其以南的偏远山区,重病区主要集中在云南、贵州、四川 3 省交界的山区和重庆东部、湘西、鄂西的山区。当地多有裸露的高氟煤矿,埋藏表浅,易于开采。各省之中,贵州病区分布面积最广,涉及 37 个县,病区村受威胁户数占全国病区的一半。北京、辽宁、浙江、河北等地曾经有散在的燃煤型氟中毒病区,由于当地经济的发展,居民早已建起新房,改善了居住条件,改变了敞灶烧煤的生活习惯,家庭做饭、取暖的能源也多样化,不仅用煤,还使用电、液化气和沼气等,其病区产生的条件已不复存在,这些省份的病情已达到消除状态。但是,只有北京于 2010 年向原卫生部提出申请,请求国家派专家组考核评估北京的燃煤型氟中毒病区是否达到消除水平。专家组认为,北京燃煤型氟中毒病区已不存在,达到了消除状态。根据全国地方病防治"十二五"规划中期考核评估结果显示,贵州、云南、四川、重庆、湖北、陕西、湖南、江西、山西、广西、河南、辽宁等 12 个省份共有燃煤型氟中毒病区县 171 个,病区村 34 126 个,病区户数 809.52 万,病区村人口 3354.68 万。见表 1-2。

表 1-2　我国燃煤型氟中毒病区分布范围

省份	病区县数	病区乡数	病区村数	病区村户数（万）	病区村人口数（万）
山西	20	165	3429	67.07	237.40
辽宁	2	2	2	0.02	0.07
江西	7	58	413	27.01	116.49
河南	3	19	175	4.02	15.21
湖北	15	203	1030	32.98	136.45
湖南	28	175	2117	55.04	223.76

省份	病区县数	病区乡数	病区村数	病区村户数（万）	病区村人口数（万）
广西	2	8	518	43.06	22.96
重庆	13	101	662	41.49	150.21
四川	22	190	1757	55.57	270.10
贵州	37	611	8652	401.30	1668.80
云南	13	133	13 785	84.17	371.87
陕西	9	117	1586	36.55	141.36
合计	171	1782	34 126	809.52	3354.68

注：数据来源于《全国地方病防治"十二五"规划》执行情况中期考核评估技术报告

二、人群分布

（一）氟斑牙

由于乳牙和恒牙以及牙齿造釉细胞发育时期不同，故氟斑牙发病有明显的时间（年龄）特征。乳牙的钙化始于胚胎，出生后11个月以内已完全发育成熟。因此，出生11个月以内在高氟环境发育，婴幼儿可发生乳牙氟斑牙，但较恒牙氟斑牙轻得多，仅有白垩样改变。这与婴幼儿的氟摄入量主要来自于母乳，从食物和饮水中摄取的氟量少有关。

恒牙氟斑牙发生在6～8周岁以前一直生活在高氟环境的儿童，因体内摄入过多的氟导致牙齿造釉细胞损伤而出现的牙齿钙化障碍、牙釉质或牙本质损伤。恒牙氟斑牙一旦形成，终生不能消退。当恒牙萌出后迁入病区或接触高氟环境的儿童不再发生氟斑牙。

氟斑牙无性别差异，亦无种族差异。

（二）氟骨症

主要发生在成年人，患病率随年龄增加而升高。因生活在高氟区的人群随年龄增长，接触高氟环境时间越长，机体内蓄积的氟量增加，故危害较重。非病区迁入病区的人群，更易患氟骨症，潜伏期短，3～5年即可发病，可能与机体适应能力和敏感性有关。

氟骨症一般认为无明显的性别差异，但不少地区有女性重于男性的现象，特别是重症氟骨症患者多为女性，且以骨质疏松软化型为主，这可能与妇女生育、骨钙丢失有关。从全国大规模的人群调查数据来看，男性和女性在X线氟骨症检出率方面差别并不明显。

三、时间分布

地方性氟中毒的发生主要与氟对人体的作用机制、机体内蓄积量、生长发育规律、个体易感性及生活习惯等有关，而与季节和年份没有明显关系。但是从20世纪70年代我国燃煤型氟中毒发现至今的长年趋势来看，由于在全国范围内大规模地实施综合防治干预措施，目前病区室内空气氟水平显著下降，食物氟含量明显降低，极大地减少了新病例的发生，全国燃煤型氟中毒的流行得到有效控制，儿童氟斑牙以极轻和轻度为主，重度氟骨症患者以历史遗留为主。

四、影响因素

（一）生活、饮食习惯

燃煤型氟中毒属于典型的生活习惯病。燃煤型氟中毒病区均有使用无排烟设施"土灶"的习惯，而有排烟设施者不发病或极轻。病区往往都位于山区，空气潮湿，居民常利用明火在屋内熏炕玉米和辣椒，造成食物的氟污染。因此，玉米在主食中的比例越高，辣椒食用越多，病情也就越重。而以大米为主食者，能做到玉米和辣椒的正确干燥和储存、食用前淘洗者，均能杜绝氟中毒的发生或病情较轻。以大米为主食者氟中毒病情轻的原因，主要源于稻壳保护了里面籽粒（大米）免于煤氟的吸附污染，以及大米含水量低、质地密实的特征，减弱了外界煤氟污染物对其侵入的能力。另外，病区海拔越高、气温越低，居民燃煤量多，户外活动少，从食物、空气摄氟量多，病情也就越重。从以往观察，病区居民摄氟主要来源是受氟污染的玉米、辣椒等食物，占总摄氟量的绝大多数，其次是被氟污染的室内空气。目前，发现四川一些病区居民食用的腊肉氟含量偏高，说明这些腊肉受到煤氟的污染，虽然当地居民腊肉食用量相对较少，但也要予以注意，查明其对健康的影响。

（二）拌煤黏土的氟含量和煤中黏土比例

煤泥由价格低廉的煤粉和黏土混制而成。在燃煤型氟中毒病区，煤粉中拌烧黏土是一个非常普遍的现象。因此，拌煤黏土氟含量的不同将导致氟中毒流行程度的差别。拌烧煤粉所用的黏土氟含量越高，煤中黏土的比例越高，煤泥在燃烧过程中释放出的氟就越多，病情也就越重。对于此类病区，氟中毒病情的严重程度与黏土氟含量的相关性往往超过了与煤氟含量的相关性。

（三）营养因素

大部分流行病学调查结果显示，营养不良加重了当地氟中毒的流行和病情程度，而居民营养状况相对较好的病区则氟中毒病情相对较轻。张伯友等采用随机方法对病区与对照病区的成人与儿童进行了营养因素的流行病学调查，结果发现能量、蛋白质、维生素及钙（Ca）、锌（Zn）、硒（Se）等微量元素的摄入量对氟中毒的发病有显著影响。儿童经常喝牛奶，对氟斑牙具有保护作用，可能与牛奶中含有丰富的蛋白质、Ca、Mg、维生素有关。也有研究表明，调整食物结构，可以有效减轻过量氟对机体的影响。

（四）遗传因素

在生活的外环境相同、氟水平暴露相同的群体中，个体发病与否及其病情程度存在差异，提示可能是由于不同个体对氟的耐受性或敏感性存在差异。

第七节　防　　治

一、预防

燃煤型氟中毒是与行为生活方式密切相关的疾病。防治工作应在促进病区经济社会发展同时，采取针对性的健康教育和行为干预措施，调动病区群众主动参与防病的积极性，有效增强和提高他们的防病意识及防病技能，从而建立稳固的健康行为，实现燃煤型氟中毒的持续控制。

（一）健康教育

健康教育是通过有计划、有目的、有组织、有系统的社会和教育活动，促使人们自愿地改变不良的行为和生活习惯，消除或减轻影响健康的危险因素，建立与形成有利于健康的行为和生活方式，预防疾病，促进健康和提高生活质量。在燃煤型氟中毒区通常采取以下方法开展健康教育活动。

1. 运用大众传媒开展健康教育　充分利用病区可利用的传播资源，如广播、电视、报纸以及手机短信、墙体标语、室外大幅喷绘画等多种形式传播燃煤型氟中毒防治知识。大众传媒信息覆盖区域广，传播速度快，辐射作用较强，已成为燃煤型氟中毒病区传播防氟知识的重要渠道。

2. 深入病区农村社区开展健康教育　家庭是社会的基本细胞，家庭成员之间易于互通信息，在观念和行为上容易相互影响。农村妇女是家庭的"锅边转"，生火、做饭、煮猪食等所有家务事几乎全由她们承担。她们在家逗留时间最长，深受煤烟污染的危害。组织受训的乡村干部、医务人员深入病区，使用通俗易懂的语言，以家庭主妇作为重点传播对象，采用一对一的人际传播或专题小组讨论会等形式传播燃煤型氟中毒防治知识，特别是结合当地氟危害的严重程度、预防控制办法、政府补贴改良炉灶的政策等开展传播活动，更容易使受众印象深刻、刻骨铭心，再通过她们影响其他家庭成员，效果甚佳。

3. 通过学校开展健康教育　由于中、小学生可塑性强，他们在年龄范围、社会阅历方面具有同质性，往往住校群体生活，便于组织教育，兼之他们与家庭和社会的密切关系，教育效果能向社会人群辐射。因此，利用中小学校健康教育课、主题班队会、黑板报、作文评选、知识竞赛等向学生传播和强化燃煤型氟中毒防治知识，再组织学生进村入户开展"小手牵大手"活动，向家人和邻里传播燃煤型氟中毒防治知识,能够有效提高病区人群的防氟知识知晓率。

4.利用基层医疗卫生机构开展健康教育　乡镇卫生院和村卫生室是农村群众求医问药的主要机构。人们对医生十分尊重,患者对健康知识更是求之若渴,容易接受医生的健康意见。在病区乡镇卫生院和村卫生室提供燃煤型氟中毒防治知识健康咨询和健康教育处方服务,也是增强病区群众防氟意识的重要途径。另外,农村群众主要通过赶集进行购物交易活动,但凡赶集日四邻八村的群众都会前往,抓住这一时机开展声势较大宣传活动,如组织专家集中接受群众咨询、发放宣传材料、播放宣传光碟、使用流动宣传车滚动广播燃煤型氟中毒防治知识等,亦是较好的宣传形式。

（二）行为干预

燃煤型氟中毒是由于人们长期使用无排烟设施的敞式炉灶,燃用原煤炊事、取暖、烘炕食物所致,防治工作应紧紧围绕生活燃料及其利用、玉米和辣椒等食物的干燥、储存及加工等环节开展。

1.改良炉灶　原煤目前仍然是燃煤型氟中毒病区的主要生活能源。改良燃煤炉灶将煤烟排除室外,能有效控制氟化物对室内空气、粮食的污染,达到预防控制燃煤型氟中毒流行的目的。通过多年的防治实践,我国科技人员研制出了适合不同类型的燃煤和群众生活习惯的多种炉型灶具,既防氟又节能,深为病区群众喜爱。在防治工作中,各地应结合病区实际,因地制宜地开展改良炉灶工作。

2.正确使用和维护炉灶　改变燃煤型氟中毒病区群众长期养成的不良燃煤习惯并非一蹴而就之事。炉灶为高温燃烧装置,使用寿命有限,特别是烟管、炉圈等易损部件需要定期更换。炉灶使用寿命与日常维护保养密切相关。因此,在已经落实改良炉灶措施的病区,还需要继续开展针对性的健康教育与行为干预,引导病区群众正确使用炉灶,科学维护、保养炉灶,及时维修和更换损坏炉灶及部件,坚持采用避免煤烟污染的方式干燥、储存食物,方能消除燃煤型氟中毒的危害。

3.利用清洁能源　直接使用原煤作为生活燃料,燃煤过程排放的含氟烟尘、二氧化硫等多种有害物质既导致室内空气污染亦造成大气污染。通过农村电网改造,农户用电价格下降,电饭煲、电磁炉、电热器等家用电器品种繁多,价格便宜。另外,农村沼气技术愈加成熟。在病区采用电、沼气等清洁能源取代原煤作为生活燃料已经成为现实。利用清洁能源作为生活燃料将从源头上彻底阻断燃煤导致的氟污染,且方便快捷,燃用成本较原煤低,应在燃煤型氟中毒病区大力推广使用。

4.采用避免煤烟污染的方式干燥和储存食物　充分利用日晒干燥玉米、辣椒等食物,是最经济、最环保的食物干燥方式。近20年来全球气候变暖,为燃煤型氟中毒病区群众利用日晒干燥玉米、辣椒创造了有利条件。有调查研究表明,贵州、陕西、云南、四川、重庆、湖南等省区的部分燃煤型氟中毒病区,已不再采用敞灶燃煤烘炕玉米、辣椒,而利用日晒等方式进行干燥,并能够做到将干燥后的食物置于室内密闭保存。四川、重庆等省(市)利用地膜栽培玉米,使玉米收获期提前半个月,有效避开了当地梅雨季节。另外,我国贵州、四川、湖北、湖南、云南等主要燃煤型氟中毒病区,也是国家烟叶主产区,大多数农户拥有烤烟房。因此,利用烤烟房烘炕玉米、辣椒同样能够有效避免氟对食物的污染。

5.养成烹调前淘洗食物的习惯　由煤烟污染的玉米和辣椒,其中一部分含氟烟尘附着于食物表面。实验研究表明,将病区经敞煤火烘炕的玉米、辣椒进行淘洗,其氟含量可降低50%左右。因此,宣传动员病区群众养成烹调前淘洗玉米、辣椒的卫生习惯,是预防燃煤型氟中毒的综合措施之一。

6.改主食玉米为大米　部分病区结合当地实际情况,调整农村产业结构,大力发展经济作物,增加农民收入,引导群众主食大米。

7.使用固氟剂除氟　燃煤固氟技术为直接在煤中添加固氟剂,工艺简单,费用较低,同时固氟产物稳定,不易导致对水源和土壤的二次污染。有实验证明,在燃煤过程中加入石灰、碳酸钙、电石渣等能有效地降低氟的挥发。目前,有些病区蜂窝型煤的使用较为普遍。因此,在病区有较多加工蜂窝型煤的企业、作坊。通过病区政府出台相关政策,有关部门制订技术规范,要求蜂窝型煤生产企业在制作蜂窝型煤过程添加一定比例石灰等固氟剂,能够减少燃煤排放的氟等污染物,从而减少其对空气的污染。

（三）促进病区经济发展

燃煤型氟中毒主要发生于贫困山区农村,在重病区因病致贫、因病返贫现象突出。病区各级人民政府应实施精准扶贫、精准脱贫的措施，找到适合当地经济持续发展的办法，大幅增加病区居民收入。通过加快城镇化建设步伐，推进美丽乡村建设，增加农村劳务输出，合理调整和优化产业结构，改善水、电、路和住房条件，建立完善的社会保障等综合措施，提高病区群众的综合防病能力，从根本上落实消除燃煤型氟中毒危害的措施。

二、治疗

燃煤型氟中毒的临床表现与饮水型地方性氟中毒基本一致，因此其治疗原则和方法与饮水型地方性氟中毒基本相同。燃煤型氟中毒的防治原则是预防为主，对症治疗为辅。首先，要采取改炉改灶等预防措施彻底阻断或减少氟摄入；其次，根据病人的病情采用中西医治疗方法开展对症医治。燃煤型氟中毒患者，其典型临床表现仍是以牙齿、骨骼病变为主，因此本节主要介绍氟斑牙、氟骨症的治疗方法。

（一）氟斑牙的治疗

临床上根据氟斑牙的严重程度选择不同的治疗方法。轻度及以下的氟斑牙白垩变和着色较轻，无釉质缺损，对牙齿的美观和功能影响较小，一般情况下可以不予处理。中度和重度氟斑牙的着色和缺损比较严重，影响了牙齿美观，甚至导致牙齿缺损和断裂。可采用漂白法和修复法给予对症治疗，依据患者病情，这两种方法既可单独使用，也可相互配合使用。

1. 漂白法

（1）过氧化氢漂白法：过氧化氢是治疗轻、中度着色型氟斑牙最常用的漂白剂。在临床上，过氧化氢即可单独使用，也可与其他化学物质或物理方法相结合使用。常见的使用剂量和方法，包括30%过氧化氢直接擦洗着色处，每次30分钟，2～3天擦洗一次，直至满意为止；36%盐酸、30%过氧化氢和乙醚（按5∶5∶1）混合后直接擦洗着色处，每次30分钟，每周擦洗一次，直至满意为止；也有临床报道，30%过氧化氢溶液加热法治疗轻、中度着色氟斑牙有较好效果。

过氧化氢脱色机制可能为过氧化氢导致牙齿表层下脱矿，造成空隙，改变了釉质组织结构，使釉质透明度发生变化；同时过氧化氢遇组织及微量重金属离子等物质能迅速分解，释放出活泼的初生态氧，使有色物质被漂白。使用30%过氧化氢加热脱色时不但能使着色区脱色而非着色区亦能增白。但在使用盐酸类药物脱色时，釉质表面干燥后可见不同程度的白垩状改变，光泽消失，须经3个月后才恢复光泽。

（2）再矿化法：研究表明，脱色处理后氟斑牙脱矿釉质和本身矿化不全区均可发生再矿化。脱色剂过氧化氢和盐酸类药物造成的牙齿表层损失，表层下空隙，为矿物离子打开通道，增加了与矿物离子的反应面积，对新结晶形成提供了较多的孔隙，并且釉质表面亦提高了对氟的摄取结合力。因此，经脱色处理后，在口腔内可更快地发生再矿化，也利于再矿化液浸透到釉质组织结构内，发生矿物质沉积。据此，在行脱色治疗时，如病人出现过敏症状轻者可自行矿化，重者则需局部涂氟或行离子导入，或者用再矿化液漱口，以促进再矿化修复，稳定脱色效果保护牙面。

（3）家庭夜间漂白法：家庭夜间漂白法较以往漂白技术，能长时间、低浓度、缓慢持续释放过氧化物，具有安全、方便、有效的优点。患者在家里可以自行操作。该方法主要采用先常规取模，灌注石膏模型制作粭托，将脱色剂放在粭托上，戴上粭托后脱色剂应覆盖整个唇面，每次脱色时间不能少于10小时，20天为一疗程。

（4）其他漂白方法：除了上述方法外，还有氟斑牙擦剂和低酸漂白等方法。擦剂法用棉球蘸氟斑牙擦剂适度用力擦试牙面，直至着色擦净为止。低酸漂白法使用4%的盐酸和柠檬酸混匀，涂于牙面。此法同高浓度盐酸处理的釉质结构改变基本相同，对轻度氟斑牙脱色有疗效。且柠檬酸气味芬芳，令人舒适，病人更易接受。

2. 修复法　重度氟斑牙着色严重且缺损面积较大，单纯用脱色法不能达到改善美观、恢复功能的目的。因此，对于重度氟斑牙必须采用光敏固化、瓷贴面、甲冠或桩冠等方法修复。

（1）光敏固化法：光敏固化复合树脂覆盖治疗氟斑牙损伤小，无痛苦，操作方便，可一次性完成，色泽逼真。对于染色深的牙齿,可用遮色剂或在光固化前先进行脱色治疗,可取得更好的效果。但光敏固化法治疗氟斑牙尚存在一些问题,如修复物脱落、修复物表面着色、修复后牙龈炎等。但只要严密隔湿,彻底清洁,充分酸蚀,注意修复物边缘密合,厚薄适合,修复后充分打磨抛光以及注意口腔卫生和饮食习惯等,就可以大大提高修复的成功率。

（2）瓷贴面法:瓷贴面颜色透明度较接近于自然牙,光洁不染色。成品瓷贴面厚度在 1mm 左右,应用时要进行一定选磨,在代型上烤制瓷面,由于适合度好,一般厚度在 0.5mm 以上即可,这样可减少磨牙。在实际操作中可根据患者牙齿和口腔面唇部可增加突度的情况而定,厚度一般在 0.6～1.0mm。

（3）其他方法:对于伴有切角缺损或大片缺损的重度氟斑牙,或氟斑牙本身有畸形或扭转等,则必须用甲冠或桩冠进行修复,才能达到满意的效果。

虽然氟对牙齿的损伤是不可逆转的,但只要根据患者的实际情况和需要,选择恰当的治疗方法,就会改善症状,增进美观,恢复功能。需要说明的是氟斑牙治疗并不是从根本上解决问题,治疗方法并不十分完美,它只是一种美学处理。氟斑牙的防治重点应放到预防上,认真落实改炉改灶等降氟措施,才是根除氟斑牙的关键。

（二）氟骨症的治疗

氟骨症由于其发病机制不清,目前尚无特异的治疗方法及治疗药物。临床氟骨症的治疗主要是减轻痛苦、对症处理,重症患者需手术治疗,同时提高膳食营养。在多年防治实践中,已经探索出了一些燃煤型氟骨症的治疗方法和药物,在减轻患者痛苦、改善肢体活动受限等方面取得了较好的疗效。

1. 硼酸钠　硼酸钠复合制剂在改善氟中毒所致骨代谢异常方面有较好的作用。硼制剂的抗氟机制研究较为透彻。硼在胃肠道内与氟形成牢固的络合物（BF^4）,BF^4 易于从尿中排出体外,减少体内氟负荷;BF^4 与氟的代谢途径相同,但其对靶器官的毒性作用比单纯氟的毒性作用小得多;此外,硼还拮抗氟对亚细胞结构和酶活性的毒性作用,如可拮抗氟对线粒体、溶酶体、碱性磷酸酶和酸性磷酸酶等的不良影响。

1981 年,毕节县卫生防疫站刘尚治和贵阳医学院周琳业等合作在毕节县应用硼酸钠对 10 例燃煤型氟骨症患者进行治疗观察,发现患者经治疗后,症状和体征有改善,尿排氟有所增加。他们于 1982 年又对 21 例氟骨症患者进行了硼酸钠第二次治疗观察,将硼酸钠剂量从每日 300mg 逐渐加大到每日 1100mg,并以其中 4 例患者作为对照组,结果表明加大剂量后患者在肩、肘、膝关节活动方面有效率达 70% 以上,治疗前后尿氟、尿 BF^{4-} 的排出量差异显著,肝、肾功能指标均未见异常。在燃煤型氟骨症患者身上,进一步验证了硼酸钠排氟作用显著,对全身主要关节有一定的治疗作用,且没有发现毒副作用。

2. 氟宁片　氟宁片的主要有效成分是蛇纹石。它又称塞潘丁、硅酸镁,是一种天然生成的偏硅酸盐矿石。其治疗氟骨症的机制,有学者认为蛇纹石结构中氢氧根能被阳离子置换,具有与氟化物结合的功能,从而发挥脱氟和排氟的作用;但我国学者在动物实验和临床观察中,未发现蛇纹石具有排氟作用,蛇纹石既不能抑制氟的吸收,也不能促进体内氟的排泄。其疗效机制可能为蛇纹石中镁元素作为酶的激活剂,可改善含有镁离子的各种酶的活性,纠正氟中毒所致酶活性的降低,使其恢复原有功能。经过多年摸索,研究人员筛选出不含石棉和放射性的蛇纹石,研末制成各种蛇纹石的复合制剂。在氟骨症治疗试验中均有显著疗效,尤其适用于神经根损害或残疾型氟骨症的治疗。

湖北省建始县卫生防疫站李华兵等观察了氟宁片对 22 例燃煤型氟骨症的疗效。氟宁片使用剂量每片 200mg,每日 2 次,每次 4 片,3 个月为一疗程,连服两个疗程。患者自觉症状和大关节活动受限体征均有显著改善,整体有效率达 90.9%,握力显著提高,但治疗前后患者发氟和尿氟水平无明显变化。

3. 苁蓉胶囊　苁蓉胶囊的有效成分为苁蓉丸。根据中医肾主骨的理论,它具有壮肾补骨,舒筋活络,散风止痛,改善功能的作用。苁蓉丸是由肉苁蓉、熟地、申姜、鹿含草、鸡血藤、海桐皮、川芎等七味中药按比例配制,研末炼蜜为丸而成。因其药性温和,疗效稳定,在临床治疗中应用较多。但服药一周以后,一般会出现症状加重,此时不需停药即可自行缓解;对有胃病的患者可给予健胃药物;该疗法对中、重度氟骨症病人改善功能较明显。

湖北省建始县卫生防疫站李华兵等观察了苁蓉胶囊对 20 例燃煤型氟骨症的疗效。因该丸药气味难闻,有轻微胃肠反应,且服用不便等问题,他们将丸剂改制成胶囊剂型。给予患者服用苁蓉胶囊(每粒含 0.3g 苁蓉丸),每日 2 次,每次 3 粒,3 个月为一疗程,连服两个疗程。患者自觉症状和大关节活动受限体征均有显著改善,整体有效率达 90%,但握力无显著变化,治疗前后患者发氟和尿氟水平无明显变化。

4. 丹蓝仙硼疗氟胶囊 丹蓝仙硼疗氟胶囊是贵阳医学院地氟病研究课题组与贵阳润丰制药有限公司"产学研"结合而研发的中药复方制剂,已完成临床前试验研究。丹蓝仙硼疗氟胶囊是根据中西医结合理论,针对地方性氟中毒发病的几个主要环节,选用丹参、绞股蓝(总苷)、淫羊藿、延胡索(醋制)、追风伞、松节、硼砂(煅)等七味药组成。其中丹参、淫羊藿、延胡索等中药具有抗氧化损伤、益气补肾、强筋壮骨、除湿活络、祛毒定痛、生津养血等功能;而硼砂具有络和氟使其从体内排出的作用。

在贵州省燃煤型氟中毒病区选择 40 例地氟病患者进行丹蓝仙硼疗氟制剂的治疗试验,40 例受试对象中,男性 22 例,女 18 例,年龄 24～63 岁。按照性别、年龄、劳动力、病情轻重程度等将受试对象随机分为丹蓝仙硼疗氟制剂试验组及硼砂对照组,每组 20 例。所有患者均在原环境中生活和劳动,住在家中接受治疗和观察,由专人负责观察及监督服药,按期集中在地区医院进行检查。结果表明,该药治疗地氟病有显著疗效,总有效率 94%,缓解关节疼痛及全身症状、增强关节活动度等效果比较明显,能促使骨密度降低;增加尿氟排出,从而减少氟在体内蓄积;促使血超氧化物歧化酶活性上升,丙二醛含量下降,表明该药能拮抗氟中毒引起的氧化应激反应,缓解自由基导致的损伤;血钙、尿钙升高,表明该药能促使多余的钙自骨转移至血液,并促使其从尿排出,从而减轻骨质硬化病变;服药前后肝肾功能的血生化指标均在正常范围,表明本药对肝、肾无损伤作用。硼砂组则无明显抗氧化应激作用及减轻骨质硬化改变的作用。可见,丹蓝仙硼疗氟制剂的临床前试验结果表明,该中药复方制剂治疗燃煤型氟中毒有显著疗效。

5. 骨苁通痹丸 骨苁通痹丸主要成分有麻黄、白土苓、淫羊藿、羌活、独活、鸡矢藤、肉苁蓉、骨碎补、黄芪、当归、鸡血藤、芥子等 12 味药材。功能主治为蠲痹通络、化痰祛湿、养肝益肾,用于寒湿阻络及肝肾两虚所致的痹病(如风湿病及类风湿关节炎),见于关节疼痛、肿胀、僵硬、屈伸不利甚至肿大畸形,并伴腰膝酸软或畏寒肢冷等,也可用于治疗地方性氟中毒所致的氟骨症见上述证候者。

范中学等对 1500 例地方性氟中毒患者进行临床试验。实验结果表明,骨苁通痹丸治疗组总有效率为 91.21%,对多部位关节疼痛、肢体麻木、肌肉抽搐、头痛头昏、少气乏力、食少无味、腰膝酸痛及色象异常等症状疗效明显;对增大关节活动度,提高劳动能力,缓解下蹲弯腰困难,增大握力等均有较好疗效。临床试验中,未出现不良反应。骨苁通痹丸是当前国内批准生产的治疗痹病的药物,可用于治疗氟骨症。

6. 郭氏马钱子复方 20 世纪 70 年代初,山西省老中医郭培华以马钱子为主药,中西医结合治疗氟骨症取得了一定的疗效。据报告治疗 307 例重症氟骨症患者,治愈率达 71%,不仅使症状、体征明显改善,而且使有的长期卧床患者站了起来。近年来,该研究组还报道氟康宁胶囊(马钱子复方,含马钱子 0.1g)治疗 337 例中重度氟中毒患者,辅以中药汤剂、钙剂、维生素 D。经治疗后,总治愈率 70.9%,总有效率 97.6%;54 例长期瘫痪卧床的患者站了起来,并能参加劳动。对 104 例患者进行随访,5 年以上者 61 例,10 年以上者 43 例,疗效巩固,无 1 例复发。以马钱子为主药的中药复方治疗氟骨症的机制是马钱子所含士的宁对脊髓神经有选择性兴奋作用,提高了骨骼肌的紧张度,特别是伸肌群收缩更强烈,引起全身肌群持续抽动,将挛缩的肌肉、关节囊、韧带松解,使挛缩僵直的骨关节得到改善,从而纠正和改善氟骨症引起的弯腰、驼背和肢体畸形。

以上资料表明马钱子复方治疗氟骨症有明显疗效。但是,由于此药剧毒,且治疗剂量与中毒剂量接近，必须在医生的严格监督下服用。治疗过程中需要密切观察患者临床不良反应，进行血、尿、大便常规检查及肝肾功生化检查、心电图检查等，分析上述不良反应与服用马钱子剂量的关系，必要时给予对症处理。此外，在采用郭氏马钱子方剂治疗氟骨症时，必须同时采用维生素 D 和钙剂，促使蓄积的氟排出。

7. 其他治疗药物　除了上述治疗方法外，国内外学者也曾选择具有拮抗氟作用的化学元素治疗地方性氟中毒。其中钙、镁、铝等元素可在胃肠道内与氟形成不易吸收的化合物，减少氟的吸收，经尿或大便排出，减少体内氟的蓄积和毒性。该类化学元素对防止慢性氟中毒的发生发展起一定作用。但是，不能解除慢性氟中毒已造成的损伤。另一些必需的微量元素，如硒、锌、银、铜等，可影响某些酶的活性，降低氟在体内的毒性作用，从而达到一定程度的治疗氟中毒的目的。

8. 外科疗法　部分重度氟骨症患者髋、膝、脊柱等关节损害明显、关节间隙狭窄，存在明显神经受压、功能活动丧失等症状和体征，采用内科疗法效果不满意，可以考虑采用外科手术疗法，如髋关节、膝关节置换术，椎管扩大术等。

第八节　有 关 标 准

1981 年，中共中央地方病防治领导小组办公室下发了《地方性氟中毒防治工作标准（试行）》（中地办发〔1981〕6 号），要求各省份全面开展地方性氟中毒调查与防治工作。我国各省份燃煤型氟中毒病区发现之初，就是按该标准进行了病区程度的划分。1991 年 4 月，原卫生部地方病卫生标准分委会成立，将燃煤型氟中毒的有关标准列入了"八五"规划，为燃煤型氟中毒卫生标准的研制创造了条件。1996 年至今，我国颁布实施了系列与燃煤型氟中毒防治有关的国家（卫生行业）标准和技术文件，内容包括各种生物和环境样本中氟含量的检测及正常限值标准，氟斑牙、氟骨症诊断标准，以及病区判定、划分、防治效果评估、控制、消除等防治标准。根据我国燃煤型氟中毒防治的实际需要，这些标准不断地被制定和修订，体现了地方性氟中毒防治研究工作者多年的科研工作成果，促进了全国燃煤型氟中毒防治工作的有序进行。

一、人群总氟摄入量卫生标准

我国地方性氟中毒地区分布广，人口多，氟源多样。仅靠单一介质的氟浓度，不能完全有效地防治地方性氟中毒。20 世纪 90 年代，梁超轲等通过调查研究我国有代表性的燃煤型和饮水型氟中毒地区不同人群总氟摄入量与氟中毒的剂量—反应关系，同时综述国内外人群总摄氟量及其标准推荐值，制订了《人群总摄氟量卫生标准》（WS/T 87—1996）。进入 21 世纪，我国饮茶型氟中毒的病区环境和人群氟暴露特征也逐渐明确，2016 年版新修订的《人群总摄氟量》标准，删除了对不同病区类型的限制，同时适用于饮水型、燃煤型和饮茶型三种氟中毒病区类型。

（一）总摄氟量标准

8～16 周岁人群，每日总氟摄入量上限值每人为 2.4mg/d；大于 16 周岁的人群，每日总氟摄入量上限值为每人 3.5mg/d。

（二）总摄氟量调查与计算方法

采用询问法或称重法均可。

人均总摄氟量（mg/d）= 人均食物氟摄入量（mg/d）+ 人均饮水氟摄入量（mg/d）+ 人均空气氟摄入量（mg/d）

人群人均总摄氟量（mg/d）= ∑人均总摄氟量（mg/d）/ 被调查人数

二、人群尿氟正常值标准

《人群尿氟正常值》（WS/T 256—2005）推荐了非地方性氟中毒地区儿童和成人群体尿氟含量的正常值上限，可用于地方性氟中毒病区与非病区的区分和防治措施效果评价。标准中规定 8～12 周岁儿童群体尿氟几何均值不大于每升 1.4mg；18 周岁以上成人群体尿氟几何均值不大于每升 1.6mg。

三、氟斑牙诊断

氟斑牙的分度方法及诊断标准较多，尤其是 20 世纪 70～80 年代，我国对地方性氟中毒进行普查时，各省几乎都有自己暂定的标准，如三型法（白垩、着色、缺损）、三型九度法（在三型的基础上，每型又分为轻、中、重三度）等。Dean 法是 WHO 推荐的五度诊断法，1991 年原卫生部地方病防治司将经过修订的 Dean 法定位全国统一的氟斑牙诊断方法。然而，Dean 法不是规范性的氟斑牙诊断标准，由于是从国外引进的，对个别分度指征的理解比较模糊。实际应用中发现，Dean 法存在一定的缺陷，如"可疑"这一级很难把握、存在诊断盲区等，诊断误差较大。因此，从我国病区现场实际需要出发，对 Dean 法分度标准重新进行了修订（WS/T 208—2011），使各级分度标准更加简洁、明确。具体诊断内容如下。

1. 正常　釉质呈半透明乳白色，表面光滑，有光泽。

2. 可疑　釉质的透明度比正常釉质有轻度改变，可从少数白纹到偶有白色斑点，既不能确诊为极轻氟牙症又不能确诊为正常牙。

3. 极轻　细小的白色条纹或似纸样的白色不透明区不规则地分布在牙面上，且不超过牙面的 1/4。常见于前磨牙和第二磨牙的牙尖顶部，呈 1～2mm 的白色不透明区。

4. 轻度　白垩色不透明区超过患牙牙面的 1/4，甚至累及整个牙面，牙无光泽。牙面的某些部位显露磨耗现象，上颌前牙有时可见模糊着色。

5. 中度　白垩色不透明区遍及整个牙面，并且在唇颊面有微小的独立的窝状缺损。牙可有明显的磨损，但牙形态无明显改变，常见棕色着色。

6. 重度　牙釉质表面严重受累，明显发育不全，釉质缺损出现融合，呈带状或片状，甚至影响牙的正常形态。牙面有广泛着色，其颜色可自棕色至接近黑色不等，牙常呈侵蚀样外观。

四、氟骨症诊断

1981 年，我国制定了氟骨症 X 线诊断三型三度法，即骨硬化、骨疏松和混合三型，每型分为早期和轻、中、重三度。1991 年，又提出四型、四度法，比原标准增加了软化型，每型又分为极轻、轻、中、重四度，使 X 线氟骨症诊断标准日趋复杂化。1999 年制定的标准取消了分型，将 X 线氟骨症诊断标准定为三期，Ⅰ 期为早期、轻度氟骨症，Ⅱ 期为中度，Ⅲ 期为重度。2008 年版《地方性氟骨症诊断标准》（WS 192—2008）（将《地方性氟骨症临床分度诊断》（GB 16393—1996）和《氟骨症 X 线诊断》（WS 192—1999）合并为一个标准，强调在符合流行病学史的基础上，可依据临床症状、体征或骨和关节 X 线改变分别进行诊断与分度，当临床诊断、分度与 X 线诊断、分度不一致时以 X 线检查结果为准。

（一）临床诊断及分度

1. 轻度　仅有颈、腰和四肢大关节持续性休息痛症状（3 个以上部位），不受季节、气候变化影响，可伴有肢体抽搐、麻木，关节晨僵，腰部僵硬。

2. 中度　除上述骨和关节疼痛症状外，伴有颈、腰、上肢、下肢关节运动功能障碍体征，生活、劳动能力降低。

3. 重度　有骨和关节疼痛症状并有严重的颈、腰、上肢及下肢关节运动障碍，肢体变形，生活、劳动能力显著降低或丧失，瘫痪。

（二）X 线诊断及分度

1. 轻度　凡有下列征象之一者，可诊断为轻度：

（1）骨小梁结构异常，表现为砂砾样或颗粒样骨结构、骨斑。

（2）骨小梁变细、稀疏、结构紊乱、模糊，或单纯长骨干骺端硬化带并有前臂、小腿骨周软组织轻微骨化。

（3）桡骨嵴增大、边缘硬化、表面粗糙。

（4）前臂或小腿骨间膜钙化呈幼芽破土征。

2．中度　凡有下列征象之一者，可诊断为中度：

（1）骨小梁结构明显异常，表现为粗密、细密、粗布状骨小梁或骨小梁部分融合。

（2）普遍性骨疏松并有前臂或小腿骨间膜骨化。

（3）四肢骨干骺端骨小梁结构明显紊乱、模糊，在旋前圆肌附着处骨皮质松化。

（4）前臂、小腿骨间膜或骨盆等肌腱、韧带附着处明显骨化。

3．重度　凡有下列征象之一者，可诊断为重度：

（1）多数骨小梁融合呈象牙质样骨质硬化。

（2）明显的骨质疏松或骨质软化并有前臂或小腿骨间膜骨化。

（3）破毯样骨小梁或棉絮样骨结构、皮质骨松化、密度增高伴骨变形。

（4）多个大关节严重退行性改变、畸形并有骨周软组织明显骨化。

五、病区判定和划分标准

1981 年中共中央地方病防治领导小组办公室下发的《地方性氟中毒防治工作标准（试行）》（中地办发〔1981〕6 号）中，规定了地方性氟中毒病区的判定和划分，但该标准只适合饮水型氟中毒病区。在饮水型与燃煤型氟中毒同步流行病学调查对比分析工作的基础上，1997 年制定的《地方性氟中毒病区划分标准》（GB 17018—1997）增加了缺损型氟斑牙患病率和总摄氟量指标，该标准同时规定了饮水型和燃煤型氟中毒病区的划分标准。2011 年修订的《地方性氟中毒病区划分》（GB 17018—2011），针对总摄氟量这一指标，因其在燃煤型氟中毒病区现场调查中的可操作性差而被删掉，新标准也适时地涵盖了对饮茶型氟中毒病区划分的评价指标。

（一）病区判定

1．饮水型氟中毒病区　生活饮用水含氟量 >1.2mg/L，且当地出生居住的 8～12 周岁儿童氟斑牙患病率 >30%。

2．燃煤污染型氟中毒病区　居民有敞炉敞灶燃煤习惯，且当地出生居住的 8～12 周岁童氟斑牙患病率 >30%。

3．饮茶型地方性氟中毒病区　16 周岁以上人口日均茶氟摄人量 >3.5mg，且经 X 线检查证实有氟骨症患者。

（二）病区程度划分

1．饮水型和燃煤型氟中毒病区

（1）轻度病区：当地出生居住的 8～12 周岁儿童中度及以上氟斑牙患病率≤20%，或经 X 线检查证实有轻度氟骨症患者但没有中度以上氟骨症患者。

（2）中度病区：当地出生居住的 8～12 周岁儿童中度及以上氟斑牙患病率 >20% 且≤40%，或经 X 线检查证实有中度以上氟骨症患者，但重度氟骨症患病率≤2%。

（3）重度病区：当地出生居住的 8～12 周岁儿童中度及以上氟斑牙患病率 >40%，或经 X 线检查证实重度氟骨症患病率 >2%。

2．饮茶型地方性氟中毒病区

（1）轻度病区：经 X 线检查，36～45 周岁人群没有中度及以上氟骨症发生。

（2）中度病区：经 X 线检查，36～45 周岁人群中度及以上氟骨症患病率≤10%。

（3）重度病区：经 X 线检查，36～45 周岁人群中度及以上氟骨症患病率 >10%。

六、改灶降氟效果评价

《改灶降氟效果评价》（WS/T 194—1999）标准规定了改炉改灶降氟防治燃煤型氟中毒的效果评价指标。该标准适用于改炉改灶一年以后以自然村（屯）为单位的燃煤型氟中毒病区或病区户改炉改灶降氟效果评价。评价指标包括降氟炉灶质量、环境氟标准、病情指标三个方面。该标准因应用复杂，可操作性差,于2015年经地方病标准委员会讨论废止。

七、病区控制标准

《地方性氟中毒病区控制标准》(GB 17017—1997)规定了饮水型和燃煤型性氟中毒病区在采取预防措施后达到控制水平的指标,包括病情和人群总摄氟量两项指标。2010年版《地方性氟中毒病区控制标准》(GB 17017—2010)增加了对饮茶型氟中毒病区控制的评价,删掉了人群总摄氟量指标,增加了饮水含氟量、砖茶含氟量两项技术指标。

(一)饮水型病区

1. 饮水含氟量农村大型集中式供水≤1.0mg/L;农村小型集中式供水≤1.2mg/L。
2. 当地出生居住的8～12周岁儿童氟斑牙患病率≤30%。

(二)燃煤污染型病区

1. 合格改良炉灶率(包括使用清洁能源,如电能、液化气、沼气等)和炉灶正确使用率均在90%以上。
2. 当地出生居住的8～12周岁儿童氟斑牙患病率≤30%。

(三)饮茶型病区

1. 砖茶含氟量≤300mg/kg。
2. 连续3年,30～60周岁当地居民临床氟骨症患病率降低,经X线检查证实无新发中度及以上氟骨症病人。
3. 当地出生居住的8～12周岁儿童氟斑牙患病率≤30%。

八、食品中氟允许限量

《食品中氟允许限量标准》(GB 4809—1984)对食品中氟的允许限量见表1-3。之后,食品中氟允许限量标准被合并到《食品中污染物限量》(GB 2762—2005)标准。2012年,重新修订《食品中污染物限量》(GB 2762—2012)标准,其中在食品中氟的限量规定被取消。

表1-3　食品中氟允许限量

食品	限量 mg/kg
粮食	
大米、面粉	1.0
其他	1.5
豆类	1.0
蔬菜	1.0
水果	0.5
肉类	2.0
鱼类(淡水)	2.0
蛋类	1.0

九、大气氟允许限量

《工业企业设计卫生标准》(TJ 36—1979)中规定,大气中氟含量的一次最大允许浓度为0.02mg/m³,日平均最高允许浓度0.007mg/m³。

《环境空气质量标准》(GB 3095—1982、1996、2000、2012)中规定的空气1小时平均氟含量参考限值为0.02mg/m³,日平均氟含量参考限值为0.007mg/m³。

十、煤中氟含量分级

《煤中氟含量分级》(MT/T 966—2005)标准内容见表1-4。

表 1-4　煤中氟含量分级

级别名称	氟含量范围（mg/kg）
特低氟煤	<80
低氟煤	80～130
中氟煤	131～200
高氟煤	>200

十一、生活饮用水氟允许限量

在《生活饮用水卫生标准》（GB 5749—1985）中，规定饮水氟含量不超过 1.0mg/L。

在《生活饮用水卫生标准》（GB 5749—2005）中，规定大型集中式供水（日供水量在 1000m³ 以上，或供水人口在 1 万以上）氟含量限值为 1.0mg/L，小型集中式供水（日供水量在 1000m³ 以下，或供水人口在 1 万以下）和分散式供水氟含量的限值为 1.2mg/L。

十二、其他有关标准

1．食品中氟的测定方法（GB/T 5009.18—1985、1996、2003）

2．煤中氟的测定方法（GB/T 4633—1984、1997、2014）

3．煤及土壤中总氟测定方法　燃烧水解—离子选择电极法（WS/T 88—1996、2012）

4．尿中氟化物的测定　离子选择电极法（WS/T 89—1996、2015）

5．尿中氟的离子选择电极测定方法（WS/T 30—1996）

6．血清中氟化物的测定　离子选择电极法（WS/T 212—2001）

（孙殿军、赵丽军、安　冬）

参 考 文 献

1. 贵阳医学院，省环境保护监测站，毕节县卫生局. 毕节县小吉公社东方红大队地方性氟中毒病调查报告（摘要）. 医药资料，1977，（03）：18-21.

2. 湖北省恩施地区卫生防疫站，恩施地区人民医院，恩施县卫生防疫站，等. 食物型地方性氟中毒的调查. 中华预防医学杂志，1980，14（3）：164-167.

3. 焦玉河. 煤烟熏炕食物所致地方性氟中毒调查. 环保科技，1980，（01）：5-9.

4. 贵阳市卫生防疫站，贵阳市云岩区人民医院. 煤烟熏炕食物所致地方性氟中毒调查. 中华预防医学杂志，1981，15（5）：281-283.

5. 陕西省地方病防治研究所. 陕西省地方性氟中毒普查结果报告. 中国地方病学杂志，1982，1（4）32-236.

6. 田兆顺，郑来义. 燃煤污染型地方性氟中毒. 地方病通报，1986（03）：247-250.

7. 李日邦，谭见安，王五一，等. 贵州地方性食物性氟中毒氟源探讨. 中华医学杂志，1982，62（7）：425-428.

8. 郑宝山，吴代赦，王滨滨，等. 导致燃煤型氟中毒流行的主要地球化学过程. 中国地方病学杂志，2005，24（4）：468-471.

9. 郑宝山，黄荣贵. 生活用煤污染型氟中毒的研究与防治. 实用地方病学杂志，1986，1（2）：11-13.

10. 吴代赦，郑宝山，唐修义，等. 中国煤中氟的含量及其分布. 环境科学，2005，28（1）：7-11.

11. 徐立荣，雒昆利，王五一，等. 煤中氟的研究进展. 地球科学进展 2004，19（1）：95-99.

12. 孙殿军. 地方病学. 北京：人民卫生出版社，2011.

13. 孙殿军，高彦辉. 地方性氟中毒防治手册. 北京：人民卫生出版社，2012.

14. 官志忠. 燃煤污染型地方性氟中毒. 北京：人民卫生出版社，2015.

15. 李绍玉，李元红，韩忠顺，等. 燃煤污染型地方性氟中毒的非骨损害的临床研究. 中国地方病学杂志，1991，10（3）159-163.

16. 及新,李绍玉,李元红. 燃煤型地方性氟中毒病人心血管系统损害的临床观察. 中国地方病防治杂志,1993,8(1)18-19.

17. Ding Y,Gao Y,Sun H,et al. The relationships between low levels of urine fluoride on children's intelligence,dental fluorosis in endemic fluorosis areas in Hulunbuir,Inner Mongolia,China. Journal of hazardous materials,2011,186(2-3): 1942-1946.

18. Li M,Gao Y,Cui J,et al. Cognitive impairment and risk factors in elderly people living in fluorosis areas in China. Biological trace element research,2016,172(1):53-60.

19. Liu H,Gao Y,Sun L,et al. Assessment of relationship on excess fluoride intake from drinking water and carotid atherosclerosis development in adults in fluoride endemic areas,China. International journal of hygiene and environmental health,2014,217(2-3):413-420.

20. Sun L,Gao Y,Liu H,et al. An assessment of the relationship between excess fluoride intake from drinking water and essential hypertension in adults residing in fluoride endemic areas. The Science of the total environment,2013,443:864-869.

21. 李俊峰,冯进,肖跃海,等. 燃煤型氟中毒对男性生殖系统的影响. 中华男科学杂志,2014,20(1):73-77.

22. Tang J,Xiao T,Wang S,et al. High cadmium concentrations in areas with endemic fluorosis: a serious hidden toxin. Chemosphere,2009,76(3):300-305.

23. 焦永卓,牟李红,王应雄,等. 土壤中化学元素与地氟病的生态学比较研究. 广东微量元素科学,2011,18(8):6-11.

24. Li L,Luo KL,Liu YL,et al. The pollution control of fluorine and arsenic in roasted corn in "coal-burning" fluorosis area Yunnan,China.J Hazard Mater,2012,229-230(10):57-65.

25. Zhou YX,Mo SL,Wang RH,et al. Corn baked by burning coal triggered overexpression of osteopontin in hepatocytes of rats following fluorosis. ToxicolInd Health,2012,28(3):195-202.

26. Yu J,Gao Y,Sun D. Effect of Fluoride and Low versus High Levels of Dietary Calcium on mRNA Expression of Osteoprotegerin and Osteoprotegerin Ligand in the Bone of Rats. Biol Trace Elem Res,2013,152(3):387-395.

27. 闫菊,钟朝晖,王应雄,等. 燃煤污染型地方性氟中毒患者血锌含量的变化及意义. 第二军医大学学报,2013,34(1): 58-62.

28. 冯利红,赵岩,曾强,等. 经济状况对儿童饮水型氟中毒及膳食营养素摄入水平影响. 预防医学情报杂志,2011,27 (9):649-654.

29. 李会杰,雒昆利,吴学志,等. 昭通氟中毒病区烘烤辣椒和玉米的砷、硒污染及其在人发中的蓄积. 环境与健康杂志, 2008,25(7):583-586.

30. Chen Q,Wang Z,Xiong Y,et al. Selenium increases expression of HSP70 andantioxidant enzymes to lessen oxidative damage in Fincoal-type fluorosis. J Toxicol Sci,2009,34(4):399-405.

31. Reddy KP,Sailaja G,Krishnaiah C. Protective effects of selenium on fluoride induced alterations in certain enzymes in brain of mice. J Environ Biol,2009,30(5 Suppl):859-864.

32. 邓海,梁玉香,曹静祥,等. 不同剂量水平硒、氟对大鼠的联合作用研究. 卫生研究,1996,25(2):106-109.

33. 魏赞道,周琳业,张华,等. 近年来国外氟研究进展. 中国地方病防治杂志,1990,5(1):49-51.

34. T Aoba,O Fejerskov. Dental fluorosis: chemistry and biology. Crit Rev OralBoil Med,2002,19(2):234-238.

35. 张爱君,郝春华. 营养与氟中毒. 中国地方病防治杂志,2000,15(1):39-41.

36. 张伯友,安冬,何平,等. 营养因素对贵州省燃煤型地方性氟中毒重病区形成的影响. 微量元素与健康研究,2009, 26(3):44-46.

37. 王丽华,钱月娟. 氟斑牙的临床治疗方法. 中国地方病学杂志. 1999.18(5):390-391.

38. 朱丹. 氟斑牙的脱色疗法与再矿化治疗. 中国地方病学杂志,2001,20(2):131.

39. 付莉,梁君. 冷光美白联合祛氟剂与光固化复合树脂治疗氟斑牙的疗效观察. 中国美容医学,2014,23(17):1465-1467.

40. 孙仲楠,张抒,李亮,等. 直接贴面法治疗氟斑牙的临床疗效观察. 中国地方病学杂志,2007,26(4):462.

41. 孙宇,谢伟丽,姜文茹,等. 树脂与烤瓷贴面治疗氟斑牙的临床观察. 中国地方病学杂志,2009,28(5):565-567.

42. 许国璋. 氟骨症的治疗. 实用地方病学杂志, 1986, 1（2）: 23-24.

43. 陈永祥, 王三祥. 地方性氟骨症治疗研究概况. 中国地方病学杂志, 1993, 12（1）: 51-54.

44. 郑照霞, 梁宝宏, 倪凤伟. 国内外地方性氟骨症治疗研究进展. 中国地方病防治杂志, 2007, 22（3）: 189-191.

45. 李华兵, 朱华清. 氟宁、苁蓉胶囊及其伍用治疗燃煤型氟骨症的疗效观察. 中国地方病防治杂志, 1990, 5（3）: 185-186.

46. 范中学, 李平安, 刘晓莉, 等. 骨苓通痹丸治疗 1500 例氟骨症疗效观察. 地方病通报, 2005, 20（3）: 70-71.

47. 周卫, 张兆杰, 郭培华, 等. 中药疗法改善中度氟骨症患者肢体关节功能的随机对照研究. 中国地方病学杂志, 2010, 29（3）: 333-337.

燃煤污染型地方性氟中毒的发病机制

　　燃煤型氟中毒是我国特有的一种地方性氟中毒类型。它在临床症状和 X 线征象等方面与饮水型氟中毒基本一致，但在摄氟来源、发病影响因素等方面又有其特殊之处。因此，其发病机制与饮水型氟中毒既有共同之处，又有独特之处。从燃煤型氟中毒被发现至今的几十年间，科研工作者通过现场流行病学调查、动物模型和细胞实验等方面开展了发病机制相关的基础研究工作，初步揭示了牙釉质蛋白及其分子调控信号通路、骨调控相关生物大分子信号通路、遗传因素、氧化应激和细胞凋亡等方面在氟中毒发病机制中的作用，初步阐述了氟中毒发病的分子机制。

Chapter 2

Pathogenesis of Coal-burning Type of Endemic Fluorosis

Coal-burning fluorosis is a kind of endemic fluorosis happening uniquely in China. The clinical symptoms and X-ray signs of coal-burning fluorosis is basically the same as drinking water fluorosis. However, there are differences in the source of fluoride intake and many influencing factors for coal-burning type as compared to drinking water type. Therefore, the pathogenesis of coal-burning fluorosis has something in common with that of drinking water type but also has its unique characters. In the past decades, researchers have carried out basic research on the pathogenesis of coal-burning fluorosis by field epidemiological investigation, animal models and cell experiments. The results of these studies preliminary revealed that the pathogenesis of coal-burning fluorosis are related to enamel protein and its molecular regulation signaling pathways, bone-related biomacromolecule signaling pathways, genetic factors, oxidative stress and apoptosis, ect.

第一节　骨相损伤的发病机制

一、氟斑牙发病机制

　　对氟斑牙发病机制研究概括起来有以下几种假说：在釉质中，氟作用于矿化组织，扰乱了矿化的进程；氟促使成釉细胞凋亡，从而干扰了釉基质的合成、分泌以及成釉细胞的增殖和终末分化，并且氟可以影响矿化微环境中的钙离子浓度，干扰矿化进程；氟导致釉质成熟期间釉质中的基质蛋白，特别是釉原蛋白的水解和移出延迟；生物个体基因型的不同以及遗传变异对氟的易感性影响。近年来的研究多集中在氟导致釉原蛋白水解和移出延迟方面。

　　成釉细胞的发育经历分泌前期、分泌期、转换期、成熟期等阶段，从分泌期开始就不断分泌釉基质，主要包括釉原蛋白和釉蛋白两大类。在釉质发育成熟和矿化过程中釉原蛋白将被蛋白酶分解并被吸收。而釉原蛋白一旦过量储留在基质中，将影响磷灰石的生长，釉质就不能发育成熟和充分矿化。氟暴露情况下，釉基质蛋白水解、清除障碍，使成熟期釉质中蛋白质潴留，阻碍羟基磷灰石晶体的形成，导致牙齿釉质出现多孔性和低矿化的特征性改变。

氟引起基质釉原蛋白滞留的具体机制还不完全明确，研究成果主要集中在以下几个方面：

（一）氟对牙齿发育各期成釉细胞的实质性损害

动物实验表明，煤氟的摄入对动物成釉细胞发育的四个时期有不同的影响，造成内质网、线粒体、Tomes 突、溶酶体等细胞器的变化。另外，氟降低成釉细胞内 G 蛋白与粗面内质网和高尔基体的结合，这可能是导致成釉细胞内蛋白转运障碍的原因。

（二）氟对釉基质蛋白及蛋白酶的影响

氟对釉基质蛋白的影响目前还存在争论。大多数实验都显示釉基质分泌总量减少，但也有研究表明，在高氟饮水地区的人牙釉质中的蛋白含量高于正常釉质中的蛋白含量，说明高氟暴露影响了釉基质的合成、分泌与水解、清除。成釉细胞在其发育的转换期和成熟期分泌基质金属蛋白酶 20（matrix metalloproteinase-20，MMP-20）和激肽释放酶 4（kallikrein-4，KLK-4），在 MMP-20、KLK-4 的共同作用下，基质蛋白被降解，基质降解所留下的空隙为釉质晶体生长提供空间，Ca、P 等元素沉积在长大的釉质晶体表面，使釉质矿化，最终成为矿化程度极高的硬组织。在牙釉质的形成和矿化过程中，氟化物能损害釉质发育各期的牙胚成釉细胞，通过影响成釉细胞在发育的不同时期所分泌的釉基质蛋白及酶类的合成、分泌及水解，导致釉质的成熟缺陷。已有研究表明，煤氟的摄入能影响成釉细胞成熟期 KLK-4 的表达，进而可能影响釉质的矿化成熟。此外，蛋白酶的激活和稳定性的维持需要 Ca^{2+} 参与，过量氟可通过降低釉基质中的 Ca^{2+} 浓度而间接干扰蛋白酶的活性。

（三）氟对釉基质 pH 的影响

成熟期的成釉细胞发生光滑缘成釉细胞和纹状缘成釉细胞间的循环转换时，可以造成细胞外环境的局部 pH 变化。有研究表明，光滑缘成釉细胞周围的釉基质 pH 为 7.2 左右，而纹状缘细胞周围的 pH 约为 6.2。由于釉原蛋白的溶解度和蛋白水解酶的活性与周围 pH 值的变化密切相关，所以，光滑缘成釉细胞和纹状缘成釉细胞间的循环转换可以不断地调整釉基质中的 pH，来控制釉原蛋白的水解。氟可以减少这种循环转换的次数，降低釉原蛋白的溶解度，改变釉质蛋白水解酶最适 pH，并影响蛋白水解酶的活性，降低蛋白水解酶作用的时间，造成蛋白水解的障碍，从而使蛋白潴留。另外，当高浓度氟进入成熟期釉质中时，釉基质的羟基磷灰石会转化为氟磷灰石，在反应进行的同时，pH 升高，也会导致釉原蛋白的水解延迟。

（四）氟影响了釉质中的钙离子浓度

大量的氟进入机体后，由于氟对 Ca^{2+} 的高度亲和力，二者结合成氟化钙，导致游离的 Ca^{2+} 浓度下降。而 Ca^{2+} 依赖性细胞黏附分子——钙黏附素，在同型细胞间的黏附中起重要作用，钙黏附素缺乏可能是成釉细胞排列疏松、紊乱的原因。成釉细胞不能紧密排列，缺乏相互间互相识别的信号，因而导致釉质发育紊乱。同时，稳定的 Ca^{2+} 也是基质蛋白酶活性稳定的保障，在 Ca^{2+} 浓度下降的情况下，也会影响到相关酶类的活性，进而影响基质蛋白的降解。

（五）氟对成釉细胞信号通路的影响

从现阶段国内外的研究进展来看，目前发现的主要机体代谢、应激、凋亡等调控机制，在一定浓度氟的作用下几乎都有可能发生某种程度的变化。牙胚的发育过程是成釉细胞和成牙本质细胞分化、牙齿硬组织形成的过程。转化生长因子β（Transforming growth factorβ，TGF-β）超家族成员作为信号分子，参与早期的牙胚发育和细胞外基质形成。Smad 是 TGF-β 细胞内信号传导的相关蛋白，是 TGF-β 受体作用的直接底物。氟可以降低 TGF-β/Smad 信号通路各因子的表达，干扰上皮和间充质之间正常的信号转导，进而抑制了造釉细胞和成牙本质细胞的分化及随后的基质合成与分泌，这可能是氟斑牙发生的细胞内机制之一。氟可能通过影响成釉细胞内质网功能而导致蛋白合成障碍。高氟暴露后，成釉细胞内质网应激反应关键因子免疫球蛋白结合蛋白（immunoglobulbin binding protein，BiP）和细胞生长抑制与 DNA 损害诱导蛋白 153、45α（growth arrest and DNA damage-inducible proteins，GADD153/

CHOP，GADD45α）表达上调，引起成釉细胞 DNA 断裂和细胞凋亡；氟还能激发成釉细胞的蛋白激酶受体样内质网激酶（protein kinase receptor-like endoplasmic reticulum kinase，PERK）、肌醇需要酶 1α（inositorequiring kinase 1α，Ire1α）以及激活转录因子 6（activating transcription factor 6，ATF6）通路，由此干扰了分泌期成釉细胞的功能，从而导致氟斑牙的发生。此外，过量氟的摄入可以诱导成釉细胞的凋亡，从而影响成釉细胞的正常分泌功能。

（六）生物个体基因型的不同对氟的易感情况

大量研究表明，同样的生活环境、同样氟接触水平的人群，不同个体患氟斑牙与否及其氟斑牙的程度有很大的差别，可能与基因背景因素和个体对氟的敏感性的差异有一定的相关性。成釉蛋白基因（ameloblastin，AMBN）是牙胚发育特异性基因，在釉质成熟和矿化过程中起到重要的作用。在对燃煤型氟中毒病区的患者与对照组的比较研究中发现，AMBN 基因 7 号外显子 538540delGGA 和 13 号外显子 986C>T 位点多态性可能是影响氟斑牙发病的易感性因素之一。降钙素受体（calcitonin receptor，CTR）Alu I 位点基因型 CT+TT 是燃煤型氟中毒地区人群的易感基因型，CTR 基因的多态性可能影响牙齿矿化过程中离子的代谢，从而导致在相同氟水平条件下氟斑牙的发生情况不同。维生素 D 受体（vitamin D receptor，VDR）是维持机体钙磷和骨代谢平衡、细胞分化以及免疫反应方面的重要蛋白，在燃煤型地方性氟中毒病区携带 VDRBsm I 位点 GG 基因型和 Fok I 位点 TC 和 CC 基因型的个体发生氟中毒的风险较高，而在饮水型病区的研究却表明该基因多态性与氟斑牙易感性无关，说明 VDR 基因多态性存在地区差异，并且可能与氟中毒类型及程度有关。此外，氯通道相关因子囊性纤维化跨膜传导调节因子（cystic fibrosis transmembrane conductance regulator，CFTR）基因的多态性可能与氟斑牙的发生存在一定的关系。

二、氟骨症发病机制

氟骨症包括骨硬化、骨软化、骨质疏松、骨周软组织骨化以及软骨和关节的退行性改变，而成骨活跃和骨转换加速是氟骨症进展期的重要特征和形成骨病变多样性的病理基础。在过量氟的作用下，与骨转换过程相关的各种细胞均参与了氟骨症的发病。

（一）氟对成骨细胞的作用

成骨细胞（osteoblast，OB）起源间充质细胞或叫间充质干细胞。过量氟引起的骨病变复杂多样，涉及参与骨转换的各种细胞。其中成骨细胞功能活跃是一个发生较早并起主导作用的环节。无论在体内还是体外培养细胞，过量氟的基本作用是激活成骨细胞，促进成骨活动。国内外学者在氟刺激成骨细胞作用增殖和分化方面进行过一系列研究，发现很多细胞信号通路均参与其中。如 PI3K-Akt 信号通路、BMP/Smad 信号通路、AP1 信号通路、Wnt 信号通路、PERK 信号通路和 Twist 信号通路。有研究发现，氟能够上调大鼠骨组织或成骨细胞中纤连蛋白和骨粘连蛋白的表达，提示骨非胶原蛋白在氟骨症发生机制中也发挥作用。此外，氟与氧化应激和内质网应激关系密切。过量氟可能通过影响成骨细胞内骨连接素基因的表达和氧化应激状态而改变正常的成骨分化。氟激发成骨细胞的内质网应激反应，并对骨转化基因的表达也产生影响，最终导致成骨细胞凋亡。有关燃煤型氟中毒病区人群流行病学调查和动物实验也表明，过量氟可以导致钙代谢障碍，使血钙降低，而过量氟的摄入可以使成骨细胞内 Ca^{2+} 的一过性升高，同时影响 bFGF、C-fos、C-jun 的表达，并且通过影响 BMP/Smad 信号传导途径、PI3K/Akt 信号传导途径激活成骨细胞系。

（二）氟对破骨细胞的作用

破骨细胞（osteoclast，OC），它是一个高度分化的、具有多个核的大细胞（直径 30～100μm）。OC 在骨吸收与骨再建中起启动作用，并在局部微循环中通过分泌酸及溶酶体使骨矿物质溶解及骨胶原降解。骨质疏松合并骨质硬化是氟骨症特征病理改变之一，在氟骨症发生发展中，OC 功能活跃和破骨性吸收增强在骨质疏松的病变中起重要作用。破骨性吸收增强和骨转换加速，促进氟骨症向骨质疏松和骨软化的方向发展。在影响氟中毒发生的众多激素中，甲状旁腺激素（parathyroid hor-mone，PTH）对 OC 的刺激作用最强。低血钙引起继发性甲状旁腺功能亢进，PTH 分泌增多。超生理剂量的 1,25

（OH）$_2$D$_3$ 对 OC 也起活化作用，与 PTH 在促进破骨性吸收方面互相协同。在骨组织微环境中，C-fos、骨保护蛋白配体（osteoprotegerin ligand，OPGL，又称破骨细胞分化因子）对破骨细胞的影响甚大，多种激素或细胞因子对 OC 的作用需通过调节 OB 分泌 OPGL、OPG 和巨噬细胞集落刺激因子（M-CSF）发挥其对破骨细胞的作用。氟化物也可通过上调 OB 中 OPGL mRNA 和 M-CSF mRNA 表达水平，并通过调节 MMPs 和 TIMPs 的表达促进破骨性吸收。还有研究表明，过量氟暴露能够刺激成骨细胞过量分泌破骨细胞形成必需的 RANKL，并且在不同浓度 RANKL 条件下，氟对破骨细胞形成作用有差别，在较低浓度（50ng/ml）时氟能显著抑制破骨细胞形成，当浓度提高至 100ng/ml 时，氟反而对破骨细胞生成有轻微刺激作用。氟能调节破骨细胞中活化 T 细胞核因子（nuclear factor of active T cells，NFAT）c1 的表达。体外研究表明，氟能通过抑制 NFATc1 及其下游基因的表达而使破骨细胞活性降低；而在对氟中毒大鼠模型的研究中发现，低氟暴露大鼠破骨细胞中 NFATc1 蛋白及 mRNA 表达均升高，而高氟暴露大鼠破骨细胞中 NFATc1 蛋白及 mRNA 均呈下降趋势。说明 NFATc1 参与氟骨症的发生，但具体机制有待进一步研究。

（三）氟对骨、软骨中细胞基质的影响

正常骨组织由骨基质和骨细胞构成。骨基质为细胞生存的外环境，也称为细胞外基质（extracellular matrix，ECM），由 4 种成分组成：胶原蛋白（collagen）、蛋白多糖（proteoglycan）、弹性蛋白（elastin）及结构糖蛋白（structural glycoprotein）。过量氟对骨组织 ECM 的影响是其干扰骨代谢的重要组成部分。骨组织中的 ECM 主要是由成骨细胞合成和分泌的，转过来又能对细胞功能发挥重要影响。氟中毒时成骨细胞功能活跃，形成未成熟的编织骨，其胶原的结构、排列明显不同于成熟的板层骨。骨涎蛋白（bone sialoprotein，BSP）是一种高度磷酸化和糖基化的分泌性蛋白，其主要与羟磷灰石结合，介导细胞黏附于骨表面，与羟磷灰石核心形成及骨再建过程有关，在新形成骨及骨再建活跃部位高表达，调控未分化细胞向活性成骨细胞分化，对成骨细胞的趋化、黏附和分化及基质的矿化有重要作用。骨生物学研究已证实，BSP 是骨转换过程中的一种重要的骨细胞外基质非胶原蛋白。已有研究表明，亚慢性过量氟暴露对大鼠骨组织中 BSP 表达水平有影响，并且 BSP 的表达水平与骨氟含量间存在着明显的正相关关系，说明 BSP 可能在慢性氟中毒的病理性骨转换过程中发挥促进作用。同时，过量氟影响破骨细胞的功能，促进破骨细胞分泌一些溶酶体酶，主要包括一些酸和基质金属蛋白酶（matrix metalloproteinases，MMPs）而促进基质的降解，导致骨转换过程加速。体内和体外研究均表明，氟中毒时，破骨细胞能通过提高 MMP-9 的活性来增强破骨性骨吸收，促进骨转换过程加速。

（四）表观遗传学改变与氟骨症

DNA 甲基化转移酶 1（DNA methylation transferase 1，DNMT1）是维持甲基化的主要参与酶，也是外源化学物引起 DNA 甲基化的重要靶点，其蛋白高表达可使 DNA 甲基化修饰率提高，细胞异常增殖而导致疾病。在燃煤型氟中毒人群的研究中发现，DNMT1 参与氟中毒的发生发展过程，其转录及蛋白表达增强可能是氟骨症发生的早期分子事件。

第二节 非骨相损伤的发病机制

地方性氟中毒不仅能够造成牙齿、骨骼等硬组织的广泛损伤，还可引起全身软组织不同程度的损害，其非骨相损伤具有明显的多样性，但其发生的具体机制很可能不尽相同。相对来说，其共性是实质细胞的退行性改变，而大多不伴有明显炎症反应，除超大剂量可导致明显的细胞坏死外，多数情况下属于细胞凋亡。过量氟可引起染氟机体非骨相组织的氧化应激反应、促使细胞凋亡是目前研究关注的热点。

一、氟对神经系统作用的机制研究

氟和其他卤族元素一样能够透过血脑屏障进入脑组织，机体如果长期摄入氟，过量的氟可在脑内蓄积，进而影响到神经系统的正常生理功能。以往研究证实，中、高水平的氟暴露能降低儿童的智力水平，氟摄入剂量与儿童智商呈现出一定的负相关趋势。而较低饮水氟暴露（1.3mg/L±1.05mg/L）时，7～14周岁儿童的智力与尿氟水平和氟斑牙患病程度也呈显著负相关，说明低氟暴露对神经系统有损伤作用。在对燃煤型氟中毒病区人群的调查中发现，氟暴露不利于儿童的智力发展和生长发育，并且人群血浆中具有神经递质功能的硫化氢表达水平降低，这可能与神经系统损伤有关。

由于针对人群的研究受限于取材，尚缺乏氟对脑等神经器官损伤的病理资料，研究者们利用氟中毒动物模型观察了氟对脑组织形态学的作用。动物研究表明，氟可以引起子鼠脑氟含量增高，脑组织重量下降，大脑皮质神经细胞超微结构损伤，大脑皮质细胞凋亡程度增高；氟中毒大鼠海马齿状回星形胶质细胞增多，神经发育障碍；尼氏染色显示氟中毒大鼠海马CA3、CA4区神经元内尼氏小体染色明显变浅；海马CA1区神经元蛋白合成功能下降；中脑黑质TH阳性神经元减少，细胞凋亡数量增多。上述动物实验结果表明，氟对脑组织多个功能区均有损伤作用。

目前，氟对神经系统损伤的机制研究主要集中在氧化应激、神经受体、分子信号转导通路以及细胞凋亡等方面。有学者对氧化应激反应与氟中毒神经损伤的关系进行了研究，动物和细胞实验结果均表明，氟可引起小胶质细胞和大脑皮质神经细胞的氧化应激水平升高。过量的氟可导致一氧化氮生成增多和JNK信号通路激活；线粒体在大脑皮质神经细胞胞体和突触内重分布、融合功能障碍、分裂亢进以及DNA结构受损引起线粒体氧化呼吸链障碍；细胞内钙离子异常蓄积；脑组织内源性硫化氢含量增加等。除了氟对神经系统产生氧化应激外，氟对神经受体和分子信号通路也有作用。有学者发现氟中毒大鼠脑组织和过量氟处理的PC12神经细胞氧化应激水平升高，造成生物膜性脂质构成改变，细胞膜性磷脂和辅酶Q减少，两种主要的尼古丁受体类型与配体的结合能力下降，受体a3、a4、a7亚单位的蛋白表达水平降低，认为这些可能是氟中毒时神经系统功能紊乱的重要分子机制。还有研究表明，氟能降低小鼠和大鼠脑组织胆碱酯酶活性和尼古丁受体蛋白含量，活化转录激活因子ETS样蛋白1，激活ERK/MAPK和JNK信号通路，上调大鼠脑组织海马中晚期糖基化终末产物受体（receptor for advanced glycation endproducts，RAGE）、细胞核因子κB（nuclear factorκB，NF-κB）和AKT激酶表达。

二、氟对心血管系统的影响

众所周知，血管壁含有丰富的胶原纤维，而胶原纤维是氟损害的靶器官之一。在地方性氟中毒病区的流行病学调查表明，过量氟摄入与成人高血压发病之间有正相关关系，并且氟能升高血浆中内皮素-1（ET-1）水平；地方性氟中毒病区成人颈动脉粥样硬化的检出率高于对照人群，病变程度也重于对照人群，表明高氟与动脉粥样硬化的发生存在一定的联系，其机制可能与高氟暴露所致氧化应激引起系统炎症和内皮激活有关。由此推测氟与心血管发病有一定关系，氟可能通过引起血管壁损伤参与心血管疾病的发生，其具体作用机制有待进一步研究。

三、氟对肝、肾的影响

肝和肾均为机体主要的新陈代谢器官，它们在机体内氟的代谢过程中具有重要作用。有研究表明，饮水氟暴露浓度超过2mg/L能引起儿童血中肝和肾功能酶谱异常。动物和细胞实验证明，氟中毒大鼠肝细胞超微结构受损，其机制可能是氟引起细胞凋亡以及线粒体DNA损伤，干扰肝细胞DNA合成，造成肝细胞损伤。对肾脏的病理学研究证明，氟中毒大鼠肾小管排列结构无异常变化，但肾小球内皮细胞和肾小管上皮细胞出现空泡样变，且近曲小管上皮细胞有脱落现象。氟能通过升高氧化应激水平、上调肾小管TGF-β1和斯钙素蛋白1表达、干扰肾脏细胞G1/S和G2/M周期进程以及引起线粒体DNA损伤等途径，造成肾细胞损伤。在对燃煤型氟中毒大鼠的研究中表明，染氟大鼠的血清、肝、肾中丙二醛（MDA）含量升高，而SOD活性明显降低，说明氟中毒致机体内氧化系统与抗氧化系统失衡，氧化应激引起的氧化损伤作用在氟致肝、肾毒性中起着重要的作用。在肾脏损害方面，在揭示氧化应激参与作用的同时，还发现氟对肾小管上皮的 Ca^{2+}-ATP酶（Ca^{2+}泵）泵活性的影响呈低剂量时兴奋、高剂量时抑制的双相作用，过量氟对钙泵的抑制促进了细胞内 Ca^{2+} 浓度升高和细胞凋亡。

四、氟对生殖系统的影响

过量氟对人和动物生殖系统均有损伤作用。流行病学调查表明，重度氟中毒病区男性精液的含氟量、不育症患病率、血清中尿促卵泡素（FSH）和黄体生成素（LH）高于轻度氟中毒病区和非氟中毒病区，其精子存活率、精子浓度、抑制素B、血清睾酮以及雌二醇有不同程度的降低，说明过高氟暴露会对男性精子的生成及生殖内分泌造成影响，导致男性生殖能力的下降。动物实验结果表明，氟中毒大鼠血清睾酮降低，睾丸间质细胞和睾丸组织超微结构有明显的损伤。氟中毒大鼠睾丸损伤的机制与氧化应激、睾丸干细胞因子表达降低及细胞凋亡等有关。燃煤型氟中毒大鼠睾丸中MDA含量升高，而SOD活性明显降低，说明氟中毒致机体内氧化系统与抗氧化系统失衡，氧化应激引起的氧化损伤作用在氟致生殖毒性中起着重要的作用。

五、氟与糖尿病之间的关系

动物实验表明，过量氟能刺激大鼠胰岛素的分泌且呈剂量-效应关系，并且氟能够降低大鼠对胰岛素的敏感性。长期处于高氟暴露大鼠，其血糖显著升高，红细胞形态学损伤较为明显，若伴有糖尿病，血糖升高更为明显，血常规改变显著。上述结果均来源动物实验，尚缺乏人群调查资料的支持。

综上所述，燃煤型中毒的病因虽然明确，但其特异性发病机制尚无定论。由于燃煤型氟中毒为我国所特有，从而使研究范围和研究深度上受到限制。虽然，饮水型氟中毒和燃煤型氟中毒氟源和摄入途径不尽相同，但从现有的研究来看，燃煤型氟中毒的发病机制与饮水型氟中毒的发病机制基本一致，其确切机制还有待于进一步研究。

（高彦辉、裴俊瑞、魏　玮、张　微）

参 考 文 献

1. Aoba T，Fejerskov O. Dental fluorosis: chemistry and biology. Crit Rev Oral Biol Med，2002，13（2）：155-170.

2. Robinson C，Connell S，Kirkham J，et al. The effect of fluoride on the developing tooth. Caries Res，2004，38（3）：268-276.

3. Zhou R，Zaki AE，Eisenmann DR. Morphometry and autoradio graphy of altered rat enamel protein processing due to chronic exposure to fluoride. Arch Oral Bio，1996，141（8-9）：739-747.

4. Matsuo S，Inai T，Kurisu K，et al. Influence of fluoride on secretory pathway of the secretory ameloblast in rat incisor tooth germ exposed to sodium fluoride. Arch Toxicol，1996，70（7）：420-429.

5. DenBesten PK. Biological mechanisms of dental fluorosis relevant to the use of fluoride supplements. Community Dent Oral Epidemiol，1999，27（1）：41-7.

6. Bartlett JD，Simmer JP，Xue J，et al. Molecular cloning and mRNA tissue distribution of a novel matrix metalloproteinase isolated from porcine enamel organ. Gene，1996，183：123-128.

7. Simmer JP，Fukae M，Tanabe T，et al. Purification，characterization，and cloning of enamel matrix serine proteinase 1. J Dent Res，1998，77（2）：377–386.

8. Lu Y，Papagerakis P，Yamakoshi Y，et al. Functions of KLK4 and MMP-20 in dental enamel formation. Biol Chem，2008，389（6）：695-700.

9. Sire JY，Delagdo S，Fromentin D，et al. Amelogenin: lessons from evolution. Arch oral Biol，2005，50：205-212.

10. Takano Y，Creshaw AM，Bawden JW，et al. The visualization of the patterns of ameloblast modulation by the glyoxyal bis-hydroxyanils staining method. J Dent Res，1982，61：1580-1587.

11. Sharma R，Tsuchiya M，Bartlett JD. Fluoride induces endoplasmic reticulum stress and inhibits protein synthesis and secretion. Environ Health perspect，2008，116（9）：1142-1146.

12. Wei W，Gao Y，Wang C，et al. Excessive fluoride induces endoplasmic reticulum stress and interferes enamel proteinases secretion. Environ Toxicol，2013，28（6）：332-41.

13. Yang T, Zhang Y, Li Y, et al. High amounts of fluoride induce apoptosis/cell death in matured ameloblast-like LS8 cells by downregulating Bcl-2. Arch Oral Biol, 2013, 58（9）: 1165-73.

14. 蒋苗, 牟李红, 王应雄, 等. AMBN 基因多态性与环境因素在氟中毒中交互作用. 中国公共卫生, 2014, 30（5）: 664-666.

15. 蒋苗. CTR 基因多态性和环境因素联合作用与燃煤型氟中毒关系的研究. 重庆医科大学, 2014.

16. 张婵, 单可人, 何燕. 维生素 D 受体基因多态性与贵州省燃煤型氟中毒易感性的相关性研究. 中国地方病学杂志, 2012, 31（2）: 130-134.

17. 杨跃进, 王刚, 李世宏, 等. 儿童氟斑牙与维生素 D 受体 Fok I 基因多态性关系. 中国公共卫生, 2011, 27（2）: 172-174.

18. 温宣. 氟斑牙流行病学调查及其与 CFTR 基因多态性相关性研究. 第四军医大学, 2011.

19. Huo L, Liu K, Pei J, et al. Fluoride promotes viability and differentiation of osteoblast-like Saos-2 cells via BMP/Smads signaling pathway. Biol Trace Elem Res, 2013, 155（1）: 142-9.

20. 赵军, 张文岚, 张伟, 等. 氟中毒大鼠成骨细胞激活与 bFGF、c-fos/c-jun 表达研究. 中国实验诊断学, 2010,（08）: 1183-1186.

21. 陈锡山, 于燕妮, 易韦, 等. 氟对大鼠成骨细胞 Wnt3a、β- 链蛋白 mRNA 和蛋白表达的影响. 中华地方病学杂志, 2013, 32（2）: 140-145.

22. 齐玲, 范哲, 刘晓阳, 等. 氟对大鼠成骨细胞纤连蛋白表达的影响. 中国地方病学杂志, 2011, 30（6）: 627-632.

23. 贾志红, 于燕妮, 杨小蓉, 等. 氟对大鼠成骨细胞 SPARC mRNA 及其蛋白表达的影响. 中国预防医学杂志, 2013, 14（7）: 485-489.

24. 张秀云, 吕鹏, 张金铭, 等. 免疫球蛋白结合蛋白在氟中毒大鼠骨组织中的表达研究. 中国地方病学杂志, 2011, 30（5）: 502-505.

25. 张亚楼, 孙小娜, 李甜, 等. 染氟成骨细胞内质网应激分子及骨转化功能的变化. 卫生研究, 2014, 43（6）: 967-971.

26. 谢春, 张震, 张华, 等. 燃煤型氟骨症早期大鼠血清 PTH、CT 的变化. 中国公共卫生, 2005, 21（12）, 1480-1482.

27. 赵军, 张文岚, 张伟, 等. 氟中毒大鼠成骨细胞激活与 bFGF、c-fos/c-jun 表达研究. 中国实验诊断学, 2010, 14（8）: 1183-1186.

28. 张文岚, 薛立娟, 崔亚南, 等. 不同剂量氟对大鼠成骨细胞激活与 BMP-4、BMP-2 和 Smad-4 表达的影响. 中国地方病学杂志, 2006, 25（2）: 125-128.

29. 朱海振, 于燕妮, 官志忠. PI3K/Akt 通路与地方性氟骨症关系. 中国公共卫生, 2011, 27（8）: 1062-1064.

30. 高彦辉, 耿利彬, 赵丽军, 等. 氟对大鼠骨代谢的影响. 中国地方病学杂志, 2010, 24（3）: 288-290.

31. 范伟, 张华, 喻茂娟, 等. 骨保护素配体在燃煤型氟中毒大鼠骨组织中的表达. 中国地方病学杂志, 2006, 25（5）: 503-506.

32. 华坤, 计国义, 李广生. 氟化物对成骨细胞 OPGL mRNA 和 M-CSF mRNA 表达的影响. 中国地方病学杂志, 2003, 22（2）: 115-118.

33. Yu J, Gao Y, Sun D. Effect of fluoride and low versus high levels of dietary calcium on mRNA expression of osteoprotegerin and osteoprotegerin ligand in the bone of rats. Biol Trace Elem Res, 2013, 152（3）: 387-95.

34. Pei JR, Gao YH, Li BY, et al. Effect of fluoride on osteoclast formation at various levels of RANKL. Fluoride, 2012, 45（2）: 8.

35. Junrui Pei, Bingyun Li, Yanhui Gao, et al. Fluoride decreased osteoclastic bone resorption through the inhibition of NFATc1 gene expression. Environ Toxicol, 2014, 29（5）: 588-95.

36. 谢莹, 于燕妮, 陈锡山, 等. NFATc1 在氟中毒大鼠破骨细胞中表达意义. 中国公共卫生, 2013, 29（4）: 530-533.

37. 韩冰. 亚慢性过量氟暴露对大鼠骨组织中骨涎蛋白表达水平的影响. 中国医科大学, 2008.

38. 孙波, 华坤, 李彤, 等. 氟对大鼠破骨细胞基质金属蛋白酶 -9 的影响. 中国地方病学杂志, 2003, 22（3）: 193-194.

39. 廖玉丹, 周金, 邱冰, 等. 燃煤污染型氟中毒人群 DNA 甲基转移酶 1mRNA 转录及蛋白表达. 环境与职业医学, 2014, 31（12）, 941-943.

40. Ding Y，Gao Y，Sun H，et al. The relationships between low levels of urine fluoride on children's intelligence，dental fluorosis in endemic fluorosis areas in Hulunbuir，Inner Mongolia，China. J Hazard Mater，2011，186（2-3）：1942-6.

41. 白爱梅，李跃，范中学，等. 燃煤污染型氟砷中毒病区儿童智力水平和生长发育状况调查分析. 中华地方病学杂志，2014，33（2）：160-163.

42. 潘际刚，吴昌学，李毅，等. 燃煤型地方性氟中毒病区人血浆 H2S、Hcy、VitB6、VitB12 和叶酸水平的变化. 中国药理学通报，2014，30（2）：250-252.

43. 余彦，余资江，康朝胜，等. 燃煤型氟中毒对大鼠海马齿状回星形胶质细胞的影响. 中国地方病防治杂志，2011，26（2）：99-102.

44. 董阳婷，王娅，官志忠. 慢性氟中毒大鼠海马区病理学改变. 贵阳医学院学报，2014，39（3）：290-293，301.

45. 桂传枝，冉龙艳，官志忠. 燃煤型氟中毒大鼠海马区组织病理学分析. 中国公共卫生，2011，27（9）：1147-1148.

46. 余彦，余资江，康朝胜，等. 燃煤型氟中毒对大鼠中脑黑质神经元的影响. 中国地方病防治杂志，2011，26（5）：324-327.

47. Shuhua X，Ziyou L，Ling Y，et al. A role of fluoride on free radical generation and oxidative stress in BV-2 microglia cells. Mediators Inflamm，2012，2012：102954.

48. Yan L，Liu S，Wang C，et al. JNK and NADPH oxidase involved in fluoride-induced oxidative stress in BV-2 microglia cells. Mediators Inflamm，2013，2013：895975.

49. Lou DD，Guan ZZ，Liu YJ，et al.The influence of chronic fluorosis on mitochondrial dynamics morphology and distribution in cortical neurons of the rat brain. Arch Toxicol，2013，87（3）：449-57.

50. 楼迪栋，张凯琳，秦双立，等. 慢性氟中毒对大鼠肝、肾和脑皮质细胞线粒体 DNA 4.8kb 的影响. 中华地方病学杂志，2013，32（2）：121-124.

51. Zhixia Xu，Bayi Xu，Tao Xia，et al. Relationship between intracellular Ca（2）（+）and ROS during fluoride-induced injury in SH-SY5Y cells. Environ Toxicol，2013，28（6）：307-312.

52. 潘际刚，楼迪栋，刘艳洁，等. 氟中毒对大鼠内源性胱硫醚 -β- 合成酶及硫化氢水平的影响. 中华地方病学杂志，2014，33（3）：268-271.

53. 官志忠，单可人，王亚南，等. 氟中毒大鼠脑组织和 PC12 细胞中脂质和尼古丁受体的改变. 中国地方病学杂志，2006，25（2）：121-124.

54. 桂传枝，冉龙艳，官志忠. 氟中毒对仔鼠行为学及脑尼古丁受体的影响. 中国地方病防治杂志，2010，25（5）：321-325.

55. 刘艳洁，高勤，龙义国，等. 慢性氟中毒对大鼠脑组织 Phospho-Elk-1 表达的影响. 中国地方病学杂志，2011，30（3）：87.

56. Liu YJ，Guan ZZ，Gao Q，et al. Increased level of apoptosis in rat brains and SH-SY5Y cells exposed to excessive fluoride--a mechanism connected with activating JNK phosphorylation. Toxicol Lett，2011，204（2-3）：183-9.

57. 张凯琳，楼迪栋，官志忠. 慢性氟中毒大鼠脑组织海马中晚期糖基化终末产物受体和细胞核因子 κB 的改变. 中华地方病学杂志，2013，32（6）：625-628.

58. Sun L，Gao Y，Liu H，et al. An assessment of the relationship between excess fluoride intake from drinking water and essential hypertension in adults residing in fluoride endemic areas. Sci Total Environ，2013，443：864-9.

59. 刘加勇，刘辉，董薇，等. 2008 年黑龙江省饮水型地方性氟中毒病区成人颈动脉粥样硬化病情调查. 中国地方病学杂志，2010，29（6）：634-636.

60. Liu H，Gao Y，Sun L，et al. Assessment of relationship on excess fluoride intake from drinking water and carotid atherosclerosis development in adults in fluoride endemic areas，China. Int J Hyg Environ Health，2014，217（2-3）：413-20.

61. Xiong X，Liu J，He W，et al. Dose-effect relationship between drinking water fluoride levels and damage to liver and kidney functions in children. Environ Res，2007，103（1）：112-6.

62. 黄德远，王丹，张秀慧，等. 高摄铝燃煤型氟中毒大鼠肝损伤干预效果分析. 中国公共卫生，2010，26（3）：290-291.

63. Niu Q，Liu H，Guan Z，et al. The effect of c-Fos demethylation on sodium fluoride-induced apoptosis in L-02 cells. Biol Trace Elem Res，2012，149（1）：102-109.

64. 邹志辉，吴瑾，吴桂莲，等. 氟对肾脂质过氧化和细胞凋亡时间与剂量效应的研究. 公共卫生与预防医学，2013，24（4）：1-3.

65. 万晓军，任鹏，孙发，等. 大鼠氟中毒对肾功能损害的实验研究. 微量元素与健康研究，2012，29（6）：7-8.

66. 陈杨，于燕妮，吕学霞，等. 氧化应激在燃煤污染型氟中毒大鼠中的作用. 中国实用医药，2008，3（4）：1-3.

67. 李俊峰，冯进，肖跃海，等. 燃煤型氟中毒对男性生殖系统的影响. 中华男科学杂志，2014，20（1）：73-77.

68. 肖跃海，孙发，田源，等. 燃煤型氟中毒大鼠诱导型一氧化氮合酶蛋白表达、血清睾酮与生精细胞凋亡的相关性研究. 中华男科学杂志，2014，20（10）：874-880.

69. 邹志辉，钟炜轲，钟苑芳，等. 氟对大鼠曲细精管生殖细胞 DNA 损伤和凋亡作用的研究. 环境与健康杂志，2013，30（2）：128-131.

70. 史立群，陈晓亮，李希宁，等. 投氟对大鼠胰岛素水平的影响. 中国地方病防治杂志，2013，28（5）：321-323.

71. 李凤，刘佰纯，吕鹏，等. 氟对链脲佐菌素诱导的 1 型糖尿病大鼠的毒性作用及其对糖尿病进程的影响. 吉林大学学报（医学版），2014，40（1）：55-59.

长江三峡地区燃煤污染型地方性氟中毒防治试点研究

20世纪80年代初期，经过卫生、环境、地质等相关领域科员人员和疾病控制人员的共同研究和探索，阐明了燃煤型氟中毒的病因、病因链以及疾病发生的环境地理因素。本病主要发生在我国西南地区的广大山区，该类地区的环境特点是：①当地煤炭资源丰富，埋层较浅，甚至裸露于地面，居民可以自行采挖，开采成本低廉，从60年代开始成为当地居民的主要生产和生活能源；②当地煤中氟化物含量一般较高，尤其是石煤氟化物含量更高，可高于一般煤炭1～2个数量级；③粮食、蔬菜等农作物收获时期恰逢阴雨连绵季节，不能自然晾晒干燥，居民习惯于使用煤火烘烤干燥；④山区冬季气候寒冷，需要烤火取暖。此外，该类地区居民习惯于常年使用没有通风排烟设施的炉灶，在室内敞烧煤炭用于做饭、取暖、烘烤粮食等。煤炭燃烧时释放出大量的氟化物污染室内空气及玉米、辣椒等粮食和蔬菜，使室内空气和食物含氟量严重超过国家标准，居民长期处于过量摄取氟化物状况，导致发生氟中毒。在查明此类型氟中毒患病原因的同时，各级政府和广大疾病控制人员积极探索有效阻断过量氟化物进入机体的途径，确定了以改炉改灶为主的综合防治措施。

20世纪80年代长江三峡地区包括四川省涪陵地区、万县地区和湖北省宜昌地区、鄂西州的巴东县，共有37个县，1767万人口。燃煤型氟中毒流行于其中22个县的361个乡，病区人口约258万，氟斑牙患者57万，氟骨症患者约10万。病区室内空气和食物受到煤烟中氟的严重污染，含氟量超过国家规定标准几十倍甚至几百倍。国家非常重视燃煤型氟中毒防治工作，1986年，通过原卫生部积极争取，国务院根据国家当时的经济情况，决定由原卫生部牵头，会同农业部并与有关省协商，组织中国地方病防治研究中心、中国预防医学科学院、哈尔滨医科大学的专家对三峡地区进行了以燃煤型氟中毒为重点的地方病流行情况调查，后被称为三峡地区燃煤型氟中毒防治试点项目。该项目从1987年开始，持续了3年时间，在四川省万县地区巫山县、涪陵地区黔江县和湖北省宜昌地区秭归县、鄂西州巴东县开展防治试点工作（后期试点县扩大到四川省武隆县），以控制疾病流行，为全面开展燃煤型氟中毒防治工作积累经验。项目实施过程中，招开了试点工作会议，制定了统一的防治试点技术方案，规定采取统一方法、统一标准、统一要求的方式完成改灶降氟、卫生监测、流行病学调查等工作；确定了一批科研课题，开展了与防治措施有关的应用科学研究。

Chapter 3

A Pilot Study on the Control of Coal-burning Type of Endemic Fluorosis in the Three Gorges Region of the Yangtze River

In the early 1980s, the cause and the etiological chain as well as the environmental geographical factors about the coal-burning fluorosis were clarified by the researchers engaged in the related fields of hygiene, environment and geology for joint exploration. The coal-burning fluorosis mainly occurred in the wide mountain areas of Southwest China, where the environment has the following characteristics.

1. Coal had become the major energy for production and living since 1960s because it was abundant, buried shallow and sometimes even exposed on bare ground, and the residents digged by themselves with low cost. 2. The fluoride concentration in the local coal, especially in stone coal, was generally 1-2 order of magnitudes higher than that in common coal. 3. The food and vegetable were habitually dried with the coal fire by local residents because the harvest period came in the cloudy and rainy season and those could not be dried with natural sunlight. 4. The residents got warm by the coal fire in cold winter weather, but they were accustomed to burning coal without ventilation and smoke exhaust facilities in the house for cooking, warming and drying food. Much fluoride released from burning coal polluted the indoor air as well as foods and vegetables such as corn and chili, which resulted in the fluoride content indoors as well as in the contaminated foods and vegetables exceeding the national standard seriously. And residents ingested excessive fluoride for a long time and suffered from the disease. After the cause of this type of flourosis was ascertained, the government at all levels and extensive disease control staff worked hard to explore the efficacious method of interdicting the pathway of fluoride into the body. It was confirmed that stove improvement was taken as the principle method in the comprehensive control measures.

The Three Gorges region of Yangtze River included Fuling Prefecture and Wanxian Prefecture in Sichuan Province as well as Yichang Prefecture and Badong County of Exi Canton in Hubei Province, with 37 counties and 17.67 million population in 1980s. In the Three Gorges region, coal-burning fluorosis was prevalent in 361 small towns in 22 counties, and the population living in the affected areas was 2.58 million. Among them, 0.57 million suffered from dental fluorosis and 0.1 million suffered from skeletal fluorosis. In the affected areas, fluoride coming from coal-burning seriously polluted indoor air and food, in which fluoride exceeded dozens or hundreds times of national criterion. Chinese government paid much attention to coal-burning fluorosis control. In 1986, required by the former Ministry of Health, taking into account the national economic conditions at that moment, the State Council agreed on an investigation on coal-burning fluorosis. This investigation was leaded by the former Ministry of Health and the Ministry of Agriculture and relative provinces participated jointly. Experts from the National Center for Endemic Disease Control, the Chinese Academy of Preventive Medical Sciences, and Harbin Medical University were organized by the the former Ministry of Health in this project to carry out the investigation on the epidemic state of endemic diseases, especially of coal-burning fluorosis in the Three Gorges region, which was later named as"the pilot project on the control of coal-burning fluorosis in the Three Gorges Region". The project, which lasted 3 years, was implemented in Qianjiang County, Fuling Prefecture and Wushan County, Wanxian Prefecture in Sichuan Province as well as Zigui County, Yichang Prefecture and Badong County, Exi Canton(later expanded to Wulong County, Sichuan Province)for controlling coal-burning fluorosis prevalent in those regions and gathering the experience for the prevention and treatment of the disease in the whole country. In the process of the project implementation, the uniform technical implementation scheme was formulated and unified methods, single standard and same demand were adopted during stove improvement, hygiene monitor, and epidemiological survey. In the project, several scientific programs were set up to study the application issues related to control measures.

第一节 氟中毒流行情况

一、地区级燃煤型氟中毒流行状况

（一）万县地区

1982 年发现燃煤型氟中毒流行，并于 1982—1984 年进行了地方性氟中毒线索调查，1986 年进行了广泛系统调查。确定全区 10 个县中,有 7 个县存在地方性氟中毒流行。主要流行于巫山、奉节、巫溪、云阳和开县,分布在 333 个乡(占 5 县总乡数的 85.6%)的 1764 个村(占 5 县总村数的 45.8%),受威胁人口约 200 万。全区调查 405 个村氟斑牙,检查 18.7 万人,有氟斑牙患者 7.3 万人,患病率为 39%;氟斑牙严重流行的病区集中在巫山、奉节、巫溪 3 县,占全区氟斑牙患者的 61%。全区调查 6 个县的 16 个乡 28 个村的氟骨症,患病率为 8.6%,其中巫山县氟骨症患者最多,患病率为 26.9%。病情以海拔 1000m 以上的高寒山区最为严重,随海拔高度下降,病情减轻。调查了 109 个村饮水氟含量,除 3 个泉水氟含量超标外,其余 106 个村饮水氟含量在 0.1～0.5mg/L 之间,均不超标。病区居民室内空气日平均氟含量为 0.0544mg/m³,超过国家日平均浓度标准 7.8 倍,一次最大浓度氟含量最高为 0.197mg/m³,是国家规定一次最大允许浓度的 10 倍。病区玉米氟含量平均为 2.7mg/kg,显著高于非病区($P<0.01$)。居民用煤量较大,低山区每年每户用煤约 3～5 吨,高山区约为 5～8 吨,全区煤炭氟含量在 31～2500mg/kg 之间。

(二)涪陵地区

1986—1987 年对燃煤型氟中毒进行了统一调查。结果表明,全区地氟病流行于 7 个县 135 个乡的 849 个村,有氟斑牙患者 35.9 万例,氟骨症患者 6.24 万例。101 个生活饮用水样品氟含量均小于 0.5mg/L。全区居民家中生活用煤氟含量在 219～1150mg/kg 之间。一次室内空气氟含量超标倍数在 0.86～3.66 之间,日平均室内空气氟含量超标倍数在 0.85～9.14 之间,煤烟烘烤干燥玉米氟含量在 3.25～88.5mg/kg 之间,煤烟烘烤干燥辣椒氟含量在 8～5500mg/kg 之间。部分乡镇居民食用的食盐(郁盐)氟含量为 203mg/kg。涪陵地区地氟病流行的携氟介质主要为彭水县郁山区盐厂生产的郁盐以及燃煤污染的室内空气和食物,燃煤型氟中毒病区的主要氟源为煤烟污染的玉米和辣椒,占总摄氟量的 74.5%～94.9%。后来分析,郁盐的氟可能主要来自于食盐生产过程中燃用煤炭导致的氟污染。涪陵地区氟中毒不仅存在于敞灶燃用煤炭的山区,亦流行于郁盐供应覆盖的燃柴地区。

(三)宜昌地区

燃煤型氟中毒分布于秭归、长阳、五峰、宜昌 4 县,8～15 岁儿童氟斑牙检出率为 52.2%～57.9%,氟骨症检出率为 4.84%。全区测定 604 份饮水氟含量样品,2 份样品超标,其余均小于国家标准上限值。用煤火熏炕干燥的玉米氟含量在 23.7～100.7mg/kg 之间,平均值为 42.9mg/kg,干辣椒平均氟含量为 26.4mg/kg。室内日平均空气氟含量为 0.0892mg/m³,是国家卫生标准上限的 11.7 倍。石煤氟含量最高,为 1655mg/kg,烟煤、无烟煤氟含量分别为 345mg/kg 和 479mg/kg,均远高于国家标准,但当地土壤、岩石氟含量也非常高,高达 448mg/kg 和 1355mg/kg。食用经煤烟熏炕干燥的玉米是病区最大的氟源。全区共有燃煤型病区村 40 个,受威胁人口 4.9 万人,以长阳县病情最重,秭归次之。有饮水型病区村 10 个,受威胁人口 0.6 万人。

(四)鄂西州地区

仅巴东县属于三峡地区,鄂西州其他县(市)不在三峡地区范围内。全州整体上燃煤型氟中毒流行范围很广,病情严重。除巴东县外,鹤峰、利川、咸丰、建始、宣恩、恩施等县都有病区。7 个县(市)11 个病区村调查结果表明,8～15 岁儿童氟斑牙患病率在 82.1%～100% 之间。X 线检查发现,成人氟骨症患病率在 1.9%～77.8% 之间。煤炭氟含量在 186～1298mg/kg 之间,各村燃煤年限都在 20 年以上,最长达 80 年。室内空气日平均氟含量在 0.0078～0.120mg/m³ 之间,最大值超过国家卫生标准上限值 17 倍。220 份生活饮用水氟含量在 0.02～0.34mg/L 之间,均不超过国家标准。室内存放受煤烟烘烤的玉米氟含量为 36.6mg/kg,为当地新收获玉米氟含量的 20 余倍。鄂西州居民室内空气氟含量调查结果表明,燃煤导致室内氟污染严重程度与煤的品种和海拔高度有关:①烧石煤地区室内空气氟含量高,烧无烟煤地区次之,烧烟煤地区氟污染较轻;②海拔越高,室内温度越低,烧煤数量越大,室内空气氟含量越高。全州氟中毒重病区主要分布在海拔 1200m 以上的高山地区和烧石煤的中低山地区,约占全州总面积的 20%;中等病区主要分布在海拔 800～1200m 以上的中山地区,约占全州总面积的 25%;轻病区主要分布在海拔 800m 以下的低山地区,约占全州总面积的 15%。

二、试点县燃煤型氟中毒流行状况

（一）巫山县氟中毒流行状况

巫山县辖 9 区 1 镇 64 乡，人口 54 万余人，海拔高度 73～2560m。全县病区村生活饮用水氟含量均低于 0.5mg/L。居民习惯用无排烟设施的敞开式燃煤炉灶烤火取暖、做饭、煮猪食，海拔 1000m 以上的高寒山区用炉火烘炕干燥玉米。1982 年发现有氟中毒病人。氟中毒病区分布在 5 区 24 乡 190 个村，其中位于海拔 1200m 以上的高山乡 9 个，位于海拔 800～1200m 的中山乡 7 个，位于海拔 800m 以下的低山乡 8 个。受氟中毒威胁户数约 4.5 万户，占全县总户数的 29.8%；受威胁人口 16 万余人，占总人口的 30%。全县检查 37 577 人口腔牙齿健康状况，诊断氟斑牙患者 29 961 人，患病率为 79.7%，其中低山病区白垩型改变最多，中山病区着色型改变最多，高山病区缺损型改变最多。在 24 个有氟骨症病人的病区村，通过 X 线检查 9644 人，诊断氟骨症患者 1614 人，检出率为 16.7%，其中 I 度占比为 64.3%，II 度占比为 24.9%，III 度占比为 10.8%。

巫山县煤炭资源丰富，主要煤种为无烟煤和石煤，高山区居民主要燃用无烟煤，其氟含量平均为 350mg/kg，冬季室内一次最大空气含氟量平均为 0.043mg/m^3，夏季室内一次最大空气氟含量平均为 0.023mg/m^3。中山区居民主要燃用石煤，其氟含量平均为 2500mg/kg，冬季室内一次最大空气含氟量平均为 0.151mg/m^3，夏季室内一次最大空气氟含量平均为 0.054mg/m^3。高山区、中山区和低山区夏季新收获玉米氟含量都不高，分别为 1.3mg/kg、1.6mg/kg 和 0.9mg/kg，高山区经煤烟烘炕干燥的玉米氟含量升高到 51.6mg/kg，中山区不用煤火烘烤粮食，室内存放到冬季的玉米氟含量升高到 3.2mg/kg。

可见，依据居住地海拔高度和气候的影响，巫山县居民燃煤型氟中毒呈现 2 种表现形式。一种是生活在海拔 1000m 以上的高寒山区的居民，使用的无烟煤氟含量虽然低于石煤，但年烤火取暖期长（6～8 个月），不仅敞灶燃烧煤炭取暖、做饭、煮猪食，而且用煤烟直接烘烤干燥玉米，用煤量大，导致室内空气和主要粮食（玉米）氟含量严重超标，居民长期大量摄入过量氟，形成氟中毒病区，且多是重病区。另一种是海拔 1000m 以下的中低山区，气候温和，烤火期短（3～4 个月），无霜期长，玉米等粮食不需要煤火烘烤，可自然晾晒干燥，但居民敞灶燃用无烟煤做饭、煮猪食，在冬季敞灶烤火，使室内空气和存放的玉米受到氟污染，形成氟中毒病区，这种病区多为轻病区或中等病区。在中低山区，少数燃用石煤的乡村，由于石煤含氟量高的缘故，形成的氟中毒病区也往往为重病区。

（二）黔江县氟中毒流行状况

黔江县辖 8 区 1 镇 51 乡，人口约 41 万人，居民多以大米和玉米为主食。玉米收获时期，一般阴雨连绵，必须烘烤干燥。年烤火取暖约 6 个月。全县煤炭资源丰富，易于开采，是当地居民的主要生活能源。彭水县的郁山盐厂与该县比邻，居民食盐主要为郁盐。1984 年全县开展了地方性氟中毒流行状况调查。共检查 38.3 万人，诊断氟斑牙患者 12.8 万人，患病率为 33.5%；检查 8～15 岁儿童 71 323 人，有氟斑牙患者 17 793 人，患病率为 25%；检查 16 岁以上成人 25.7 万人，诊断临床氟骨症 7669 人，患病率为 2.98%。全县 519 个村，有 459 个村有氟斑牙检出，儿童氟斑牙患病率大于 30% 的村有 162 个，受威胁居民户 3.9 万户，受威胁人口 20 余万人，占总人口的 48.8%。检出临床氟骨症病例的村有 287 个，其中 88 个村有 III 度临床氟骨症检出。

黔江县生活饮用水平均氟含量为 0.1mg/L，没有超过国家饮水氟含量标准的样品；居民使用的地产煤炭平均氟含量为 357mg/kg；居民室内空气一次最大氟含量平均值为 0.139mg/m^3；煤烟烘烤干燥玉米氟含量平均为 47.4mg/kg；煤烟烘烤干燥辣椒氟含量平均为 1817mg/kg；居民食用的郁盐氟含量为 203.9mg/kg。通过调查重病区乡邻鄂乡的传统食谱，计算病区成人人均日摄氟量为 21.6mg，其中，从玉米摄入量占 38.1%，从辣椒摄入量占 28.6%，从食盐（郁盐）摄入量占 19.2%，从空气摄入量占 4.6%。黔江县氟中毒病区可以分为单纯郁盐型病区和郁盐与燃煤污染混合型病区。单纯郁盐型病区携氟介质主要是食盐，摄氟量相对较少，病情较轻，发病以氟斑牙为主，氟骨症患病率不高；混合型病区受到燃煤污染，富氟介质多，摄氟量高，病情严重。

（三）秭归县氟中毒流行状况

秭归县辖 16 乡（镇）465 个村 3280 个村民小组，共有 11.4 万余户，41.2 万余人，县内海拔 800m 以上地区占 30%，500m 以下地区占 15%，燃煤型氟中毒分布在 7 个乡 204 个村，受威胁户数 4 万余户，受威胁人口 17.5 万余人。全县共有 24 个村氟斑牙患病率超过 30%。病区村氟斑牙总体检出率为 55%，其中 8～15 岁儿童氟斑牙检出率 57.5%。病区村临床氟骨症检出率为 32.4%，X 线氟骨症检出率为 7.1%。

居民生活饮用水氟含量低于 0.1mg/L。病区煤炭资源丰富，24 个村有 68 个小煤窑，大量开采无烟煤。居民习惯于在室内敞灶燃烧煤炭。每户做饭、烤火、烘粮用煤量年平均为 2.8 吨。山区冬季寒冷潮湿，年烤火期可长达 6 个月，冬季每户日平均用煤量为 30kg。煤氟含量在 197～994mg/kg 之间，平均值为 486mg/kg。病区居民室内空气一次最大氟含量平均值为 0.089mg/m³。室内存放 10 个月以上的玉米氟含量在 2.1～207mg/kg 之间，平均值为 39.4mg/kg。辣椒氟含量在 161～304mg/kg 之间，平均值为 221mg/kg。调查 203 户 769 名居民膳食摄入量，病区人均日食用玉米为 0.55kg，经玉米每日摄氟量可达 19mg，经辣椒每日摄氟量为 1.3mg，玉米是主要携氟介质。

（四）巴东县氟中毒流行状况

巴东县有 26 个乡镇、481 个村，共有 12.2 万户，47 万人口。有大小煤矿 269 个，分布在 13 个乡镇。以煤炭为主要生活能源的有 214 个村，涵盖 3.8 万户，16 万多人。氟斑牙患病率大于 30% 的村有 64 个，患病率大于 80% 的村有 20 个，氟骨症检出率达 14.3%。

病区村生活饮用水氟含量在 0.1～0.4mg/L 之间，平均值为 0.25mg/L。无烟煤氟含量平均为 328mg/kg，石煤氟含量平均为 1756mg/kg。室内空气日平均氟含量在 0.01～0.1mg/m³ 之间，平均值为 0.06mg/m³。居民家中储存的玉米氟含量均值为 19.2mg/kg，辣椒氟含量均值为 208mg/kg。空气氟含量、玉米氟含量、辣椒氟含量与氟斑牙率呈对数函数关系，呈极显著正相关关系。年烧煤量与玉米、辣椒、空气氟含量也呈正相关关系。

第二节　科　学　研　究

三峡地区燃煤型氟中毒防治试点围绕氟中毒发生的环境因素、致病因素、病情状况、治疗药物、防治措施及效果等与燃煤型氟中毒控制有关的科学理论和方法安排了科学研究项目，分别是：燃煤型氟中毒环境特征、监测方法及卫生标准的研究；燃煤型氟中毒地区人群健康状况及地氟病流行病学的研究；燃煤型氟中毒的发病学及临床治疗学的研究；降氟炉灶的研制及评价标准的研究。经过 3 年的不懈努力，4 项科研课题均完成了项目书的计划和任务，得出了一些非常有意义的研究结果。

一、燃煤氟中毒环境特征、监测方法及卫生标准研究

（一）敞灶燃煤致室内空气污染的特征

煤中的主要成分是碳、氢、氧，还含有许多其他无机元素。病区居民习惯于在室内敞灶燃煤，致使燃烧过程中产生的大量碳氧化物（一氧化碳、二氧化碳、碳酸盐等）、碳氢化合物（脂肪及芳香醛酮酸）、硫氧化合物（二氧化硫、三氧化硫、硫酸及硫酸盐等）、氟化物（氟化氢、氟化钠、氟硅酸盐等）以及各种金属和非金属氧化物等。巴东、彭水、黔江、秭归、巫山调查研究表明，居民室内氟化物、二氧化硫、二氧化碳、可吸入颗粒物、苯并芘无论其日平均浓度还是一次最大浓度都超过国家居民区大气卫生标准，室内空气污染严重。

燃煤导致室内煤烟中可吸入颗粒物，占总悬浮颗粒物的 70% 以上。不同煤种燃烧后颗粒物浓度依次为烟煤>石煤>无烟煤>泥煤。病区空气中，颗粒物以细颗粒为主，质量中值直径均小于 5μm，对挥发性元素有很强的吸附富集作用。颗粒物中阴离子浓度较高，并与空气中气态氟和二氧化硫浓度呈相关关系，表明颗粒物上的阴离子大部分可吸附空气中气态化合物，并经氧化催化作用转为盐类。这些可溶性的阴离子大部分是粒径<10μm 的可吸入颗粒物，可随呼吸进入呼吸道，也可沉积在粮食和蔬菜上。

居民燃烧煤种不同，所产生的颗粒物富集程度也有差异，烟煤和无烟煤产生的颗粒物质量中值小于石煤，其对微量元素的吸附能力大于石煤。

煤燃烧时，可以产生元素态氟，由于氟是电负性最大的元素，不能单独稳定存在于空气中，极易与其他元素形成氟化物，在燃煤型氟中毒病区一般形成气态氟化氢、氟化硅等，部分被粒径较小的煤烟颗粒吸附，表现为室内空气中氟化物以气态和气溶胶态共存，并以气态为主。气态氟占总无机氟的40%～85%。气态氟和气溶胶态氟可直接进入人的呼吸道，被人体迅速吸收。气态氟可被存放在室内的粮食、蔬菜所吸收，气溶胶态氟则黏附在粮食、蔬菜表面，使其氟含量增高。水洗可除去受污染粮食表面黏附的氟化物，但其氟含量仍高。受煤烟污染的大米、小麦中水溶性氟化物约占总氟化物的60%，酸溶性氟化物一般占70%～86%。玉米中水溶性氟化物占总氟化物的78%～96%，酸溶性氟化物占比一般在86%以上。黄豆水溶性氟化物占比约为30%，酸溶性氟化物占比为46%。

三峡地区土壤、饮水中氟含量均在标准以下，新鲜粮食和蔬菜中氟含量也不高，与对照区无显著差异，但经煤烟熏烤在室内放置后，氟含量比对照区高几倍到几百倍。富集能力很强的煤烟吸附大量的氟化物和硫化物等有害物质，沉积在粮食和蔬菜上，粮食、蔬菜等食品中的高浓度氟化物均为空气污染所致。

（二）燃煤空气污染的监测方法

室内敞灶燃煤导致空气污染发生氟中毒，环境样品氟含量水平反映了人群氟暴露的程度，决定了氟中毒发生和流行的严重程度，也是确定氟源、制定防治策略、落实防治措施的基础数据。研究测定空气和食物等环境样品氟含量准确可靠、方便易行的方法有重要意义。

研究了空气氟含量测定方法。实验研究了不同碱性溶液处理玻璃纤维滤纸、定量滤纸过氯乙烯滤膜等滤膜采集空气中气态和气溶胶态氟化物的效率。用超声波处理滤膜，实验比较不同超声时间和超声酸溶液浓度对回收率的影响，确定了测定燃煤型氟中毒病区空气氟含量的有效方法，使用双层滤膜采样可以同时测定空气中气态和气溶胶态的氟含量。

研究试制了小型空气采样器。为了在边远地区测定空气污染物的含量，研制了体积小、携带方便、采样效率高的便携式滤膜空气采样器。使用双采样头，可平行采样和同时采集不同样品。可控制和显示采样时间，在0.5～24小时内任意选择时间，采样完毕自动停机。使用电池，可连续工作20小时。利用该仪器，研究浸试剂滤膜法采集空气样品，测定空气中二氧化硫、二氧化氮含量，获得较好效果。

研究试制了高温燃烧水解装置。为了处理煤炭、岩石、矿物等样品，测定样品全氟化物含量，使可溶性、难溶性、不溶性氟化物全部转变为可溶的氟离子，研究试制了高温燃烧水解装置。该装置处理样品结果优于氧瓶燃烧法、蒸馏法、碱熔法。实验研究了煤飞灰和玉米样品燃烧水解的处理条件，通过比较热解温度、热解时间、氧气流速、石英粉用量、吸收液浓度与用量对测定结果的影响，确定了最佳实验条件，处理后的样品溶液清澈透明，可使用电极法或比色法等方法测定氟含量。通过测定英国甘蓝标准样品的氟含量，获得了较好的准确度和精密度。

研究推荐了燃煤型氟中毒病区总摄氟量调查方法。人体可以从空气、饮水及食物中摄取氟化物，经呼吸道、皮肤和消化道进入体内。一般认为经皮肤摄入的氟量甚微，可以忽略不计。人群总摄氟量只计算从空气、饮水和食物中摄入的氟量。一般采用推算法调查日摄空气氟量和日摄饮水氟量，即以空气日平均氟浓度或饮水氟含量乘以每人每日吸入空气量或饮水量计算摄氟量。确定每人每日吸入空气量或饮水量，一般按年龄分组，有时考虑性别、气候、劳动状况等因素，没有明确统一的方法和要求。对于化学污染物膳食摄入量调查，世界卫生组织和世界粮农组织认为，以双份法与称重法可信度高，推算法较差。我国燃煤型氟中毒病区日摄食物氟量调查，常采用推算法或称重法。推算法以生食量计算，是根据调查地区主食和副食情况，选择有代表性的食物，测定氟含量，乘以每人每天食入粮食和蔬菜等食物量，计算日摄食物氟量；称重法以摄入的熟食量计算，是在调查地区选取一定数量的调查户，称重调查户每人每日实际食入的各种熟食重量，同时取样，测定氟含量，连续调查3～5天，获得每人每日摄食物氟量。称重法得到的数据较准确，但是只适用于小范围调查，进行大范围调查不可行；推算法较粗，且不统一，调查结果波动较大，但是可用于大范围调查现场。现场调查证明，生熟食物氟含量不同，粮食食用前洗与不洗氟含量差别很大，称重法调查日总摄氟量较推算法结果偏低。为了尽可能得到准确的日总摄氟量结果，可采用膳食回忆法、膳食频度法和称重法配合进行调查。

（三）质量控制标准物质的研制

为控制疾病，搞清污染现状、建立可靠的监测方法和分析质量保证，需要研制具有氟量值的环境样品标准物质，满足工作需要。标准物质是具有高度均匀性、良好稳定性和量值准确性的一种计量标准，被公认为是测量质量保证的基准，广泛应用于分析测定质量保证等方面。在燃煤型氟中毒防治及科学研究中，为了使环境样品氟含量分析测定结果数据具有可靠性和可比性，采集基质与煤燃烧排放的煤烟尘一致的煤飞灰物质和基质与受煤烟污染的玉米一致的玉米。采用燃烧水解或碱固定灰化蒸馏处理样品，用氟试剂比色法、氟离子选择电极法和离子色谱法测定氟含量。进行均匀性检验和稳定性检验。通过实验室间协作研制出了一个水平氟量值的煤飞灰（113.6mg/kg±13.0mg/kg）标准参考物质和两个水平氟量值的玉米（1.91mg/kg±0.22mg/kg，33.7mg/kg±2.4mg/kg）标准参考物质。

（四）卫生标准研制

在燃煤型氟中毒地区，室内空气氟含量水平反映了污染的强度。玉米是当地主粮，是摄氟的主要来源，其氟含量水平决定了总摄氟量。制定室内空气氟浓度和玉米氟含量卫生标准，是防治燃煤型氟中毒的重要环节。环境流行病学研究结果表明：燃煤型氟中毒病区，敞灶燃烧无烟煤、烟煤或石煤导致的氟中毒病情严重程度与煤炭氟含量、燃煤时间、燃煤数量有关，氟中毒取决于室内空气和玉米受氟污染的程度。一些病区氟斑牙患病率随室内空气氟含量、玉米氟含量以及总摄氟量增加而增加，有一定剂量反应关系；氟骨症患病率随燃煤年限、每天燃煤数量以及室内空气氟含量增加而增高，呈正相关关系。

氟中毒病区未经煤烟熏烤的玉米氟含量为 0.81～4.0mg/kg，非病区或对照区玉米氟含量在 0.1～1.4mg/kg 范围，无地方性氟中毒流行。以病区受氟污染的玉米为实验饲料，饲养 Wistar 大鼠进行的环境毒理学研究，结果表明：对照组（饲料氟含量 2.4mg/kg）实验前后各项指标未发生变化；低剂量组（饲料氟含量 23.8mg/kg）尿氟、骨氟、牙齿氟和血氟显著高于对照组，但未观察到明显的斑釉牙改变；高剂量组（饲料氟含量 57.9mg/kg）与加氟组（饲料氟含量 128.9mg/kg）大鼠斑釉牙发生率为 100%。提出玉米氟最高允许含量建议值为 2mg/kg。

燃煤型氟中毒病区室内空气氟日平均浓度为 0.036～0.948mg/ m³，一次最大浓度为 0.024～1.053mg/m³。室内空气氟浓度为 0.01mg/m³ 时，未发现氟骨症患者。以大鼠每天呼吸空气量（0.24m³），设计不同等级空气氟化物浓度（对照组：0mg/m³、低剂量组 0.02mg/m³、中剂量组：0.2mg/m³、高剂量组 1mg/m³），采用气管注入氟化钠方法进行氟化物吸入毒性环境毒理学研究，实验结果表明，各组尿氟排出量随注入氟化物的剂量增加而增高，在 12 周实验期内未观察到大鼠有氟斑牙改变。结合国外大气氟卫生标准，提出室内空气氟日平均最高允许浓度建议值为 0.01mg/m³，一次最大允许浓度建议值为 0.03mg/m³。

二、燃煤型氟中毒地区居民健康的现场流行病学研究

（一）居民摄氟量与机体氟排泄

与饮水型氟中毒不同，燃煤型氟中毒地区饮水氟含量不高，居民主要食用受煤烟污染粮食和蔬菜以及呼吸受污染的空气摄入过量氟。人群摄氟量是评价病区居民氟暴露水平的有效指标。在三峡地区不同县选择不同病情程度病区村和非病区对照村，冬季和夏季两个季节，在居民进食的同时，采用双份称重法，连续 2 天等量收集各调查点 16 岁以上成人食用的主副食样品和室内空气样品，测定样品氟含量，计算每人每日摄氟量，了解病区居民摄氟水平和特点。各不同病情程度病区居民摄氟量显著高于非病区（对照点）。重病区村人均日摄氟量可高达 22.9mg，其中主食占 87%，副食占 13%；位于海拔1000m 以上的高山区，无霜期短，年烤火取暖时间在 5 个月以上，年燃煤量可达 500kg 以上，摄氟量较

高，人均日摄氟量超过 10mg。病区居民氟化物主要是从膳食经消化道摄入，经呼吸道摄入很少，仅占总摄氟量的 1%～5%。在同一地区，冬季摄氟量远高于夏季。当地居民主要食物品种氟含量差异较大，病区与非病区居民食用的大米、地瓜、马铃薯、萝卜氟含量没有显著差异，病区食用的玉米、干辣椒、腊肉氟含量显著高于非病区。病区玉米和干辣椒受到含氟空气严重污染，表面沾污有大量氟化物，清洗后氟含量显著下降，但仍远高于非病区水平。

机体摄入和吸收的氟随血液分布于全身。在人群日总摄氟量为 4.5mg 的轻病区调查点与人群日总摄氟量为 0.5mg 的非病区对照点的调查结果表明，病区成人血液氟含量显著高于对照人群，病区儿童血液氟含量与对照人群没有显著性差异，轻病区氟骨症病人血液氟含量高于非病人，但是差异没有统计学意义。

人体摄入和吸收的氟主要通过尿液排泄，尿氟含量反映了人体近期氟暴露状况。在三峡地区的调查结果表明，病区人群尿氟含量均值显著高于非病区人群，人群尿氟含量均值随不同病区人群摄氟量水平升高而升高，二者呈显著正相关关系。但调查人员观察到，摄氟量达到一定水平后，尿氟含量不再随摄氟量升高而升高，而是维持在一个较高水平，儿童尿氟含量维持在 3.5mg/L，成人尿氟含量维持在 9～10mg/L。

头发作为机体代谢的组织，发氟含量反映了相对尿氟较长时间机体氟负荷情况。无论成人还是儿童，病区人群发氟含量均值显著高于非病区人群。轻病区、中等病区和重病区之间，儿童发氟含量没有显著性差异；重病区成人发氟含量显著高于中等病区和轻病区。儿童发氟含量均值与尿氟含量均值呈高度正相关，成人发氟含量与尿氟含量没有统计学意义的相关性。

（二）燃煤型氟中毒 X 线改变

燃煤型氟中毒病区氟骨症患者主要 X 线改变表现在骨质、骨周和关节，三者阳性检出率均高于非病区，差异具有统计学意义。无论个体还是群体，慢性过量氟暴露导致的骨质、骨周、关节 X 线改变缺乏很好的一致性，不能用单一改变诊断氟骨症以及判断病情的严重程度。人群调查结果表明：氟骨症关节 X 线改变阳性检出率和病变严重程度随年龄增加而增加；肘关节和膝关节阳性率高于髋关节，病变程度亦重于髋关节。氟骨症 X 线阳性检出率随摄氟量增加而增加，摄氟量为 4.2mg/d 时，阳性率为 31.6%；摄氟量为 17.8mg/d 时，阳性率为 62%。

（三）病区人群血清生物化学

采集不同燃煤型氟中毒病情严重程度病区和非病区人群血样，观察氟对血清酶活性的影响。病区与非病区人群血清谷氨酰转肽酶（γ-GT）没有显著性差异；病区人群乳酸脱氢酶（LDH）活性均显著低于非病区，不同病情严重程度病区人群之间没有显著性差异；中等病区和重病区人群血清碱性磷酸酶（ALP）活性显著低于非病区对照组人群，酸性磷酸酶（ACP）活性显著高于对照组；轻病区和中等病区人群谷草转氨酶（GOT）、谷丙转氨酶（GPT）、乙酰胆碱酯酶（chE）和铜氧化酶（CER）活性显著低于非病区人群，重病区人群则显著高于非病区。氟对血清中某些酶活性影响，即轻病区、中等病区人群酶活性降低和重病区人群酶活性升高现象，被称为"氟中毒马鞍型生化像"。地方性氟中毒一般不引起血清酶急剧升高或降低，病区居民血清酶升高或降低幅度较小。无论病区与非病区，几乎 95% 成人血清 ACP、GOT、GPT、γ-GT 活性均在临床的正常值范围内。值得注意的是，这些小幅度变化表现出了病区或病人与对照组之间的统计学差异。

与非病区人群相比，氟中毒病区人群血清钙含量降低、磷含量升高、钙磷比值显著下降。病区与非病区人群血清白蛋白含量没有统计学差异。

（四）燃煤型氟中毒人群免疫功能

选择燃煤型氟中毒病区和非病区，进行人群植物血凝素皮试试验（PHA 皮试）、T 淋巴细胞酸性 -α 醋酸萘酯酶染色（ANAE 染色）计数、T 淋巴细胞和嗜酸性粒细胞吞噬功能测试，测定血清中补体 C_3 和抗体 IgG、IgA、IgM，发现病区人群白细胞吞噬率和吞噬指数都显著低于非病区人群，重病区人群血清补体显著高于非病区，表明高氟环境对人体非特异免疫功能有一定影响。没有观察到高氟环境对人体细胞免疫和体液免疫功能的影响。

（五）燃煤型氟中毒病区社会卫生学

对三峡燃煤型氟中毒中等病区进行社会卫生学研究，该病区海拔约 800m，四周环山，气候潮湿，年平均气温在 12℃左右，降雨量 1300mm 左右。居民住房面积较大，但房屋结构、布局、朝向不合理，窗户较小，采光不好，居室净高低，房屋不密闭，保温较差。居民习惯于采取无烟囱、无炉台的地炉燃煤，每年烤火取暖时间在 5 个月以上，煤火昼夜不息。室内空气受到燃煤污染，氟化物、硫化物、一氧化碳和可吸入颗粒均超过国家卫生标准规定的允许浓度。本地经济不发达，病区住户没有电视机和收音机，亦没有报纸和刊物，居民文化落后，文盲、半文盲较多。生产以农业种植为主，多以人力耕作，无农业机械和畜力。当地居民膳食结构不合理，主要食物是玉米、红薯、马铃薯，薯类食物过多，谷类、豆类和肉类食品摄入过少，导致热量、蛋白质、钙、核黄素、尼克酸等多种营养素摄入不足。病区居民通过被煤烟污染的食物和空气长期过量摄入氟化物导致氟中毒，当地环境卫生、生活水平、营养状况、劳动强度等是氟中毒发生和发展的重要影响因素，防治氟中毒不仅实施改炉改灶针对性措施，还要采取发展生产、扶贫致富、改善膳食结构、改变生活习惯、普及卫生知识等综合性防治措施。

三、燃煤型氟中毒的发病机制及临床治疗

（一）氟中毒发病机制

采集病区氟骨症患者和非病区健康人血样，测定血清超氧化物歧化酶（SOD）活性、脂质过氧化物（LPO）和维生素 E（VE）含量。氟骨症患者人群血清 SOD 活性和 VE 含量水平都显著低于对照人群，氟骨症患者血清 LPO 显著高于对照组人群，差异具有统计学意义。上述研究表明，氟骨症患者体内自由基堆积，脂质过氧化作用增强，机体抗氧化能力降低。

测定了病区氟骨症患者血清和头发微量元素含量，与对照组人群相比，氟骨症患者血清 Zn 和 Si 含量显著降低，P、Cu、Al 和 Se 含量显著升高，差异具有统计学意义。氟骨症患者头发 Zn、Mn、Ca、Mg 含量显著低于对照组人群，Se、La 含量高于对照组人群。病区儿童头发 Zn、V、Fe 显著低于非病区儿童，Cd、Se 显著高于非病区儿童。

病区居民营养成分摄入偏低，膳食中除谷氨酸和蛋氨酸外，其余 14 种氨基酸含量都低于非病区居民，其中，脯氨酸含量差异具有统计学意义。氟骨症患者血清苏氨酸、丝氨酸、谷氨酸、甘氨酸、丙氨酸、赖氨酸、组氨酸、精氨酸和脯氨酸含量显著低于非病区对照人群，总蛋白含量和游离脂肪酸含量均显著低于对照组。

氟中毒发病机制的研究，观察到了氟中毒病人机体内元素失衡、氨基酸水平低下、酶谱紊乱和脂质过氧化增强。研究者认为，在氟中毒发病中，除氟作为一个致病因子外，还存在元素失衡。而机体抗氧化能力低下，自由基产生过多，在氟中毒发病中有重要意义。氟中毒是一种全身性疾病，氟骨症只是一种典型表现形式，在氟骨症发病之前，多脏器的潜在损害已经发生，提出氟骨症前期的亚临床观点。

（二）燃煤型氟骨症 X 线表现和骨密度变化特点

在三峡地区，拍摄了 349 例 16～70 岁燃煤型氟骨症患者的前臂（包括肘腕关节）正位、小腿（包括膝关节）正位、腰椎后前位和骨盆的 X 线片，其 X 线主要特点是病变多在胫骨上端、桡骨下端和膝关节周围，表现为骨密度增高，骨小梁增粗，形成砂砾状、颗粒状或融合形成骨斑等，单纯骨改变比例为30%。骨和骨周改变比例为 60%，表现为骨膜反应幼芽破土状骨赘、骨间膜钙化以及鸟咀状骨增生等。关节间隙改变比例为 10%，表现为间隙变窄、关节面不平、骨增生和韧带钙化等。脊柱和骨盆 X 线片可以看出有 25% 的氟骨症患者表现出髂骨翼骨斑、髂骨嵴韧带着点部骨化、坐骨棘、闭孔膜或骶髂关节骨化。燃煤型氟骨症 X 线改变特点是四肢骨改变重于中轴骨改变；四肢骨以胫骨上端改变为主，多在干骺端内侧，多为硬化型；桡骨下端多为疏松性。氟骨症 X 线改变与临床症状体征改变不很一致，有 X 线早期或轻度改变，而临床症状无变化，也有临床症状改变，而 X 线表现为早期变化或无变化的现象。总体上，燃煤型氟骨症 X 线最早出现的是单纯骨的改变，随着病情加重出现骨周改变，再进展累

及骨关节改变。

用骨密度仪测量燃煤型氟骨症患者和对照人群左前臂骨密度。按不同年龄段分性别计算尺骨和桡骨的骨宽度、骨矿物质含量、骨密度的均值和标准差。显著性检验显示，男性50～59岁年龄组氟骨症患者桡骨骨宽度显著大于相应对照组；女性40～49岁年龄组尺骨骨矿物质含量、骨密度和桡骨骨密度均显著低于相应对照组。其他各年龄组间不同性别的检测指标间无统计学差异。燃煤型氟骨症患者的骨矿物质含量和骨密度一般在正常值下线或以下，而饮水型氟骨症患者的骨矿物质含量和骨密度一般在正常值上限或以上。

通过对燃煤型氟骨症患者临床表现的研究，对国家的氟骨症临床诊断标准提出了修改建议。在诊断依据方面，强调生活在病区和有氟骨症X线征象。由于X线表现与临床表现常常不一致，在分度方面，着重以患者的临床症状、体征、功能障碍为判定依据。

（三）氟对病区动物的多器官损害

选择燃煤型病区出生和生长的7～10岁成年狗以及非病区成年对照狗，处死后进行四肢骨X线检查，测定牙齿和骨氟含量，观察骨骼肌组织、肾组织、心肌组织、肝组织、甲状腺及甲状旁腺病理学改变。多方面观察研究，证明氟中毒是一个全身性疾病，不仅导致牙齿和骨骼硬组织的损害，而且导致软组织的损害，尤其在超微结构和组织化学方面变化尤为明显。

（四）氟骨症治疗药物研制

国内外抗氟中毒的制剂，主要有钙剂、铝剂、镁剂、硼剂、维生素、蛇纹石和麦饭石等，一般只进行了实验研究或临床观察，没有广泛的实际应用。鉴于燃煤型氟中毒是长期慢性蓄积性疾病的特点，研制治疗药物的原则为：氟中毒病人较长时间使用安全，符合氟中毒已知的客观认识，能阻断氟中毒的病理生理过程，具有明确的疗效，药源广泛，价格低廉，利于大面积推广。为此，确定了以葡萄糖酸锌、蛋壳粉以及硼砂为主要成分的两组配方药物，复方祛氟片和健骨片。进行了经口急性毒性实验（LD_{50}测定）、蓄积毒性实验、微核形成实验、致畸实验、亚慢性毒性实验，观察试制药物毒性。结果表明，复方祛氟片和健骨片均属实际无毒类，为弱蓄积性，未显示有致突变效应，未见有诱发胎鼠结构畸形作用，在光镜下大鼠的脏器未见有病理性结构异常。可以认为试制药物在实际应用中是安全的。

选择有X线改变的50例氟骨症病人，饭后服用复方祛氟片，每日3次，每次1g。每年服用4～8个月，连用3年。同时，每年肌内注射1～2次80万单位维生素D_2或120万单位维生素D_3，连续3年。治疗后，病人腰腿疼痛明显减轻，关节活动范围加大，临床症状和体征均有明显改善，一年有效率达90%，二年有效率达到100%。治疗后，一是血液生化指标得到调节改善，一些异常指标得到恢复，药物对机体调正酶系统紊乱和生化代谢紊乱方面有较好作用；二是尿氟平均水平显著升高，药物促进了机体尿氟排泄。治疗前后X线变化无明显差异，未见骨质病变减轻、加重以及分型改变。

在实际治疗氟骨症工作中，发现国家1981年下发的疗效判定标准有不完善之处。通过治疗实践，对氟骨症治疗效果判定标准提出了修改建议。氟骨症患者经治疗后，X线改变恢复甚微，标准应以症状和体征改善为主，并以客观的定量指标判断，减少人为因素对治疗效果准确性的影响，同时避免操作繁琐，便于大工作量流行病学调查和基层人员应用。

四、研制降氟炉灶及制定评价标准

（一）三峡地区炉灶特点

三峡燃煤型氟中毒病区地理特点是境内地势高耸，山峦密布，沟壑纵横，海拔高差悬殊，气温随海拔升高而递减，垂直变化显著。在防治试点3年工作中，考察了试点县和27个重病区县（市）的居民采暖现状和热负荷特点。病区总的气候特点是冬无严寒、夏无酷暑、寡照多云，秋季阴雨绵绵，冬季终日无天。河谷地区四季分明，中山地区冬长夏短，高山地区则会出现长冬无夏。冬季多为天阴多雨、多雾，湿度大，"阴冷感"特别严重。当地居民房屋面积大、门窗多、结构不严密，难以满足对流散热方式取暖。为了御寒，居民习惯于将煤炭堆放在室内燃烧，依靠煤火直接热辐射，围着炉火取暖,即"烤明火",并利用煤火烘烤粮食,致使燃烧产物(包括含氟烟尘)直接在室内排放,污染室内空气和食物。根据当地气候、居室条件和居民的生活习惯以及经济发展水平等因素,应采取热辐射方式,满足居民室内热负荷的需要,同时防止空气污染。因此,设计降氟节能炉灶,应选择辐射系数较大的材质制作炉体,铸铁为最佳选择,而不宜采用红砖、石灰砂浆、石头等传热慢、蓄热大、表面温度低的材料。

(二)降氟节煤炉灶基本要求

实验研究了不同烟囱高度与新研制的回烟炉和不回烟炉在燃烧的上火、旺火、封火三个时期对室内空气污染状况和热性能的影响。燃烧用煤为当地的无烟块煤,低位发热量 4691kcal/kg,灰分31.3%,氟含量 402mg/kg,全硫含量 1.71%。测定室内空气的氟化物和二氧化硫含量,燃烧效率和辐射热。结果表明,烟囱高度 2m 和 3m 时,室内空气氟化物和二氧化硫含量都超过国家标准;烟囱高度4m 时只有回烟炉的二氧化硫略超标,其余都不超标。烟囱高度 4m 时,回烟炉热效率为 73.1%、不回烟炉热效率为 57.2%。在烟囱高度 3m 时,两种炉型热效率均升高,但散热强度和辐射热减弱。烟囱越高,单位时间耗煤量增大,火力强度越大,超过一定高度时排烟损失过大,热效率相应降低;烟囱过低,化学燃烧不完全损失加大。为使炉灶符合既降氟又节能目的,回烟炉烟囱以 4～4.5m,不回烟炉以 3.5m 为宜。

对回烟炉和不回烟炉施以不同烟囱高度、不同烟气流通截面积和不同长度水平过烟道等因素,观察降氟炉灶烟囱抽力与室内空气氟化物、硫化物污染的关系。结果表明,室内空气氟化物和硫化物含量随烟囱抽力增加而降低,呈负相关,具有指数曲线关系。依据指数回归曲线计算,空气氟含量低于 $0.007mg/m^3$ 时,烟囱抽力应为 $1.2mmH_2O$ 以上;空气二氧化硫含量降到 $0.5mg/m^3$ 以下时,烟囱抽力在 $0.9mmH_2O$。烟囱抽力并非越大越好,其大于 $1.3mmH_2O$ 以后,室内空气氟化物和硫化物下降幅度越来越小,且过大的抽力使排烟热损失增加,热效率降低,不利于节能,建议烟囱最大抽力不超过 $1.8mmH_2O$。烟囱抽力主要影响因素为烟囱高度、烟气温度和烟气流通阻力,其与烟气温度和烟囱高度呈正相关,与烟气流通阻力呈负相关。在降氟炉灶建造过程中,应尽量减少各种产生阻力的结构,如减少烟道转弯次数,避免直角急弯,缩短水平过烟道长度等。

进行两种炉型的炉门封火和烟道封火试验,观察不同封火方式室内空气污染状况。烟道封火时,室内空气氟化物和二氧化硫日平均含量皆超过国家居民区大气卫生标准;采用炉门封火时,室内空气氟化物和二氧化硫含量均在标准之内。病区炉灶应采用炉门封火方式,忌用烟道闸板方式封火。

为了控制燃煤型氟中毒,高效、科学落实改炉改灶防治措施,提出了保证需要、安全卫生、节约煤炭、经济易行的降氟炉灶设计原则。项目组起草了包括总则、设计、结构、制造与施工、管理 5 部分的《降氟炉灶基本要求》。从降氟炉灶的设计、制造、安装、施工、使用、维护和管理等方面,规定降氟炉灶必须保证做饭、取暖(烤火)、烘烤粮食等对热量的需求,必须达到室内空气污染物排放标准,符合农村建筑有关安全规范,保证降氟炉灶生产资质和质量,开展安装人员培训和正确施工建设,还制定了降氟炉灶维修与使用管理等的要求。尤其详细规定了对降氟炉灶的炉门、灰室、炉条、炉芯、导流盘、回烟道、烟道、炉圈、烟囱、火墙等部件及密闭方式的设计标准和施工工艺。

(三)降氟炉灶评价方法

为了防治燃煤型氟中毒,设计生产的降氟炉灶是否满足实际需要,应该有统一的测试评价方法。一般用国家标准《家庭用煤及炉具试验方法》(GB 6412—86)评价炉灶的热效率。降氟炉灶必须满足两点:一是降低室内空气氟含量,使其达到国家卫生标准;二是符合散热烤火取暖要求。该国家标准规定的测试评价方法不能满足需要。结合病区防治工作实际和对各地 23 台降氟炉灶的测试,认为降氟炉灶评价应该包括炊事、取暖、卫生三个方面。其中卫生指标包括空气氟化物、总颗粒物和可吸入颗粒物、二氧化硫和一氧化碳,可按国家规定的方法测定含量水平,并按居民区大气卫生标准规定的限值评价。

项目组起草了《降氟炉灶热性能试验方法》,包括目的和适用范围、原理、热性能指标、实验条件和设备、试验方法、试验结果、试验报告和附录(试验表格)8 部分内容。该方法用于燃煤型氟中毒病区居民户炉具炊事和取暖热性能测试,热性能指标包括炊事热效率、辐射热强度和综合热效率。详细描述了各指标的定义、测试所需仪器设备和测试条件、试验操作方法与步骤、试验结果计算与数据处理、试验报告的内容等。

（四）降氟炉灶研制

在 3 年三峡地区防治试点工作中,项目组研制了 27 种近 90 个规格、适用不同海拔高度、不同煤种和病区经济文化条件的高、中、低档炉灶。经测试,这些炉炊事热效率一般可达 30%～49%,最低的石煤炉能达到 23%。炉旁 0.5m 处的辐射强度达 0.2～0.5cal/cm² 分钟,可满足不同地区居民冬季烤火需要。综合热效率达 60%～82%。室内空气氟化物含量符合国家卫生标准限值。

在防治试点工作中,研究设计的两种降氟节煤炉获得国家发明专利。

1. 组合式降氟节煤炉　依据高山、高寒病区不同季节热量用途和燃煤用量而设计。燃烧室有基本节和附节,可以随需要组装和拆卸。锥形燃烧室内衬耐火材料罩分布 4 个二次通风孔,可使未燃的可燃气体经预热的二次风混合进一步燃烧。烟气导流盘有叶片状凸筋。炉圈为一组锥形套叠式炉圈,正反面均有止口。设计图纸示意图见图 3-1。

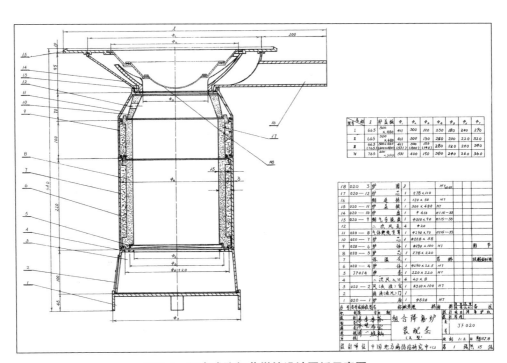

图 3-1　组合式降氟节煤炉设计图纸示意图

2. 回烟炉　铸铁炉体外壳上宽下窄,炉膛上小下大,严密回烟道均匀分布长度不等八块导流片,炉芯壳内均匀分布 4 个二次通风道。三角形烟气出口窗位于回烟道下后部。底座上的风室有调风装置。设计图纸示意图见图 3-2。

（五）降氟炉灶降低室内空气污染效果评价

防治试点项目的主要任务之一就是对病区户进行炉灶改良,在病区居民家中,放弃原有地炉,修建安装使用具有烟囱并密闭燃烧的改良炉灶,降低室内空气污染,并在改炉改灶前后测定居民室内空气污染物浓度。改灶前居民室内氟化物、硫化物、一氧化碳、总悬浮颗粒物、可吸入颗粒物平均浓度超标率和一次最大浓度超标率都很高,室内空气污染严重。改炉改灶后,污染物浓度大幅下降,氟化物、硫化物和一氧化碳含量降到卫生标准要求以下,颗粒物水平虽然较改炉灶前显著下降,但仍有一些居民户超过卫生标准。

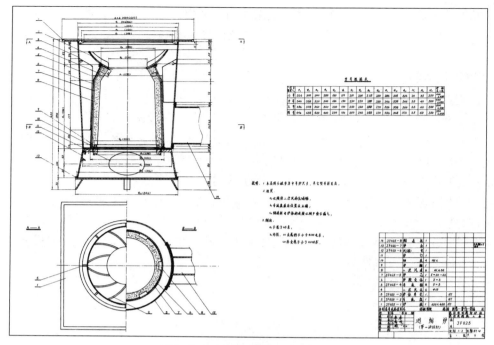

图 3-2 回烟炉设计图纸示意图

第三节 实施改炉改灶防治措施

一、改炉改灶降氟取得的成绩

自三峡地区燃煤型氟中毒防治试点开始以来，原卫生部制定了国家级 3 年规划和实施的技术方案，四川省和湖北省以及试点县也按照任务要求，制定了相应的规划和技术方案。建立健全了试点工作各级组织领导体系，成立了技术指导和科研小组，领导病情调查，指导改炉改灶按技术要求实施，开展科学研究，随时掌握工作进展。为保质保量完成各年度改炉改灶任务，原卫生部每年与两省签订协议书，从省到地(州)、县、乡都采取任务分解、分片包干的办法，建立了岗位责任制，层层签订责任合同书，实行了行政领导和技术人员双线承包责任制，并把合同完成情况列入干部政绩考核和年终奖评比，实行目标管理。制定相应的检查标准、奖惩制度，严格经费管理。通过培训和工作实践，形成了改炉改灶和卫生防病两支技术骨干队伍。在四川省和湖北省以及有关地委、行署直接领导下，5 个试点县全面布置，上下动员，迅速组织调动起各方力量，在病区农村广泛开展了群众性具有移风易俗重大意义的改炉改灶降氟工作。

1987 年改炉改灶 4 万户。通过总结经验和群众优选炉灶类型，1988 年完成 6 万户。1989 年完成 5.5 万户。三年共推广适用于不同海拔高度、不同煤种、不同用途的 15 种优选炉型，实改炉改灶 157 859 户，其中改炉 88 642 个，改灶 75 190 个，受益人口 63 万多人。在两省自查基础上，原卫生部和农业部组织力量，采取分层整群抽样方法，逐县进行复查。共抽查 17 个乡 20 个村 2026 户。5 县平均上报符合率达 98% 以上，质量合格率在 95% 以上。复查结果表明，检查组所查情况与各县上报完成任务情况十分接近，新改炉灶质量合格。

改炉改灶后，室内空气氟含量大幅下降，玉米和辣椒等粮食和蔬菜氟含量亦大幅下降，室内空气污染状况得到明显改善。新改炉灶都能够显著节约煤炭，并且起火快，炉火集中，烧菜做饭省时间，具有节能省工特点。自开展改炉改灶降氟工作以来，病区人民千百年来形成烧堆火的生活开始得到改变。改炉灶前，山区几乎家家烟熏火燎，煤烟呛人，灰尘满屋，又脏又乱。改炉灶后，绝大多数农家整顿环境，清除灰尘，初步形成了爱清洁、讲卫生的风气。改炉改灶降氟工作促进了移风易俗，改善了病区居民的生活环境。

二、改炉改灶降氟试点工作经验

（一）领导重视是做好改炉改灶降氟工作的保证

在贫病交加的山区农村开展改炉改灶防治燃煤型氟中毒，触及了延续千百年的传统观念，是山区农村的一大变革，它涉及村村户户，是一项群众性、社会性、政策性、技术性很强的系统工程。为此，必须由各级政府加强领导，统一规划、统一部署。在四川和湖北两省，有关地区和试点县都十分重视三峡地区改炉改灶降氟试点工作，将其列入经济发展总体规划和脱贫计划。有的还列入党代会、人代会议案。地方病领导小组或改炉改灶降氟领导小组都由县委、县政府第一、二把手挂帅，县委书记或县长直接组织各部门领导参加地方病防治领导小组。各区、乡也建立了相应组织，村寨由村长负责。整个试点工作从上到下，自始至终都得到强有力政府领导。三年来，两省及有关地区领导经常到试点区督导检查，试点县县长和许多区、乡党委书记、区长、乡长坚持深入基层，实行面对面领导。

（二）部门配合是取得成功的关键

改炉改灶降氟工作需要一家一户解决问题，不是哪一个部门所能承担的，必须在政府统一领导下，各有关部门密切配合、协同作战、各尽其责，充分发挥各部门的应有作用。在三峡改炉改灶降氟试点工作中，卫生部门作为牵头单位，承担并完成了病情调查、制订方案、卫生监测、效果评估等工作。农业和能源部门承担并完成了改炉改灶技术指导、质量把关、人员培训等工作。计划、物资、工业部门负责划拨调运物资、生产炉具等工作。财政部门保障经费落实。民政部门从扶贫角度参加改炉改灶等等。体现了改炉改灶降氟工作的社会化和大卫生观念。

（三）宣传动员群众是落实改炉改灶降氟防治措施的基础

在经济基础较差、文化较为落后的边远山区开展燃煤型氟中毒防治工作，必然会遇到很大阻力。三峡地区改炉改灶降氟工作曾遇到迷信思想不敢改、习惯势力不愿改、心里不托底不先改、生活困难没钱改的"四不改"思想阻力。各试点县积极调动宣传力量，广泛开展宣传发动工作。首先注意解决乡、村干部的思想，做耐心的宣传教育工作，提高他们的认识。其次，积极开展丰富多彩、群众喜闻乐见的宣传活动，普及氟中毒防治知识，宣传党和政府落实氟中毒的防治措施、规划和政策等。除印发宣传资料、出板报、办图片展览、书刷标语，以及召开党员干部会、群众大会和特殊人群大会（包括老年人、家庭主妇）外，还组织编制录像片反复播放，编排文艺节目到各村演出，并在中小学开设了氟中毒防治健康教育课。再者，注意树立典型，利用现身说法打开工作局面，例如一些地方采取参观试烧的方法宣传发动群众，收到了良好的效果。

（四）防治科研人员深入现场进行科学研究是改炉改灶降氟的科学支撑

三峡试点，培养建立了一支熟悉业务、掌握政策、作风深入、不怕苦、不怕累、帮助病区群众改炉改灶的防治队伍，摸索、建立了一整套适应病区人民生产生活实际的工作方法。围绕影响燃煤型氟中毒防治工作的科学问题，积极开展研究，为落实防治措施、控制氟中毒的流行提供了科学支撑。

总之，长江三峡燃煤型氟中毒防治试点项目，经过3年的科学研究和防治实践，进一步明确了燃煤型氟中毒发生的病因、病因链以及流行因素，研制出适合病区居民生活用的节能降氟炉灶，探索出了在大力开展健康教育和健康促进的基础上实施改炉改灶阻断燃煤致室内空气氟污染的综合防治措施，开创了由国家主导大范围防治该病的先河。长江三峡燃煤型氟中毒防治试点研究，在我国燃煤型氟中毒防治历程中具有里程碑意义，为全国开展燃煤型氟中毒防治工作奠定了理论基础，积累了实践经验。

（于光前、孙玉富、孙殿军）

参　考　文　献

1. 孙玉富，于光前. 燃煤污染型地方性氟中毒的防制对策. 中国地方病防治杂志，1998，13（4）：217-219.

2. 曹守仁. 燃煤污染性氟中毒. 中国地方病学杂志，1991，10（6）：369-373.

3. 严本武. 鄂西山地煤烟型氟中毒病区环境特征. 中国地方病防治杂志，1992，7（1）：56-57.

4. 曹守仁. 燃煤污染氟中毒病区居民室内空气氟污染. 卫生研究, 1992, 21(2): 75-79.

5. 顾颂逦, 吉荣娣. 燃煤型氟中毒区室内空气中颗粒物的组分分析. 中国地方病防治杂志, 1990, 5(3): 134-138.

6. 顾颂逦, 曹守仁, 吉荣娣. 室内燃煤地方性氟中毒空气中颗粒物理化特性的讨论. 中国地方病学杂志, 1989, 4(2). 69-75

7. 吉荣娣, 史乃捷. 煤飞灰中氟成份标准物质的研制. 大气环境, 1990, 5(5): 33-36.

8. 孙淑庄, 梁超轲, 吉荣娣, 等. 地方性氟疾病与膳食营养水平关系研究. 卫生研究, 1996, 25(5): 275-281.

9. 范书诰, 王铜, 唐玄乐, 等. 煤烟污染型氟区室内空气氟浓度与人群血、唾液氟含量的关系. 中国地方病防治杂志, 1992, 7(1): 41-42.

10. 李承泽, 李晓一. 降氟炉灶评价方法的探讨. 中国地方病学杂志, 1988, 7(6): 325-326.

11. 李承泽, 李希维. 降氟节煤炉灶基本技术要求及评价探讨. 中国初级卫生保健, 1990, 4(3): 40-42.

第四章

2004 年以前全国燃煤污染型地方性氟中毒防治状况

　　燃煤型氟中毒在我国流行范围广、病区范围大，严重危害病区居民身体健康，影响生产和生活，阻碍病区社会经济发展。国家非常关注本类型氟中毒对健康的危害和防治工作，要求各地开展调查研究，搞清其流行范围，开展防治工作。20 世纪 80 年代，全国各级地方病防治研究专业技术人员通过大量现场调查，确认我国燃煤型氟中毒分布在 14 个省、自治区，是当时阻碍病区经济发展和危害人民身体健康的严重公共卫生问题。到了 90 年代，在长江三峡燃煤型氟中毒防治试点推动下，各病区省份纷纷采取防治措施，但由于经费的限制，只是在部分重点病区采取了以改炉改灶为主的防治措施。遗憾的是，一直到 20 世纪末，国家没有组织全国性的燃煤型氟中毒系统性的流行病学调查，信息来源仅依靠各省上报数据而汇成的全国地方病统计年报表，对全国燃煤型氟中毒病情和防治措施落实情况并不完全清楚。所以，在国家经费有限的情况下，于 2001—2002 年，原卫生部支持中国疾病预防控制中心地方病控制中心（简称国家地病中心）组织全国重点病区省份开展了燃煤型氟中毒防治状况重点调查。2004 年，当国家利用中央补助地方公共卫生专项资金地方病防治项目（以下简称中转项目）落实燃煤型氟中毒防治措施时，反映全国燃煤型氟中毒病情和防治措施现状的资料只能来自上述两个方面，一个是全国地方病统计年报表，另一个就是 2001—2002 年全国重点病区调查。本章依据上述两个方面的资料，对我国实施中转项目以前燃煤型氟中毒防治状况进行分析和阐述。

Chapter 4

Status of the Prevention and Control of Coal-burning Type of Endemic Fluorosis in China Before 2004

In China, coal-burning fluorosis seriously harmed the health of residents, affected normal production and life and even hindered the social and economic development in a wide range of epidemic and large endemic areas. Chinese government was very concerned about the hazard of coal-burning fluorosis, requiring various regions to launch investigations to find out the epidemic range, and carry out prevention and control. After a large number of surveys in the 1980s, the professionals from all over the country engaging in the prevention and control of endemic diseases confirmed that coal-burning fluorosis was distributed in 14 provinces and autonomous regions, which was a serious public health concern for hindering economic development and harmed the residents' health. In the 1990s, following the pilot implementation of coal-burning fluorosis in the Three Gorges Region of Yangtze River, measures for prevention and control were taken in the endemic areas of different provinces. But due to the limitation of funds, measures for the prevention and control based on stove improvement were only carried out in some key areas. Unfortunately, until the end of the 20th century, Chinese government didn't organize systematical epidemiological investigations nationwide. The source of information only relied on the annual statistical report of national endemic diseases which was a summarized data from different provinces, and the actual measures implemented for disease prevention and control were not entirely clear. Therefore, in 2001 and 2002, with the limitation of national funds, the former Ministry of Health supported the Center for Endemic Disease Control, the Chinese Center for Disease Control and Prevention (national Center for Endemic Disease Control abbreviated, CEDC) to organize and launch investigations on the status of the prevention and control in national key areas of coal-burning type of endemic fluorosis. In 2004, when the the Project of Endemic Disease Prevention and Control of Special Fund of Central Financial Subsidy to Local Public Health (hereinafter referred to as the ptoject of control to local in short, PCTL) was used to implement the measures of prevention and control for coal-burning fluorosis, the information reflecting the national condition and prevention and control measures of coal-burning fluorosis was from the above two aspects. One was the annual statistical report of national endemic diseases, and the other was the national survey for key endemic areas of coal-burning fluorosis from 2001 to 2002. Based on the information of the two aspects, the situation of the prevention and control of coal-burning fluorosis before the implementation of the PCTL in China was analyzed and elaborated in this chapter.

第一节　21世纪初期防治状况重点调查

为了解新世纪全国地方性氟中毒防治状况，受原卫生部疾病控制局委托，中国地方病防治研究中心组织相关省份，于2001—2002年开展了全国地方性氟中毒重点病区流行病学调查，以便为国家21世纪地方性氟中毒落实防治措施、开展防治工作提供基础数据，为制定防治策略提供科学依据。

一、调查范围与内容

（一）调查范围与选点方法

选择全国燃煤型氟中毒历史病情比较重的贵州、云南、四川、湖北、湖南、重庆6省市，每省市抽取病区人口多、病区面积大、病人病情重的重点病区县3～4个。每个县以历史资料确定的不同病情严重程度病区村为调查目标，按轻病区、中病区、重病区分层，采用分层随机抽样方法，在每个层分别抽取调查村。每层调查村数量，按被调查病区村人口数应占该层病区人口总数10%的比例随机抽取。6省市共抽取了19个重点病区县，分别为：贵州省织金、毕节、大方、黔西，云南省昭阳、彝良、镇雄，四川省古蔺、兴文、珙县，重庆市巫山、彭水、黔江，湖北省秭归、竹溪、建始，湖南耒阳、新化、安化。在19个县，共抽取了381个调查村，其中贵州56个、云南26个、四川75个、重庆186个、湖北12个、湖南39个。

（二）调查内容

1．病情调查　检查每个抽样调查点本地出生长大的8～12岁儿童氟斑牙患病状况和Ⅲ度临床氟骨症（残废型）病人数量。

2．儿童尿氟含量调查　在每个调查点按30%的比例随机抽取一定数量的8～12岁儿童，采集即时尿样，测定氟含量。

3．环境氟含量调查　在每个调查点采集5～10户用作主食的玉米和冬储的辣椒，测定氟含量。

4．防治措施落实状况调查　在每个调查点和调查县对居民户改炉改灶状况和正常使用状况进行调查。

二、调查结果

（一）儿童氟斑牙检查结果

6省份在历史确定的燃煤型氟中毒病区共检查8～12岁学龄儿童27 532人，诊断氟斑牙患者

16 824 例,检出率为 61%。调查县及省份的儿童氟斑牙检出率见图 4-1。调查结果表明:①各省份儿童氟斑牙检出率差别很大。最高的贵州,全省平均检出率为 82.5%;随后,依次为湖南 66.4%、云南 54.1%、四川 45.4%;相对较低的重庆和湖北,分别为 36.72% 和 38.28%。②历史重病区儿童氟斑牙严重流行。各省份重病区平均检出率都在 58% 以上,6 省份重病区儿童氟斑牙检出率总平均为 78%。调查了重病区儿童氟斑牙病情状况的 17 个县,检出率在 90% 以上的有 4 个县,在 80%～90% 之间的有 3 个县,在 70%～80% 之间的有 5 个县,在 60%～70% 之间的有 1 个县,在 50%～60% 之间的有 3 个县,在 40%～50% 之间的有 1 个县。贵州 4 个县重病区检出率都在 90% 以上,氟斑牙流行状况最严重。③除云南镇雄、四川珙县和湖南安化外,其他各重点病区县均调查了以往确定的轻、中、重 3 种病区的儿童氟斑牙病情。总体上,同一县内以往不同严重程度的病区,儿童氟斑牙检出率按轻、中、重病区次序依次升高,但是云南昭阳和彝良、湖北竹溪以及湖南新化没有依从该次序,表现为轻病区儿童氟斑牙检出率高于中等病区或重病区。说明,随着时间推移,与生活习惯密切相关的燃煤型氟中毒病情可能发生变化,不同严重程度病区在影响病情的因素发生变化时会转化。

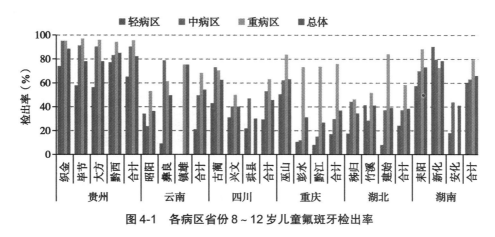

图 4-1　各病区省份 8～12 岁儿童氟斑牙检出率

　　氟损伤牙齿导致的缺损型氟斑牙在全部氟斑牙患者所占的比例见图 4-2。云南最高达 41%;其次为四川和贵州,在 30% 左右;湖南超过 20%;重庆超过 10%;湖北最低,为 6.9%。上述结果表明,燃煤型氟中毒重点病区儿童氟斑牙不仅检出率高,而且牙齿损伤亦严重。

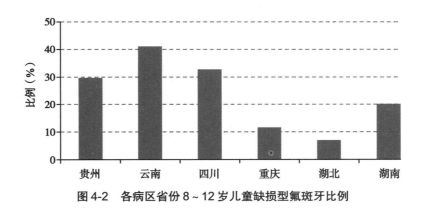

图 4-2　各病区省份 8～12 岁儿童缺损型氟斑牙比例

(二)Ⅲ度临床氟骨症检出情况

　　Ⅲ度临床氟骨症检出结果见图 4-3。除湖南外,其他 5 省市均有Ⅲ度临床氟骨症患者检出。其中贵州调查的全部 4 个县(织金、大方、毕节、黔西)和重庆的彭水县、云南的镇雄县检出病人较多,各县检出人数占总检出人数的比例依次为织金(35.4%)、彭水(23.2%)、大方(14.9%)、毕节(9.4%)、黔西(8.1%)、镇雄(6.2%)。贵州检出人数最多,占总检出人数的比例为 67.9%,四川和湖北各有 1 个县检出Ⅲ度临床氟骨症病人,占总检出人数的比例为 0.5% 和 0.4%。从患病年龄上看,绝大多数患者在 36 岁以上，占 89.4%，少量病人在 35 岁以下，甚至在织金、彭水和镇雄检出了 25 岁以下Ⅲ度临床氟骨症病人。总体上，各年龄组病人占比随着年龄增大，比例增高，56 岁以上病人占比为 48.2%。我国燃煤型氟中毒历史重病区氟骨症病情依然严重，氟中毒危害还没有得到很好控制。

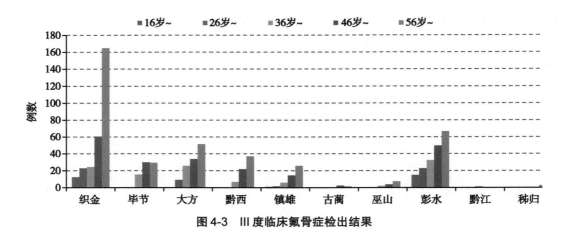

图 4-3　Ⅲ度临床氟骨症检出结果

（三）儿童尿氟含量

6 省市 21 个县共测定了历史上判定的轻病区、中病区、重病区以及非病区 9919 名儿童一次性即时尿样氟含量，结果见图 4-4。贵州没有测定非病区儿童尿氟含量，4 个县的测定结果均较高，其中黔西最高，中位数为 3.54mg/L。其他 5 省市均测定了非病区儿童尿氟含量，中位数相对较低，云南和重庆超过 1.4mg/L，湖南、湖北和重庆未超过 1.4mg/L。除湖北省外，其他 5 省市尿氟最大值都有超过 10mg/L 的县，说明仍有部分儿童摄氟量处在很高水平。历史上判定的不同病情严重程度病区儿童尿氟含量中位数总体上是原中、重病区高于轻病区和非病区，依然表现出病区尿氟水平与氟暴露程度的一定相关性，说明总体上原病区的防治状况没有明显改善。

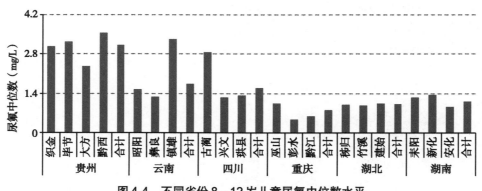

图 4-4　不同省份 8～12 岁儿童尿氟中位数水平

（四）主要食物氟含量

湖南病区居民主食为大米，其余 5 省市病区居民主要粮食为玉米。各县病区居民主要粮食（玉米）氟含量中位数结果见图 4-5。可以看出，贵州、云南、四川调查的县玉米氟含量很高，最高的县中位数达到 45mg/kg，重庆、湖北调查的县玉米氟含量较低，中位数一般不超过 1.5mg/kg，湖南主食大米没有受到煤烟污染，氟含量很低。在全部调查的 19 个县中，有 13 个县主食中位数氟含量超过 1.5mg/kg，达 68% 以上，有 5 个县超过 10mg/kg，占 26%。各省市调查县的辣椒氟含量中位数结果见图 4-6。氟含量中位数较高的省份还是贵州、云南、四川，其次是湖南、湖北，重庆的中位数最低。对比图 4-5 和图 4-6 可以看出，辣椒氟含量远远高于玉米或大米，可达数十倍，甚至数百倍。辣椒氟含量中位数大于 10mg/kg 的调查县有 17 个，占全部调查县的 89%，大于 100mg/kg 的调查县有 7 个，约占 37%。本次调查，对于历史判定的不同病情严重程度的病区，总体上没有体现出病区病情重食物氟含量高的特征，表明燃煤型地方性氟中毒病区的病因和影响因素随着社会经济的发展和生活状况的改变会发生变化。

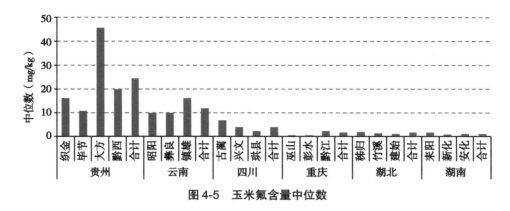

图 4-5　玉米氟含量中位数

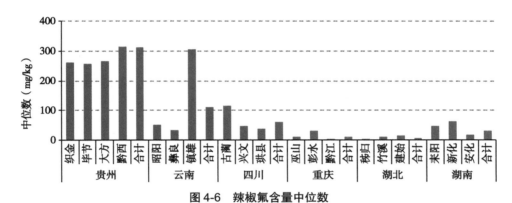

图 4-6　辣椒氟含量中位数

（五）防治措施落实状况

改炉改灶情况调查结果表明，各省改炉改灶进展情况非常不平衡，6 省市总体改炉改灶率为 17.72%。改炉改灶率最高的是湖北，3 个县平均为 78.7%，每个县均在 75% 以上。其次为重庆，改炉改灶率为 31.8%，但是重庆市各县进展差别很大，黔江改炉改灶率接近 90%，其余 2 县在 20% 上下。云南改炉改灶率为 25.53%，3 个县高者为 30% 左右，低者不足 10%。四川改炉改灶率为 11.87%，有 1 个县改炉改灶率为 0。湖南改炉改灶率为 1.98%，1 个县的改炉改灶率为 29.19%，其余 2 个县分别只有几百户实施了改炉改灶。贵州省改炉改灶户数很少，调查的 4 个县中有 3 个县没有进行改炉改灶，1 个县仅有少数家庭实施了改炉改灶，改炉改灶户数占全县病区户数的 2.61%，4 个县总体改炉改灶率为 0.60%。见图 4-7。

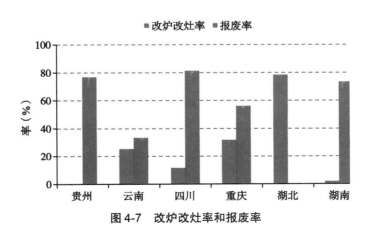

图 4-7　改炉改灶率和报废率

各省市炉灶使用情况调查结果表明，降氟炉灶没有得到很好使用与维护，报废数量比较多。除湖北省没有提供报废情况数据之外，其他5省市总体报废率为48.13%。重庆3个县炉灶维护利用情况差别很大，黔江报废率为67.17%，其余2个县，1个为9.86%，另1个为84.29%，平均报废率为55.92%。云南报废率为33.04%。四川开展改炉改灶的2个县，报废率都在80%以上，平均为81.86%。湖南3个县平均报废率为73.85%，其中2个县改良降氟炉灶全部报废。贵州1个开展改炉改灶的县报废率为76.23%。见图4-7。

将已改炉灶户数减去报废炉灶户数视为有效改炉改灶户数。计算有效改炉改灶户数占病区总户数的比例，得到有效改炉改灶率。除湖北省之外，5省市总体有效改炉改灶率为7.01%。最高的云南省为17.08%，重庆市为14%，四川为2.19%，湖南和贵州不足1%，贵州省仅为0.14%。见图4-8。

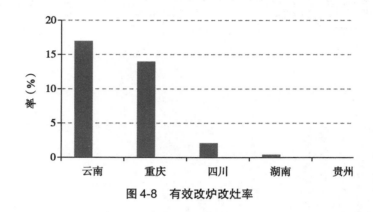

图4-8　有效改炉改灶率

从本次调查来看，我国燃煤型氟中毒防治措施落实非常缓慢，总体改炉改灶率仅为17.72%，加之已经改过的降氟炉灶损毁报废严重，有效改炉改灶率只有7%。可见，病区人民仍然遭受着氟中毒的危害，防治工作仍然十分艰巨。为此，必须加强领导，加大投入，加快防治措施落实的进度。此外，还要重视防治措施管理与维护，只有这样，才能实现控制和消除燃煤型氟中毒危害的目的。

第二节　2004年防治状况

2004年，我国开始实施《全国重点地方病防治规划（2004—2010）》，从此拉开我国大规模落实燃煤型氟中毒防治措施的序幕。当时，我国燃煤型氟中毒病情与防治措施落实情况是什么情景呢？依据《全国地方病统计年报表》做一个全景式的描述。

一、全国燃煤型氟中毒病情状况

全国燃煤型氟中毒分布在北京市、山西省、辽宁省、江西省、河南省、湖北省、湖南省、广西壮族自治区、四川省、贵州省、云南省、重庆市和陕西省，共13省份、200个县、3.5万个村，病区村家庭799万户。其中轻病区村1.1万个，275万户；中病区村1.3万个，264万户；重病区村1.1万个，260万户。病区村受威胁人口3430万，有氟斑牙患者1801万人，氟骨症患者152万人。其中，北京、山西、辽宁所有病区病情得到完全控制，全部24个县均是基本控制县。

其余10省份病区范围差别很大。贵州省病区范围最广，有病区村11 226个，病区村数占全国未控制病区村总数的37%，病区村人口1594.3万余人，占全国未控制病区人口总数的50%，病区家庭350.7万户，病区户数占全国未控制病区总户数的49%。云南省有病区村9303个，病区村人口541.8万，病区户数132.6万户，分别占全国未控制病区总数的30%、17%和18%。四川省有病区村2367个，病区村人口224.2万，病区户数44.2万户，分别占全国未控制病区总数的8%、7%和6%。湖南省有病区村1976个，病区村人口267.8万，病区户数65.9万户，分别占全国未控制病区总数的6%、9%和9%。河南省有病区村1812个，病区村人口90.1万人，病区户数22.8万户，分别占全国未控制病区总数的6%、

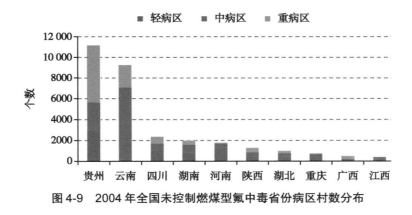

图 4-9　2004 年全国未控制燃煤型氟中毒省份病区村数分布

3% 和 3%。陕西省有病区村 1903 个,病区村人口 98.9 万人,病区户数 25.3 万户,分别占全国未控制病区总数的 4%、3% 和 4%。湖北省有病区村 1012 个,病区村人口 137.7 万人,病区户数 27.8 万户,分别占全国未控制病区总数的 3%、4% 和 4%。重庆市有病区村 780 个,病区村人口 143.2 万人,病区户数 37.8 万户,分别占全国未控制病区总数的 3%、5% 和 5%。广西壮族自治区有病区村 518 个,病区村人口 22.4 万人,病区户数 4.3 万户,分别占全国未控制病区总数的 2%、1% 和 1%。江西省有病区村 399 个,病区村人口 29.1 万人,病区户数 7.1 万户,3 项指标均各占全国未控制病区总数的 1%。见图 4-9、图 4-10、图 4-11。

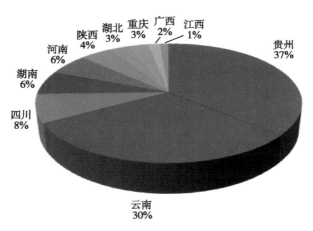

图 4-10　全国未控制燃煤型氟中毒各省病区村数构成比

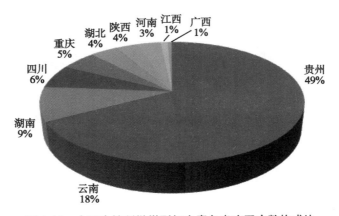

图 4-11　全国未控制燃煤型氟中毒各省病区户数构成比

全国燃煤型氟中毒流行各省份病情严重程度明显不同。贵州省重病区村5553个,重病区村数占全国总数的55%,重病区户数163.9万户,占全国重病区总户数的66%。云南省全省98.3%的病区为中、重病区,有重病区村数2212个,占全国重病区总数的22%,重病区户数33.2万户,占全国重病区总户数的13%。四川省有重病区村652个,占全国重病区村总数的7%,重病区户数15.7万户,占全国重病区总户数的6%。陕西省有重病区村447个,占全国重病区村总数的4%,重病区户数8.7万户,占全国重病区总户数的3%。湖南省有重病区村367个,占全国重病区村总数的4%,重病区户数14.2万户,占全国重病区总户数的6%。广西壮族自治区病区以中、重病区为主,中、重病区户数占全区病区总户数的93.8%,其中重病区村277个,占全国重病区村总数的3%,重病区户数1.8万户,占全国重病区总户数的1%。湖北省有重病区村252个,占全国重病区村总数的3%,重病区户数7.1万户,亦占全国重病区总户数的3%。重庆市和河南省重病区村分别有124个和117个,各占全国重病区村总数的1%,重病区户数分别有5.4万和0.5万,分别占全国重病区总户数的2%和不足1%。江西省病区全部为轻病区,没有中等病区和重病区。见图4-12、图4-13。

全国燃煤型氟中毒流行范围大和病情严重的省份是贵州、云南和四川。3省病区村数和病区户数约占全国总数的75%,重病区村数和重病区户数约占全国总数的85%。其中,以贵州省病区范围最大,受威胁人口最多,病情最严重。

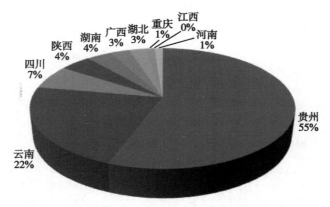

图4-12　全国未控制燃煤型氟中毒重病区各省村数构成比

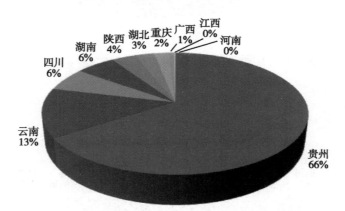

图4-13　全国未控制燃煤型氟中毒重病区各省户数构成比

二、全国燃煤型氟中毒病区防治措施落实情况

自从长江三峡燃煤型氟中毒防治试点以来,除试点省份以外,其他各病区省份也采取改炉改灶措施,开展了防治工作。但各省的改炉改灶进度不平衡,差异很大。全国改炉改灶进度最快的湖北

省，在三峡试点工作基础之上，试点工作结束之后，每年仍安排一定资金进行改炉改灶工作，共改炉改灶 24.7 万户，受益人口 132 万，改炉改灶率为 88.8%，受益人口率为 95.9%。防治措施落实进度处于第二梯队的为陕西省、重庆市和四川省，改炉改灶率分别为 47.9%、46.2% 和 37.7%，受益人口率分别为 42.7%、26.9% 和 30.8%。防治措施落实进度处于第三梯队的为广西壮族自治区和云南省，改炉改灶率分别为 27.89% 和 25.06%，受益人口率分别为 24.47% 和 29.22%。其余省份防治措施落实进度处于第四梯队，江西省改炉改灶率为 12.98%，受益人口率为 15.9%，河南、湖南和贵州三省改炉改灶率不足 10%，尤其全国流行范围最广、病情最重的贵州省，改炉改灶率仅为 1.41%，受益人口仅为 1.23%。

由于损坏甚至报废等原因，已改降氟炉灶不能全部正常使用。改炉改灶进度最快的湖北省，降氟炉灶正常使用率为 79.9%。其余各省降氟炉灶正常使用率大于 80% 的有 6 个。其中，江西省最高，为 98.57%，降氟炉灶维护和使用情况最好。重庆市炉灶正常使用率 49.29%，湖南省为 30.47%，已改炉灶一半以上不能正常使用。降氟炉灶损坏和报废最严重的是广西壮族自治区，已改的 1.2 万户炉灶，仅有 0.17% 能够正常使用。

按正常使用降氟炉灶占病区户数之比计算有效改炉改灶率，可以看出，各省有效改炉改灶率比单纯改炉改灶率还要有所降低。湖北省有效改炉改灶率为 71%，其余各省份有效改炉改灶率在 30%～40% 之间有 2 个；在 20%～30% 之间有 2 个；在 10%～20% 有 1 个；低于 10% 有 4 个，其中，湖南不足 1%，广西不足 0.1%。说明我国燃煤型氟中毒病区落实防治措施后，降氟炉灶的使用和后期维护管理问题比较严重，在防治工作中，不仅要重视防治工作的进度，还要重视降氟炉灶的质量，以及使用和维护的后期管理，保证防治措施发挥防病作用。上述结果见表 4-1 和图 4-14。

表 4-1 2004 年全国燃煤型氟中毒病区改炉改灶情况

省份	改炉改灶户数	受益人口（万人）	改炉改灶率（%）	正常使用率（%）	有效改炉改灶率（%）	受益人口率（%）
江西	9260	4.39	12.98	98.57	12.80	15.09
河南	16 247	7.27	7.11	85.48	6.08	8.07
湖北	247 123	132.01	88.85	79.89	70.99	95.89
湖南	16 555	2.94	2.51	30.47	0.76	1.10
广西	12 011	5.49	27.89	0.17	0.05	24.47
重庆	174 501	38.54	46.19	49.29	22.77	26.91
四川	166 858	68.97	37.74	89.27	33.69	30.76
贵州	49 516	19.60	1.41	87.96	1.24	1.23
云南	332 282	158.31	25.06	87.20	21.85	29.22
陕西	121 317	42.23	47.90	83.30	39.90	42.71
合计	1 145 670	479.76	15.94	78.11	12.45	15.23

总体上看，我国燃煤型氟中毒防治形势面临三方面挑战，一是范围大，受威胁人口众多，病情仍然未得到有效控制；二是防治经费投入相对较少，全国改炉改灶进度比较慢，轻病区改炉改灶率为 13.69%、中等病区改炉改灶率为 19.99%、重病区改炉改灶率为 13.89%，总体改炉改灶率为 15.9%；三是已改炉灶损坏严重，降氟炉灶正常使用率为 78.1%，实际有效改炉改灶率仅为 12.5%，未能充分发挥防病作用，防治措施后期管理问题突出。据此，我国燃煤型氟中毒防治工作必须加强，到了刻不容缓的时候。首先，政府必须重视，加大投入，将燃煤型氟中毒防治工作视为最重要的民生工程。其次，要进一步做好病情调查的基础工作，科学设计，因地制宜落实防治措施。第三，在落实防治措施过程中，要将

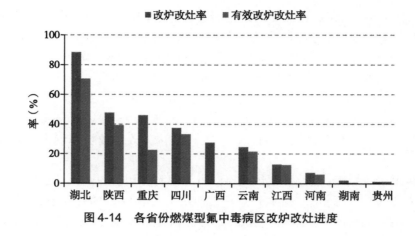

图4-14　各省份燃煤型氟中毒病区改炉改灶进度

质量和管理结合起来，重视健康教育，动员病区群众参与，使防治措施真正发挥防病作用，并建立可持续消除燃煤型氟中毒的防控机制。

（于光前、王丽华、孙殿军、安　冬）

参 考 文 献

1. 孙殿军，赵新华，陈贤义. 全国地方性氟中毒重点病区调查. 北京：人民卫生出版社，2005.

2. 李达圣，安冬，何平. 贵州省燃煤型地方性氟中毒流行现状调查分析. 中国地方病学杂志，2005，24（6）：651-654.

3. 李达圣，安冬，王述全，等. 贵州省燃煤型地方性氟中毒流行病学调查. 中国地方病学杂志，2003，22（3）：240-242.

第五章

2004—2012 年全国燃煤污染型地方性氟中毒病区综合防治措施的全面落实

进入 21 世纪,国家加大了对燃煤型氟中毒的防治力度。2004 年国务院转发了原卫生部、国家发改委、财政部联合制定的《全国重点地方病防治规划(2004—2010 年)》,确定到 2010 年我国燃煤型氟中毒的阶段防治目标为:全国病区改炉改灶率达到 75%,90% 以上的新建炉灶在 5 年后使用性能良好,居民正确使用炉灶率达到 95% 以上。《全国地方病防治"十二五"规划》进一步提出要基本消除燃煤型氟中毒的危害,将防治目标提高为:全国燃煤型氟中毒病区 95% 以上的家庭落实以改炉改灶为主的综合防治措施;强化燃煤型氟中毒防治工作的后期管理,使病区改炉改灶家庭炉灶完好率和正确使用率均达到 95% 以上。为此,从 2004 年开始,国家将燃煤型氟中毒重点病区综合防治项目纳入中转项目,2009 年转为国家医药卫生改革重大公共卫生服务项目(以下简称医改重大专项)。从 2004—2010 年,国家中央财政连续 7 年投入经费 13.75 亿元;2011—2012 年,国家中央财政继续投入经费 3.58 亿元。9 年间,国家中央财政共安排专项资金 17.33 亿元,有计划、有步骤地支持贵州、云南、四川、重庆、陕西、湖北、湖南、江西、广西、河南 10 个病区省份,开展了以健康教育为基础、以改炉改灶为主的燃煤型氟中毒综合防治项目,完成了 531.82 万户改炉改灶任务,累计改炉改灶率达到了 99.38%,实现了全国燃煤型氟中毒病区防治措施的全覆盖。

Chapter 5

Full implementation of Comprehensive Measures For the Prevention and Control of Coal-burning Type of Endemic Fluorosis in China From 2004 to 2012

After entering the 21st century, the government stepped up efforts for the prevention and control of coal-burning fluorosis. In 2004, the State Council relaeased *The National Plan for the Prevention and Control of Key Endemic Diseases (2004-2010)* which was jointly developed by the former Ministry of Health, the National Development and Reform Commission and the Ministry of Finance, and determined the staged goal for coal-burning fluorosis control by the end of 2010. The installing rate of improved stoves for decreasing fluoride would achieve 75%, 90% of new stoves installed would be in good condition after 5 years, and the rate of correct usage of improved stoves would reach 95%. *The Twelfth Five-Year Plan for National Prevention and Control of Endemic Diseases* further proposed to basically eliminate the hazard of coal-burning fluorosis. The prevention and control objectives were put forward, that is, more than 95% of the households in the coal-burning fluorosis areas will implement comprehensive prevention and control measures which focused on the improved stoves for decreasing fluoride; strengthen the latter period of management for the prevention and control of coal-burning fluorosis to ensure the rates of intact improved stoves and the correct usage reach over 95%.

Therefore, in 2004, the government started to includ the comprehensive prevention and control in the key areas of coal-burning fluorosis into the PCTL, subsequently in 2009 transferred to the Project of Major Public Health Service of National Medical and Health Reform (hereinafter referred to as the major project of medical reform in short, MPMR). From 2004 to 2010, the central finance invested 1.375 billion RMB in total for seven consecutive years; in 2011 and 2012, the central government continued to invest 358 million RMB. In the past 9 years, in a planned and systematic way, the central government has input a total of 1.733 billion RMB as special funds to support 10 provinces(municipality or automomous region)including Guizhou, Yunnan, Sichuan, Chongqing, Shaanxi, Hubei, Hunan, Jiangxi, Guangxi and Henan, to carry out the project of the prevention and control of coal-burning fluorosis, which was based on health education and focused on installing improved stoves. In this project, improved stoves were installed in 5.32 million households, and the total installation rate of improved stoves reached 99.38%, achieving the full coverage of control measures in the coal-burning fluorosis areas of China.

第一节　内容与方法

一、选点原则

在实施燃煤型氟中毒项目的省份，项目开始时，首先选择领导重视、群众有改善生活环境、提高健康水平要求，并能主动配合防治工作的病区县；优先选择人口相对集中，病情较重的病区；还要考虑所选择的病区县地方病防治机构健全，有一定的技术力量。积累经验后逐渐在全省（市、区）范围内开展工作。开展项目时，尽量实施整村推进。

二、基线调查

对计划实施项目的地区开展一般情况调查，主要包括病区县和病区村的人口状况、病情现状、燃料结构、炉灶使用情况、防治知识知晓情况等。

三、改炉改灶

按每个年度国家管理方案中分配给各省的数量来完成改炉改灶任务。根据基线调查结果，确定项目村改炉、改灶的方式及数量。在充分调研的基础上，根据防病需要，结合群众生活需求和习惯、政府补贴和群众的承受能力等因素，综合确定改炉改灶类型及技术参数。由经过培训的技工按照改良炉灶的技术参数认真实施改炉改灶工程。新改降氟炉灶合格率达到95%以上。建立炉灶管理卡片和电子档案，由病区县统一保管。

四、健康教育

按照因地制宜原则，针对不同人群采取群众喜闻乐见的形式进行健康教育，使病区广大干部、乡村医生、教师、学生及病区居民了解高氟对人体健康的危害及有效防治措施。广泛动员病区居民主动参与工作，自觉改变不良的生活习惯。调查项目实施前后学生和成人防治知识知晓率。通过健康教育，使病区中、小学校学生对燃煤型氟中毒知晓率达90%以上，居民防治知识知晓率达80%以上，炉灶正确使用率达95%以上。

五、质量控制

原卫生部疾控局每年制定并下发"年度地方病防治项目管理方案"，国家地病中心根据管理方案制订指导性的技术方案。各项目省均成立了省、市、县不同级别的领导小组和技术指导小组，根据国家两项方案的要求，制订不同层次的项目管理方案和技术实施方案。每年召开从国家级到县级的项目启动会，进行了不同层次的人员培训。在项目执行过程中，炉灶的采购按照《政府采购法》，遵循公开、公平、公正和诚信的原则实行政府采购。各项目省组织有关领导和专家进行项目的督导、检查，及时发现问题，纠正偏差。项目完成后，各项目省开展验收工作。本项目由国家地病中心制定统一的 Epi Info 数据库，项目县、省逐级上报、审核数据库，最后由国家地病中心进行汇总。

第二节 结 果

一、覆盖的项目县

根据 2013 年《全国地方病防治"十二五"规划》中期考核评估结果显示，全国 12 个病区省份一共有病区县 171 个，10 个项目省共有病区县 149 个，本项目覆盖了 10 个省份的 138 个病区县，占 10 个省份病区县总数的 92.62%，占全国病区县总数的 80.70%。138 个项目县见表 5-1。10 个项目省中，贵州有 9 个病区县（花溪区、乌当区、白云区、开阳县、息烽县、红花岗区、湄潭县、镇宁布依族苗族自治县、惠水县）、四川有 2 个病区县（什邡市、剑阁县）未参加本项目。这 138 个县在各年度项目中覆盖的频次见表 5-2。从覆盖频次可见，有超过一半的病区县（52.90%，73/138）通过 1～3 年的中转项目完成了改炉改灶任务。湖北、江西、云南、重庆、贵州的项目县基本是通过 4 年或更长的时间完成了改炉改灶任务。

表 5-1 项目县列表

省份	病区县数	项目县数	县名
江西	7	7	乐平市、安源区、湘东区、上栗县、芦溪县、袁州区、万载县
河南	3	3	偃师市、新安县、孟津县
湖北	15	15	阳新县、竹山县、竹溪县、秭归县、长阳土家族自治县、五峰土家族自治县、南漳县、恩施市、利川市、建始县、巴东县、宣恩县、咸丰县、来凤县、鹤峰县
湖南	28	28	湘潭县、衡阳县、衡南县、耒阳市、常宁市、邵东县、新邵县、邵阳县、隆回县、武冈市、赫山区、桃江县、安化县、北湖区、苏仙区、桂阳县、宜章县、永兴县、嘉禾县、临武县、娄星区、双峰县、新化县、冷水江市、涟源市、凤凰县、保靖县、龙山县
广西	2	2	罗城县、合山市
重庆	13	13	万盛区、黔江区、南川区、綦江区、武隆县、开县、云阳县、奉节县、巫山县、巫溪县、石柱土家族自治县、秀山土家族苗族自治县、彭水苗族土家族自治县
四川	23	21	叙永县、古蔺县、朝天区、旺苍县、青川县、洪雅县、江安县、长宁县、高县、珙县、筠连县、兴文县、邻水县、万源市、雨城区、荥经县、汉源县、天全县、南江县、越西县、甘洛县
贵州	37	28	修文县、清镇市、钟山区、六枝特区、水城县、盘县、遵义县、桐梓县、习水县、仁怀市、西秀区、平坝县、普定县、关岭布依族苗族自治县、兴仁县、普安县、晴隆县、毕节市、大方县、黔西县、金沙县、织金县、纳雍县、威宁彝族回族苗族自治县、赫章县、贵定县、长顺县、龙里县
云南	13	13	罗平县、富源县、会泽县、宣威市、昭阳区、鲁甸县、盐津县、大关县、永善县、绥江县、镇雄县、彝良县、威信县
陕西	8	8	镇巴县、汉滨区、汉阴县、石泉县、紫阳县、岚皋县、平利县、镇坪县
合计	149	138	

表 5-2　各省份项目县完成项目工作的时间跨度

省份	县数	1 年	2 年	3 年	4 年	5 年	6 年	7 年	8 年	3 年内完成改炉改灶的县所占比例
江西	7	1			6					14.29
河南	3		3							100.00
湖北	15	1		1	4	4	3	2		13.33
湖南	28	11	6	1	4		3	2	1	64.29
广西	2		2							100.00
重庆	13	1	3	2	3		4			46.15
四川	21	4	7	5	1	1	3			76.19
贵州	28	2	5	7	7	3	2	2		50.00
云南	13	2		1	2	2	4	2		23.08
陕西	8	2	4	2						100.00
合计	138	24	30	19	27	10	19	8	1	52.90

二、覆盖的项目村

本项目共覆盖病区村 36 328 万个（次），去掉重复的共覆盖 28 044 个村。各省情况见表 5-3。

表 5-3　各年度中转项目所覆盖的病区村数（次）

省份	2004 年度	2005 年度	2006 年度	2007 年度	2008 年度	2009 年度	2010 年度	2011 年度	2012 年度	合计	去掉重复后
江西			18	28	72				404	522	406
河南				96	79					175	175
湖北	377	214	257	82	380	160			47	1517	597
湖南	220	149	152	327	568	366		179	162	2123	2123
广西				66	299					365	365
重庆	170	93	118	33	219				114	747	662
四川	384	364	316	96	217	100			1155	2632	1789
贵州	362	587	642	937	2136	1904	2115			8683	6660
云南	253	77	83	3802	3853	5279		4316		17 663	13 779
陕西	532	900	469							1901	1488
合计	2298	2384	2055	5467	7823	7809	2115	4495	1882	36 328	28 044

三、基线调查结果

（一）氟中毒病情

本项目每年度在落实改炉改灶任务前，首先要开展基线调查，其中包括氟中毒病情，从而使防治措施真正落实到病区。由于 2004—2006 年度项目只统计了 8～12 周岁儿童氟斑牙人数和 16 岁以上成人氟骨症人数，未统计相应的人群底数，所以无法计算儿童氟斑牙患病率和成人氟骨症患病率。根据 2007—2012 年度调查结果显示，全国共调查 8～12 周岁儿童 243.90 万人（次），氟斑牙儿童人数为 134.60 万人（次），平均氟斑牙检出率为 55.19%；共调查成人 1565.81 万人（次），临床氟骨症人数为 54.06 万，平均临床氟骨症检出率为 3.45%。各省份中，贵州儿童氟斑牙病情最重，检出率达到 63.86%，其次为云南 55.50%，湖北和四川儿童氟斑牙检出率未超过 30%；云南氟骨症检出率最高，为 14.25%，贵州次之，为 3.10%。广西、河南、江西的燃煤型氟中毒病区基本上未有氟骨症病例检出。见表 5-4、图 5-1、图 5-2。

表 5-4　项目村氟中毒病情

省份	检查 8～12 周岁儿童数	儿童氟斑牙人数	儿童氟斑牙检出率(%)	检查成人数	成人氟骨症人数	成人氟骨症检出率(%)
江西	51 824	18 097	34.92	154 093	4	0.00
河南	6913	2540	36.74	114 625	0	0.00
湖北	74 918	11 847	15.81	921 815	3220	0.35
湖南	96 685	42 090	43.53	238 678	3073	1.29
广西	7881	3305	41.94	131 182	0	0.00
重庆	55 800	23 113	41.42	561 091	2380	0.42
四川	204 944	54 242	26.47	1 829 257	19 402	1.06
贵州	1 362 281	869 881	63.85	10 352 673	320 821	3.10
云南	577 200	320 628	55.50	134 4950	191 656	14.25
合计	2 438 446	1 345 743	55.19	15 648 364	540 556	3.45

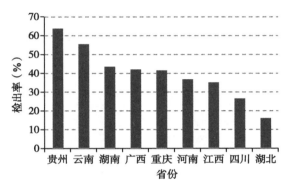

图 5-1　各省份项目村 8～12 周岁儿童氟斑牙检出率

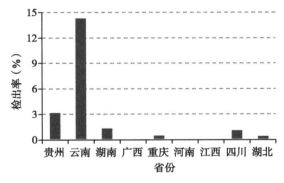

图 5-2　各省份项目村成人氟骨症检出率

(二) 炉灶使用习惯和煤炭使用情况

2004 年度项目未统计炉灶使用习惯和煤炭使用情况，其余年度除个别病区村数据缺失外，均上报了相关信息。2005—2012 年度病区村炉灶使用习惯调查结果见表 5-5。病区村中以炉灶混合使用的居多，占到 45.12%(14099/31247)，其次是以炉为主，占 38.87%(12146/31247)，以灶为主的较少，占 16.01%(5002/31247)。各省份病区村炉灶使用习惯不尽相同，陕西、河南、云南、湖北 4 省炉灶混合使用和以炉为主的村占到绝大多数，陕西病区村炉灶混合使用的比例为全国最高，达到 77.51%(1408/1352)；湖南、贵州、广西、四川、重庆 5 省在以炉灶混合使用为主的同时，以灶为主的村有所增加，以炉为主的村有所减少；江西的病区村绝大多数以灶为主，占到 94.44%(493/522)。病区村烧煤持续年限见表 5-5、图 5-3。几乎所有病区村均常年烧煤，在各年度项目开始时烧煤时间超过 20 年的村占到了 97%(30192/31144)。

表5-5 病区村炉灶使用习惯和烧煤持续年限调查结果

省份	项目村数	炉灶使用习惯（村数）			烧煤持续年限（村数）	
		以炉为主	以灶为主	炉灶混合使用	超过20年	20年以内
江西	522	19	493	10	406	13
河南	175	66	0	109	175	0
湖北	1123	724	1	398	1073	50
湖南	2123	166	895	842	1881	22
广西	365	70	106	189	363	2
重庆	747	74	135	368	565	12
四川	2632	433	629	1173	2170	65
贵州	8683	1645	2628	4008	8228	7
云南	15 501	8688	72	5954	14 233	510
陕西	1901	261	43	1048	1098	271
合计	33 772	12 146	5002	14 099	30 192	952

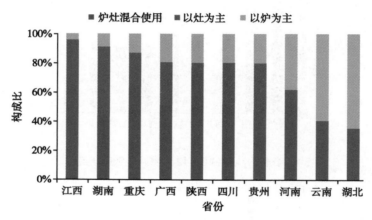

图5-3 各省份项目村炉灶使用习惯构成

四、各年度各省份改炉改灶任务量及完成情况

从2004—2012年，国家连续9年在贵州等10个燃煤型氟中毒重病区省份投入改炉改灶专项经费17.33亿元，计划改炉改灶任务总数为503.6万户，其中贵州省224万户，占全国任务总量的44.48%。每个年度各省份改炉改灶任务量见表5-6，实际完成任务数见表5-7，完成率见表5-8。9年间，全国共完成531.82万户改炉改灶任务，完成率为105.60%。整体完成率最高的省份为陕西，达到114.69%，陕西在各省份中也是率先于2007年完成了辖区内所有病区的改炉改灶任务。河南在2008年度项目中因病区范围缩小，将4万户的计划任务调整为32 230户，并全部完成。

表5-6 各省份各年度改炉改灶任务数（万户）

省份	2004年	2005年	2006年	2007年	2008年	2009年	2010年	2011年	2012年	合计
江西			1.0	1.5	3.7				19.7	25.9
河南				0.8	4.0					4.8
湖北	4.0	4.0	3.5	0.7	5.0	2.3			1.0	20.5
湖南	6.0	3.5	3.0	7.0	10.0	10.0		6.0	5.0	50.5
广西				1.0	2.1					3.1
重庆	7.0	3.5	4.0	1.0	8.7				3.9	28.1

续表

省份	2004年	2005年	2006年	2007年	2008年	2009年	2010年	2011年	2012年	合计
四川	7.0	5.0	5.5	2.5	11.0	1.7			20.2	52.9
贵州	11.0	14.0	14.0	25.0	50.0	55.0	55.0			224.0
云南	7.0	4.0	5.0	12.0	16.0	17.5		15.1		76.6
陕西	7.0	7.0	3.2							17.2
合计	49.0	41.0	39.2	51.5	110.5	86.5	55.0	21.1	49.8	503.6

表5-7　各省份各年度完成改炉改灶户数

省份	2004年	2005年	2006年	2007年	2008年	2009年	2010年	2011年	2012年	合计
江西			10 000	15 000	58 800				197 000	280 800
河南				8000	32 230					40 230
湖北	40 000	40 000	35 477	7034	50 000	23 000			10 000	205 511
湖南	57 594	35 673	30 191	70 464	129 683	100 729		56 286	60 785	541 405
广西				10 003	21 000					31 003
重庆	71 155	35 247	40 212	10 000	87 045				39 096	282 755
四川	70 000	50 000	55 000	25 000	110 000	17 000			202 000	529 000
贵州	116 026	150 205	176 907	259 911	579 059	591 209	566 896			2 440 213
云南	70 240	40 197	54 670	118 589	160 036	175 315		151 000		770 047
陕西	85 136	78 648	33 487							197 271
合计	510 151	429 970	435 944	522 001	122 7853	907 253	566 896	207 286	508 881	5 318 235

表5-8　各省份各年度改炉改灶完成率（%）

省份	2004年	2005年	2006年	2007年	2008年	2009年	2010年	2011年	2012年	合计
江西			100.00	100.00	158.92				100.00	108.42
河南				100.00	80.58					83.81
湖北	100.00	100.00	101.36	100.49	100.00	100.00			100.00	100.25
湖南	95.99	101.92	100.64	100.66	129.68	100.73		93.81	121.57	107.21
广西				100.03	100.00					100.01
重庆	101.65	100.71	100.53	100.00	100.05				100.25	100.62
四川	100.00	100.00	100.00	100.00	100.00	100.00			100.00	100.00
贵州	105.48	107.29	126.36	103.96	115.81	107.49	103.07			108.94
云南	100.34	100.49	109.34	98.82	100.02	100.18				100.53
陕西	121.62	112.35	104.65					100.00		114.69
合计	104.11	104.87	111.21	101.75	111.12	104.88	103.07	98.24	102.18	105.60

五、项目实施对病区防治措施落实进度的影响

　　如表5-9所示，项目实施前，全国原有病区县200个，病区户数799.10万，原改炉灶203.11万户，改炉改灶率为25.42%。9年间，项目新改炉灶531.82万户，加上项目带动辐射、群众自发改炉改灶等，截至2013年底，按新的病区范围统计（部分省份病区县范围有所变化，主要是四川省和河南省病区县范围缩小），全国燃煤型氟中毒病区累计改炉改灶万户率为99.38%。各年度全国病区改炉改灶率变化情况见图5-4。

表5-9　项目实施前后全国燃煤型氟中毒病区防治措施落实进度变化情况

省份	2004 年病区范围						2013 年病区范围					
	县数	村数	村户数	村人口数（万人）	改炉改灶户数	改炉改灶率（%）	县数	村数	村户数	村人口数（万人）	改炉改灶户数	改炉改灶率（%）
北京	2	594	131 633	21.12	131 633	100.00	2	588	13.16	20.84	13.16	100.00
山西	20	3615	671 844	259.58	753 602	112.17	20	3429	67.07	237.4	68.62	102.32
辽宁	2	4	498	0.13	222	44.58	2	2	0.02	0.07	0.02	100.00
广西	2	518	43 059	22.44	12 011	27.89	2	518	43.06	22.96	4.3	99.86
贵州	37	11 226	3 507 297	1594.32	49 516	1.41	37	8652	401.3	1668.8	398.65	99.34
河南	12	1812	228 412	90.05	16 247	7.11	3	175	4.02	15.21	4.02	100.00
湖北	16	1012	278 123	137.66	247 123	88.85	15	1030	32.98	136.45	32.77	99.36
湖南	25	1976	659 533	267.79	16 555	2.51	28	2117	55.04	223.76	54.52	99.05
江西	6	399	71 335	29.10	9260	12.98	7	413	27.01	116.49	28.09	104.01
陕西	9	1309	253 265	98.87	121 317	47.90	9	1586	36.55	141.36	36.55	99.99
四川	41	2367	442 153	224.23	166 858	37.74	22	1757	55.57	270.1	55.26	99.46
云南	15	9303	1 326 043	541.83	332 282	25.06	13	13 785	84.17	371.87	80.12	95.20
重庆	13	780	377 770	143.23	174 501	46.19	13	662	41.49	150.21	41.49	100.00
合计	200	34 915	7 990 965	3430.35	2 031 127	25.42	173	34 714	822.68	3375.52	817.58	99.38

注：1. 2004 年病区范围数据来源于 2004 年全国地方病防治工作调查表。2. 2013 年数据来自全国地方病防治"十二五"规划中期考核评估报告。

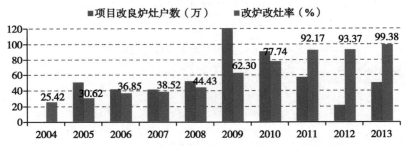

图5-4　项目实施过程中全国燃煤型氟中毒病区防治措施落实进度变化情况

注：改炉改灶率数据来源于 2004—2012 年全国地方病防治工作调查表和 2013 年全国地方病防治"十二五"规划中期考核评估

六、新改炉灶验收情况

全国新改的 531.82 万户炉灶共检查验收 484.87 万户，验收率为 91.17%。除河南（61.01%）、湖南（62.11%）和云南（86.00%）外，其余省份均超过 90%。全国验收合格户数为 483.36 万，合格率为 99.69%，正确使用户数为 479.23 万户，正确使用率为 98.84%。无论是在全国水平还是省级水平，新改炉灶的合格率和正确使用率均超过 95%，达到了项目目标要求。见表5-10。

表5-10　新改炉灶验收情况

省份	改炉改灶户数	检查验收户数	验收率（%）	合格户数	合格率（%）	正确使用户数	正确使用率（%）
江西	280 800	280 800	100.00	279 917	99.69	274 550	97.77
河南	40 230	24 546	61.01	24 546	100.00	24 546	100.00
湖北	205 511	205 511	100.00	205 505	100.00	204 996	99.75
湖南	541 405	336 287	62.11	332 289	98.81	328 158	97.58

续表

省份	改炉改灶户数	检查验收户数	验收率（%）	合格户数	合格率（%）	正确使用户数	正确使用率（%）
广西	31 003	31 003	100.00	31 003	100.00	31 003	100.00
重庆	282 755	282 755	100.00	280 174	99.09	277 878	98.28
四川	529 000	488 501	92.34	486 763	99.64	484 592	99.20
贵州	2 440 213	2 345 134	96.10	2 343 825	99.94	2 325 551	99.16
云南	770 047	659 689	85.67	656 041	99.00	651 692	98.79
陕西	197 271	194 461	98.58	193 548	99.53	189 333	97.36
合计	5 318 235	4 848 687	91.17	4 833 611	99.69	4 792 299	98.84

七、健康教育活动开展情况

（一）覆盖范围

各项目省在执行项目期间，通过广播、电视、举办培训班、开展中小学生健康教育课、制作宣传画、张贴标语等丰富多彩的形式，在项目实施地区进行了广泛的健康教育与健康促进工作。9年间，接受各种健康教育的学生总数达770.45万人次，接受各种健康教育的成人总数达2858.28万人次。各种健康教育形式覆盖的学生和成人人次见图5-5、图5-6。其中，广播、电视、报纸等形式是开展健康教育的主要手段，其次是宣传画、标语、黑板报等形式。中小学生健康教育课和作文比赛是针对学生开展健康教育的主要手段。

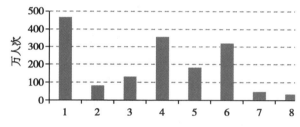

图5-5　各种健康教育形式覆盖的学生人次

1．广播、电视、报纸　2．培训班、会议　3．入户访谈　4．中小学生健康教育课
5．作文比赛　6．宣传画、标语、黑板　7．文艺演出　8．其他

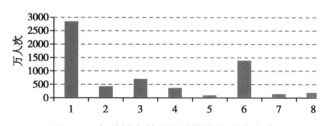

图5-6　各种健康教育形式覆盖的成人人次

1．广播、电视、报纸　2．培训班、会议　3．入户访谈　4．中小学生健康教育课
5．作文比赛　6．宣传画、标语、黑板　7．文艺演出　8．其他

（二）健康教育前后燃煤型氟中毒防治知识知晓情况

根据各年度项目实施前后燃煤型氟中毒防治知识知晓情况的评估结果显示，项目实施前学生防治知晓率平均为47.70%，成人防治知识知晓率平均为46.45%。项目结束后，两类目标人群防治知识知晓率显著提高，分别为94.53%和90.60%，达到项目90%和80%的目标要求。各省份中，除广西外，其他省份目标人群防治知识知晓率均达到项目目标的要求。见表5-11。少数病区县在个别年度综合防治项目结束后，目标人群防治知晓率未达到项目目标要求，如2005年度湖北省利川县、竹溪县，2005年、2006年度湖南省安化县、2007年度贵州省威宁县两类目标人群防治知识知晓率均未达到项目的要求。

表 5-11　项目实施地区健康教育前后燃煤型氟中毒防治知识知晓情况

省份	健康教育前				健康教育后			
	抽查学生人数	学生防治知识知晓率(%)	抽查成人人数	成人防治知识知晓率(%)	抽查学生人数	学生防治知识知晓率(%)	抽查成人人数	成人防治知识知晓率(%)
江西	24 360	45.73	16 240	47.44	23 234	92.57	16 152	95.16
河南	3002	48.13	1505	52.29	2549	93.41	1614	85.75
湖北	34 287	51.98	36 765	68.92	34 807	92.86	27 774	90.90
湖南	64 750	34.31	47 825	37.33	62 181	91.89	42 572	87.94
广西	1212	38.37	420	45.95	1511	89.94	960	78.54
重庆	22 335	62.85	46 961	72.92	22 399	96.81	46 963	91.57
四川	50 885	56.97	33 410	51.17	57 635	94.78	40 184	89.03
贵州	393 077	45.53	231 669	37.49	158 722	95.56	303 819	91.13
云南	24 482	54.77	17 231	42.96	20 815	94.21	17 208	87.46
陕西	26 533	72.20	17 932	64.27	22 770	96.88	59 122	89.96
合计	644 923	47.70	449 958	46.45	406 623	94.53	556 368	90.60

第三节　结　论

1. 2004—2012 年度中转项目在 10 个省份的 138 个病区县共新改炉灶 531.82 万户。截至 2013 年底，全国燃煤型氟中毒病区累计改炉改灶率达到 99.38%。

2. 全国共检查验收新改炉灶 484.87 万户，合格率为 99.69%，正确使用率为 98.84%。无论是在全国水平还是省级水平，新改炉灶的合格率和正确使用率均超过 95%，达到了项目目标的要求。

3. 在项目实施地区开展了广泛的健康教育，9 年间，接受各种健康教育的学生总数达 770.45 万人次，成人总数达 2858.28 万人次。

4. 项目实施前学生防治知晓率平均为 47.57%，成人防治知识知晓率平均为 46.06%。项目结束后，两类目标人群防治知识知晓率显著提高，分别为 95.02% 和 90.75%，达到项目 90% 和 80% 的目标要求。

第四节　取得的成绩

一、本项目的实施极大地推进了我国燃煤型氟中毒防治进程

燃煤型氟中毒既是一种生物地球化学性疾病，也是一种生活习惯病，与落后的敞炉、敞灶烧煤习惯有关。根据 2001—2002 年全国地方性氟中毒重点病区调查结果，贵州、云南、湖北、湖南、重庆、四川抽查的 19 个重点病区县，除湖北和重庆因长江三峡地区防治试点改灶率较高外，其余省份调查县改炉改灶率很少超过 30%，有的根本未改。报废现象也十分严重，除彭水、昭阳、彝良外，其他调查县报废率超过 50%，高者达 100%。说明当时我国燃煤型氟中毒的防治形势十分严峻。我国燃煤型氟中毒主要分布在偏远贫困的山区，在没有外力推动的情况下，依靠当地居民或者是当地政府，在短时期内是难以实现防治措施的全面落实和氟中毒病情的有效控制。在中转项目和医改重大专项的支持下，本项目通过有计划、有步骤地在我国燃煤型氟中毒病区大规模地落实以健康教育为基础、以改炉改灶为主的综合防治措施，极大地推动了我国燃煤型氟中毒的防治进程，全国病区改炉改灶率从项目之初的 25.42% 上升到 99.38%，基本实现了全覆盖，为控制和消除我国燃煤型氟中毒奠定了坚实的基础。

二、统一领导、精心组织、密切配合，使系统的社会工程得以实现

燃煤型氟中毒重点病区的综合防治项目不是简单的发炉子，而是涉及到卫生、财政、发改、教育、宣传、建设、农业、林业、民政、扶贫等多个部门，没有统一的组织领导、各部门的密切配合以及群众的广泛参与是不可能完成的。本项目经费来自国家财政拨款和地方配套经费，由原卫生部制定"项目管理方案"并组织实施，国家地病中心作为技术支持单位，负责制定全国的"技术实施方案"和进行技术指导。各省均成立了由卫生厅主管厅长任组长的项目领导小组和以疾控中心主管主任为组长的技术指导小组。其中，项目领导小组组长级别最高的是贵州，由主管省长亲自担任。各项目市、县也分别成立了相应的项目领导机构。各级项目领导机构积极向政府申请配套经费，负责项目方案的制订、组织、协调、技术培训、检查和督导、质量控制等工作，为保质保量地完成项目工作起到了重要作用。项目执行过程中，国家、省、市、县各级地方病防治专业技术人员为了完成项目工作付出了艰苦的努力，表现出了地方病防治工作者无私的奉献精神。乡镇、村一级的政府、卫生院、中小学校工作人员以及改炉改灶技术人员等都是培训的主要对象，成为项目工作的基层骨干技术力量。病区群众是本项目的直接受益者，在项目执行过程中充分调动他们的积极性，使其主动出工、出钱，积极参与到改炉改灶的工作中来。经过国家的统一规划，全国从上至下，团结一心，经过9年艰苦的努力，完成了我国燃煤型氟中毒综合防治这一系统的社会工程。

三、科学规划并及时调整技术方案

在总原则不变的情况下，根据项目实际工作中发现的问题及时调整技术实施方案，例如在2005年度技术方案强调了以炉为主的病区户必须改炉，以灶为主的病区户必须改灶，如果同时使用炉和灶，则炉灶必须同时改。2006年度技术方案强调了要重视炉具的质量，要对炉灶改良户进行正确使用和日常维护的技术培训，延长炉灶的使用寿命，最大限度地发挥改良炉灶的防病作用。2008年度技术方案中指出改变能源结构，有条件的病区提倡采取改变能源结构的方式（如使用电、液化气等）进行改炉改灶。贵州省为确保项目实施质量，在2007年度项目中开始改变过去的改良炉灶方式，在充分尊重病区群众知情权和选择权的基础上，采取"货币直补"的方式实施改良炉灶工程，促进了项目工作的顺利开展。

基线调查是确定年度项目实施范围和对象的重要依据。本项目开始时全国的病区范围资料来源于2004年全国地方病防治工作调查表，而当时各省的病区范围资料主要来源于20世纪80年代调查的结果。虽然参考了2001年的全国地方性氟中毒重点病区调查资料，但这只是部分病区的局部资料。随着本项目的深入开展，在2008年度项目中安排了尚未完成改炉改灶的省份的防治需求调查，结果发现有的省份病区范围有所扩大，而有的省份病区范围有所缩小，最新的防治需求数据为随后国家安排改炉改灶任务提供了精准的病区范围资料。

四、因地制宜选择炉灶，病区群众生活环境焕然一新

了解不同地区炉灶使用习惯和群众的真实需求是让病区群众接受降氟炉灶，并配合本项目的关键。为了完成任务，各省份开动脑筋、克服困难。湖北、云南、陕西、贵州等省份根据本地区的自然状况和居民生活习惯，按照国家下发的炉灶卫生要求和热性能指标，积极开发、设计、生产适合本地的炉型和灶型。使用改良炉灶的农户，炉灶燃煤量显著减少，节约了能源，减少了开支，减轻了农民负担；改良炉灶的主要特点是安装了烟囱，密闭燃烧，炉灶进风抽力增加，平均上火时间缩短，提高了炊事效率，减轻了炊事的劳动强度。用电炊具取代用煤炊事的农户，室内空气大为改观，不再有煤烟气味。通过该项目的实施，优化了病区居民生活环境，减少了室内空气污染，保护了群众健康，给群众带来实惠，体现了国家对群众的关怀，为我国现阶段建设社会主义新农村做出了积极贡献。由于高氟煤在燃烧过程中除了释放过量的氟元素外，同时也释放出大量的其他有害气源性污染物（如各种硫化物）和可吸入颗粒，贵州和陕西部分燃煤型氟中毒病区的煤中砷含量也很高。因此，在病区安装降氟炉灶，教育居民

改变不良的生活习惯，也同时减少了病区居民呼吸系统疾病的发生，在贵州和陕西部分病区还起到控制燃煤型砷中毒的作用。

五、广泛开展宣传和健康教育，从思想上改变不良生活习惯

燃煤型氟中毒病区多处于贫困山区，由于经济文化欠发达，病区群众的健康观念和生活习惯普遍落后，敞炉敞灶燃煤是多年养成的陋习，短时间内无法彻底改变。因此，本项目在病区改炉改灶的同时，更重要的是开展健康教育。针对的重点目标人群是中小学生和家庭主妇，健康教育内容包括燃煤型氟中毒的原因、危害、改良炉灶的正确使用和维护、清洁能源使用和推广等。项目实施过程中，各省份均组织开展了多种形式的健康教育活动，制作燃煤型氟中毒防治 VCD 光盘、宣传画、宣传单、展板、降氟炉灶项目户标示牌等，下发到项目县、乡、村，在电视、广播、报纸上建立卫生知识专栏，播放防治专题片、专家访谈、刊登防治知识等；各项目县、乡、村根据实际情况，在醒目的位置书写宣传标语，建立永久的宣传墙，设立村规民约，与项目户签订承诺协议书，乡卫生院和村卫生站办燃煤型氟中毒防治宣传板报，乡村干部和卫生院医师等入户面对面宣传；一些项目乡村，群众自发组织起来，自编花灯、秧歌、小品、相声等，进行文艺演出，向邻村邻乡群众传播燃煤型氟中毒防治知识；教育部门在中小学开设健康教育课，学校利用黑板报、学习园地书写防治知识，组织与燃煤型氟中毒防治有关的作文、演讲、竞赛等，并开展"小手牵大手，防氟路上一起走"的社会实践活动，不仅让学生掌握了燃煤型氟中毒防治知识，还让他们成为传播燃煤型氟中毒防治知识的宣传员，起到了很好的宣传效果。将安装降氟炉灶与开展群众乐于接受的健康教育活动相结合，形成了良好的防治燃煤型氟中毒的社会环境和氛围，使病区百姓从根本上认识到燃煤型氟中毒危害，改变不良的生活习惯，并世代相传，对持续控制和消除我国燃煤型氟中毒具有重要的意义。

六、燃煤型氟中毒防治的长效机制初步建立

随着项目的深入开展，发现安装的改良炉灶开始出现损坏，而且随着改炉改灶时间的延长，炉灶损坏比例逐渐增大。因此，地方病防治人员在开展综合防治项目的同时，逐步探索燃煤型氟中毒防治的长效机制。主要包括以下几个方面：

一是继续发挥项目领导小组的作用，尤其在重病区，巩固防治成果，将燃煤型氟中毒控制与消除视为精准扶贫的基础性工作。

二是促进降氟炉灶市场化，使病区群众可以方便地购买到降氟炉灶及其配件，并建立售后维修服务点。

三是开展燃煤型氟中毒防治后期管理示范村建设，将疾病防治与社会主义新农村建设相结合，促进病区经济发展多元化，能源结构多样化，持续开展切实有效能被群众接受的健康教育活动，形成健康的生活习惯。

四是开展燃煤型氟中毒监测，及时发现问题，及时采取措施，还要推动病区的考核验收工作。

（高彦辉、赵丽军、孙殿军）

参 考 文 献

1. 孙殿军，申红梅，李珣，等. 中国重点地方病防治"十一五"回顾与"十二五"展望. 中华地方病学杂志，2012，31（5）：473-475.

2. 孙殿军. 我国重点地方病主要防治问题的梳理与认识. 中华地方病学杂志，2014，33（2）：121-124.

3. 雷正龙，严俊，张树彬，等. 全国重点地方病防治形势及主要任务. 中华地方病学杂志，2014，33（5）：475-478.

第六章

全国燃煤污染型氟中毒主要防治措施——降氟炉灶的基本技术要求

安装降氟炉灶是防治燃煤型氟中毒最重要的一项措施。从 20 世纪 80 年代长江三峡地区燃煤型氟中毒防治试点项目开始，防治专业技术人员便开始研制适合不同病区的降氟炉灶。在 2004 年国家将燃煤型氟中毒重点病区综合防治项目纳入中转项目之时，国家地病中心编制了"降氟炉灶结构与材料的基本技术要求"的技术文件，对在全国燃煤型氟中毒病区大范围落实改炉改灶防治措施提供了重要的技术支持。本章从总则、降氟炉灶的结构、烟道与烟囱、热性能的基本要求和使用与保养等方面介绍了对降氟炉灶的基本技术要求。

Chapter 6

Basic Technical Requirements for the Improved Stoves-the Main Measure for the Prevention and Control of Coal-burning Type of Endemic Fluorosis in China

Installation of stoves for decreasing fluoride is the main measure for the prevention and control of coal-burning fluorosis. Since the pilot study on the control of coal-burning fluorosis in the Three Gorges Region of the Yangtze River in the 1980s, professional and technical personnels started to develop various stoves for decreasing fluoride, which were suitable for different endemic regions. When the full implementation of comprehensive measures for the prevention and control of coal-burning fluorosis was included into the PCTL in China in 2004, the Center for Endemic Disease Control formulated the technical document *The basic technical requirements for the structure and material of improved stoves for decreasing fluoride*, which provided great technical support for the large-scale implementation of improved stoves in the whole country. General principles, structures, flue and chimney, basic requirement of thermal property, use and maintenance of the improved stoves are introduced in this chapter.

第一节　总　　则

降氟炉灶的基本要求是：保证需要，安全卫生，节约煤炭，经济易行。

降氟炉灶的设计必须根据当地的使用煤种、气象条件、海拔高度和不同用途（炊事、烤火共用或单一用）及灶型（台灶、地灶或可移动式炉灶）进行。应适应当地的经济、文化状况，在保证用火与防病的前提下，照顾当地群众的生活习惯，选用来源较易的材料，简化制造、安装（施工）工艺，降低造价，以达到经济易行的目的。

各种降氟炉灶皆宜设计成可由工厂定型生产的部件组合而成,组合化和部件标准(通用)化是炉灶发展的方向。

降氟炉灶只应由具备一定的设备、技术力量、检验手段和管理制度的单位生产,以便能保证产品质量。

降氟炉灶需有稳定、可靠地将烟尘排到室外的烟囱,保证降氟。

降氟炉灶在一定时期内,应由经过培训合格的技术员施工,必须执行国家有关标准和规定。

降氟炉灶应合理使用,及时维修,加强管理。

第二节　降氟炉灶的结构

以下按几种常见炉灶分别论述。

一、一般煤炉

(一)支座

炉子皆需有能稳定地支撑全部炉体与燃煤及操作所加之重量和振动的支座。支座常为三点(三条腿)。铸铁炉的支座,如炉体为整体铸成时,则与其底部一起铸就,若为组合式铸铁炉时,支座由底盘和三支点组成。支腿底端形成的面积,必须大于炉具本体除炉盖板外任何一处的截面积。

(二)风室

也是灰渣室(灰坑、灰膛)。

1. 高度　按每天清渣三次计算,取 100～120mm。

2. 宽度(截面积或直径)　一般为圆筒型,其内径＝炉芯外径(mm)＋不小于 30mm 厚的保温层。风室和炉体分段组合(多为铸铁)时,其造型宜成上小、下大的截头锥管型。底部由大于风室上部直径、有承插性止口的支座托板承托。顶部由有承插性止口的托板组成,该托板上承插炉壳下口,下承插风室上口。它应稳定、可靠地承托着其上的全部设备(炉算、炉芯、保温层、密封层、炉盖、炉圈、炉体外壳和容煤)和司炉操作时的加重。其直径等于其上的炉体外壳 +10mm 左右(作止口沿)。若为整体(指炉外壳)铸造时,底部往往与炉体一起铸就,风室则是上大、下小,上部为一装设在炉壳内的托板,该托板应紧固可靠,能承担其上之炉算、炉芯、炉盘(导流盘)、容煤、保温层及密封层的重量和司炉操作时的加重。

3. 二次风入口　二次风入口必须设在风室,一般为四个。二次风入口面积为炉算有效通风活截面积的 5% 左右。炉灶组装和使用时,炉芯的二次风道必须与此处入口对正。

4. 炉门(风门、清渣门)　这是唯一的进风门,此外不应再有进风处。风门以圆形(直径 80～100mm)或椭圆形[长轴×短轴＝(100～120)mm×(80～100)mm]为宜。炉门必须有开、关灵便、通风量可调(大、小直至关严)的门(盖)。有灰渣撮的炉灶,其撮子的造型应设计成有调节进风量的风门。

5. 风室顶部板(托板)　中部有与炉算有效面积等同的圆孔和一般为四个的二次风入口。此托板材料宜为铸铁(GB/T 9439—1988,HT100),厚 10mm;若为普通碳素钢板(GB/T 700—1988,Q235,A),可取 3～4mm。风室材料宜为铸铁,厚度不应薄于 5mm;用普通碳素钢板,不应薄于 2.5mm。风室内部在使用前,应用水泥(最好是耐火水泥)掺合保温材料抹成上口,除有二次风入口者外,应与炉算面积一致;中部除进风口(亦是清渣口)不抹外,大体是圆筒形;下部呈坡向炉门的下凹半球型,凹底也应抹耐火、耐磨又保温的材料。上述处理可以减少散热和加热进入燃烧室的空气,强化燃烧,提高效率。

(三)炉算

1. 炉算面积　炉算面积直接关系着燃煤量的多少和火力强度。炉算的面积应根据农村用火量大、且急的特点,按常用煤种和小时燃煤量选定:烟煤 1.3～2.0kg/h;无烟煤 1.2～1.8kg/h;石煤 3.0～6.0kg/h。炉算面积因为都是圆形,故由其有效直径取定:按燃烧 1 公斤烟煤和无烟煤取 90～100mm,燃烧 1

公斤石煤取 85～95mm 设计。所以，燃用烟煤和无烟煤时常取 200mm，不宜小于 180mm；燃用石煤时常取 300mm，不宜小于 250mm；燃煤量特多或煤质特次者取 350mm。

2．炉箅的齿　应上宽、下窄，呈倒梯形。炉齿之间形成的通风活截面积：燃用烟煤和无烟煤者不小于 45%；燃用石煤者不小于 65%。

3．炉箅的材质　为铸铁（GB/T9439—1988，HT100），厚度 10mm。

（四）炉芯（内为燃烧室）

炉芯是降氟炉灶的核心。除蜂窝（藕）煤炉外，皆应按炉型选配下述规格炉芯。

1．炉芯大小　炉芯应为上小、下大之截头锥管型，以强化燃烧。上口内径取 140～150mm，应不小于 120mm。下口内径即前述炉箅的有效直径。

2．燃烧室高度　指炉箅上表面至出口水平面的垂直高，亦即炉芯的深度。燃烧烟煤和无烟煤者宜取 260mm，不应低于 240mm。燃烧石煤及其他灰分大的煤者宜取 350～400mm，不应低于 300mm。

3．火焰区与容煤区高度　燃烧室可分容煤区和火焰区（燃尽区）两段，上段为燃尽区，下段为容煤区。在可用火期间，火焰区的高度在燃烧烟煤和无烟煤时，一般占 1/3 左右，约 70～90mm，不宜低于 60mm，燃烧石煤者相对可低些，但其绝对高度也宜 70～90mm，不应低于 60mm，否则难得燃烧完全。容煤区高度宜占燃烧室总高（深）的 3/5 左右，不应低于 1/2，煤质好者小，次者大。封火期间，原燃尽区段也不宜小于 40mm，更不应将煤添至炉膛出口。

4．燃烧室（炉芯）上口　距锅底为 25～35mm，不得小于 20mm，也不应大于 50mm。有炉盘时（宜有）此则是炉盘底部烟气入口处的弧面与锅底的距离，俗称吊火高度。

5．炉芯壁厚与材料　①普通耐火材料（耐火度为 1580～17 700℃，马弗炉内煅烧不低于 14 000℃）不薄于 30mm，要求内、外和两端皆须整洁，具有耐火产品应有的光洁（釉面）耐磨、抗热疲劳、抗氧化性能，常温耐压强度 10～15MPa，不应低于 10MPa。②矾土水泥耐火混凝土制作时，厚度亦不应薄于 30mm。上述两种材料制成的炉芯皆至少应做到由一米高处垂直掉于地面不破损。

6．石煤炉清渣门　石煤炉炉芯下部应设计一直径 50mm 左右的清渣门。

7．二次风道　二次风道宜在炉芯表面、由底部到出口处，预留四条深 10mm、宽 40mm 的整齐凹槽，此时需在炉芯外裹一层钢板，才能形成风道；也可另用钢板卷制或由钢管和其他耐高温的材料组成，此时该二次风道则穿行于保温层中。二次风道的通风活面积相当于炉箅有效通风活面积的 5% 左右。

8．二次风出口　二次风出口中心距炉芯上沿（燃烧室出口）30～35mm。一般为四个，口径宜为 20mm，不小于 15mm。

9．二次风量　二次风应斜下吹向燃烧室中心。二次风不是单纯地为了补充风，其根本作用是搅拌可燃物与过剩空气，使它们混合、燃烧，同时也补充一定量的空气，其风量一般为总风量的 8%～15%。

（五）炉盘、导流盘

1．炉盘　炉灶皆应有稳定地装设于炉芯上沿、并插入燃烧室 10mm 左右、上口斜坡（前低、后高）的半球型炉盘。其造型应根据当地常用尖底锅设计。内弧表面的下段距锅底 35mm 左右，中段距离锅底 25～30mm，由于上段是前低后高的斜口，因而上段前部也常为 25～30mm，上段后部则不大于 20mm。插入炉芯段下口外径应与炉芯出口内径吻合。

（1）炉盘上口：非回烟炉按造型延长时，其上口内径比炉盖板中部开孔直径大 25～35mm。非下反烟、即烟气出口在炉灶上部后端者，该炉盘上口后端，应有长于烟气出口宽的一段紧靠炉盖板，前端距炉盖板 25～35mm。热烟气自燃烧室上升，加热炊具后，由炉盘口下返，经炉盘与炉体外壳内表面之间形成的环形烟道，由前而后，加热炉壳壁（也对炉盘进行保温）再从后部紧靠炉盖板的烟气出口排出，进入烟道，继而由烟囱排到室外。

（2）炉盘下口：内径宜小于燃烧室出口内径 6mm 左右。

（3）炉盘功用：在于使燃烧室出来的热烟气能更大面积、更快速度冲刷、传热于炊具，降低排烟损失，炉盘是炉灶必有的部件。

2．导流盘　是在炉盘内弧面按 30° 划分，增设了凸起的 12 根底宽 10mm、双向前、弧形、均匀的肋条。按造型,肋条顶部与锅底的距离一般是 5mm 左右,但由于导流盘上口前低、后高,故其前部将大于 5mm。导流盘更有利于烟气对炊具的传热,提高热能利用率,宜推广应用。

3. 炉盘、导流盘的材质 为铸铁(GB/T 700—1988),要求 HT150,壁厚 5mm 左右,其中插入燃烧室段厚 3mm 左右。

(六)保温要求

全部炉芯外皆必须用绝热材料保温,炉芯出口以上段可不保温,以利于散热烤火。常用的保温材料有石棉、矿渣棉、玻璃纤维、膨胀珍珠岩、硅石、硅酸钙、硅酸铝纤维等。各处厚度不一样,炉芯出口处最厚,但最薄处(炉芯底端外)也不得薄于 30mm,并须填实。保温层上面,须抹一层耐火、防水材料作保护。

(七)炉体外壳

1. 高度 ①整体设计者是指自炉底(除支座腿外)至炉盖板下的炉体外壳高。高度 = 风室高(mm)+炉芯高(mm)+炉盘壁厚(mm)+30mm+ 当地常用尖底锅的深度(mm)≌风室高(mm)+ 炉芯高(mm)+(80～100)mm;②非整体设计,即由炉体与风室组合而成的炉子,则是指风室以上至炉盖下的炉体外壳。高度 = 炉芯高(mm)+(80～100)mm。

2. 内径 炉壳下口内径,即炉箅标高处,等于炉芯底端外径(mm)+(2× 保温层厚)mm。炉体外壳上口宜大于下口。上口内径不应小于 300mm,否则难以保证农村居民的习惯要求,但常用小锅者则应根据锅口取定。石煤炉在炉箅标高处应设一直径 50mm 的清渣门,并应有可关严的门(盖)。

3. 材质 ①铸铁(GB/T 9439—1988)HT 100—150,厚度应为 5mm。②普通碳素钢板(GB/T 700—1988,Q235,A),厚宜为 3mm,不得薄于 2.5mm。③普通碳素钢材的焊接质量应符合 GB/T 12461—1998 的有关要求。

(八)炉盖板(炉面板)与炉圈盖

除固定锅的台灶外,所有的降氟炉灶皆必须有炉盖板和炉圈盖。

1. 炉盖板 中部开孔小于炉壳内经 15～25mm。盖板背面与炉体上口相接处,需设计有与炉体外壳上沿相吻合的止口或凹槽,以利稳固和密封,并须设螺栓固定。炉盖板的宽度按当地习惯设计。材料宜为铸铁(GB/T 9439—1988)HT 100,厚度为 10mm,也可根据当地习惯,使用其他金属材料,但须保证其与炉体外壳相接处的密封和稳定及应有的强度。

2. 炉圈与炉圈盖 ①一般由两圈(也可为三圈)加一块凹形整板组成,该凹形整板中部需铸就一可由炉钩勾起的横梁,盖上不得留孔;②各圈之间及其与盖板的衔接处,需有宽不小于 6mm(宜为 10mm)、深 4～5mm 的直角型止口,以达密闭不漏烟的要求;③材质为 GB/T 9439—1988,HT150,厚度应为 10mm。

炉圈盖是炉灶中最易损坏的部件,除使用时应注意外,首先是材质、结构与工艺要合理,故要求用上述铸铁标准中的 HT150,同时推荐用套叠式炉圈。

(九)烟气出口

烟气出口距炉体上沿 20mm 左右,再短将影响炉体上口的强度。此处应设计、组配一段不短于 50mm 长的烟气出口管。烟气出口窗的高度不宜过大,否则将减少炊具的吸热量,故宜为椭圆形,内径可取(30～50)mm×(60～100)mm。

二、回烟炉

回烟炉是指热烟气自燃烧室上升加热炊具后,由炉芯外与炉壳之间的通道回返到下部再排出的炉具。本节是指燃用烟煤、无烟煤或石煤,而非燃用蜂窝(藕)煤的回烟炉具。

(一)支座

回烟炉支座的要求与一般煤炉支座相同。

(二)风(灰渣)室

回烟炉的风室,宜与其上的炉体(外壳)分段设计。

1．高度　按每天清灰三次计，取100～120mm。整体铸造者，应高于此。

2．宽度（截面积或直径）　①风室与其上方炉体分开制造的组合式炉的风室，宜呈上小、下大之截头锥管型。此时，顶部须有另一组件——托板，此托板下的风室上口内径与炉外壳内径等同，为炉芯外径（mm）+2×30mm。②如其顶部无另组托板，而是与风室一体制成时，则此风室顶部应大于炉体外壳的外径，并有止口承受炉外壳的插入，其内径＝炉芯外径（mm）+2×30mm+2×炉壳壁厚（mm）≌此型炉体外壳下沿外径。

组合式炉风室的下部直径应大于上部40mm左右。其底，由与支座腿连在一起的托板构成。

3．风室与其上的炉体设计成一体　其造型是上大、下小、有底的锥（管）型。此时，风室顶部必须有装于炉壳内、稳定、结实、可靠的托板，该托板需承担其上的炉芯、炉盘（导流盘）、容煤和使用时产生的重量。该托板直径＝炉芯外径（mm）+2×30mm（回烟道宽）。采用此结构时，更须令支座底脚的展开面积大于除炉盖外炉体任何一处的截面积。

4．风室顶部托板　中部有与炉算有效面积相等的孔和（一般）四个二次风入口。二次风入口要求与一般煤炉相同。

5．炉门、材料　要求与一般煤炉相同。

6．使用时风室内应保温，要求与一般煤炉相同。

（三）炉算

炉算的要求与一般煤炉相同。

（四）炉芯（内为燃烧室）

炉芯是降氟炉灶的核心，要求与一般煤炉相同。但二次风道只能设计在炉芯表面。

（五）炉芯外壳

回烟炉炉芯外须有金属外壳，其功用是强化和保护炉芯及组合二次风。其造型与尺寸根据炉芯外周设计，裹于炉芯外。材质应为铸铁（GB/T 9439—1988）HT100-150。厚度不薄于3mm。用普通碳素钢板时，应为GB/T 700—1988，Q235，A，厚度不薄于2.5mm，但其耐腐蚀性能不及铸铁。

石煤炉应于炉算水平标高处与炉芯对应，设一清渣门。

（六）炉盘、导流盘

1．炉盘　回烟炉的必有部件。热烟气自燃烧室升上后，受炉盘的约束，能更好、更全面地冲刷、传热于炊具，然后再由上口四周外出、下返。它是降低排烟损失、提高热效率的重要设置。

（1）炉盘造型：必须能稳定地安装于炉芯上口、并插入燃烧室10mm左右、上口斜坡（前低、后高）的半球型炉盘。其造型应根据当地常用尖底锅设计。内弧表面的下段，距锅底35mm左右；中段25～30mm；上段因前低、后高，故也常是25～30mm；后部则不大于20mm。插入段下口外径应与燃烧室出口内径吻合。

（2）炉盘上口：按造型延长时，上口内径比炉盖板中部的开孔应大于15～25mm；但因前低、后高，上口沿的后端，距炉盖板15～20mm（不应大于20mm）；前端上沿（已垂直于炉盖板中部开孔之外）距炉盖板25～30mm（不应大于35mm，否则锅不上火）。

2．导流盘的功用与要求与一般煤炉相同。

3．炉盘与导流盘的材质要求与一般煤炉相同。

（七）炉体外壳

1．回烟炉风室以上段的炉体外壳　为上大、下小的截头锥管形，它与炉芯外壳之间形成一上宽、下窄的环型烟气通道。热烟气加热炊具后，由导流盘（炉盘）上口四周下返，经此环形烟道，从设于此炉壳底部的烟气出口排出。回烟炉的基本优点在于，热烟气在此环型通道中运行时，一是加热了炉体外壳，利于烤火；二是加热了二次风，利于助燃；三是对炉芯的保温。因而设计合理的回烟炉之综合热效率可达80%以上，宜推广应用。

2．环形烟道宽度　上部（指相当于炉芯出口水平处）40～60mm；底部（相当于炉算表面水平处）不窄于30mm。

3．清灰门　应在回烟道底部的适当位置设一能严密关闭的清灰的门挡。

4．炉体外壳高度　由风室和炉体两段组合的回烟炉的炉体外壳高＝炉芯高（mm）＋炉盘壁厚（mm）＋30mm＋当地常用尖底锅的内深（mm）≌炉芯垂直高（mm）＋（80～100）mm。

5．炉体外壳内径　①下口＝炉算有效直径（mm）＋（2×炉芯壁厚）mm＋2×回烟道宽；②上口＝按下口至炉芯出口水平处形成的角度，再延伸80～100mm处的内径，一般不小于300mm，常用锅口小于此者除外。

6．清渣门　石煤炉宜在炉算标高处设一直径50mm、与炉芯和炉芯外壳对应的清渣门；此门需有可盖严的门（盖）。另外，该清渣道不得与回烟道串通。

7．炉体外壳材料　宜为铸铁（GB/T 9439—1988）HT 100-150，厚不薄于5mm。用普通碳素钢板时，则为GB/T 700—1988，Q235，A，厚度不应薄于2.5mm，但其耐腐蚀性能不如铸铁。

（八）导流片

回烟炉的炉体外壳与炉芯外壳之间，应设导流片，以便热烟气较全面、均匀地冲刷炉芯外壳和炉体外壳，加热二次风和炉体外壳，强化传热。无它时，将大大降低二次风温和减少炉壳的散热量，增大排烟损失。

导流片宜固定在炉体外壳的内侧，与之形成一体，也可固定在炉芯外壳的表面。若为前者，导流片按回烟道宽度设计，各片距炉芯外壳1～3mm，顶端与导流盘外表吻合，间隙不大于5mm，因而它在炉芯出口水平处最宽，往下逐渐变窄。导流片的厚度可与炉体外壳同。

导流片一般宜为8片。炉体出烟口处最短，其下端紧靠出烟口上沿，对侧最长，距回烟道底不大于40mm。此处如有清渣门者，则在该门的上沿，依次按斜坡形设计、组装。

（九）炉盖板（炉面板）和炉圈盖

回烟炉必须有炉盖板和炉圈盖，其要求与一般煤炉相同。

（十）烟气出口

烟气出口在回烟道的后下部，宜为圆形，直径80～100mm（除小号者外，一般都取100mm），其下沿距炉体外壳下沿不小于20mm，以便组装烟气出口管，该出口管段不应短于50mm。另外，烟气出口中心距导流盘（炉盘）中部上沿（返烟处）的垂直高度，一般不宜大于400mm。

三、可移动式蜂窝（藕）煤炉

由于蜂窝煤结构的特点，其每一个孔（洞）就等于一个燃烧室，通风良好，空气与可燃物接触机会多，面积大，各孔之间距离又近，相互保温，从而提高了整个燃烧室温度，故其燃烧效率高于一般散煤炉。但它敞烧，没有烟囱将烟尘排出室外，严重地污染着室内环境，不符合卫生要求。再加上其他一些不足，所以必须改进，使之符合卫生要求。市售蜂窝煤炉已基本定型，其优点，我们应当保留，下面只对其不足之处提出改进办法：

（一）支座与风（灰渣）室

1．风窝煤炉也应有支座，要求与一般煤炉相同。

2．风室的高度宜取100mm。

3．宽度（截面积或直径）　①非回烟炉因其整个炉体是上、下等径，因而风室内径＝所用蜂窝煤的外径（mm）＋（25～35）mm＋（2×炉芯壁厚）mm＋（2×保温层厚）mm。②回烟型者的内径，上口同①。若为风室与其上段炉体分段组合者，则该风室下口内径宜大于上口30～40mm，以便更稳定。

4．二次风入口　如有二次风，则其入口应设在风室。入口截面积，宜取蜂窝煤全部孔的面积加炉体外与炉芯壁之间距的面积之和的5%～10%。二次风量应不超过燃烧所需总风量的15%。非回烟结构者，二次风道穿行于炉芯外的保温层之间，回烟结构的蜂窝煤炉则与一般煤炉相同。

5．炉门　由于必须增设烟囱，将烟尘排到室外，因而抽力增大了，所以炉门（风门）更需可靠地适应风量的调节。

6．风室内壁宜按与一般煤炉相同要求作保温处理。

（二）炉芯（内为燃烧室）

1．炉芯为上、下等径的圆管型，内径按所用蜂窝煤外径加（20~35）mm，否则，插入炉盘段的内径小了，不便于加（取）煤。

2．炉芯高（内深）=3块所用蜂窝煤的厚度（mm）+（20~35）mm。有二次风和煤直径大于120mm者，取大值。

3．二次风出口中心应在最上那块煤表面之上15~20mm处。口径不应小于15mm，一般为4~6个。

4．炉芯可选用市售产品，但应满足上述要求。材料与厚度宜达到与一般煤炉相同的要求。

（三）炉芯外壳

回烟蜂窝煤炉的炉芯应有外壳包裹，要求与回烟炉相同。

（四）炉盘、导流盘

1．降氟蜂窝煤炉需有炉盘，否则排烟损失过大。非回烟结构者宜按与一般煤炉相同设计、组装，但前端距炉盖板宜为25mm左右。回烟蜂窝煤炉则按回烟炉设计、组装。由于蜂窝煤炉的烟气量一般小于散煤炉，故蜂窝煤炉炉盘（导流盘）与锅底的距离应小于上述各自（一般煤炉和回烟炉）的规定，应为各自该规定的75%左右。

2．现市售蜂窝煤炉大都没有炉盘，若有也不尽合理。导流盘不宜设置在炉体上口平面，应按与可移动式蜂窝（藕）煤炉相同要求设置。原有螺旋形凸肋应改成如与一般煤炉相同要求，才有利于热烟气的利用。

3．材料要求与一般煤炉相同。

（五）炉体

1．非回烟蜂窝煤炉　①非铸铁者，整体造型常是上下等径，故其内径=炉芯外径（mm）+（2×保温层厚）mm。铸铁者，则会是上口大于下口。②风室以上高度=炉芯垂直高（mm）+导流盘（除去插入燃烧室段）高（mm）。③非回烟蜂窝煤炉宜将炉芯出口以上段外壳设计呈向上的半球型，以便于组装导流盘及烟气通道和坐锅，保证密闭排烟，同时也提高了炊事热效率又有利于烤火。

无论是回烟还是非回烟型的蜂窝煤炉炉体的上口内径，按常用锅设计，一般不小于250mm。

2．回烟蜂窝煤炉　①其功用与回烟炉烟气排放、加热保温效果相同。②环形烟道宽，相当于炉芯出口水平标高处，宜取35mm，底部不窄于25mm。应在底部设一可关严的清扫门。③风室以上炉体高度=炉芯高（mm）+导流盘壁厚mm+20mm+当地常用锅内深（mm）≌炉芯高（mm）+（70~90）mm（此为常用锅外高（mm）-炉盖板厚和炉盖板以上的锅沿高（mm）+炉盘下部弧面与锅底的距离（mm）。④炉体外壳内径：下口=蜂窝煤直径（mm）+（25~35）mm+2×炉芯厚（mm）+2×炉芯外壳厚（mm）+2×环型烟道宽（mm）；上口=按下口至炉芯出口水平处环型烟道要求的宽所形成的角度再延长70~90mm处的直径。⑤回烟蜂窝煤炉体的材料宜为铸铁（GB/T 9439—1988）HT100-150，厚度宜为5mm。若用普通碳素钢板（GB/T 700—1988，Q235，A）则不应薄于2.5mm。

（六）出烟口

1．非回烟蜂窝煤炉　其烟气出口要求与一般煤炉相同。但出口内径宜为（30~40）mm×（60~80）mm。

2．回烟型蜂窝煤炉　其烟气出口要求与回烟炉相同。但出口内径小于此，宜取Φ76mm×3.5mm。

（七）保温要求

除非回烟炉除风室按要求保温外，炉体段也应保温。材料与一般煤炉相同。但厚度不应薄于40mm。保温层顶应用耐火、防水材料封闭好。

（八）导流片

要求与回烟炉相同。

（九）炉盖板和炉圈

要求与一般煤炉相同。

四、台灶

这里指的是燃用烟煤、无烟煤、石煤（非蜂窝煤）的固定式台灶，它是很多病区居民不可缺少的炊具之一。但都是敞烧，没有将燃烧产生的烟尘排到室外的烟囱。除固定锅外，有的还常在炊事之余将锅端开、外置，致使污染了环境，不合符卫生要求。加上没有配置科学的炉芯等，燃烧效率还有很大的提高空间，所以提出以下改进办法。首先，必须设置可靠的烟囱，将燃烧产生的烟尘排到室外。其次，宜改单锅灶为双锅甚至多锅灶，或在其后设火墙、火炕、炕桌等余热利用设备。

（一）灶体

台灶通常是用砖砌就，砌筑应符合 GB 50203—2002 的规定。红砖（烧结普通粘土砖）等级不宜低于 M10。混合砂浆强度不应低于 M2.5 级。台灶的大、小，根据使用锅型和用户的需要而定，高度常为800mm。砌体外罩水泥、石灰混合砂浆，在加强保护的同时，便于检查是否漏烟。

（二）风室也是灰渣室（灰坑、灰膛）

1. 高度　按每天清灰一次计算，以 180～240mm 为宜。
2. 内截面积　按炉箅的有效面积取定。
3. 风（清灰）门　宽取 120mm；高取 120～180mm。需有风量可调的插板与插座或门、框齐全的炉门。
4. 在使用前，宜用水泥将内部抹成圆筒型，面积与炉箅的使用面积相等，炉口不抹。

（三）炉箅

需符合与一般煤炉相同的技术要求。但台灶用火量大、每小时燃煤量多，所以燃用烟煤和无烟煤者，直径不得小于 200mm；燃用石煤者，其直径不得小于 300mm。

（四）炉芯（燃烧室）

1. 为了提高热效率，应配置通用、预制的炉芯，以提高燃烧效率。要求同一般煤炉，但燃烧室（炉芯）出口距锅底可为 30～40mm。
2. 燃烧室的出口中心宜在锅底中心偏前 20～40mm，特别是单锅的大锅灶。
3. 炉芯出口至灶面段，内部应按所用锅型塑造呈向上的半球型，以便制作拦火圈（也可配置定型炉盘）后，烟气能由拦火圈与它所形成的烟气通道、由上而下、由前而后运行。其深与宽，应根据所用锅配合拦火圈确定。

（五）拦火圈

台灶应在炉芯出口处设拦火圈，以降低排烟损失。拦火圈呈上仰马蹄状，前低，距锅底 25～35mm，其前端有一段常是添煤门的进煤口，因而常缺如；后高，距锅底 0～10mm，若后部还有受热面者，取 10mm，若无，则不宜留缝隙。拦火圈与灶体内壁形成的烟气通道大体呈半截月牙形，下宽、上窄、半球形底，通道前宽深、后窄浅，一般前宽不小于 40m、深不小于 50mm，以 15% 左右的坡度向后抬高，最后缩小成出烟口。烟气流速控制在 4m/s 以内。

（六）添（加）煤门

固定锅台灶需设添煤门，一般为高 60～80mm，宽 100～120mm。其开口上沿不得高于烟气出口的下沿；开口的下沿，不得低于炉芯出口上沿。需有固定的、可关严的门和框，或插板和插座。

（七）烟气出口

在后上部，口径可取 60mm×120mm。出口上沿在灶面下 60mm 处。烟气从此出去后的烟道，应立即扩大为不小于 120mm×120mm，再进入烟囱。

（八）副烟道

台灶，特别是大锅灶，当习惯在非炊事期间端开锅外置者，须设副烟道，位置紧靠上述烟气出口（道）之下，通道内径常取（20～30）mm×（40～60）mm，设金属插板，插板中部需有直径 15～20mm 的排气孔。

（九）炉膛（燃烧室）出口

此处应有可盖严的盖板，盖板应呈下凹型，上有可用炉钩勾起的横樑。材料应为铸铁。

（十）保温要求

除炉芯外，自底到出口都需保温，底部厚不薄于 30mm，垂直向上，因而上部厚于底部。材料与一般煤炉相同。

五、地灶

地灶是指炉盖与地面平、无金属段炉体的灶。对不需烘烤粮食的低山病区而言，也是一种煤种适应性广、能满足炊事、烤火和降氟要求的炉灶，经济易行。

（一）风（灰渣）室

1．高度　按每天清灰一次计算，以 180～240mm 为宜。

2．宽度（顶部截面积）　与炉算的有效面积等同。因炉算制造时是方形，使用前，宜将风室用水泥（或既耐火又保温的材料）抹呈圆筒型，炉门口处不抹。

3．炉门　这是唯一的进风门。宽应 120mm；高 120～180mm。需有可调节风量的插板与插座。

4．清灰沟　地灶灰渣（风）室外应设一底部渐向地面坡的清灰沟（积灰坑），宽不小于灰渣室。其顶部、即地面处应有盖板，以保安全和减少室内飘尘。

（二）炉算

1．炉算形状　适应砖砌风室的要求，原是方形，但使用部分是圆形。炉算的其他要求与一般煤炉相同。

2．燃用石煤对炉算的要求　燃用石煤时，如炉算在地面以上，炉芯与基座皆应预留清渣孔（60mm×60mm 或 φ50mm）。如炉算在地面以下，可设活动式炉条。

3．炉条　有两类，一是分片翻转式，另是单条可抽动式。①翻转式炉排的造型是方形，四框由型钢（GB/T 9789—1988）焊就，全炉算分为各有三根左右炉条组成、两端固定在一起的单片，两端皆有穿过型钢的轴，型钢设有相对应的孔。后轴短，前轴长，且有供操作（摇动）的把柄。炉排（算）仍宜为铸铁，但制作较难，故也可用钢材制造（GB/T 702—1986、GB/T 705—1989）。②单条可抽动式炉条一般用圆钢制作。制作虽易，但操作不便。

（三）炉芯（内是燃烧室）

应按使用煤种选配定型、合适的炉芯。其要求与一般煤炉相同。一般不要求设计二次风。

（四）炉盘、导流盘

地灶也应配置炉盘（导流盘）以强化传热。要求与一般煤炉相同。

不配置炉盘（导流盘）者，应制作拦火圈（详见：台灶拦火圈）。

（五）炉体

1．地灶的炉体一般是砖砌体。

2．炉芯出口以上段，宜塑造呈向上的半球型，以利于组装拦火圈或炉盘（导流盘），加强热烟气的利用。靠炉盖板处的直径一般不小于 300mm，应按常用锅取定。

3．保温要求，自炉算水平标高起到炉盖下的炉芯外皆需保温。厚度，下端不薄于 30mm，垂直向上，因而上部逐渐厚于此。材料参见一般煤炉。

（六）烟气出口窗与烟道

1．地灶烟气出口窗的高度不应过大，否则将影响炊具吸热和炉圈散热。宜为长方形或椭圆形，内径可取（30～60）mm×（60～120）mm。其上沿常在承托炉盖板的砖下面，距炉盖板 60mm 左右。烟气出口后，下返进入烟道。

2．地灶的烟道在地面 60mm 以下，烟气经此再由烟囱排出室外。烟道的内截面尺寸不应小于 120mm×180mm。需烟气通畅，四周不漏烟、不漏风。

3．烟道插板中部须有直径不小于 25mm 的通气孔。

（七）炉盖板与炉圈（炉圈盖）

1．地灶也应有炉盖板，以便组合炉圈并稳定和保护炉体和炉芯。其大、小按习惯设计，一般不小于400mm×400mm。厚度与材质要求与一般煤炉相同。

2．炉盖板须稳定、密闭地安装在炉体上。

3．炉圈盖的要求与一般煤炉相同。

第三节　烟道与烟囱

一、烟道

烟道是指炉灶出口至烟囱段的通道，如炉灶出口后有火炕、火墙者，则是指到这些余热利用设备入口的烟气通道。

1．烟道长度　直接进入烟囱者，不应长于1.5m。后有余热利用设备者，不应长于0.5m。

2．烟道内径　不应小于烟气出口管的外径加20～40mm。应有不小于5%的坡度向烟囱（或其后的余热利用设备）抬高。

3．烟道与烟囱连接　烟道不得插入烟囱内腔，导致降低烟囱抽力，但应设合适的导烟板。

4．密封口　烟道与炉灶出口和进入烟囱的衔接处，皆须密封不漏烟（风）。

5．烟道材料　可为砖砌、陶管、钢管。钢管烟道散热好，利于烤火，但1.0mm以下的薄钢板烟道使用期限不长，不作推荐。砖砌烟道可造型成炕桌、火墙、火炕等余热利用设备，若炉灶出口烟气温度超过200℃者，宜推广应用。

二、烟囱

烟囱应与房屋同步设计和施工，垂直设在厨房，与房屋一样，是永久性设备。材质应为砖或混凝土。烟囱是关系着降氟炉灶效果（降氟、硫和砷等有害物）和保证充分燃烧的关键设备。所有炉灶的烟尘，必须、也只能由烟囱排出。

（一）烟囱材质

有砖（红砖、青砖、土砖）、水泥空心砖、陶管、铸铁管、钢管。

1．砖烟囱　红砖和青砖指烧结普通粘土砖，等级强度应不低于MU10。砌基础用的石料应为未风化的天然石。如地基稍湿，则应采用强度不低于MU30的石材。

2．钢管烟囱　应符合《钢结构设计规范》（GB 50017）的规定。

（二）高度

指垂直高度，一般不低于3.5m，回烟炉及炉灶烟气出口后带火墙、火炕等散热设备者，不得低于4.2m，否则难以保证降氟的要求（这是在炉灶出烟口空气过剩系数2.0以内，烟道和烟囱位于室内、无漏风，排烟温度1500℃以上，海拔高度1100m条件下，于试验室测得的数据）。烟囱应垂直无弯或尽量少弯，有弯曲段的烟囱应高于上值。排烟温度低、海拔高者，需求越高，反之可低些。最终以好烧和室内空气质量达到要求而定。

烟囱应高出房盖0.5m。砖烟囱顶端有盖（帽），盖下四周有排烟孔（常为120mm×120mm）。

由墙或窗斜行（不允许水平）出屋的烟囱（一般是金属烟囱，也有陶管烟囱）斜行向上与水平面形成的角度宜为45°～60°，不应小于30°；30°时，斜行投影长度不应大于2m；45°～60°时，斜行投影长度也不宜超过4m。金属或陶管材质的此段烟道习惯也称烟囱。该段烟囱出屋檐后，必须再向上伸长，高出房盖0.5m以上，并须在顶端装设丁字型三通。

（三）烟囱内径与壁厚

1．砖烟囱　内径常为180mm×180mm或240mm×240mm，可供两个炉灶共同使用。壁厚：建于室内者，不薄于120mm；建于室外者，240mm或360mm，不得薄于180mm。

2．空心砖（一般是利用现有建房的此类砖）烟囱　内径不应小于130mm×130mm，壁厚常为30～50mm。专门制作，内径取150mm×150mm或180mm×180mm；壁厚30～50mm。砌筑应用不低于M5

的水泥砂浆。当过烟道长 1.5m 以内、烟道出口温度超过 1500℃时，进烟口处 500mm 高的水泥空心砖段，应改用红砖或青砖。

3．陶管（一般利用市售排水陶管）烟囱　应选用 DN200，要求承插可靠，里、外釉面都完好，可供两个炉灶使用。

4．铸铁管烟囱　宜用 DN125，可供一台炉灶使用。

5．钢管烟囱　宜用 Φ133mm×3.5（4.0）mm 的钢管。用热量小的炉灶可用 Φ108mm×3.5mm 的钢管。室内段烟囱（道）的壁厚可薄些，以降低重量。材料应符合 GB/T 8162—1999、GB/T 8163—1999 的要求。

6．降氟蜂窝（藕）煤炉　燃用直径 120mm 以内煤块，金属烟囱宜为 Φ76mm×3.5mm，不应小于 Φ63.5mm×3mm。

（四）烟囱的施工

降氟炉灶的施工，应由经过培训合格的技术工人，按国家有关规范进行。砖砌烟囱，必须执行 GB 50203—2002 和 GB 50051—2002 的有关规定。

1．烟囱建筑要求　应垂直设在原始坚实的地上，注意防水。烟囱基础一般由砖、石构成，应有大方脚。砖或石头基础与烟囱本体砌筑时应使用强度不低于 M5 号的水泥砂浆，室内段可用同等级（M5）的水泥石灰混合砂浆砌筑。要求密实、牢固，囱体及与烟道接口等处皆不得漏烟、漏风。

2．砖砌烟囱原则（砖砌炉灶也同）　砖必须遵循内外搭接、上下错缝的原则。火砖、水泥空心砖烟囱砌体之垂直缝应为 10～12mm，水平缝应为 8～10mm。砂浆必须饱满，内部缝应刮平，内腔应光滑。火砖、水泥空心砖烟囱外部应用水泥砂浆罩面，再刷石灰（室内砖烟囱外可用石灰砂浆罩面），以求结实、不漏烟（也便于识别是否漏烟）。烟囱底部一侧设清扫口。

3．室内烟囱安装　不得由炉灶直接承托，即使金属烟囱的室内段也应立于地面的基座上。下设平时可关严的清灰孔。烟囱室内架空通往室外段，须有可靠的支撑或吊挂。

4．室外烟囱安装　立于室外的金属或陶管烟囱底部也须有可靠的基座，一般由砖、石或混凝土制成。中部有不小于烟囱内径的垂直空间，烟气进口应设于此空间段。烟气进口中心至内腔底的高度，不得低于 300mm。其旁设清扫门（孔）。

5．钢管烟囱组装　基座应预埋紧固螺栓。钢管底端应焊一托板（托板中部应有不小于烟囱内径的孔，厚不小于 4mm），预埋螺栓与托板螺孔孔径及位置须对应。烟囱上、中部应有可靠的支撑设置。钢管烟囱顶部也应有可打开清扫、四面通风的帽或丁字型三通。

6．铸铁管烟囱组装　应有中部开孔不小于烟囱内径的托板，管承口向下坐于托板上，再用钢材支架或混凝土固定。各管段的承插可用水泥连接密封。中、上部应有可靠的支撑装置。顶部应扣一可开启的等径三通。

7．钢管和铸铁管防护　①烟囱外表面需涂刷防护油漆。②钢管和铸铁管烟囱的室外部分宜保温，以防氟、硫露点腐蚀。同时，也是保证应有抽力的较好措施。保温层外应用防雨水材料包裹。

8．陶管烟囱组装　承口向下，扣在预留的孔上，外用混凝土固定，各节承时用水泥。管外应再用竹（木）竿加固。顶端扣一等径丁字型三通。陶管烟囱也宜保温，以保证应有的抽力。陶管烟囱耐腐蚀的性能高于钢板，但强度低、易损坏，应注意保护。

9．清扫孔　有弯曲段的烟囱（烟道）应在转弯处底部设置清扫孔。

10．插板　烟道、烟囱若设插板，在其中部预留直径 25～30mm 的通烟气孔。

11．防火与防雨　有防火层的烟囱（炉灶）内表面距易燃体不应小于 240mm；无防火层者，不应小于 370mm。烟囱穿过楼板和屋顶时，其外表面距易燃建筑构件（木板、木屋架、木梁等）不应小于 120mm；距易燃烧（如草盖、树皮盖、沥青油毡房盖）屋面不应小于 250mm。金属烟囱的此距离须加大一倍。此距离形成的空间，必须在底部承托好后用既防火又防水的材料填充处理，达到既防火、防漏雨，又保证建筑构件牢固的要求。（室内过楼板处，可不考虑防水）。石板房盖应用水泥抹严其与烟囱的接口，以防漏雨。金属烟囱（道）穿过非金属窗户时，应在烟囱周围用钢板等非可燃材料隔开，其外表与周围竹、木等可燃构件须保持大于 100mm 的间距。

第四节　热性能的基本要求

降氟炉灶的热效率包括炊事热效率和供暖（烤火或烘烤食品）热效率两部分。

通过燃烧一定重量的煤，使蒸发锅内一定重量的水加热蒸发，以加热蒸发水的热为炊事有效热。同时，以炉具表面各部的散热为供暖（烤火、烘烤食品）有效热。两者之和为综合有效热。

测试应在关闭门窗、定量通风、无其他水分蒸发的室内进行，并以室内环境温度为基准。测试室所在地以不高于海拔 1000m、环境温度高于 0℃、相对湿度小于 90%、风速小于 0.5m/s 为宜。燃料除煤（根据设计要求而定：烟煤、无烟煤、石煤、贫煤等）外，还有引火物（刨花、木柴或木炭）。炉灶只有在同一试验条件下测定的结果，才有可比性。测试条件和方法按"降氟炉灶"（中国疾病预防控制中心地方病控制中心编）中《降氟节煤炉灶热性能试验方法》建议的有关要求进行。

一、炉灶设计要求

计算理论燃烧温度以 1400℃ 为宜。主燃区（火焰区）中心实测温度应不低于 1000℃。炉口实测温度（燃烧室出口距锅底 1cm 处），可用火期间不低于 600℃。燃烧室出口空气过剩系数应控制在 1.5 以内，炉具排烟空气过剩系数应控制在 2.0 之内。炉灶出口在无尾部受热面时，以不超过 250℃ 为宜，应不高于 400℃。

二、主要测试指标

（一）炊事平均上火速度

用炉具燃煤供应的热量，按炉具和煤量大小规定的蒸发锅和水量，将锅水温从 25℃ 加热到 80℃ 时间内，单位时间锅水温度升高的度数（℃/min）。表明同一煤种下炉具起动的性能。以下按炉型和燃用煤种，分别取定。

1. 可移动式炉子

（1）烟煤　宜取 2.1℃/min，不低于 1.9℃/min。

（2）无烟煤　宜取 1.8℃/min，不低于 1.65℃/min。

（3）石煤　宜取 1.4℃，不低于 1.3℃/min。

（4）蜂窝（藕）煤　宜取 2.6℃/min，不少于 2.4℃/min。

2. 台灶

（1）烟煤　宜取 3.0℃/min，不低于 2.7℃/min。

（2）无烟煤　宜取 2.7℃/min，不低于 2.5℃/min。

（3）石煤　宜取 1.6℃/min，不低于 1.4℃/min。

3. 地灶

（1）烟煤　宜取 2.75℃/min，不低于 2.45℃/min。

（2）无烟煤　宜取 2.5℃/min，不低于 2.2℃/min。

（3）石煤　宜取 1.5℃/min，不低于 1.3℃/min。

（二）旺火时间

锅中水温从到达沸点、维持到降回低于沸点 2℃ 的时间（分钟）。表明炉具或煤能维持"旺火"的时间。以下按燃用煤种，分别取定。

1. 烟煤　宜取 230 分钟，不少于 210 分钟。

2. 无烟煤　宜取 220 分钟，不少于 200 分钟。

3. 石煤　宜取 200 分钟，不少于 180 分钟。

4 蜂窝（藕）煤　不少于 180 分钟。

（三）可用火时间

锅中水温从 80℃ 起，升到沸点或最高蒸发温度，至降回到 80℃ 的时间（分钟）。反映炉具或煤维持最小可用火的时间。以下按燃用煤种，分别取定。

　　1. 烟煤　宜取 270 分钟，不少于 245 分钟。

　　2. 无烟煤　宜取 300 分钟，不少于 280 分钟。

　　3. 石煤　宜取 360 分钟，不少于 320 分钟。

　　4. 蜂窝（藕）煤　不少于 250 分钟。

（四）总燃烧时间

锅中水温从 25℃ 加热到沸点或最高蒸发温度，又降回 80℃ 的总时间。按燃用煤种取定。

　　1. 烟煤　宜为 310 分钟，不少于 280 分钟。

　　2. 无烟煤　宜为 350 分钟，不少于 320 分钟。

　　3. 石煤　宜为 420 分钟，不少于 380 分钟。

（五）总蒸发量

开始试验时按规定的锅内水重，加试验中补充的水重之和与水温从最高蒸发温度降回到 80℃ 时（锅水不再蒸发）锅内水重的差值（kg），一般按炉型和燃用煤种可分别取以下值。

　　1. 可移动式炉灶　烟煤和无烟煤可取 28kg；石煤可取 21kg。

　　2. 蜂窝（藕）煤炉　可取 27kg。

　　3. 台灶　可取 39kg。

　　4. 地灶　可取 35kg。

注：这是测试或评比的一般要求，由于各用户对总蒸发量的实际需求不一，因而改灶时，各户应分别选用相应蒸发量的炉灶。

（六）炊事平均火力强度

总蒸发量与锅水温度升到 80℃，又回到 80℃ 的时间之比（g/min）。反映在单位时间内、炉具燃煤炊事所得到的热量。以下按炉型和燃用煤种，分别取定：

　　1. 可移动式炉子

　　（1）烟煤宜取 54g/min，不低于 48.5g/min。

　　（2）无烟煤宜取 50g/min，不低于 45g/min。

　　（3）石煤宜取 31g/min，不低于 28g/min。

　　2. 蜂窝（藕）煤炉　宜取 50g/min，不低于 45g/min。

　　3. 台灶、地灶

　　（1）烟煤和无烟煤宜取 72g/min，不低于 61g/min。

　　（2）石煤宜取 45g/min，不低于 38g/min。

（七）炊事热效率

锅水升温和蒸发吸收的热量与投入炉内燃料（煤与引火物）应用基低位发热量的百分比（%）。表明该炉灶炊事热利用的程度。以下按炉型和燃用煤种，分别取定。

　　1. 有烤火功能之可移动式炉子　烟煤和无烟煤宜取 40%，不低于 36%；石煤宜取 25%，不低于 23%。

　　2. 蜂窝（藕）煤炉　宜取 60%，不低于 54%。

　　3. 台灶、地灶　烟煤和无烟煤宜取 55%，不低于 50%；石煤宜取 30%，不低于 27%。

（八）总散热量

当蒸发锅内水温达到 55℃ 时，在炉门上方相当于炉膛高的中点（B1）测得的炉壳温度（Bt1℃），至该点温度又降至（Bt1℃）时，各测点测得的温度均值，减去测试开始和结束时室内空气的平均温度后，换算所得的总散热量。如未加热锅水进行炊事而仅测烤火散热时，则应盖严炉盖，以炉盖中心为 B1 点；该点达到 60℃ 时开始，至该点（B1）又回到 60℃（此后该点温度继续下降而不再上升）时止，各测点测得的温度均值，减去开始和结束时，室内空气的平均温度后，换算所得的总散热量。如测试以炉盖为烤火热源的地灶之散热量（其炉体无法测试）时，也以炉盖中心点作为 B1，只测炉盖各点的散热量；测试与计算方法同上。此项按烤火需求，以小时计取要求如下。

1. 3400m 以上高山区　不少于 27 544kj/h（6580kcal/h）。

2. 3000m 以上高山区　不少于 22 244kj/h（5314kcal/h）。

3. 2500m 以上高山区　不少于 21 640kj/h（5170kcal/h）。

4. 2000m 以上高山区　不少于 18 200kj/h（4348kcal/h）。

5. 1500m 以上高山区　不少于 16 234kj/h（3878kcal/h）。

6. 1000m 以上高山区　不少于 14 760kj/h（3526kcal/h）。

7. 500m 以上中山区　不少于 13 200kj/h（3153kcal/h）。

8. 低山区　不少于 12 500kj/h（2986kcal/h）。

（九）供暖平均火力强度

总散热量与 BT1 至 BTn 时间之比。表明在单位时间内炉具燃煤供暖（烤火）所得到的热量；即与总散热量相对应、按实际检测时间（分钟）计算所得的热量（J/min 或 Cal/min）。

（十）辐射强度

与散热量的测试时间同，距炉壁 0.5m（炉盖为 0.7m）处的辐射强度。反映在一定距离和时间内、一定面积上所得到的辐射热量。其要求与室内、外温度、风速和海拔高度相关。按在室外温度 0℃左右、室内 +5℃、风速不大于 0.5m/s、海拔 1000m 条件下，不分煤种，测得的辐射强度值宜取 2.3J/cm²·min，不低于 1.8J/cm²·min。

（十一）供暖热效率

炉具总散热量与投入炉内燃料（煤与引火物）应用基低位发热量的百分比 %。表明该炉灶供暖（烤火）的热利用程度。

1. 烟煤　燃用烟煤宜取 36%，不低于 30%。

2. 无烟煤　燃用无烟煤宜取 33%，不低于 28%。

3. 石煤　燃用石煤宜取 35%，不低于 29%。

4. 非回烟结构的蜂窝煤炉　基本只有烟道和烟囱的室内部分的散热可供取暖，此供暖热效率可取 7%～11%。

（十二）综合热效率

炊事热效率与供暖热效率之和，表明该炉具总的热利用程度。

1. 烟煤和无烟煤　燃用烟煤和无烟煤宜取 65%，不低于 55%。

2. 石煤　燃用石煤宜取 52%，不低于 42%。

3. 蜂窝煤　燃用蜂窝（藕）煤炉宜取 65%，不低于 58%。

（十三）本节内容说明

1. 在一般的情况下，只需测以下六项，即可评出各降氟炉灶的优、劣：①炊事平均上火速度；②可用火时间；③总蒸发量；④炊事热效率；⑤总散热量；⑥辐射热强度。不必 11 项全测，但最少应测④、⑤两项作比较。当燃料（煤和引火材料）的应用基低位发热量难以测得时，用同一燃料也可求出比较值。

2. 供暖用热与炊事用热的比例，应根据各地的实际需要设计，但综合效率的要求不宜变。长江三峡试点推广降氟炉具，大都是供暖用热占 3/7 左右，只有个别供暖用热大于炊事用热。

3. 本节推广的炉灶的热效率虽处于先进水平，不过，除中国地方病中心设计的回烟炉（专利号 88220317）和组合炉（专利号 87214301）外，都没有设计炉芯，若配置炉芯，热效率还可提高。

第五节　使用与保养

降氟炉灶，只有正确使用，才能充分燃烧煤炭，减少热量损失，提高炉灶热能功效，减少燃煤污染，降低氟中毒，实现消除氟中毒目标。不过，仅此还不够，必须将降氟炉灶正确使用与科学保养相结合，才能延长降氟炉灶寿命，做到事半功倍，并有利于燃煤型氟中毒持续消除机制的建立。

一、煤的粒径

燃煤颗粒直径的大小，直接关系着燃烧速度、燃烧室温度、单位时间的放热量和热损失。

烟煤和无烟煤的颗粒直径宜为 10～25mm，其中粒径大于 15mm 者，不宜多于 30%；1～15mm 者，宜占总量的 70% 左右，但其中细于 5mm 者，不应多于 20%。煤粒径不应大于 30mm，也不宜小于 0.5mm，小于此者，应做成煤饼（煤球）再燃烧。石煤颗粒应粗些，以 20～35mm 为宜，不宜大于 40mm，过大难燃尽，过细通风难、漏损大、火焰差。

煤颗粒大，则相对减少了氧化面积，延缓了氧化速度，影响了燃烧室的温度，降低了单位时间的放热量，即火力强度，直接影响着炊事与烤火的需热量。煤颗粒大时，中部的碳接触不到氧气，因而难以燃尽，易产生煤核，使灰渣含碳量增大，即增大了碳不完全燃烧损失。煤颗粒大时，相互支架，形成的空隙大，使一些空气没有接触到碳粒（未参与氧化）就排出了，从而增大了过剩空气量，又直接降低了燃烧室的温度，影响燃烧。

煤颗粒太细时，将增加燃烧层的通风阻力，也易出现火口。当其颗粒细于 0.3mm 时，还易被气流带走，造成飞灰损失。此类煤应做成煤饼（球）再使用。

细粒较多或粘结性较强的高挥发份的烟煤和无烟煤，宜适当增加湿度。加水量以用手能把煤捏成团，而撒手就会散开为宜。

二、添煤

是指燃烧过程中的添煤操作。比较常见的错误是每次添煤过多、煤层过厚。

1. 填煤的时机　取决于燃烧层的厚度。①燃烧层（煤层）过厚。会增大通风组力，使一氧化碳气体增加。而这时的气体燃烧室（燃尽区段）因煤层高而变小了，一氧化碳难以氧化，结果增大了气体不完全燃烧损失，同时使炉膛温度难以升高。②燃烧层（煤层）过薄（没有及时添煤）。蓄热量变小，不易保证层内的高温，因而不利于新煤的稳定引燃与燃烧。燃烧层（煤层）过薄，易引起炉算的通风不均匀，形成火口，空气大量从火口窜入炉膛，降低了炉膛温度，又导致排烟损失的增大。在用火期间，宜使炉膛内的煤层大体维持在其总深度的 3/5 左右，不宜低于 1/2，也不宜高于 2/3。燃用烟煤和无烟煤时，其厚度常为 120～160mm，不薄于 120mm；石煤不应薄于 170mm。煤层过厚，通风阻力大，难燃烧；过薄，煤层热容量小，不利新煤的着火燃烧，而且易出现火口，增大空气过剩量。故应适时添煤，勤添煤、少添煤。

另外，炊事或烤火期间，宜于两次清灰渣之间添一次煤，两次添煤之间清一次灰渣，不宜清渣后立即添煤。两次添煤间隔时间取决于煤的粒度和厚度，按前述粒度要求，烟煤和无烟煤每次添 20～40mm 厚时，各约间隔 25～40 分钟左右；石煤每次添 30～60mm 厚时，各约间隔 30～50 分钟左右。

2. 填煤方法　添煤宜做到快、准、稳。即端锅、揭炉圈盖应快，减少烟尘污染。煤应事先准备好，添煤量的多少和煤粒的粗、细，应搭配恰当。动作应稳，防止烧伤、烫伤、失火和损害炊具及炉灶。容煤层顶部应平整，不宜有大的凹凸。添煤应撒匀、撒平，并把火口盖住。

三、及时清除灰渣

1. 清除灰渣目的　炉灶在使用过程中应及时将炉算上已燃尽的灰渣清除，使空气顺畅地进入燃烧室与可燃物（煤、一氧化碳等）接触、氧化（燃烧）。否则，燃烧室将因缺氧而燃烧不良（表现为火焰暗红），导致炉温下降，出力不足。灰渣过厚，风室暗、温度低，既阻碍了进风，又降低了风温。

2. 清除灰渣方法　灰渣的清除应从风室的炉算下往上把灰渣钩下来，而不宜从炉膛口往下捅。石煤炉是从炉算上特设的清渣门往外清除。

3. 清除灰渣注意事项　①灰渣的清除应精心操作，只应清除灰渣，不应清除正燃烧着的焦炭，更不应搅乱燃烧层的布局。②石煤炉从特设于炉算上渣门进行的清灰渣操作，与从炉算下往上的清渣操作不同，后者是搭立勾（勾朝上），而石煤炉应搭平勾。否则，很容易将尚燃烧着的焦炭也钩出去，甚或搅乱各燃烧层的分布。③炉勾勾段长度以 30mm、伸入炉膛不超过 20mm 为宜，以避免把燃烧着的焦炭一并清除，或钩乱氧化层和还原层的分层，导致燃烧恶化，较恰当的做法是：只清底部已烧尽、温度已低的灰渣，而把紧靠焦炭燃烧层的渣留着，以保护其上的焦炭燃尽。

4. 只是在下列情况时，才可由炉膛口对火床进行调整：①由于结焦或相互错结等原因，当灰渣清除后，其上的燃烧层架空不下落到炉箅面时；②煤熔结于炉膛壁，影响添煤和燃烧时；③煤层上部不匀、不平，一些地方成堆，而另外一些地方出现了火口。这时需将煤层面调平，把火口堵住，使通风均匀，平稳燃烧。

5. 清灰渣的动作应轻，以减少灰尘污染。

四、合理配风

保证合适风量的前提是炉灶、烟道、烟囱的结构与组装应合理。

合理的风量（燃烧室过剩空气系数在 1.5 左右；炉灶出口不超过 2.0）是保证应有燃烧速度（火力强度）和热效率的必要条件。风量过多，燃烧室温度低，空气过剩系数大，排烟损失增多；风量不足，煤燃烧不充分，灰渣含碳量增加，固体不完全燃烧损失加大。

通风不良、风量不足表现为燃烧室火焰暗并缺少应有的高度与鲜艳。原因有三：一可能是煤层过厚；二可能是细粒煤份量过大；三可能是灰渣堵塞。在去除第三种原因外，而炊事或烤火仍须继续进行时，则应开大风门，加大进风量。

当燃烧层过薄或只剩下焦炭燃烧时，炉膛内变得透亮，缺乏应有的火焰。此时，若不需添煤以保证炊事或烤火继续正常进行，则应关小风门，减少进风量。否则，燃烧室很快将可能只剩余烬，导致炉温急剧下降，不利于新煤的引燃。若炊事或烤火需继续进行，则应立即少添些新煤以维持正常的燃烧层。若煤层虽不薄，但因粗粒煤多使得煤层空隙大又多，或出现过多的火口时，也应关小风门，减少进风量，此时还应从炉芯出口进行火床调整。

风量的调节，应使用风门，以其开度的大小来调节。风门不宜常全开。若用烟道或烟囱插板调节风量（风压），则只能在烟囱抽力过大时才用，但也只能关小，而不应全关闭。

有风量调节孔的圆形风门（盖）的可调性，优于方形的平开炉门。用灰渣撮堵头档板作风门开关用时，宜在此堵板上设一旋转档板，并在此堵板和旋转板上设扇形花孔，以便调节风量。

五、封火（压火）

是指炊事结束后、为了保存火种和下一次炊事（用火）时能较快地起动而进行的操作。封火期间须注意防止煤烟中毒。

1. 必须将炉盖（包括炉圈）盖严，使不漏烟。

2. 只能用炉门封火，不允许用烟囱（或烟道）插板封火。

3. 封火时风门关闭的程度取决于煤层的厚度和烟囱的抽力，具体关闭多少，须根据该炉使用的经验决定。

4. 应保持烟囱和烟道预设的通气孔畅通无阻，将封火期间产生的烟气排至室外去。

5. 非固定锅的台灶，即炊事结束后将锅端开和外置的台灶，封火时或停止炊事时，应将炉膛出口用盖板可靠地盖住，施行下封火。封火期间产生的烟气由副烟道排入烟囱，此时应封闭上烟道。

六、清扫与除垢

1. 回烟炉的回烟道和非回烟炉灶的炉盘（导流盘）、拦火圈与炉体内壁之间的返烟道，都应适时清除其间的灰渣和烟垢。回烟炉的回烟道清灰后，须将清扫门关严，以防漏烟、漏风。

2. 烟囱和烟道内的烟尘及烟垢应定时清除。烟囱根清扫后，须堵严。

3. 烟垢的导热系数只相当于钢板的 1/200，炊具上的烟垢应常清除以利传热。

七、炉灶使用

1．炉灶中移动最频繁的是炉圈，而其材质又是易脆的铸铁，所以它是炉灶中最易损的部件。使用时应轻钩、轻放，立靠、忌平摆。铸铁件不宜骤冷，故应避免与凉水等温差大者急骤接触。

2．炉芯是承担任务最重、所处环境最恶劣的关键部件。因此移动、添煤和钩灰渣时，应避免或减少对它的损伤。

八、炉灶保养

1．炉灶和烟道、烟囱本体及其相互联结处，应时常检查其是否完好并不漏烟（风）。

2．烤火炉和室内的烟道与烟囱夏季不使用时，应刷防腐漆后稳妥地置放在干燥、通风处。

3．炉芯如有破损，应及时用耐火水泥补好。

4．经常观察保温层是否完好，特别是炉芯外的保温层，往往会下沉、萎缩，当出现后，应及时填补，并再封好保温层的顶部。

5．风（灰渣）室的保温会因清灰渣而磨损，甚至脱落，应经常检查及时修补，以利加热进风。

6．台灶、地灶本体及其拦火圈，应经常检查、维护，保证能正常使用。

7．室外烟囱应经常查看是否稳固、完好、不漏烟，排烟是否通畅，防范损坏，定时维护，杜绝雨水进入。

（李承泽、孙玉富、孙殿军）

全国燃煤型地方性氟中毒病区防治需求调查

为了确保实现《全国重点地方病防治规划（2004—2010 年）》燃煤型氟中毒防治措施落实的目标，并为今后的国家医改重大公共卫生专项燃煤型氟中毒防治项目的科学落实提供基础数据，2008 年度中央财政补助地方公共卫生专项资金地方病防治项目支持 9 个省份开展了燃煤型氟中毒未改炉灶地区防治需求调查工作，以查清下一阶段燃煤型氟中毒病区确切的防治需求，科学指导防治计划的落实。贵州省已经于 2007 年完成该项工作，所以没有参加本次调查。2009 年 3～12 月，湖北、湖南、云南、四川、重庆、陕西、江西、广西、河南等 9 个省份，按照统一的技术实施方案，开展了本省（直辖市、自治区）病区防治需求的进一步调查。本次调查结果表明，9 个省份改炉改灶需求为 119.77 万户。

Chapter 7

National Investigation on the Demand of Prevention and Control in the Coal-burning Type of Endemic Fluorosis Areas in China

In order to ensure achieving the targets of prevention measures for coal-burning fluorosis proposed in *The National Plan for the Prevention and Control of Key Endemic Diseases(2004-2010)* and providing the basic data for scientifically implementing the prevention and control program of coal-burning fluorosis in the MPMR in the future, the investigation of prevention and control demand of coal-burning fluorosis supported by the PCTL of 2008 has been carried out in the 9 provinces without improved stoves for decreasing fluoride, to exactly identify the prevention and control demand of coal-burning fluorosis areas in the next stage and scientifically direct the implementation of prevention and control plan. Guizhou Province has finished this work in 2007, so they didn't participate in the investigation. The further investigation of provincial demand of coal-burning fluorosis prevention and control has been carried out in Hubei, Yunnan, Sichuan, Chongqing, Shaanxi, Henan, Hunan, Jiangxi and Guangxi provinces(municipality or autonomous region)in accordance with the unified technical implementation plan from March to December in 2009. The results of this investigation showed that the stoves of 1, 1977 million households needed to be improved for decreasing fluoride in 9 provinces.

第一节　内容与方法

一、调查范围

按照《管理方案》确定的调查省（区）及调查县数，对尚未落实改炉改灶工程的燃煤型氟中毒病区开展防治现况调查。

二、调查内容

（一）确定燃煤型氟中毒病区

对所调查县的全部乡、村小学的8～12周岁在读学生进行氟斑牙患病情况检查，计算氟斑牙患病率，将氟斑牙患病率>30%的村确定为氟中毒病区村。氟斑牙诊断采用Dean法。

（二）防治需求调查

针对所确定的燃煤型氟中毒病区村的全体居民户开展防治需求调查，调查内容包括家庭生活燃料类型、房屋结构、燃煤方式、主食构成、主食和辣椒的干燥及储存方式等信息。

第二节 结 果

一、燃煤型氟中毒病区确定

项目计划完成103个县的调查任务，河南、云南和湖南根据本省实际情况对项目实施县进行了调整，9个省份合计完成97个县的调查任务，占任务总量的94.17%。共计在21 628个村开展了氟斑牙调查工作，调查8～12岁儿童942 674人，氟斑牙患病率为28.25%。共确定氟斑牙患病率>30%的病区村9257个，占总调查村数的42.80%。各省份调查结果见表7-1。

表7-1 各项目省燃煤型氟中毒病区确定情况

省份	调查县数	调查村数	检查儿童数	氟斑牙患病率（%）	确定的病区村数
江西	8	1551	220 362	11.02	363
河南	3	79	4835	36.36	79
湖北	12	760	43 720	9.89	46
湖南	21	6216	280 827	31.14	3201
广西	2	597	5364	41.82	374
重庆	13	663	87 189	27.85	340
四川	24	1934	139 046	36.58	970
云南	13	9609	146 528	45.60	3718
陕西	1	219	14 803	15.64	166
合计	97	21 628	942 674	28.25	9257

二、防治需求调查结果

（一）燃料构成和厨卧分开情况

9个省份共对9257个病区村开展了防治需求调查，共调查了1 405 460户，以煤为主要燃料的居民户有1 338 637户，占全部病区户数的95.25%。以煤作为主要燃料的居民户中砖混结构住房的有1 057 136户，占78.97%，厨房卧室分开的户数有978 958户，占73.13%。

（二）台灶使用情况

云南没有单独使用台灶的情况，其余8个省份单独使用台灶而不使用铁炉的户数为696 071户，其中39 195户在使用台灶的过程中能够保证密闭燃烧并有烟囱将煤烟排出屋外。656 876户存在非正确使用问题，其中640 793户不能将烟排出室外，占总户数的90.62%；630 756户为敞灶烧煤，占92.06%；26 110户虽然能密闭燃烧但烟囱却不出屋，占3.75%。确定改灶需求户数为656 876户，需求量较多的省份为湖南（267 187户）、江西（189 275户）、四川（98 100户）和重庆（81 127户）。见表7-2。

表 7-2　各项目省台灶单独使用情况调查结果

省份	使用台灶燃煤户数	不密闭燃烧户数(%)	烟囱不出屋户数(%)	密闭燃烧但烟囱不出屋户数(%)	正确使用户数	改灶需求户数
江西	189 275	189 265(99.99)	188 958(99.83)	0(0.00)	0	189 275
河南	11 959	0(0.00)	11 959(100.00)	11 959(100.00)	0	11 959
湖北	748	668(89.30)	668(89.30)	0(0.00)	80	668
湖南	270 659	257 553(95.16)	264 278(97.64)	9634(3.56)	3472	267 187
广西	7382	7365(99.77)	6792(92.01)	10(0.14)	7	7375
重庆	108 566	80 724(74.35)	78 471(72.28)	403(0.37)	27 439	81 127
四川	105 315	94 018(89.27)	89 193(84.69)	4082(3.88)	7215	98 100
陕西	2167	1163(53.67)	474(21.87)	22(1.02)	982	1185
合计	696 071	630 756(90.62)	640 793(92.06)	26 110(3.75)	39 195	656 876

　　广西、湖南、江西、河南、湖北等 5 个省份已经不再以玉米为主食,其余 3 个省份所有单独使用台灶的燃煤户中以玉米为主食的 8746 户,占 1.26%。江西的玉米、辣椒的干燥及储存均为正确方式,即非敞灶烘烤和非敞口保存,其余 7 个省份敞灶烘烤玉米的 188 174 户,占 27.03%;敞灶烘烤辣椒的有 226 616 户,占 32.56%;玉米和辣椒不能密闭保存的户数为 296 289 户和 312 132 户,分别占调查总户数的 42.57% 和 44.84%。见表 7-3。

表 7-3　各项目省单独使用台灶户玉米及辣椒干燥储存情况调查结果

省份	户数	玉米为主食户数(%)	玉米错误干燥户数(%)	辣椒错误干燥户数(%)	玉米错误保存户数(%)	辣椒错误保存户数(%)
江西	189 275	0(0.00)	0(0.00)	0(0.00)	0(0.00)	0(0.00)
河南	11 959	0(0.00)	11 959(100.00)	11 959(100.00)	0(0.00)	0(0.00)
湖北	748	0(0.00)	280(37.43)	280(37.43)	714(95.45)	714(95.45)
湖南	270 659	0(0.00)	111 300(41.12)	131 417(48.55)	179 718(66.40)	182 292(67.35)
广西	7382	0(0.00)	3686(49.93)	734(9.94)	6804(92.17)	7382(100.00)
重庆	108 566	3354(3.09)	39 887(36.74)	45 977(42.35)	37 726(34.75)	44 763(41.23)
四川	105 315	5176(4.91)	20 526(19.49)	35 201(33.42)	69 774(66.25)	74 876(71.10)
陕西	2167	216(9.97)	536(24.73)	1048(48.36)	1553(71.67)	2105(97.14)
合计	696 071	8746(1.26)	188 174(27.03)	226 616(32.56)	296 289(42.57)	312 132(44.84)

(三)铁炉使用情况

　　9 个省份单独使用铁炉而不使用台灶的户数为 277 071 户,其中 32 755 户在使用铁炉的过程中能够保证密闭燃烧并有烟囱将煤烟排出屋外。244 316 户存在着非正确使用问题,其中 242 777 户不能将烟排出室外,占非正确使用户数的 99.37%;242 870 户为敞炉烧煤,占 99.41%;1446 户虽然能密闭燃烧但烟囱却不出屋,占 0.59%。确定改炉需求户数为 244 316 户,需求量较多的省份为湖南和云南,分别为101 340 户和 89 115 户。见表 7-4。

表 7-4　各项目省铁炉单独使用情况调查结果

省份	使用铁炉燃煤户数	不密闭燃烧户数(率%)	烟囱不出屋户数(率%)	密闭燃烧但烟囱不出屋户数(率%)	正确使用户数	改炉需求户数
江西	12 219	12 219(100.00)	12 160(99.52)	0(0.00)	0	12 219
河南	18 449	17 688(95.88)	18 449(100.00)	761(4.12)	0	18 449
湖北	5550	2170(39.10)	2170(39.10)	0(0.00)	3380	2170
湖南	102 845	101 100(98.30)	101 044(98.25)	240(0.23)	1505	101 340
广西	6908	6908(100.00)	6908(100.00)	0(0.00)	0	6908

续表

省份	使用铁炉燃煤户数	不密闭燃烧户数（率%）	烟囱不出屋户数（率%）	密闭燃烧但烟囱不出屋户数（率%）	正确使用户数	改炉需求户数
重庆	1635	1352（82.69）	1365（83.49）	16（0.98）	267	1368
四川	19897	12318（61.91）	11733（58.97）	427（2.15）	7152	12745
云南	109532	89113（81.36）	88946（81.21）	2（0.00）	20417	89115
陕西	36	2（5.56）	2（5.56）	0（0.00）	34	2
合计	277071	242870（87.66）	242777（87.62）	1446（0.52）	32755	244316

除云南外，其余省份单独使用铁炉户食用玉米比例均较低，湖南、江西、河南三省单独使用铁炉户均不以玉米为主食，其余5个省份所有单独使用铁炉的燃煤户中以玉米为主食比例均不超过7%，云南单独使用铁炉户以玉米为主食比例高达96.10%。江西的玉米、辣椒的干燥及储存均为正确方式，其余8个省份敞炉烘烤玉米的143928户，占51.95%；敞炉烘烤辣椒的有144061户，占51.99%；玉米和辣椒不能密闭保存的户数为160884户和168534户，分别占调查总户数的58.07%和60.83%。见表7-5。

表7-5 各省份单独使用铁炉户玉米及辣椒干燥储存情况调查结果

省份	户数	玉米为主食户数（%）	玉米错误干燥户数（%）	辣椒错误干燥户数（%）	玉米错误保存户数（%）	辣椒错误保存户数（%）
江西	12219	0（0.00）	0（0.00）	0（0.00）	0（0.00）	0（0.00）
河南	18449	0（0.00）	18449（100.00）	18449（100.00）	7521（40.77）	18448（99.99）
湖北	5550	71（1.28）	2833（51.05）	2892（52.11）	4186（75.42）	4182（75.35）
湖南	102845	0（0.00）	13421（13.05）	15134（14.72）	61923（60.21）	25521（24.82）
广西	6908	2（0.03）	4375（63.33）	3390（49.07）	5439（78.73）	6897（99.84）
重庆	1635	114（6.97）	1204（73.64）	1220（74.62）	672（41.10）	745（45.57）
四川	19897	1269（6.38）	5499（27.64）	8629（43.37）	13230（66.49）	16767（84.27）
云南	109532	105255（96.10）	98145（89.60）	94345（86.13）	67890（61.98）	95948（87.60）
陕西	36	1（2.78）	2（5.56）	2（5.56）	23（63.89）	26（72.22）
合计	277071	106712（38.51）	143928（51.95）	144061（51.99）	160884（58.07）	168534（60.83）

（四）台灶和铁炉同时使用情况

除江西外，其余8个省份既使用台灶又使用铁炉的户数共有335490户，其中39002户居民在炉和灶的使用过程中能够既做到密闭燃烧又能保证烟囱出屋。还有296488户存在不同程度的使用错误，需要给予改炉改灶项目的支持。需改户数较多的省份为湖南、四川和重庆，分别为167023户、91507户和33997户。见表7-6。

表7-6 各项目省台灶和铁炉同时使用情况调查结果

省份	铁炉和台灶同时使用户数	正确使用户数	改炉改灶需求户数
河南	1822	0	1822
湖北	1820	838	982
湖南	167040	17	167023
广西	56	1	55
重庆	59229	25232	33997
四川	103833	12326	91507
云南	384	0	384
陕西	1306	588	718
合计	335490	39002	296488

广西、湖南和河南三省同时使用台灶和铁炉的居民户均不以玉米为主食。其余 5 个省份所有同时使用台灶和铁炉的居民户中以玉米为主食的 5520 户，占 1.65%，主要分布在四川和重庆。8 个省份敞炉烘烤玉米的 123 032 户，占 36.67%；敞炉烘烤辣椒的有 133 470 户，占 39.78%；玉米和辣椒不能密闭保存的户数为 154 403 户和 185 309 户，分别占调查总户数的 46.02% 和 55.24%。见表 7-7。

表 7-7　各省份同时使用台灶和铁炉户玉米及辣椒干燥储存情况调查结果

省份	户数	玉米为主食户数（率%）	玉米错误干燥户数（率%）	辣椒错误干燥户数（率%）	玉米错误保存户数（率%）	辣椒错误保存户数（率%）
河南	1822	0（0.00）	1822（100.00）	1822（100.00）	0（0.00）	54（2.96）
湖北	1820	2（0.11）	401（22.03）	401（22.03）	1743（95.77）	1714（94.18）
湖南	167 040	0（0.00）	79 272（47.46）	77 921（46.65）	91 852（54.99）	96 998（58.07）
广西	56	0（0.00）	40（71.43）	37（66.07）	35（62.50）	56（100.00）
重庆	59 229	1058（1.79）	15 307（25.84）	15 230（25.71）	9440（15.94）	27 651（46.68）
四川	103 833	4125（3.97）	25 752（24.80）	37 420（36.04）	49 872（48.03）	57 171（55.06）
云南	384	312（81.25）	10（2.60）	314（81.77）	380（98.96）	380（98.96）
陕西	1306	23（1.76）	428（32.77）	325（24.89）	1081（82.77）	1285（98.39）
合计	335 490	5520（1.65）	123 032（36.67）	133 470（39.78）	154 403（46.02）	185 309（55.24）

（五）改炉改灶需求

通过对调查数据的整理分析，计算各省防治需求量，9 个省份总计需要改炉改灶 119.77 万户，其中需要单独改炉 24.43 万户，需要单独改灶户数 65.69 万户，需要炉灶同时改良户数为 29.65 万户。结合近五年各省份的防治工作进程以及 2003 年底的基础数据资料，可见炉灶需求数量较基础资料增加了 15.20 万户。需求增加量比较大的省份为湖南、江西、四川和重庆。任务量大幅减小的省份为云南和河南，需求分别减少了 52.40 万户和 13.19 万户。贵州省 2007 年底已经确认了本省的防治工作需求量，2008 年和 2009 年度项目完成后还有 134.87 万户的改炉改灶任务，全国总体的改炉改灶需求数量为 254.638 万户。见表 7-8。

表 7-8　项目省份改炉改灶需求汇总表

省份	2003 年底病区户数（万）	改炉改灶户数（万）			理论需求（以 2003 年报病区户为依据）	2009 年需求调查（万）				与理论需求量的差距（万）
		2004 年以前	2005-2008 年累计	2009 年		需改炉灶户数	需改炉户数	需改灶户数	需双改户数	
江西	7.1335	0.9260	2.360	3.7	0.1475	20.1494	1.2219	18.9275	0	20.0019
河南	22.8407	1.6247	0.800	4.0	16.416	3.2230	1.8449	1.1959	0.1822	−13.1930
湖北	30.5646	11.0323	12.304	5.0	2.2283	0.3820	0.2170	0.0668	0.0982	−1.8463
湖南	59.6982	1.6255	19.432	13.0	25.6407	53.555	10.1340	26.7187	16.7023	27.9143
广西	4.3059	1.2011	0.853	2.1	0.1518	1.4338	0.6908	0.7375	0.0055	1.2820
重庆	37.4524	13.2007	15.575	8.7	−0.0233	11.6492	0.1368	8.1127	3.3997	11.6725
四川	43.6684	12.5832	19.680	11.0	0.4052	20.2352	1.2745	9.8100	9.1507	19.8300
贵州*	401.3000	140.7400	66.190	59.5	134.8700	134.8700	—	—	—	
云南	132.5455	33.0752	22.119	16.0	61.3513	8.9499	8.9115	0	0.0384	−52.4014
陕西	25.3265	7.6317	19.448	0	−1.7532	0.1905	0.0002	0.1185	0.0718	1.9437
合计	764.8357	223.6404	178.761	123	239.4343	254.638	24.4316	65.6876	29.6488	15.2037

* 注：贵州省数据为 2007 年贵州省疾病预防控制中心专项调查结果

第三节　讨　论

一、居民居住及燃料结构的改善对病情的影响

从本次调查结果可见，各省病区居民的生活条件普遍有所提高，主要表现在住房结构的变化和膳食结构的变化。从调查数据可见，砖混住房占到全部燃煤户的 79.87%，且有 73.13% 的住房已经将厨房和卧室分开。这种居住条件的改善，客观上也要求炉灶的密闭程度要保持良好，煤烟能够充分地被排放到室外。所以群众自发改炉改灶或者使用替代能源的比例逐渐增多。从多次的现场调研也可以发现，部分省份的大部分家庭，炊事过程不单单依靠一种能源结构，如既有电饭锅、电磁炉，又有煤气罐或者沼气，同时家庭中还保留有旧式敞烧的炉灶。这种情况虽然导致燃煤型氟中毒发生的原因还存在，但影响氟中毒病情程度的因素发生了很大的变化，导致氟中毒病情较数年以前明显减轻。

二、膳食结构的改变对病情的影响

本次调查还发现，单纯使用台灶的住户，以玉米为主食的比例为 1.26%；单独使用铁炉的住户，除云南外，以玉米为主食的比例也较低，不超过 7%；台灶和铁炉同时使用的住户，以玉米为主食的比例仅为 1.65%，这说明在这些住户中基本避免了通过烘烤的玉米摄入过多的氟。本次调查发现，云南省以玉米为主食的居民户数达到了 105 255 户，占云南省单纯使用铁炉户数的 96.10%，占全部 9 个省份以玉米为主食的户数的 98.63%，说明云南省燃煤型氟中毒病区氟进入机体的主要途径还是被煤烟氟污染的玉米。辣椒的错误干燥和储存率仍然较高，在 30%～60% 之间，间接反映了病区氟的污染程度。综合分析，除云南省主要通过玉米氟污染暴露进入机体，其余省份还是通过辣椒氟污染或空气暴露而进入机体的，但由于摄入量较少，由此氟进入机体的量也相应较少。

三、防治需求分析

本次调查的防治需求是严格按照技术方案的要求进行筛选确认的。考虑到改炉和改灶经费的差别，特将改灶需求、改炉需求和炉灶双改需求数量分别计算。从需求调查结果可见，各省份的实际需求数量同理论需求数量还是有一定差距的。理论需求数量来自于 2007 年《全国重点地方病防治规划（2004—2010 年）》中期考核评估数据，并依据 2004 年以来国家安排的改炉改灶任务及实际完成数计算而来。经过对数据的分析和对各省实际情况的了解，确认这种偏差的主要原因在于中期考核评估的数据来源于 2003 年地方病统计报表数据，而当时的数据并不是通过具体调查获得，准确性难以保证。另外，近 5 年，经济社会的快速发展也是导致炉灶需求发生变化的原因之一。通过与各省相关技术人员的交流，对于本年度防治需求的调查结果也有了新的认识。如云南调查结果较理论需求数量减少了 52 万户，本年度中转项目的督导过程中也发现，以往的一些病区随着生活条件的改善，自行改炉改灶的比较多见，也间接印证了本年度的调查结果。四川防治需求增加主要是由于历史基础资料的不准确和燃料结构的改变，以往一些非燃煤区开始燃煤，而导致病区的扩大。广西由于工作基础较少，近两年才针对燃煤型氟中毒开展防治工作，所以本次调查应该是首次系统地查清了燃煤型氟中毒病区的分布与防治需求。针对本次调查发现改炉改灶需求量大幅增加的湖南和江西两省，虽然改炉改灶的户数增加不少，通过分析这两省的流行因素情况可见，这两省的病区群众生活水平均有了大幅度的提高，均不以玉米为主食，辣椒的错误烘烤率和储存率均不高，所以病情流行情况并不严重。总之，正是因为本次调查结果与理论预计结果的差距，才体现出了本次调查的科学意义，才能在今后几年的防治工作中做到任务安排有的放矢、有据可依。在将来安排防治任务时，要充分考虑到各省份的经济情况和病情严重程度，对于部分病情较轻且经济条件较好的地区，只要加强宣传和引导，完全可能利用群众自发改炉改灶而解决燃煤型氟中毒防治问题。

第四节　调 查 结 论

1. 本次调查的9个省份，共计需要改灶户数656876户，需要改炉户数244316户，炉灶需要同时改善的户数296488户，合计1197680户。补充贵州省2007年开展的防治需求调查结果，目前全国共计需要改炉改灶2546380户。

2. 9个调查省份燃煤污染性氟中毒流行因素普遍减轻。除云南外，其余各省主食构成已不再以玉米为主，所以食用玉米已不能成为摄氟的主要途径，摄氟途径主要来源于煤氟污染的辣椒和空气。

（高彦辉、赵丽军、孙殿军）

第八章

全国燃煤污染型地方性氟中毒防治效果抽样评估

2004—2012 年，我国政府连续 9 年将燃煤型氟中毒重点病区的综合防治措施纳入中转项目以及医改重大专项，在贵州等 10 个病区省份共投入经费 17.33 亿元，用于 531.82 万户的改炉改灶，使得病区改炉改灶率由 2004 年项目启动前的 25.42% 上升到 99.38%。为了评价利用上述专项经费落实防治措施的防病效果，2014 年，国家地病中心组织贵州等 8 个重点病区省份开展了防治效果的抽样评估工作。评估结果显示：①8 个重点病区省份改炉改灶率达到 96.43%，正常使用率为 96.53%；②病区玉米和辣椒氟含量大幅度下降；③8～12 周岁儿童氟斑牙病情显著下降，除贵州和湖南外，其余省份 8～12 周岁儿童氟斑牙检出率均低于 30%；④病区儿童尿氟含量接近非病区水平；⑤病区成人重度临床氟骨症的发生得到有效控制。

Chapter 8

National Sampling Evaluation on the Effect of Prevention and Control of Coal-burning Type of Endemic Fluorosis in China

Comprehensive measures for the prevention and control of coal-burning fluorosis were included in the PCTL and MPMR by the government of China from 2004 to 2012. During 9 years, funds of 1.733 billion RMB were spent to install improved stoves for 5.32 million households in 10 provinces, which increased the rate of improved stoves from 25.42% before the PCTL to 99.38%. In order to evaluate the effect of these comprehensive measures taken in the endemic areas to control this kind of disease, national CEDC organized 8 major endemic provinces to carry out sampling evaluation in 2014. Results showed that: 1. The rate of improved stoves in 8 major provinces was 96.43%, and the correct usage rate of improved stoves was 96.35%. 2. Fluoride contents in corn and chilli in the endemic areas decreased sharply. 3. Prevalence of dental fluorosis of children aged 8 to 12 decreased significantly, and except for Guizhou and Hunan, the detectable rates of dental fluorosis of children aged 8 to 12 in the other provinces were below 30%. 4. Urinary fluoride level of children in the endemic areas was similar to non-endemic areas. 5. Severe skeletal fluorosis in adults was effectively controlled.

第一节　内容与方法

一、调查范围、调查点的数量和选点方法

调查范围包括贵州、云南、四川、重庆、湖北、湖南、陕西、江西 8 个省份，每个省选择重点病区县 2～5 个。然后采用分层抽样的方法，在每个县的历史轻、中、重病区村和非病区村分别采用单纯随机

的方法抽取调查点。每个县各层病区调查点的数量按该层病区村总数 5% 的比例确定,每个县总的调查病区村数最多为 30 个。每个县的非病区调查点为 1～3 个。贵州、云南、四川、重庆、湖北、湖南等 6 个省份本次选择的项目县、项目村原则上应覆盖 2001 年全国地方性氟中毒重点调查时选择的项目县、项目村。项目村以行政村为单位,遇有项目村变更,如拆分或合并时,坚持目标人群与 2001 年调查相一致的原则选择调查点。陕西、江西两省未参加 2001 年全国地方性氟中毒重点病区调查,本次调查评估各选择 2 个重点病区县。

二、调查内容

(一)病区县一般情况

包括调查县的病区范围、改炉改灶完成进度及正常使用情况、防治措施后期管理工作的开展情况等。

(二)病区村一般情况

包括做饭、取暖燃料变动情况、改炉改灶完成进度及正常使用情况、供人食用的玉米和辣椒有关的生活行为转变情况、防治措施后期管理工作的开展情况等。

(三)病区和非病区村环境氟含量

采用非概率抽样方法按照隔户调查的原则在每个调查点采集 10 户用作主食的自产玉米和干辣椒测定含氟量,并调查干燥和保存方式。

(四)病情调查

1. 儿童氟斑牙病情及尿氟含量调查　检查调查点所有当地出生居住的 8～12 周岁儿童氟斑牙患病情况。同时,每个年龄组采集 10 份尿样,男女各半,测定尿氟含量。

2. 重度临床氟骨症病人数量调查　在调查点搜索 16 岁及以上重度临床氟骨症病人。

三、调查方法

由项目县疾病预防控制中心专业技术人员,经过培训后,开展具体调查工作。以往调查中涉及到的内容,如病区村改良炉灶合格情况及正确使用情况、与玉米和辣椒有关的生活行为、8～12 周岁儿童氟斑牙患病及尿氟含量等,如有不超过 1 年的历史数据可以直接利用,否则需要开展现场调查和采样工作,玉米和辣椒样品采集质量不低于 50g。由村医搜索调查点 16 岁及以上具有严重的关节活动障碍、肢体变形甚至瘫痪的可疑病人,由县级疾病预防控制人员根据标准进行重度氟骨症诊断。

四、质量控制

(一)组织领导

本项目由国家地病中心负责技术方案的制定、组织实施和技术指导,并于 2014 年 4 月召开了全国燃煤型氟中毒防治效果评估培训会。各省、直辖市疾病预防控制中心(地病所)制定本省、直辖市的具体调查方案,适时召开了项目启动会,组织项目县具体实施。

(二)调查人员组成

采取至上而下的方式下发并讲解调查方案,各调查省(直辖市)、县疾病预防控制中心(地病所)有专人负责此项调查。

(三)实验室检测

尿氟检测由经国家地病中心质量控制考核合格的实验室完成。所有玉米和辣椒样品统一由国家地病中心检测。

(四)涉及的方法和标准

氟斑牙诊断采用《氟斑牙诊断(WS/T 208—2011)》标准。氟骨症诊断采用《地方性氟骨症诊断标准(WS 192—2008)》。尿液中氟含量测定采用《尿中氟化物测定 - 离子选择电极法(WS/T 89—1996)》标准。食品中氟含量测定采用《食品中氟的测定(GB/T 5009.18—2003)》标准。

（五）督导检查

国家地病中心和各省级疾病预防控制中心（地病所）根据工作进度，组织有关专家对本项目进行督导检查和技术指导。

五、数据处理

采用国家地病中心统一制定的 EXCEL 表格进行数据录入和审核，采用 SPSS 进行统计分析。

第二节　结　　果

（一）各项目省份抽取的调查村数量

8 个省份一共抽取了 27 个县（见表 8-1）、346 个村，包括 308 个病区村和 38 个非病区村。308 个病区村中，历史轻病区有 96 个，占 31.17%，历史中病区有 83 个，占病区村的 26.95%，历史重病区 129，占 41.88%。本次调查与 2001 年全国地方性氟中毒重点病区调查重复的村有 124 个，占本次调查村总数的 35.84%，占 2001 年调查总村数的 31.47%。见表 8-2。

（二）各项目省份调查县总体防治措施落实情况

8 个省份 27 个项目县共有病区村 6728 个，其中轻病区 2193 个，占 32.60%；中病区 1404 个，占 20.87%；重病区 3131 个，占 46.54%。共有病区户 339.77 万户，改炉改灶 333.34 万户，改炉改灶率为 98.11%；正常使用户数 321.55 万户，正常使用率为 96.46%。见表 8-3。各省份改炉改灶率均接近或超过 95%。在 27 个项目县中，除陕西紫阳县改良炉灶正常使用率较低，为 50.20% 外，其余的县均超过 90%。

表 8-1　各省的项目县列表

省份	县名
江西	芦溪县、上栗县
湖北	竹溪县、秭归县、建始县
湖南	耒阳市、新化县、安化县
重庆	彭水县、黔江区、巫山县
四川	古蔺县、珙县、兴文县
贵州	大方县、赫章县、金沙县、纳雍、七星关区、黔西县、威宁县、织金
云南	彝良县、昭阳、镇雄县
陕西	岚皋县、紫阳县

表 8-2　各项目省份抽取的调查村数量

省份	非病区村数	轻病区村数	中病区村数	重病区村数	病区村合计	本次调查村总数	2001年调查村总数	两次调查重复的村数	重复村占本次调查比例（%）	重复村占2001年调查比例（%）
江西	4	12	0	0	12	16	0	0	0	—
湖北	4	3	4	12	19	23	12	4	17.39	33.33
湖南	6	8	22	11	41	47	39	34	72.34	87.18
重庆	6	8	4	4	16	22	186	7	31.82	3.76
四川	12	26	17	10	53	65	75	59	90.77	78.67
贵州	0	33	18	69	120	120	56	4	3.33	7.14
云南	4	2	5	17	24	28	26	17	60.71	65.38
陕西	2	4	13	6	23	25	0	0	0	—
合计	38	96	83	129	308	346	394	125	36.13	31.73

表 8-3　各项目省份调查县总体改炉改灶及正常使用情况

省份	项目县数	病区范围（个）				病区村总户数（万）	已改炉灶户数（万）	改炉改率（%）	正常使用户数（万）	正常使用率（%）
		合计	轻病区	中病区	重病区					
江西	2	236	236	0	0	14.37	14.28	99.43	13.25	92.77
湖北	3	328	89	36	203	9.72	9.68	99.56	9.68	100.00
湖南	3	695	314	235	146	24.38	23.78	97.56	23.13	97.26
重庆	3	337	326	10	1	21.55	21.55	100.00	19.58	90.88
四川	3	587	268	238	81	27.11	26.81	98.89	25.33	94.48
贵州	8	3609	801	576	2232	178.44	175.74	98.49	173.85	98.92
云南	3	465	60	59	346	51.16	48.45	94.71	48.27	99.62
陕西	2	471	99	250	122	13.05	13.05	100.00	8.46	64.86
合计	27	6728	2193	1404	3131	339.77	333.34	98.11	321.55	96.46

在调查县的项目后期管理方面，除了云南镇雄县，其他县均成立了项目后期管理领导小组；除了湖北竹溪县，江西上栗县，云南彝良县、镇雄县、昭阳区外，其他县均建立了炉灶及配件销售维修服务网络；所有项目县均在小学开设了健康教育课。

（三）各项目省份病区村的调查结果

1. 各项目省份病区村一般情况　调查的 308 个病区村共有居民户 18.36 万，常住人口 72.23 万人。平均年人均纯收入为 3981 元，其中贵州最低，不到 3000 元，江西最高，超过 7000 元。

病区村开始用煤时间最早的是 1823 年，主要集中在 1949 年和 1950 年，占全部病区村的 52.27%（161/308）。时至今日，病区村取暖、做饭燃料发生了显著变化，有 65 个村不再用煤，改用电、液化气、柴等为燃料，占 21.10%，有 96 个村改为煤、电、液化气、沼气、柴等能源混合使用，占 31.17%，但仍有有 147 个村一直以煤为主要生活燃料，占 47.73%。

所有居民户中，改良炉灶损坏能够主动维修或更换的有 13.66 万户，自主更换率为 74.37%，其中陕西最低，仅为 0.61%，江西最高，达到 100%。

调查村厨房和卧室分开的有 15.77 万户，厨卧分开率为 85.88%，湖南、四川、陕西、湖北厨卧分开比例较高，在 90% 以上；贵州、云南、江西在 70%～90% 之间；重庆最低，仅为 54.3%。

调查村敞炉使用户数为 3309 户，敞炉使用率为 1.83%；敞灶使用户数为 1297 户，敞灶使用率为 0.72%。其中，陕西敞炉和敞灶使用率最高，分别为 16.59% 和 8.60%，江西的敞灶使用率和贵州的敞炉使用率也比较高，分别为 3.27% 和 2.27%。上述结果见表 8-4。

表 8-4　各项目省份调查村一般情况

省	村数	户数	常住人口数	年人均纯收入（元）	改良炉灶损坏能主动维修或更换		厨房和卧室分开		敞炉		敞灶	
					户数	%	户数	%	户数	%	户数	%
江西	12	9025	35 721	7193	9025	100.00	7452	82.57	0	0.00	295	3.27
湖北	19	8637	29 163	4583	8550	98.99	7803	90.34	0	0.00	0	0.00
湖南	41	15 450	58 979	4281	12 929	83.68	15 296	99.00	86	0.56	82	0.53
重庆	16	10 043	31 867	5487	5749	57.24	5453	54.30	42	0.42	74	0.74
四川	53	26 802	109 991	4554	26 156	97.59	26 492	98.84	268	1.00	154	0.57
贵州	120	67 782	268 058	2852	49 576	73.14	58 289	85.99	1538	2.27	4	0.01
云南	24	37 890	157 696	3248	24 531	64.74	29 474	77.79	48	0.13	0	0.00
陕西	23	7998	30 847	5554	49	0.61	7439	93.01	1327	16.59	688	8.60
合计	308	183 627	722 322	3981	136 565	74.37	157 698	85.88	3309	1.80	1297	0.71

2. 各项目省份病区村防治措施落实情况 2004 年之前也就是在中央转移支付项目落实以前,在 308 个调查村政府投入经费 133.7 万元,群众自筹经费 61 万元,落实改炉改灶 14 256 户,改炉改灶率为 7.76%。2005—2013 年间,政府投入经费 5069.2 万元,群众自筹经费 1890.8 万元,落实改炉改灶 16.07 万户(次),改炉改灶率为 87.54%。至 2013 年,政府累计投入经费 5202.9 万元,群众累计自筹经费 1951.9 万元,政府与群众投入经费比例约为 100∶38;累计改炉改灶 17.50 万户(次),累计改炉改灶率为 95.30%。见表 8-5。

表 8-5 各项目省份调查村防治措施落实情况

省份	调查村户数	2004 年以前				2004—2013 年				累计			
		政府投入(万元)	群众自筹(万元)	改炉改灶户数	改炉改灶率(%)	政府投入(万元)	群众自筹(万元)	改炉改灶户数(次)	改炉改灶率(%)	政府投入(万元)	群众自筹(万元)	改炉改灶户数(次)	改炉改灶率(%)
江西	9025	0	0	0	0.00	324.3	107.7	11 748	130.17	324.3	107.7	11 748	130.17
湖北	8637	3.9	19.6	1962	22.72	176.1	195.4	8620	99.80	180	215.0	10 582	122.52
湖南	15 450	0	0	5563	36.01	162.2	32.5	12 568	81.35	162.2	32.5	18 131	117.35
重庆	10 043	0	0	0	0.00	239.2	30.0	10 043	100.00	239.2	30.0	10 043	100.00
四川	26 802	0	0	0	0.00	738.8	67.4	24 720	92.23	738.8	67.4	24 720	92.23
贵州	67 782	0	0	0	0.00	2294.3	992.0	54 415	80.28	2294.3	992.0	54 415	80.28
云南	37 890	0	0	0	0.00	1021.6	418.8	34 377	90.73	1021.6	418.8	34 377	90.73
陕西	7998	129.8	41.4	6731	84.16	112.8	47.1	4256	53.21	242.6	88.5	10 987	137.37
合计	183 627	133.7	61.0	14 256	7.76	5069.2	1890.8	160 747	87.54	5202.9	1951.9	175 003	95.30

将病区村累计改炉改灶率分为≤50%、50%～90% 和>90% 三层。可见,除贵州、云南和湖南的部分调查村改炉改灶率不足 90%,其余省份的项目村全部落实了改炉改灶措施。见表 8-6。

表 8-6 各项目省份调查村累计改炉改灶率的频数分布

省份	≤50%	50%～90%	>90%	合计
江西			12	12
湖北			19	19
湖南		3	38	41
重庆			16	16
四川			53	53
贵州	11	38	71	120
云南		9	15	24
陕西			23	23
合计	11	50	247	308

调查村总改炉改灶 17.20 万户(次),其中,改铁炉 11.34 万户,占 65.90%;改台灶 5.38 万户,占 31.30%;改烟管 2.73 万户,占 15.60%;改电热器 1.45 万户,占 8.27%;改电炊具等其他灶具 6.88 万户,占 39.31%。见表 8-7。

3. 各项目省份病区村改良炉灶使用情况 308 个调查村的 18.36 万户居民中,使用改良炉的有 14.05 万户,合格户数 13.61 万户,合格率为 96.88%,合格改良炉的正确使用户数为 13.46 万户,正确使用率为 98.90%;使用改良灶的有 5.96 万户,改良灶合格户数为 5.58 万户,合格率为 93.70%,合格改良灶的正确使用户数为 5.45 万户,正确使用率为 97.64%。在各省份中,除了陕西改良炉、灶的合格率较低,仅为 60% 左右,其他省份的各项指标以及陕西合格改良灶的正确使用率均超过 95%。见表 8-8。

表 8-7　各项目省份调查村不同类型改良炉灶汇总

省份	改良炉灶总户数（次）	铁炉		台灶		烟管		电热器		电炊具等其他灶具	
		户数	%	户数	%	户数	%	户数	%	户数	%
江西	11 748	0	0.00	8158	69.44	0	0.00	0	0.00	3590	30.56
湖北	10 582	9129	86.27	0	0.00	0	0.00	2035	19.23	3254	30.75
湖南	18 131	3862	21.30	9882	54.50	4128	22.77	3563	19.65	9651	53.23
重庆	10 043	10 043	100.00	10 043	100.00	10 043	100.00	3550	35.35	4459	44.40
四川	24 720	12 796	51.76	19 991	80.87	6853	27.72	1641	6.64	7255	29.35
贵州	54 415	41 339	75.97	2246	4.13	5337	9.81	37	0.07	33 520	61.60
云南	34 377	32 301	93.96	0	0.00	932	2.71	0	0.00	1144	3.33
陕西	7998	3895	48.70	3520	44.01	0	0.00	3649	33.21	5915	53.84
合计	172 014	113 365	65.90	53 840	31.30	27 293	15.60	14 475	8.27	68 788	39.31

表 8-8　各项目省份调查村改炉改灶使用情况

省	户数	改良炉					改良灶				
		使用户数	合格户数	合格率（%）	合格改良炉正确使用户数	合格改良炉正确使用率（%）	使用户数	合格户数	合格率（%）	合格改良灶正确使用户数	合格改良炉正确使用率（%）
江西	9025	0	0	—	—	—	9025	8730	96.73	8483	97.17
湖北	8637	8637	8402	97.28	8388	99.83	0	0	—	0	—
湖南	15 450	11 293	11 076	98.08	11 053	99.79	3572	3453	96.67	3447	99.83
重庆	10 043	7773	7736	99.52	7422	95.94	8936	8890	99.49	8602	96.76
四川	26 802	26 534	25 561	96.33	24 907	97.44	26 648	25 770	96.71	25 153	97.61
贵州	67 782	46 654	46 549	99.77	46 413	99.71	5246	5246	100.00	5246	100.00
云南	37 890	33 942	33 511	98.73	33 431	99.76	0	0	—	0	—
陕西	7998	5687	3302	58.06	3019	91.43	6153	3738	60.75	3578	95.72
合计	183 627	140 520	136 137	96.88	134 633	98.90	59 580	55 827	93.70	54 509	97.64

4. 各项目省份病区村主食结构　在 18.36 万户中，以玉米为主食的户数有 3.31 万户，占 18.04%；以大米为主食的户数有 14.69 万户，占 80.00%；以其他食物主要是面粉为主食的户数有 0.36 万户，占 1.96%。各省份中，以玉米为主食的户数所占比例最高的是云南，为 63.09%，其次是贵州，为 13.10%，其他省份的调查村已经很少或不再以玉米为主食，取而代之的是以大米为主食。此外，陕西和贵州以面粉为主食的比例分别为 9.31% 和 4.20%。见表 8-9。

表 8-9　各项目省份调查村主食结构

省份	项目村总户数	以玉米为主食		以大米为主食		以其他为主食	
		户数	比例（%）	户数	比例（%）	户数	比例（%）
江西	9025	0	0.00	9025	100.00	0	0.00
湖北	8637	43	0.50	8594	99.50	0	0.00
湖南	15 450	0	0.00	15 450	100.00	0	0.00
重庆	10 043	0	0.00	10 043	100.00	0	0.00
四川	26 802	0	0.00	26 802	100.00	0	0.00
贵州	67 782	8880	13.10	56 056	82.70	2846	4.20
云南	37 890	23 905	63.09	13 983	36.90	2	0.01
陕西	7998	300	3.75	6953	86.93	745	9.31
合计	183 627	33 128	18.04	146 906	80.00	3593	1.96

5. 各项目省份病区村家庭主妇和学生防治知识知晓情况　308 个病区村家庭主妇燃煤型氟中毒防治知识知晓率范围为 12.7%～100%，知晓率超过 80% 的项目村 252 个，占 81.82%，其中湖北、江西的项目村全部超过 80%。学生防治知识知晓率范围为 46.7%～100%，知晓率超过 90% 的项目村 266 个，占 86.36%，其中湖北、湖南、江西、四川全部超过 90%，而重庆不到 40%。见表 8-10。

表 8-10　各项目省份调查村家庭主妇和学生防治知识知晓情况

省	村数	家庭主妇知晓率（%）				学生知晓率（%）			
		最小值	最大值	>80%		最小值	最大值	>90%	
				村数	%			村数	%
江西	12	90.00	100.00	12	100.00	92.00	100.00	12	100.00
湖北	19	85.00	98.00	19	100.00	90.00	100.00	19	100.00
湖南	41	76.70	98.33.	39	95.12	90.12	98.00	41	100.00
重庆	16	62.22	97.80	14	87.50	57.78	97.00	6	37.50
四川	53	76.00	98.89	50	94.34	90.00	100.00	53	100.00
贵州	120	12.67	100.00	80	66.67	80.00	100.00	100	83.33
云南	24	37.50	97.50	22	91.67	46.67	98.39	21	87.50
陕西	23	72.00	86.66	16	69.57	86.66	98.00	14	60.87
合计	308	12.67	100.00	252	81.82	46.67	100.00	266	86.36

6. 各项目省份病区村防治项目后期管理工作开展情况　从项目后期管理领导小组、技术指导员聘用和技术指导员定期开展指导等 3 个方面评价项目村本项目后期的管理情况。在 308 个调查村中，采取了 3 项措施的村有 228 个，占 74.03%；采取 1 项和 2 项措施的村数均有 14 个，各占 4.55%；有 52 个村未采取任何措施，占 16.88%。其中，重庆、云南未采取任何措施的村比例较高，分别占 68.75% 和 50.00%，其次是湖北，占 31.58%。江西和四川的项目村后期管理情况较好，全部采取了 3 项和 2 项措施。见表 8-11。

表 8-11　防治工作后期管理情况汇总

省	村数	有 3 项措施		有 2 项措施		有 1 项措施		无任何措施	
		村数	%	村数	%	村数	%	村数	%
江西	12	12	100.00						
湖北	19	13	68.42					6	31.58
湖南	41	34	82.93					7	17.07
重庆	16	4	25.00			1	6.25	11	68.75
四川	53	52	98.11	1	1.89		0.00		0.00
贵州	120	91	75.83	13	10.83	3	2.50	13	10.83
云南	24	7	29.17			5	20.83	12	50.00
陕西	23	15	65.22			5	21.74	3	13.04
合计	308	228	74.03	14	4.55	14	4.55	52	16.88

（四）抽样家庭食用玉米和辣椒的相关正确行为形成情况和食物氟含量

1. 食用玉米和辣椒的相关正确行为形成情况　除贵州省未上报入户调查的食用玉米和辣椒相关正确行为形成情况外，其他 7 个省份共调查了 2352 户，其中四川未对食用玉米的有关行为进行调查。6 省份食用玉米的调查户数是 1612 户，正确干燥户数 1456 户，正确干燥率为 90.32%，正确保管户数 1580 户，正确保管率为 98.01%；7 省份辣椒的调查户数是 2350 户，正确干燥户数 2216 户，正确干燥率为 94.30%，正确保管户数 2270 户，正确保管率为 96.60%。从各省具体情况看，云南食用玉米正确干燥率较低，仅为 45.71%，其余省份的各项指标均超过 90%。见表 8-12。

表 8-12　抽样家庭食用玉米和辣椒的正确干燥和保管情况

省份	食用玉米					辣椒				
	调查户数	正确干燥户数	正确干燥率(%)	正确保管户数	正确保管率(%)	调查户数	正确干燥户数	正确干燥率(%)	正确保管户数	正确保管率(%)
江西	160	160	100.00	160	100.00	160	159	99.38	159	99.38
湖北	230	230	100.00	230	100.00	230	230	100.00	230	100.00
湖南	470	469	99.79	470	100.00	470	441	93.83	470	100.00
重庆	220	219	99.55	206	93.64	220	218	99.09	202	91.82
四川	0	0	—	0	—	740	663	89.59	722	97.57
云南	280	128	45.71	266	95.00	280	261	93.21	248	88.57
陕西	252	250	99.21	248	98.41	250	244	97.60	239	95.60
合计	1612	1456	90.32	1580	98.01	2350	2216	94.30	2270	96.60

注：湖南和江西的粮食样品是大米。

2. 食用玉米和辣椒氟含量　全国食用玉米氟含量中位数为 1.13mg/kg，各省的中位数范围为 0.72～2.47mg/kg；全国辣椒氟含量中位数为 8.05mg/kg，各省的中位数范围为 3.16～24.39mg/kg。各省辣椒氟含量中位数从高至低的排序与食用玉米的排序基本一致，但辣椒氟含量高于食用玉米氟含量几倍，甚至十几倍。各省份中，贵州和云南样品的氟含量最高，食用玉米氟含量中位数接近或超过 2mg/kg，辣椒氟含量中位数超过 10mg/kg。见表 8-13、图 8-1。

从单份样品氟含量来看，全国单份食用玉米样品氟含量的最大值为 118.48mg/kg，氟含量超过 10mg/kg 的比例是 4.57%，各省之中比例最高的是贵州（12.88%），其次是云南（5.71%）。全国单份辣椒样品氟含量的最大值为 3898.19mg/kg，氟含量超过 100mg/kg 的比例为 11.53%，各省之中比例最高的也是贵州，为 24.51%，其次是云南，为 16.07%。见表 8-13。

表 8-13　各项目省份食用玉米和辣椒氟含量（mg/kg）

省份	食用玉米						辣椒					
	采样户数	含氟量			单份样品氟含量>10mg/kg		采样户数	含氟量			单份样品氟含量>100mg/kg	
		中位数	最小值	最大值	份数	百分率(%)		中位数	最小值	最大值	份数	百分率(%)
江西	160	0.72	0.00	118.48	5	3.13	160	4.43	0.11	162.36	3	1.88
湖北	230	0.78	0.11	117.86	4	1.74	230	4.00	1.24	580.72	7	3.04
湖南	470	0.97	0.05	2.49	0	0.00	470	7.79	0.94	3898.19	25	5.21
重庆	220	0.86	0.02	14.37	1	0.45	220	4.29	1.04	843.48	4	1.82
四川							700	8.45	2.04	3898.19	29	4.14
贵州	520	1.95	0.28	58.70	67	12.88	1167	24.39	0.00	3680.00	286	24.51
云南	280	2.47	0.60	19.54	16	5.71	280	16.93	1.73	1245.75	45	16.07
陕西	232	0.78	0.11	61.59	4	1.72	240	3.16	0.62	111.18	2	0.83
合计	2112	1.13	0.00	118.48	97	4.57	3467	8.05	0.00	3898.19	401	11.53

注：湖南和江西的粮食样品是大米。

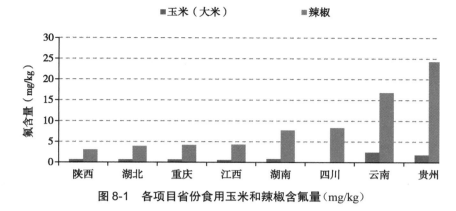

图 8-1　各项目省份食用玉米和辣椒含氟量（mg/kg）

　　从病区的分类来看，多数项目县食用玉米氟含量在病区和非病区之间，以及在轻、中、重病区之间已无明显区别，云南昭阳区非病区食用玉米氟含量中位数仍为全国最高，为 2.21mg/kg。多数项目县辣椒氟含量在病区和非病区之间已无明显区别，但陕西紫阳县、湖南耒阳县和新化县非病区的辣椒氟含量偏高，超过 10mg/kg，超过了病区辣椒氟含量。在病区内部，多数项目县重病区辣椒氟含量仍然高于轻、中病区，而轻、中病区之间的差别并不明显，分别有 37.04%（10/21）的重病区县、26.32%（5/19）的中病区县和 13.04%（3/23）的轻病区县辣椒氟含量超过 10mg/kg。云南镇雄、贵州大方、纳雍、织金、七星关、赫章、金沙、四川古蔺、珙县病区整体水平辣椒氟含量较高，超过 10mg/kg。见表 8-14。

表 8-14　各项目省份不同历史病区类型食用玉米和辣椒含氟量（mg/kg）

省份	县	非病区		轻病区		中病区		重病区		病区合计	
		食用玉米	辣椒	食用玉米	辣椒	食用玉米	辣椒	食用玉米	辣椒	食用玉米	辣椒
江西	芦溪	1.33	2.23	1.49	7.50					1.49	7.50
	上栗	0.35	3.69	0.56	4.16					0.56	4.16
	合计	**0.44**	**2.38**	**0.78**	**5.66**					**0.78**	**5.66**
湖北	建始	0.54	5.74	1.21	5.04	1.00	35.93	0.86	3.28	0.98	4.30
	竹溪	0.72	3.01	1.66	3.81	0.76	3.22	0.82	3.93	0.87	3.65
	秭归	0.67	4.41	0.40	6.20	0.27	3.13	0.42	4.48	0.36	4.31
	合计	**0.62**	**4.08**	**1.21**	**4.89**	**0.76**	**3.48**	**0.82**	**3.82**	**0.82**	**4.00**
湖南	安化	0.92	3.88	1.19	3.33	0.65	7.85			0.74	7.17
	耒阳	0.98	13.60	0.94	7.98	1.14	6.12	0.83	6.73	1.02	6.89
	新化	0.75	11.40	1.24	8.61	1.06	8.43	0.96	13.59	1.05	9.93
	合计	**0.85**	**8.68**	**1.09**	**7.79**	**0.99**	**7.22**	**0.89**	**9.67**	**0.99**	**7.47**
重庆	彭水	0.85	3.41	0.88	4.20	0.76	1.94	0.95	13.33	0.86	4.02
	黔江	0.75	2.69	1.60	2.13	2.12	2.28	1.94	2.18	1.84	2.19
	巫山	1.37	4.74	0.56	5.76	0.57	6.15	2.17	6.05	0.64	5.95
	合计	**0.81**	**3.59**	**0.86**	**4.34**	**0.76**	**3.65**	**1.94**	**5.92**	**0.92**	**4.46**
四川	珙县		8.53		10.58		7.56				10.11
	古蔺		7.17		10.90		12.63		16.28		12.02
	兴文		6.82		6.96		6.19		6.56		6.48
	合计		**7.26**		**9.84**		**7.32**		**12.27**		**9.06**
贵州	大方							3.98	62.50	3.98	62.50
	赫章					1.02	10.53	1.99	119.59	1.14	25.78
	金沙			1.19	6.64	1.31	59.35			1.27	18.80
	纳雍							4.52	50.50	4.52	50.50

续表

省份	县	非病区		轻病区		中病区		重病区		病区合计	
		食用玉米	辣椒	食用玉米	辣椒	食用玉米	辣椒	食用玉米	辣椒	食用玉米	辣椒
	七星关			2.00	9.85			1.88	39.03	2.00	28.17
	黔西				8.66			2.45	10.03	2.45	9.15
	威宁			1.30	0.22	1.30	0.27	1.76	4.17	1.35	1.64
	织金			3.11	29.86					3.11	29.86
	合计			**1.40**	**14.51**	**1.26**	**7.28**	**3.20**	**39.14**	**1.95**	**24.39**
云南	彝良	1.34	6.48	2.19	2.28	2.04	20.40	2.35	5.30	2.18	7.74
	昭阳	2.21	4.29	1.75	2.95	2.38	5.79	1.45	12.09	1.98	4.59
	镇雄							4.43	64.73	4.43	64.73
	合计	**2.06**	**5.39**	**2.06**	**2.80**	**2.28**	**9.95**	**3.60**	**36.69**	**2.52**	**24.62**
陕西	岚皋	0.34	4.07	0.96	3.50	1.16	4.40	1.19	2.62	1.12	3.50
	紫阳	0.67	27.78	0.94	2.08	0.55	2.79	0.74	3.95	0.66	2.79
	合计	**0.45**	**4.07**	**0.94**	**2.29**	**0.78**	**3.02**	**0.83**	**3.20**	**0.81**	**2.91**

（五）氟中毒病情

1. 儿童尿氟水平　在各省份中，江西 8~12 周岁儿童尿氟中位数最高，为 1.31mg/L，其次是贵州，为 0.80mg/L，其余省份均在 0.50~0.60mg/L 左右。见表 8-15。

表 8-15　各项目省份 8~12 周岁儿童尿氟含量（mg/L）

省份	调查村数	检测人数	尿氟含量		
			中位数	最小值	最大值
江西	16	798	1.31	0.25	4.30
湖北	23	954	0.56	0.12	1.94
湖南	45	2064	0.52	0.16	2.13
重庆	22	1090	0.52	0.02	45.00
四川	65	3166	0.51	0.01	5.11
贵州	40	3199	0.80	0.00	13.36
云南	28	1377	0.56	0.01	7.96
陕西	25	758	0.62	0.04	7.00
合计	264	13 399	0.60	0.00	45.00

从总体上看，不同历史类型病区 8~12 周岁儿童尿氟水平已经无明显区别，绝大部分县都在 1.0mg/L 以下，仅陕西紫阳县和贵州纳雍县的重病区儿童尿氟水平仍然偏高，分别为 1.43mg/L 和 1.23mg/L。另外，江西上栗县和芦溪县的病区村均为轻病区，其尿氟中位数也偏高，分别为 1.52mg/L 和 1.29mg/L，两个县的非病区尿氟中位数分别为 1.26mg/L 和 1.01mg/L，也要高于其他项目县的非病区村。见表 8-16。

2. 儿童氟斑牙病情　本次调查的所有村（包括非病区在内）8~12 周岁儿童氟斑牙检总体检出率为 26.39%，氟斑牙指数为 0.51。贵州和陕西缺损型氟斑牙所占比例较大，达 20% 以上，分别为 30.27% 和 25.58%。见表 8-17。

从不同病区类型来看，各项目省份非病区 8~12 周岁儿童氟斑牙检出率均低于 30%，其中江西检出率最高为 22.84%，与其儿童尿氟水平在非病区中最高相一致，湖南非病区的检出率为 17.14%，其余项目省份均不超过 10%。各项目省份病区村总的氟斑牙检出率最高的是贵州（52.13%），其次是湖南（32.92%），其余省份均不超过 30%，其中陕西和四川已经在 15% 以下。重病区儿童氟斑牙检出率整体上仍高于轻病区和中病区，但各县重病区儿童氟斑牙检出率分布很不平衡，高于 30% 的县占 61.90%（13/21），检出率最高的是纳雍县（76.73%），最低为湖北秭归（3.45%）。见表 8-18。

表 8-16　各项目省份、项目县不同历史类型病区儿童尿氟含量（mg/L）

省份	县	非病区		轻病区		中病区		重病区		病区合计	
		例数	中位数	例数	中位数	例数	中位数	例数	中位数	例数	中位数
江西	芦溪	100	1.01	250	1.29					250	1.29
	上栗	99	1.26	349	1.52					349	1.52
	合计	**199**	**1.17**	**599**	**1.35**					**599**	**1.35**
湖北	建始	86	0.40	28	0.58	17	0.60	385	0.63	430	0.62
	竹溪	100	0.40	50	0.52	50	0.45	150	0.53	250	0.50
	秭归	30	0.59	30	0.59	17	0.60	11	0.54	58	0.58
	合计	**216**	**0.43**	**108**	**0.54**	**84**	**0.54**	**546**	**0.60**	**738**	**0.58**
湖南	安化	43	0.35	49	0.46	428	0.64			477	0.61
	耒阳	207	0.29	150	0.28	332	0.33	279	0.38	761	0.32
	新化	63	0.84	102	0.82	148	0.66	263	0.83	513	0.76
	合计	**313**	**0.37**	**301**	**0.48**	**908**	**0.52**	**542**	**0.56**	**1751**	**0.53**
重庆	彭水	100	0.35	100	0.41	50	0.42	50	0.44	200	0.43
	黔江	99	0.99	100	0.92	50	0.42	49	0.79	199	0.80
	巫山	100	0.43	192	0.56	100	0.52	100	0.48	392	0.52
	合计	**299**	**0.47**	**392**	**0.56**	**200**	**0.48**	**199**	**0.50**	**791**	**0.52**
四川	珙县	176	0.37	440	0.38	234	0.39			674	0.39
	古蔺	75	0.30	492	0.70	250	0.54	250	0.66	992	0.66
	兴文	304	0.51	341	0.56	354	0.54	250	0.66	945	0.56
	合计	**555**	**0.44**	**1273**	**0.53**	**838**	**0.49**	**500**	**0.66**	**2611**	**0.54**
贵州	大方							391	0.63	391	0.63
	赫章					160	0.46	240	0.83	400	0.68
	金沙			240	0.78	160	0.78			400	0.78
	纳雍							405	1.23	405	1.23
	七星关			80	0.61			319	0.77	399	0.75
	黔西			80	0.84			320	0.84	400	0.84
	威宁			80	1.00	160	0.42	160	0.72	400	0.59
	织金			404	1.05					404	1.05
	合计			**884**	**0.88**	**480**	**0.55**	**1835**	**0.80**	**3199**	**0.80**
云南	彝良	100	0.52	50	0.37	150	0.47	150	0.45	350	0.43
	昭阳	100	0.71	50	0.56	100	0.45	100	0.47	250	0.47
	镇雄							577	0.75	577	0.75
	合计	**200**	**0.61**	**100**	**0.47**	**250**	**0.45**	**827**	**0.63**	**1177**	**0.55**
陕西	岚皋	22	0.16	68	0.23	105	0.19	46	0.26	219	0.22
	紫阳	49	0.36	53	0.47	260	0.89	155	1.43	468	1.02
	合计	**71**	**0.29**	**121**	**0.32**	**365**	**0.70**	**201**	**1.18**	**687**	**0.69**

表 8-17　各项目省份调查村 8～12 周岁儿童氟斑牙检出情况

省份	调查村数	检查人数	正常人数	可疑人数	极轻人数	轻度人数	中度人数	重度人数	病例合计	检出率（%）	氟斑牙指数	缺损型氟斑牙比例（%）
江西	16	2790	2039	86	497	158	10	0	665	23.84	0.32	1.50
湖北	23	1084	869	51	95	59	9	1	164	15.13	0.25	6.10
湖南	45	2595	1556	240	622	128	36	13	799	30.79	0.45	6.13
重庆	22	1717	1360	74	211	63	7	2	283	16.48	0.23	3.18
四川	65	3997	2976	532	302	129	46	12	489	12.23	0.25	11.86
贵州	40	6039	2145	746	1190	1005	643	310	3148	52.13	1.12	30.27
云南	28	7761	5370	920	574	646	233	18	1471	18.95	0.4	17.06
陕西	25	762	663	13	39	25	18	4	86	11.29	0.22	25.58
合计	264	26 745	16 978	2662	3530	2213	1002	360	7105	26.57	0.51	19.17

表8-18　各项目省份、项目县不同类型地区儿童氟斑牙检出情况

省份	县	非病区			轻病区			中病区			重病区			病区合计		
		检查人数	氟斑牙人数	检出率(%)	检查人数	氟斑牙人数	检出率(%)	检查人数	氟斑牙人数	检出率(%)	检查人数	氟斑牙人数	检出率(%)	检查人数	氟斑牙人数	检出率(%)
江西	芦溪	181	47	25.97	502	144	28.69							502	144	28.69
	上栗	629	138	21.94	1478	336	22.73							1478	336	22.73
	合计	810	185	22.84	1980	480	24.24							1980	480	24.24
湖北	建始	94	0	0.00	28	4	14.29	17	5	29.41	507	60	11.83	552	69	12.50
	竹溪	50	0	0.00	50	17	34.00	100	26	26.00	150	50	33.33	300	93	31.00
	秭归	30	0	0.00	30	2	6.67	17	0	0.00	11	0	0.00	58	2	3.45
	合计	174	0	0.00	108	23	21.30	134	31	23.13	668	110	16.47	910	164	18.02
湖南	安化	50	0	0.00	133	15	11.28	539	52	9.65				672	67	9.97
	耒阳	236	51	21.61	221	49	22.17	368	152	41.30	382	178	46.60	971	379	39.03
	新化	64	9	14.06	102	47	46.08	175	75	42.86	325	171	52.62	602	293	48.67
	合计	350	60	17.14	456	111	24.34	1082	279	25.79	707	349	49.36	2245	739	32.92
四川	珙县	176	0	0.00	440	15	3.41	234	33	14.10				674	48	7.12
	古蔺	75	5	6.67	492	110	22.36	250	107	42.80	250	93	37.20	992	310	31.25
	兴文	335	3	0.90	590	32	5.42	752	49	6.52	403	42	10.42	1745	123	7.05
	合计	586	8	1.37	1522	157	10.32	1236	189	15.29	653	135	20.67	3411	481	14.10
重庆	彭水	100	0	0.00	100	7	7.00	50	0	0.00	50	8	16.00	200	15	7.50
	黔江	168	4	2.38	265	15	5.66	105	6	5.71	114	39	34.21	484	60	12.40
	巫山	129	17	13.18	326	103	31.60	154	38	24.68	156	46	29.49	636	187	29.40
	合计	397	21	5.29	691	125	18.09	309	44	14.24	320	93	29.06	1320	262	19.85
贵州	大方										516	255	49.4186	516	255	49.42
	赫章							284	122	42.9577	492	364	73.9837	776	486	62.63
	金沙				560	57	10.18	400	157	39.25				960	214	22.29
	纳雍										967	742	76.73	967	742	76.73
	七星				188	120	63.83				698	467	66.91	886	587	66.25
	黔西				162	65	40.12				431	262	60.79	593	327	55.14
	威宁				155	38	24.52	322	15	4.66	232	86	37.07	709	139	19.61
	织金				632	398	62.97							632	398	62.97
	合计				1697	678	39.95	1006	294	29.22	3336	2176	65.23	6039	3148	52.13
云南	彝良	393	25	6.36	176	16	9.09	1112	144	12.95	854	132	15.46	2142	292	13.63
	昭阳	953	28	2.94	267	4	1.50	1090	86	7.89	917	114	12.43	2274	204	8.97
	镇雄										1999	922	46.12	1999	922	46.12
	合计	1346	53	3.94	443	20	4.51	2202	230	10.45	3770	1168	30.98	6415	1418	22.10
陕西	岚皋	23	0	0.00	68	11	16.18	105	1	0.95	46	8	17.39	219	20	9.13
	紫阳	49	0	0.00	54	0	0.00	261	8	3.07	156	58	37.18	471	66	14.01
	合计	72	0	0.00	122	11	9.02	366	9	2.46	202	66	32.67	690	86	12.46

3．重度临床氟骨症病情　有6个省11个县检出重度临床氟骨症患者共234人，其中云南镇雄县，贵州大方县、黔西县检出病人较多。从患病年龄上看，绝大部分在55岁以上，有221人，占到了94.44%，36岁以下者未检出。见表8-19。

表 8-19　重度临床氟骨症检出结果

省	县	重度氟骨症人数	年龄分布			
			≤35 岁	>35 岁	>45 岁	>55 岁
湖北	秭归	2	0	0	0	2
重庆	彭水	14	0	0	0	14
四川	古蔺	7	0	0	2	5
	兴文	15	0	0	0	15
	合计	**22**	**0**	**0**	**2**	**20**
贵州	大方	44	0	0	5	39
	七星关	10	0	0	0	10
	黔西	43	0	0	1	42
	织金	2	0	0	0	2
	合计	**99**	**0**	**0**	**6**	**93**
云南	彝良	2	0	0	0	2
	镇雄	89	0	0	4	85
	合计	**91**	**0**	**0**	**4**	**87**
陕西	岚皋	6	0	1	0	5
合计	11	234	0	1	12	221

第三节　讨　论

一、关于调查点的选择

本次燃煤型氟中毒防治效果评估选取了我国燃煤型氟中毒的 8 个重点病区省份,其中贵州、湖北、湖南、四川、云南、重庆 6 省(市)参加了 2001 年的全国地方性氟中毒重点病区调查。8 个项目省份,除贵州外均按本项目的要求选取了调查点。贵州省在 2013 年提前进行了全省的防治效果评估,本次上报的 8 个项目县的调查村数虽然少于病区村总数的 5%,但扩大了项目县范围,而且有 3 个县与 2001 年重点病区调查是相重复的,总的调查村数符合项目要求。

二、防治措施落实

在三峡地区燃煤型氟中毒防治试点项目结束后一直到 2004 年以前,除监测工作之外,国家未安排用于燃煤型氟中毒的防治项目,只有病区省份少量投入,防治工作几乎停滞。2004—2012 年,我国政府连续 9 年将燃煤型氟中毒重点病区的综合防治措施纳入中转项目以及国家医改重大专项,在贵州等 10 个病区省份共投入经费 17.33 亿元,用于 531.82 万户改炉改灶,基本实现了病区改炉改灶防治措施的全覆盖,对我国燃煤型氟中毒的防控起到了极大的推动作用。2001 年全国重点病区调查,贵州等 6 个省份 19 个县的燃煤型氟中毒病区改炉改灶率为 17.72%,报废率接近 50%。本次调查 8 个项目省份 27 个项目县总的改炉改灶率上升到 96.43%,升高了 78.71 个百分点,正常使用率为 95.51%。病区能源结构呈现多元化,调查村使用电、液化气等清洁能源灶具已经超过了传统的燃煤炉灶。与本世纪初相比,目前我国燃煤型氟中毒病区降氟炉灶的正确使用状况得到有效改善。

但是,从本次调查结果我们也看到一些问题。

(1)虽然全国总的改良炉灶损坏能主动维修或更换的户数所占比例为 74.37%,但陕西仅为 0.61%,而且陕西敞炉敞灶的使用率也比较高,县级和村级水平的调查显示其降氟炉灶的正常使用率都只有 50% 左右。

(2)部分调查村家庭主妇和学生防治知识知晓率偏低。

（3）不同省份的调查村改炉改灶项目后期管理差别很大，有 16.88% 的村未采取任何措施。

三、环境氟含量

与 2001 年全国重点病区调查比较，病区食用玉米和辣椒氟含量显著下降，尤其是贵州、云南、四川、湖南等历史上环境氟含量较高的地区，食用玉米氟含量由每千克几十毫克下将到每千克 3mg 以下，辣椒氟含量由每千克几百毫克下降到每千克几十毫克以下。虽然我国新颁布的《食品中污染物限量（GB 2762—2012）》标准，取消了对食品中氟含量限值的规定，但云南镇雄、贵州大方、纳雍、织金、七星关、赫章、金沙和四川古蔺、珙县病区辣椒氟含量仍然较高，说明当地仍有用煤火烘烤辣椒的习惯，其对氟中毒发生的影响应给予关注。

四、氟中毒病情

在 2001 年全国重点调查中，除重庆黔江病区儿童氟斑牙检出率为 26.75% 外，其余调查县检出率均超过 30%，最高为贵州织金，达到 88.53%。本次调查的 27 个县中，病区儿童氟斑牙检出率低于 30% 的有 16 个，占 76.19%，低于 15% 的有 11 个，占 40.74%。与本世纪初相比，我国燃煤型氟中毒病区儿童氟斑牙病情显著降低，贵州病区儿童氟斑牙病情（儿童氟斑牙检出率 51.95%）虽然仍属全国最重，但与 2001 年调查（检出率为 82.52%）相比，也显著降低。贵州的调查村基本上是在 2010 年落实完成防治措施，因时间尚短，其防病效果尚不明显。在儿童尿氟水平方面，不同类型病区已无显著差别，大部分病区已经接近非病区水平。全国燃煤型氟中毒病区重度临床氟骨症的发生得到有效控制，现存病例绝大大部分属于历史遗留病例，35 岁以下人群中未见病例检出。

调查结果发现，江西两个调查县的非病区儿童尿氟水平偏高，其非病区儿童氟斑牙检出率在各省份中也是最高，当地是否存在其他的氟源暴露，需要进一步调查。

第四节 结 论

1. 到 2013 年，我国燃煤型氟中毒病区全面落实了防治措施，本次效果评估地区的改炉改灶率为 96.43%，正常使用率为 96.53%。

2. 防治措施的防病效果显著，病区食用玉米和辣椒氟含量大幅度下降；8～12 周岁儿童氟斑牙病情显著降低，除贵州和湖南外，其余省份 8～12 周岁儿童氟斑牙检出率均低于 30%，尿氟含量接近非病区水平；成人重度临床氟骨症的发生得到有效控制。

3. 虽然我国燃煤型氟中毒病区整体上防治措施得到有效落实，但部分地区改炉改灶的正常使用率、损坏炉灶的自主更换率、病区群众防治知晓率低偏低，病区县和病区村的项目后期管理仍需加强。

（赵丽军、高彦辉、裴俊瑞、孙殿军）

全国燃煤污染型地方性氟中毒控制和消除评价

《全国地方病防治"十二五"规划》提出，到 2015 年实现基本消除燃煤型氟中毒危害的目标。为了评价是否能按期实现《全国地方病防治"十二五"规划》目标，从 2012 年开始，国家卫生和计划生育委员会（以下简称国家卫计委）有计划地组织各燃煤型氟中毒病区省份开展控制和消除的考核验收评价工作。按照年度《公共卫生服务地方病防治项目实施方案》和《重点地方病控制和消除评价办法》（国卫疾控发〔2014〕79 号）的要求，到 2015 年末，全国所有的病区县均完成了燃煤型氟中毒的控制和消除评价工作。经县级自查和省市级复核，全国 172 个燃煤型氟中毒病区县，达到消除水平的有 76 个，消除率为 44.19%；达到控制水平的有 145 个，控制率为 84.30%。

Chapter 9

National Evaluation on the Control and Elimination of Coal-burning Type of Endemic Fluorosis in China

A goal was put forward in *The Twelfth Five-Year Plan for National Prevention and Control of Endemic Diseases* that the hazard of coal-burning fluorosis should be basically eliminated by the end of 2015. In order to assess whether this goal had been achieved, the National Health and Family Planning Commission systematically organized the evaluation on the control and elimination of coal-burning fluorosis in the endemic provinces. Guided by the annual *Implementation scheme of endemic disease prevention and control project of public health service* and *Evaluation method of key endemic disease control and elimination(No.79 document issued by the Bureau of Disease Control, National Health and Family Planning Commission in 2014)*, all the endemic counties had finished the evaluation by the end of 2015. By the self-exanimation at the county level and the check at the provincial and city level, among all the 172 endemic counties, 76 counties achieved the elimination level, accounting for 44.19 percent; 145 counties achieved control level, accounting for 84.30 percent.

第一节　内容与方法

一、评价工作范围

贵州、四川、云南、湖北、陕西、重庆、湖南、山西、江西、河南、广西、辽宁等 12 个省份全部的病区县所有病区村。各省份各年度项目县分布情况见表 9-1。

二、评价工作组织形式

县级卫生计生行政部门首先组成考核组开展县级自评，负责辖区内所有病区村控制或消除的考核评价工作。在县级自评工作完成后，省、市级卫生计生行政部门组成联合考核组对县级自评结果进行抽样复核。

表9-1　各年度各省份考核验收项目县分布情况

省份	2012年度	2013年度	2014年度	2015年度	合计
山西	阳城县、陵川县	长治县、壶关县、长子县、高平市、左权县、和顺县	城区、沁水县、泽州县、昔阳县、寿阳县、离石区、交城县	杏花岭区、晋源区、清徐县、古交市、阳城县、陵川县、柳林县	20
辽宁		普兰店市、本溪县			2
江西	万载县	上栗县、袁州区、	湘东区、芦溪县	乐平市、安源区、万载县	7
河南	孟津县	新安县、偃师市、			3
湖北	建始县	竹溪县、长阳县、恩施市、利川市、建始县、宣恩县、	秭归县、巴东县、咸丰县、来凤县、鹤峰县、	阳新县、竹山县、南漳县、恩施市	15
湖南	隆回县	湘潭县、衡阳县、邵东县、邵阳县、武冈市、凤凰县、保靖县、龙山县	常宁市、赫山区、桃江县、安化县、北湖区、苏仙区、嘉禾县、双峰县、新化县	衡南县、耒阳市、新邵县、隆回县、桂阳县、宜章县、永兴县、临武县、新化县、冷水江市、涟源市	28
广西	合山市	罗城县			2
四川	朝天区、旺苍县、洪雅县、邻水县、汉源县	叙永县、古蔺县、长宁县、高县、珙县、兴文县、雨城区、荥经县、天全县、南江县	什邡市、青川县、江安县、筠连县、万源市、越西县、甘洛县、剑阁县		23
贵州	白云区、惠水县	花溪区、乌当区、开阳县、息烽县、红花岗区、遵义县、湄潭县、平坝县、镇宁县、长顺县、龙里县	修文县、清镇市、钟山区、六枝特区、桐梓县、习水县、仁怀市、普定县、关岭县、普安县、金沙县、威宁县	水城县、盘县、西秀区、兴仁县、晴隆县、七星关区、大方县、黔西县、织金县、纳雍县、赫章县、贵定县	37
云南	盐津县	富源县、宣威市、永善县、绥江县、	罗平县、会泽县、鲁甸县、彝良县	昭阳区、大关县、镇雄县、威信县、巧家县	14
重庆	武隆县	南川区、开县、石柱县、秀山县		万盛区、黔江区、綦江区、云阳县、奉节县、巫山县、巫溪县、彭水县	13
陕西	紫阳县、岚皋县	汉阴县、平利县	石泉县、镇坪县	镇巴县、汉滨区	8
合计	18	58	49	52	172

三、评价工作内容

评价工作内容包括：
1. 考核评价地区自评情况，如防治工作组织管理、防治措施落实、病情现状和自评结果等。
2. 病区村改良炉灶（包括使用清洁能源，如电能、液化气、沼气等）落实和使用情况。
3. 病区村供人食用的玉米和辣椒正确干燥情况。
4. 病区村出生居住的8～12周岁儿童氟斑牙患病情况。

四、评价工作方法

（一）听取汇报

省、市级复核评价时，听取被考核地区汇报病情现状、防治工作组织管理、防治措施落实和组织自评的情况。

（二）查阅资料

查阅防治规划或计划、防治工作实施方案、工作记录、工作总结、病情调查资料和数据、疾病监测报告等防治工作相关文件和资料原件，核对自评数据，验证汇报材料。

（三）现场调查

1. 县级自评　调查辖区内所有病区村所有居民户改良炉灶及使用情况、供人食用的玉米和辣椒正确干燥情况，以及该村出生居住的8～12周岁儿童氟斑牙患病情况。

2. 省市级复核　每县随机抽取3个燃煤型氟中毒流行乡镇（不足3个乡镇的全部调查），每个乡镇随机抽取3个病区村（不足3个病区村的全部调查），每个病区村随机抽取1个自然村（村民组），从调查第1户开始，依据隔户抽查的原则抽取10户家庭，调查居民户改良炉灶及使用情况、供人食用玉米和辣椒正确干燥情况；调查被抽取病区村出生居住的8～12周岁儿童氟斑牙患病情况。

五、评价的标准和结果的判定

（一）评价标准

1. 控制标准

（1）合格改良炉灶率（包括使用清洁能源，如电能、液化气、沼气等）和合格改良炉灶正确使用率均达到90%以上。

（2）病区村供人食用的玉米和辣椒正确干燥率均达到90%以上。

（3）当地出生居住的8～12周岁儿童氟斑牙患病率≤30%。

2. 消除标准

（1）合格改良炉灶率（包括使用清洁能源，如电能、液化气、沼气等）和合格改良炉灶正确使用率均达到95%以上。

（2）病区村供人食用的玉米和辣椒正确干燥率均达到95%以上。

（3）当地出生居住的8～12周岁儿童氟斑牙患病率≤15%。

（二）评价结果判定

1. 各病区村达到控制或消除标准各项指标要求，可判定为实现控制或消除目标。如其中1项指标不符合要求，则判定为未实现控制或消除目标。

2. 当病区县95%的病区村达到控制或消除标准时，可判定该县达到控制或消除标准。

第二节　结　果

一、县级自查

（一）防治措施落实和使用情况

12个省份有病区县172个，病区村32 203个，病区户852.81万户。其中，合格改良炉灶827.32万户，合格改炉改灶率为97.01%。在各病区省份中，陕西合格改良炉灶率最低，为87.51%，江西和云南接近95%，其余省份均在95%以上。在全部32 203个病区村中，合格改炉改灶率≥90%的村为30 024个，占93.23%，在各省份中，除陕西和云南未达到≥90%外，其余省份该比例差异不大，均在95%以上。合格改炉改灶率≥95%的病区村数为24 421个，占75.83%，该水平改炉改灶率的村数比例在各省份间变异较大，较低的省份有江西、陕西、云南和四川，范围在50%～62%，而其余省份基本都在90%以上。见表9-2。

在全部合格改良炉灶居民户中，正确使用降氟炉灶户数为815.93万户，总体合格改良炉灶正确使用率为98.62%，各省份该指标均在95%以上。在全部32 203个病区村中，合格改良炉灶正确使用率≥90%村数为31 259个，占全部村数的97.07%，除陕西为93.15%外，其余省份均在95%以上；合格改良炉灶正确使用率≥95%村数为29 223个，占全部村数的90.75%，各省份该水平正确使用率村数比例差异较大，最低为64.29%，最高为100%。见表9-3。

表9-2　防治措施落实情况县级自评结果

省份	调查县数	调查村数	户数	合格改良炉灶户数	合格改炉改灶率（%）	合格改炉改灶率≥90%		合格改炉改灶率≥95%	
						村数	比例（%）	村数	比例（%）
山西	20	3371	716 683	707 502	98.72	3322	98.55	3035	90.03
辽宁	2	2	224	224	100.00	2	100.00	2	100.00
江西	7	406	283 795	268 786	94.71	401	98.77	203	50.00
河南	3	85	40 358	40 199	99.61	85	100.00	85	100.00
湖北	15	731	291 610	287 790	98.69	730	99.86	657	89.88
湖南	28	2123	716 744	702 963	98.08	2110	99.39	2057	96.89
广西	2	55	48 321	48 321	100.00	55	100.00	55	100.00
重庆	13	661	399 314	394 613	98.82	658	99.55	646	97.73
四川	23	1789	705 412	671 844	95.24	1710	95.58	1109	61.99
贵州	37	7853	407 9985	400 2267	98.10	7622	97.06	7288	92.81
云南	14	13 639	867 599	817 868	94.27	12 135	88.97	8377	61.42
陕西	8	1488	378 033	330 828	87.51	1194	80.24	907	60.95
合计	172	32 203	8 528 078	8 273 205	97.01	30 024	93.23	24 421	75.83

注：1. 云南村数为自然村；2. 江西、陕西户数为调查户数。

表9-3　降氟炉灶正确使用情况县级自评结果

省份	调查村数	合格改良炉灶户数	合格改良炉灶正确使用户数	合格改炉改灶正确使用率（%）	合格改炉改灶正确使用率≥90%		合格改炉改灶正确使用率≥95%	
					村数	比例（%）	村数	比例（%）
山西	3371	707 502	698 608	98.74	3351	99.41	3078	91.31
辽宁	2	224	224	100.00	2	100.00	2	100.00
江西	406	268 786	257 639	95.85	403	99.26	261	64.29
河南	85	40 199	40 035	99.59	85	100.00	85	100.00
湖北	731	287 790	285 631	99.25	731	100.00	704	96.31
湖南	2123	702 963	689 638	98.10	2116	99.67	2033	95.76
广西	55	48 321	48 018	99.37	55	100.00	55	100.00
重庆	661	394 613	392 411	99.44	659	99.7	642	97.13
四川	1789	671 844	654 951	97.49	1740	97.26	1522	85.08
贵州	7853	4 002 267	3 975 264	99.33	7742	98.59	7586	96.60
云南	13 639	817 868	797 521	97.51	12 989	95.23	12 026	88.17
陕西	1488	330 828	319 321	96.52	1386	93.15	1229	82.59
合计	32 203	8 273 205	8 159 261	98.62	31 259	97.07	29 223	90.75

（二）病区村供人食用的玉米和辣椒正确干燥情况

随着病区经济的改善和膳食结构的变化，所有病区省份中，除云南省仍以玉米为主食外，其余省份的病区多不再以玉米为主食，取而代之的是以大米或面粉为主食。病区改变了烘烤粮食的习惯，自产的辣椒多经自然晾晒，有的病区从外地购买辣椒。对于不再以玉米为主食、辣椒外购以及根本就不食用玉米和辣椒的居民户，本次考核验收均以能够正确干燥户数统计。本次调查的全部病区村居民户中，有803.42万户能够正确干燥玉米和辣椒，正确干燥率为94.27%。各省份中，除云南正确干燥率较低，为64.26%外，其余省份均在95%以上。所有病区村中，正确干燥率≥90%的村数为26 294个，占全部调查村数的81.65%。各省份中，云南该水平正确干燥率的比例刚刚超过60%，四川超过90%（93.57%），其余省份均超过95%。正确干燥率≥95%病区村数为24 226个，占全部调查村数的75.20%，各省份该水平正确干燥率的比例差异较大，最低为 53.40%，最高为 100%。见表 9-4。

表 9-4　供人食用的玉米和辣椒正确干燥情况县级自评结果

省份	调查村数	户数 / 调查户数	正确干燥户数	正确干燥率（%）	正确干燥率≥90% 村数	比例（%）	正确干燥率≥95% 村数	比例（%）
山西	3371	716 683	715 605	99.85	3370	99.97	3339	99.05
辽宁	2	224	224	100.00	2	100.00	2	100.00
江西	406	283 795	283 659	99.95	406	100.00	405	99.75
河南	85	40 358	40 358	100.00	85	100.00	85	100.00
湖北	731	291 610	289 687	99.34	731	100.00	720	98.50
湖南	2123	716 744	683 887	95.42	2123	100.00	2102	99.01
广西	55	48 321	48 203	99.76	55	100.00	55	100.00
重庆	661	399 314	398 378	99.77	659	99.70	658	99.55
四川	1789	700 017	666 976	95.28	1674	93.57	1132	63.28
贵州	7853	4 079 985	3 980 210	97.55	7516	95.71	7143	90.96
云南	13 639	867 599	557 518	64.26	8232	60.36	7283	53.40
陕西	1488	378 033	369 516	97.75	1438	96.64	1292	86.83
合计	32 203	8 522 683	8 034 221	94.27	26 291	81.64	24 216	75.20

（三）儿童氟斑牙病情状况

全国共调查 8～12 周岁儿童 188.36 万人，诊断氟斑牙患者 20.30 万人，总体氟斑牙患病率为 10.78%。各省份中，辽宁儿童人数过少，未检出氟斑牙患者，其余省份氟斑牙患病率在 2.89%～17.54% 之间，均在 30% 以下，除江西和云南两省外，其余省份在 15% 以下。从氟斑牙严重程度看，病区氟斑牙主要表现为极轻度和轻度，分别占病例总数的 53.66% 和 33.29%，中度和重度分别仅占 10.81% 和 2.25%。重度氟斑牙患者极少，除贵州、云南、四川、湖南、陕西、江西尚有一些重度氟斑牙儿童外，其余省份已经很少见。见表 9-5、图 9-1。分段统计各省份儿童氟斑牙患病率不同水平的村数，其中儿童氟斑牙患病率≤15% 的村数为 22 804 个，占 70.81%，患病率在 15%～30% 之间的村数为 6640 个，占 20.44%，患病率>30% 的村数为 2759 个，占 8.57%。见表 9-6。

表 9-5　8～12 周岁儿童氟斑牙县级自评结果

省份	村数	检查儿童数	可疑人数	极轻度人数	轻度人数	中度人数	重度人数	病例总数	氟斑牙患病率（%）
山西	3371	105 453	12 140	4840	1626	286	10	6762	6.41
辽宁	2	10	0	0	0	0	0	0	0.00
江西	406	60 696	2707	6104	3809	636	87	10 636	17.52
河南	85	4916	661	349	143	9	0	501	10.19
湖北	731	43 281	1903	1619	1075	191	14	2899	6.70
湖南	2123	88 684	4264	6837	2822	909	252	10 820	12.20
广西	55	6917	35	112	88	0	0	200	2.89
重庆	661	66 162	278	5810	1438	183	8	7439	11.24
四川	1789	145 229	11 559	9827	5723	2050	348	18 239	12.56
贵州	7853	1 041 204	43 852	48 202	35 242	12 122	2460	98 026	9.41
云南	13 639	264 880	17 365	22 739	13 546	4922	1281	42 488	16.04
陕西	1488	56 132	3528	2462	2057	632	102	5253	9.36
合计	32 203	1 883 564	98 292	108 901	67 569	21 940	4562	202 972	10.78

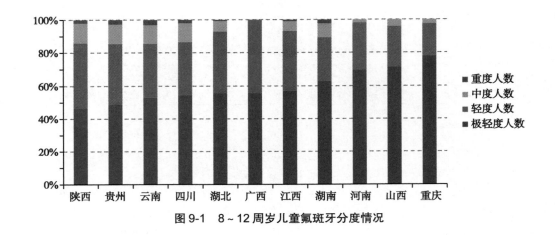

图 9-1　8～12 周岁儿童氟斑牙分度情况

表 9-6　8～12 周岁儿童氟斑牙检出率分层统计结果

省份	调查村数	患病率≤15%		15%<患病率≤30%		患病率>30%	
		村数	%	村数	%	村数	%
山西	3371	2963	87.90	392	11.63	16	0.47
辽宁	2	2	100.00	0	0.00	0	0.00
江西	406	86	21.18	320	78.82	0	0.00
河南	85	82	96.47	3	3.53	0	0.00
湖北	731	610	83.45	108	14.77	13	1.78
湖南	2123	1398	65.85	701	33.02	24	1.13
广西	55	55	100.00	0	0.00	0	0.00
重庆	661	426	64.45	216	32.68	19	2.87
四川	1789	1168	65.29	469	26.22	152	8.50
贵州	7853	6420	81.75	1048	13.35	385	4.90
云南	13 639	8413	61.68	3230	23.68	1996	14.63
陕西	1488	1181	79.37	153	10.28	154	10.35
合计	32 203	22 804	70.81	6640	20.62	2759	8.57

（四）县级自评结果判定

1. 病区村控制和消除结果判定　按照国家燃煤型氟中毒病区控制和消除评价办法，依据合格改良炉灶率、合格改良炉灶正确使用率、供人食用的玉米和辣椒正确干燥率以及当地出生居住的 8～12 周岁儿童氟斑牙患病率等 4 项指标，综合判定病区村达到控制或消除水平。可见，全国此轮评价的 32 203 个病区村中，有 16 693 个村判定为达到了消除标准，占病区村总数的 51.84%，此外有 8366 个村达到了控制标准，占病区总数的 25.98%，总控制率为 77.82%。有 7144 个病区村未达到控制标准，占病区总数的 22.18%。各省份中，广西、辽宁、河南的病区村全部达到控制或消除标准。未控制比例较高的省份依次为云南、陕西和四川，分别占病区村数的 41.74% 和 27.96%。见表 9-7、图 9-2。

表 9-7　县级自评病区村控制和消除判定结果

省份	调查村数	消除		控制		未控制	
		村数	%	村数	%	村数	%
山西	3371	2533	75.14	765	22.69	73	2.17
辽宁	2	2	100.00	0	0.00	0	0.00
江西	406	76	18.72	323	79.56	7	1.72
河南	85	82	96.47	3	3.53	0	0.00
湖北	731	585	80.03	131	17.92	15	2.05

续表

省份	调查村数	消除		控制		未控制	
		村数	%	村数	%	村数	%
湖南	2123	1311	61.75	770	36.27	42	1.98
广西	55	55	100.00	0	0.00	0	0.00
重庆	661	412	62.33	225	34.04	24	3.63
四川	1789	545	30.46	1109	61.99	135	7.55
贵州	7853	5923	75.42	1191	15.17	739	9.41
云南	13 639	4482	32.86	3464	25.40	5693	41.74
陕西	1488	687	46.17	385	25.87	416	27.96
合计	32 203	16 693	51.84	8366	25.98	7144	22.18

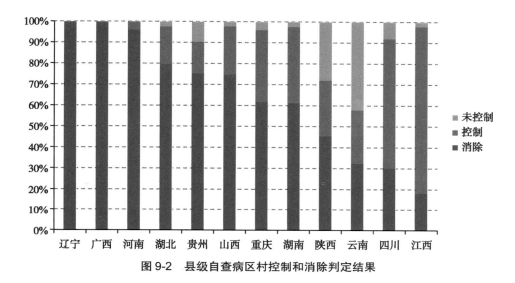

图9-2　县级自查病区村控制和消除判定结果

2. 病区县控制和消除结果判定　按照国家燃煤型氟中毒病区控制和消除评价办法,当病区县有95%的病区村达到控制或消除标准时,可判定该县达到控制或消除标准。全国172个病区县达到控制或消除的情况见表9-8。172个病区县中,达到消除水平的有80个,占46.51%,此外有67个县达到控制标准,占38.95%,总的控制率为84.88%。有25个县未达到控制标准,占14.53%。

表9-8　燃煤型氟中毒控制和消除县级自评结果

省份	病区县数	消除	控制	未控制
山西	20	古交市、壶关县、交城县、晋源区、柳林县、清徐县、寿阳县、昔阳县、杏花岭区、长子县、左权县	城区、高平市、和顺县、离石区、陵川县、沁水县、阳城县、泽州县、长治县	
辽宁	2	普兰店市、本溪县		
江西	7	乐平市、万载县	安源区、芦溪县、上栗县、湘东区、袁州区	
河南	3	孟津县、新安县、偃师市		
湖北	15	鹤峰县、来凤县、宣恩县、长阳县、秭归县	巴东县、恩施市、建始县、利川市、南漳县、五峰县、阳新县、竹山县、竹溪县	咸丰县
湖南	28	安化县、北湖区、保靖县、凤凰县、赫山区、衡阳县、嘉禾县、临武县、隆回县、邵东县、双峰县、宜章县	常宁市、桂阳县、衡南县、耒阳市、涟源市、娄星区、邵阳县、苏仙区、桃江县、武冈市、湘潭县、新化县、永兴县	冷水江市、龙山县、新邵县

续表

省份	病区县数	消除	控制	未控制
广西	2	合山市、罗城县		
重庆	13	彭水县、石柱县、万盛区、武隆县、云阳县	奉节县、开县、南川区、綦江区	黔江区、巫山县、巫溪县、秀山县
四川	23	朝天区、洪雅县、剑阁县、青川县、什邡市、万源市	甘洛县、高县、珙县、汉源县、江安县、筠连县、邻水县、南江县、天全县、旺苍县、兴文县、荥经县、雨城区、越西县、长宁县	古蔺县、叙永县
贵州	37	白云区、关岭县、贵定县、红花岗区、花溪区、惠水县、开阳县、六枝特区、龙里县、湄潭县、盘县、普安县、普定县、晴隆县、仁怀市、桐梓县、乌当区、习水县、西秀区、息烽县、兴仁县、修文县、长顺县、镇宁县、钟山区、遵义县	金沙县、平坝县、黔西县、清镇市、威宁县	大方县、赫章县、纳雍县、七星关区、水城县、织金县
云南	14	会泽县、罗平县、巧家县、绥江县、永善县	大关县、鲁甸县、威信县、宣威市、盐津县、彝良县	富源县、昭阳区、镇雄县
陕西	8	镇巴县	石泉县	汉滨区、汉阴县、岚皋县、平利县、镇坪县、紫阳县
合计	172	80	67	25

二、省市级复核

（一）省级复核结果

各省份根据县级自查上报结果，对每个县按比例选择乡和村进行抽查复核。全国共抽查了 171 个县、1330 个村、12 698 户，总体合格改良炉灶率为 99.11%、合格改良炉灶正确使用率为 99.56%、供人食用的玉米和辣椒正确干燥率为 99.12%。检查 8～12 岁儿童 80 402 名，总体氟斑牙患病率为 8.16%。各省份中，除广西合格改良炉灶率未达到 90%，云南食用玉米和辣椒正确干燥率未达到 95% 外，其余省份总体合格改良炉灶率、合格改良炉灶正确使用率、供人食用的玉米和辣椒正确干燥率均在 95% 以上。各省份儿童氟斑牙患病率均在 15% 以下。见表 9-9。

表 9-9 省市级抽查复核结果

省份	县数	村数	户数	合格改良炉灶率（%）	合格改良炉灶正确使用率（%）	食用玉米和辣椒正确干燥率（%）	检查儿童数	氟斑牙患病率（%）
山西	20	157	1570	99.17	99.04	100.00	5992	5.49
辽宁	2	2	20	100.00	100.00	100.00	10	0.00
江西	7	58	580	99.83	99.65	100.00	3243	14.31
河南	3	27	270	100.00	100.00	100.00	1515	7.72
湖北	15	90	900	99.33	100.00	99.78	4754	3.43
湖南	28	207	2084	99.62	100.00	99.35	10 540	9.98
广西	2	18	184	84.78	100.00	98.91	1646	4.98
重庆	13	103	310	100.00	100.00	100.00	2167	14.72
四川	23	187	1870	98.18	99.67	99.93	8764	11.00

续表

省份	县数	村数	户数	合格改良炉灶率(%)	合格改良炉灶正确使用率(%)	食用玉米和辣椒正确干燥率(%)	检查儿童数	氟斑牙患病率(%)
贵州	37	297	2970	100.00	100.00	99.63	35 367	7.00
云南	13	112	1220	98.28	98.42	94.34	4483	7.81
陕西	8	72	720	99.72	98.05	98.15	1921	12.90
合计	171	1330	12 698	99.11	99.56	99.12	80 402	8.16

（二）省市级抽查复核与县级自查结果比较

根据省市级复核和县级自查对1297个村判定结果的比较，总体一致率为84.35%，各省的一致率在66.05%～100%之间，县级自查结果虽与省级复核不完全相同，但具有较高的一致性。在1297个村中，70个为上报的未控制村，297个为上报的控制村，930为上报的消除村，分别占5.40%、22.90%、71.70%。70个上报的未控制村复核结果为47个未达到控制标准，15个达到控制标准，8个达到消除标准，结果一致率为67.14%；297个上报的控制村复核结果为4个未达到控制标准，191个达到控制标准，102个达到消除标准，结果一致率为64.31%；909个上报的消除村复核结果为10个未达到控制标准，64个达到控制标准，856个达到消除标准，结果一致率为92.04%。结果列于表9-10。

表9-10 省市级复核与县级自评结果比较

省份	县数	抽查村数	评价结果一致村数	一致率(%)	自评为未控制的村数				自评为控制的村数				自评为消除的村数			
					抽查村数	复核为未控制村数	复核为控制村数	复核为消除村数	抽查村数	复核为未控制村数	复核为控制村数	复核为消除村数	抽查村数	复核为未控制村数	复核为控制村数	复核为消除村数
山西	20	157	137	87.26	0	0	0	0	17	0	4	13	140	1	6	133
辽宁	2	2	2	100.00	0	0	0	0	0	0	0	0	2	0	0	2
江西	7	58	47	81.03	1	1	0	0	36	1	25	10	21	0	0	21
河南	3	27	26	96.30	0	0	0	0	1	0	0	1	26	0	0	26
湖北	15	100	90	90.00	3	2	1	0	9	0	5	3	88	0	5	83
湖南	28	215	142	66.05	8	2	2	4	52	0	13	39	155	4	24	127
广西	2	18	14	77.78	0	0	0	0	0	0	0	0	18	1	3	14
重庆	13	103	99	96.12	8	7	1	0	19	0	19	0	76	0	2	73
四川	18	145	123	84.83	7	6	1	0	96	1	82	13	42	1	6	35
贵州	37	297	273	91.92	11	4	6	1	25	0	11	13	261	0	3	258
云南	12	103	79	76.70	16	12	4	0	24	0	20	4	63	2	14	47
陕西	8	72	62	86.11	16	13	2	1	18	0	12	6	38	0	1	37
合计	165	1297	1094	84.35	70	47	15	8	297	4	191	102	930	10	64	856

注：缺四川和云南2012年考核验收试点项目县的数据。

对于病区县控制和消除的评价，广西罗城县县级自评结果为消除，省级复核后改为控制，四川旺苍县、天全县、南江县级自评为控制，省级复核后改为消除。湖南省由于县级考评和省级考评结果有一定误差，经省级综合判定，省级和县级考评一致并达到消除标准的6个县被认定为消除县，包括安化县、赫山区、北湖区、隆回县、凤凰县、衡阳县；省级和县级有任何一方考评结果为未控制的被认定为未控制（龙山县除外），包括娄星区、新化县、临武县、冷水江市和新邵县等5个县；其余17个县，包括龙山县一律被认定为达到控制水平。综上，全国172个燃煤型氟中毒病区县，经省级综合判定后的消除率为44.19%（76/172），控制率为84.30%（145/172），未控制率为15.70%（27/172）。见图9-3、图9-4。

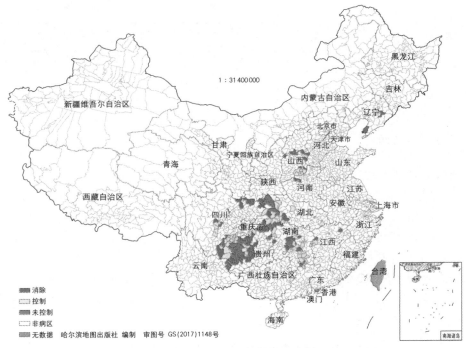

图 9-3 全国燃煤型氟中毒病区县控制和消除评价结果

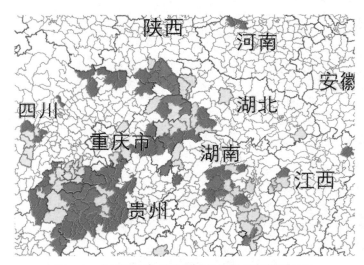

图 9-4 全国重点省份病区县控制和消除评价结果

第三节 讨 论

（一）病区达到控制和消除的综合判定

全国燃煤型氟中毒控制和消除评价工作按照《重点地方病控制和消除评价办法》（国卫疾控发〔2014〕79 号）的标准执行。但有的省份存在 8～12 周岁儿童人数过少的病区村，在对这些病区村进行控制和消除的判定时，一般将本村儿童与相邻病区村合并，计算总的氟斑牙检出率代表这些村的病情。在病区县的消除和控制判定上，有些病区县以村为单位的消除率高于 94%，但未达到 95%，鉴于病区群众的生活习惯已经改变，病区形成的条件不复存在，有的县在判定时将其认定为消除，如河南孟津县和湖南的北湖区、双峰县，同理湖南的新化县被认定为控制。此外，有的县省级复核和县级自评结果差距较大，对县级自评结果进行了纠正。总的来看，县级自评结果偏于未控制或未消除的方向。为什么会产生这种情况呢？这可能与县级宁严勿宽，等待省市级复核。这样做，一是工作主动，本来达到控制水平或消除水平，自评未达到，这说明工作做得好，对工作自评要求严格，不好大喜功；二是可以争取下一步更多的工作经费支持，以推动病区控制和消除的达标工作。

（二）全国燃煤型氟中毒防治工作取得了显著效果

国家和各级政府十分重视燃煤型氟中毒的防治工作，从2004年开始制定和实施了国家重点地方病防治规划，在我国燃煤型氟中毒重点病区，包括10个省份的138个县，投入大量人力和物力，有计划、有组织地开展了以健康教育为基础、以改炉改灶为主的综合防治工作。项目结束后，国家及时开展了燃煤型氟中毒病区的控制和消除考核评价工作。本次考核评价结果表明，各省份绝大多数病区县村达到了国家控制标准，甚至消除标准，控制率为84.30%，消除率达到44.19%。燃煤型氟中毒病情显著下降，各省份县级自评儿童氟斑牙检出率均在30%以下，除云南和江西外，其余省份均在15%以下。全国燃煤型氟中毒流行趋势已得到基本控制，防控工作取得了显著效果。

（三）病区生活能源与生活方式的改变对燃煤型氟中毒发展趋势的影响

随着社会经济的发展，我国燃煤型氟中毒病区的生活能源结构、食物结构正在发生变化。部分省份在考核验收中调查了病区能源结构和食物结构的变化情况。结果表明，现如今病区居民的生活能源以电能、液化气、沼气等为主，但煤作为一种耐用能源，在一些病区还在广泛使用，主要用于冬季取暖；病区改变了以玉米为主食的情况，变成以大米为主食；自己不种植玉米和辣椒，可以从市场购买，即使自己种植，亦以日晒干燥为主，使用燃煤熏烤干燥玉米居民很少。可以预测，随着病区经济发展与社会进步，居民健康意识的提高和生活方式的改变，以及我国在2020年农村地区包括地方病病区全部实现脱贫目标，中国的燃煤型氟中毒病区范围会迅速缩小，病情亦会得到控制和消除。

（四）目前我国燃煤型氟中毒防治工作存在的问题

整体上，我国燃煤型氟中毒防治措施实现基本全覆盖，病情得到控制，83%的病区达到控制水平。但是，仍要清楚看到，我国燃煤型氟中毒距消除目标还有一段距离，处在打通最后一公里的关键阶段。一是我国虽然防治措施实现基本全覆盖，但要看到全面的防病作用，仍需要一段时间。目前，我国仅有44%的病区县实现消除目标；另外，云南、陕西2省县级自评病区村未控制率较高，分别为41.74%、27.96%。二是江西、云南、陕西和四川合格改炉改灶率≥95%的病区村比例较低，均低于65%，这会给一些病区村消除工作带来影响。三是云南还是以玉米为主食，但正确干燥率较低，仅为64.26%，这说明云南虽然改了炉灶，且炉灶合格率和正确使用率处于较高水平，但致病途径仍然存在，这给云南燃煤型氟中毒消除造成困难。

（五）下一步防治工作建议

1. 加强政府领导，实施精细化管理。针对本次控制和消除评价结果，各级政府需要制定有针对性的防治策略，根据病区防控的不同实际，实施分类指导，实现精细化管理。对已经达到控制或消除的病区，做好监测工作。对尚未达到控制或消除的病区，一是加强对已有效落实防控措施病区的病情动态监测，根据监测结果，适时达标验收；二是对于尚未完全落实防控措施的病区，实施精准干预，全面落实防治措施，并做好病区群众健康教育工作，让病区群众认识燃煤型氟中毒的危害，自觉形成健康卫生的生活习惯，一劳永逸地消除本类型氟中毒产生的条件。

2. 建立燃煤型氟中毒防治长效机制。目前，我国已在燃煤型氟中毒病区基本实现了防治措施全覆盖，今后一段时期的工作，一是让所有病区村合格改炉改灶率达到95%以上，甚至是99%以上，不留死角，让所有病区户都彻底避免煤氟污染的危害；二是巩固防治成果，达到持续消除水平，关键就是各级政府帮助病区群众脱贫，促进当地经济发展，建立社会主义新农村，提高生活水平，让其过上健康、卫生、体面的生活。这不仅能够永远地消除燃煤型氟中毒的危害，也能实现健康中国梦，大幅度提高病区居民健康水平。

3. 将燃煤型氟中毒防治工作紧密地与国家精准扶贫、健康中国等政策衔接。在落实精准扶贫、健康中国等政策措施方面，要充分考虑燃煤型氟中毒的病区的特定自然条件和自然环境，从整体上考虑病区发展和防病问题，建设美丽乡村、健康村镇。在基层卫生人员的配置、培训、工作安排等方面要充分考虑燃煤型氟中毒防治的内容,让基层医务人员能持续地认识和掌握燃煤型氟中毒的防治知识,并能持续指导病区群众改善环境和生活习惯。

第四节　结　　论

1. 截至 2015 年底,全国 32 203 个燃煤型氟中毒病区村,有 16 693 个村达到了消除标准,占病区村总数的 51.84%。另有 8366 个村达到了控制标准,全国燃煤型氟中毒病区村的控制率为 77.82%。

2. 全国 172 个燃煤型氟中毒病区县,达到消除标准的有 76 个,占病区县总数的 44.19%。另有 69 个村达到了控制标准,全国燃煤型氟中毒病区县的控制率为 84.30%。

（赵丽军、于光前、高　琳、孙殿军）

中篇

中国南方地区燃煤污染型地方性氟中毒流行与控制

第十章

贵州省燃煤污染型地方性氟中毒流行与控制

贵州省曾是全国最严重的燃煤型氟中毒病区，共有37个病区县（市、区），1600余万病区人口，约1000万氟斑牙患者和107万氟骨症患者。为有效遏制该病流行，贵州省组织科技人员深入病区开展现场研究。在长期防控实践与探索中，形成了一套较为成熟的防控策略、防控措施、工作机制、项目管理及效果评价方法等研究成果。2005—2015年，在省及病区各级政府领导下，贵州省依托中央转移支付燃煤型氟中毒防控项目、国家医改重大专项消除燃煤型氟中毒危害项目支持，通过政府行为、技术培训、技术督导、经验交流和学术交流等方式，将项目成果在全省37个病区县及所辖7853个病区村和355万户病区家庭有效转化及推广应用，使全省实现了基本消除燃煤型氟中毒危害目标，受益人口达1280万，彻底消除了该病所致的"因病致贫、因病返贫"危险因素，减轻了疾病经济负担。通过实施改良炉灶和普及清洁能源，大幅减少煤中有害物质的排放，改变了农村室内外环境卫生状况，改善了病区生态环境。贵州省取得的防控经验还被兄弟省市借鉴，为我国如期完成燃煤型氟中毒防控任务提供了有益的管理经验和重要的技术支撑。"十三五"期间，贵州省将进一步加强防控工作后期管理，分类指导、突出重点、精准干预，彻底消除燃煤型氟中毒。

Chapter 10

Prevalence and Control of Coal-burning Type of Endemic Fluorosis in Guizhou Province

Once as the most severe endemic area of coal-burning fluorosis, there were 37 endemic counties(cities or districts)in Guizhou Province, and endemic population were more than 16 millions, including 10 million patients of dental fluorosis and 1.07 million patients of skeletal fluorosis. In order to effectively control the epidemic, professionals were organized and carried out field investigations in the endemic areas of Guizhou Province. In the long-term prevention and control practice and exploration, a set of relatively mature strategies for prevention and control were formed, and even for the countermeasures, the working mechanism, the project management, and the effect evaluation methods. From 2005 to 2015, the project achievements were effectively transformed and applied in 37 endemic counties in Guizhou Province, covering 7853 endemic villages and 3.55 million families, which was under the leadership of the governments at all levels, relying on the project of coal-burning fluorosis prevention and control of PCTL as well as the project of eliminating the coal-burning fluorosis hazard of MPMR, and through the modes of the government behavior, technical training and supervision, experience and academic exchanges, etc. The goal of eliminating the coal-burning fluorosis hazard was realized basically, and the beneficiary population were up to 12.8 million. Hence, the risk factors of"poverty due to illness and poverty reinstatement due to illness"caused by endemic fluorosis in Guizhou had been thoroughly eliminated and in consequence, the economic burden of illness was greatly reduced. By implementing the improved stoves and popularizing the clean energies, emissions of harmful substance from the coalburning had been significantly reduced, the rural indoor and outdoor environment and hygiene conditions were greatly meliorated, and the ecological environment in the endemic regions were improved. The prevention and control experience obtained by Guizhou Province has been also widely used for reference by other provinces and cities, which provided helpful management experiences and important technical support for expectably accomplishing the prevention and control task of coal-burning fluorosis in China. During the period of the national Thirteenth Five-Year Plan, Guizhou Province will further strengthen the administration of the final-period management of the prevention and control countermeasures, and thoroughly eliminate the coal-burning fluorosis by implementing classification guidance, emphasizing priority and precise intervention.

第一节　流行与危害

一、病区分布

继 1946 年英国医生 Oliver Lythe 首次报道贵州省威宁县石门坎地方性氟中毒流行之后，1975 年纳雍县基层卫生人员发现当地可能存在地方性氟中毒流行，引起省级教学、科研、防治机构重视。1976 年，贵阳医学院、省环境保护监测站等单位组成联合调查组，对毕节县小吉公社进行流行病学调查，共体检 1637 人，氟斑牙患病率高达 98.2%；对 211 名 20 岁以上成人进行氟骨症 X 射线检查，氟骨症检出率为 43.60%；对调查点 134 人测定尿氟，均值为 6.4mg/L，最高达 20.46mg/L；对调查点丰水期 46 份水样、枯水期 75 份水样进行氟含量测定，结果均在 0.5mg/L 以内，明显低于国家生活饮用水卫生标准；测定调查点 56 份岩石、土壤，平均氟含量在 79.6～999.1mg/kg；测定调查点大米、玉米、小麦、黄豆、土豆、白菜、茶叶 6 种食品共 62 份样品，平均氟含量为 8.3～11.7mg/kg，据此计算当地人群经食物摄入的氟为 7.6mg/（人·日）。1977—1979 年，联合调查组又在织金县多吉公社、黔西县林泉和隆平公社、织金县北门公社和三甲公社开展专题调查，得出相似结果。由此，联合调查组认为，贵州省存在地方性氟中毒病区，致病原因为高含氟土壤导致生长粮食、蔬菜等作物氟含量高，当地居民通过食物过量摄氟而发病，贵州省氟中毒病区是有别于"饮水型地方性氟中毒"病区的新类型。

1979 年，贵阳市卫生防疫站等单位对贵阳市久安和黔陶两个公社开展环境流行病学调查，共检查 2535 名中、小学生，氟斑牙患病率高达 86.82%～99.62%，尿氟均值为 4.02mg/L，生活饮用水氟含量低于 0.15mg/L，生活用煤氟含量均值为 153.1mg/kg，烧煤户室内空气氟浓度均值为 0.143mg/m³，为日平均允许量 0.007mg/m³ 的 20.4 倍，从田间地头直接采集并测定的新鲜食品，除茶叶外氟含量均不高，但经煤火熏烤的玉米、辣椒氟含量分别为 26.3mg/kg、310.5mg/kg。调查结果认为当地流行的地方性氟中毒为居民室内敞炉灶燃煤释放的过量氟污染室内空气和食物所致。这一结论经过多部门印证，确认贵州省存在燃煤型氟中毒。

在上述专题调查基础上，贵州省分别于 1986 年、2000—2003 年、2007 年 3 次开展全省范围流行病学调查。调查结果证实，贵州省是全国最严重的燃煤型氟中毒流行省份，病区分布在以煤为主要生活燃料的中部、西南部和西北部的 37 个县（市、区），病区人口 1600 余万，病区家庭 400 余万户，其中氟斑牙患者约 1000 万、氟骨症患者约 107 万。其流行范围涉及贵阳市所辖花溪、乌当、白云、开阳、息烽、修文、清镇 7 个县（市、区）；六盘水市所辖盘县、六枝、水城、钟山 4 个县（区）；遵义市所辖红花岗、遵义、湄潭、桐梓、仁怀、习水 6 个县（市、区）；安顺市所辖西秀、平坝、普定、镇宁、关岭 5 个县（区）；毕节市所辖七星关、大方、黔西、金沙、织金、威宁、赫章、纳雍 8 个县（区）；黔南州所辖贵定、长顺、龙里、惠水 4 个县；黔西南州所辖兴仁、普安、晴隆 3 个县。见图 10-1。

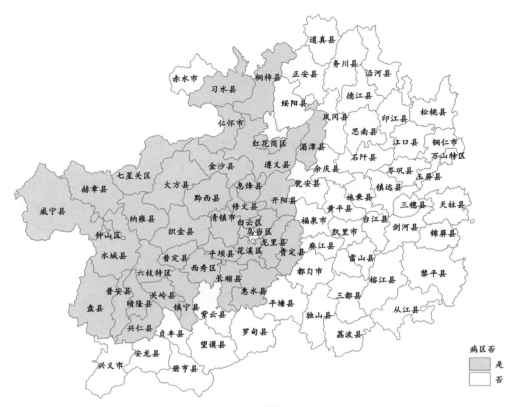

图 10-1　贵州省燃煤型氟中毒病区分布图

二、流行因素

（一）氟源及影响因素

1. 生活用煤是燃煤型氟中毒病区的主要氟源　由于煤的形成环境、所处地壳位置及地壳运动、物源等特定因素使病区煤氟含量较高，每公斤煤含氟量通常在数百至上千毫克。贵州省煤炭资源丰富，素有"江南煤海"之称，煤炭储量占全国第四位，产量占第 13 位，且煤层分布较浅，易于开采。历史上，贵州省农村居民主要以柴草为生活燃料，1958 年"大炼钢铁"，人们乱砍乱伐，森林植被遭受破坏，水土流失严重，树木越来越少。为满足生活需要，20 世纪 60 年代以后，产煤区自采和村办小煤窑逐步发展，星罗棋布，为病区居民提供了廉价便利的生活能源。但由于病区社会经济文化发展落后，农村群众普遍采用原始落后的敞炉敞灶方式燃煤，导致室内空气和食物遭受氟污染。

2. 拌煤粘土亦成为贵州省燃煤型氟中毒病区的主要氟源　在燃煤型氟中毒病区，居民习惯将原煤开采、加工过程产生的面煤与一定比例的粘土混合制成型煤使用。2001 年对贵州省 7 市（州）163 份生活用煤样品、133 份拌煤粘土样品检测结果显示，生活用煤氟含量均值在 96.07～546.75mg/kg 之间，拌煤粘土氟含量均值在 623.98～2673.29mg/kg 之间，拌煤粘土氟含量较生活用煤高数倍～20 几倍。但在型煤成分中拌煤粘土充当粘合剂，自身不具备燃料作用，使用量为 10%～30%，其燃烧过程对室内空气污染的贡献率约为 50%。见表 10-1、10-2。

3. 山区寒冷潮湿的自然环境和经济贫穷、文化落后的社会环境构成了本病发生的必要条件　贵州省燃煤型氟中毒病区多位于海拔 800 米以上的山区，土多田少，当地居民以种植玉米为主。由于气候寒冷潮湿及社会经济文化落后，为防食物霉变，人们通常将收割的玉米和辣椒置于室内敞炉灶上方利用煤火干燥储存，食用时才取下。在这种情况下，燃煤过程生成大量气态氟使室内空气、食物受到严重污染。燃煤型氟中毒病区季节性缺水较为突出。由于生活饮用水困难，较多的家庭在做饭烹调前没有淘洗玉米、辣椒的习惯，使本来可以通过清洗去除的附着于食物表面的氟化物随加工的食物进入人体，导致机体氟负荷进一步加重。

表 10-1 2001 年贵州省燃煤型氟中毒病区生活用煤与拌煤粘土氟含量（mg/kg）

调查地区	生活用煤				拌煤粘土			
	样数	均值	标准差	范围	样数	均值	标准差	范围
贵阳	10	458.98	87.73	127.50～965.50	10	2157.66	412.24	1174.30～5127.40
安顺	23	192.01	47.32	34.60～1058.20	13	2661.30	171.76	1603.90～3409.60
毕节	12	96.07	18.49	24.10～215.90	12	623.98	158.50	98.30～1790.20
黔西南	19	129.16	15.71	30.40～267.40	13	2673.29	388.65	29.14～4489.80
黔南	47	769.42	121.84	31.47～2750.50	6	1622.27	380.94	863.50～3374.90
黔东南	14	326.72	37.04	57.09～622.00	4	1234.68	101.07	931.48～1335.75
六盘水	38	546.75	186.86	76.21～2637.33	75	2657.58	487.38	440.54～5768.98
合计	163	359.87	73.57	24.10～2750.50	133	1947.25	300.08	29.14～5768.98

表 10-2 贵州省燃煤型氟中毒病区调查点氟源构成

调查县名	户均年用煤量（kg）	户均年用面煤量（kg）	户均年用粘土量（kg）	户均年用煤氟含量（kg）	户均年用粘土氟含量（kg）	煤中氟占的比例（%）	粘土中氟占的比例（%）
习水	5111	5111	1289	526.28	893.09	37.08	62.92
毕节	3459	1796	175	411.45	88.72	82.26	17.74
织金	3038	1473	440	419.24	332.91	55.74	44.26
黔西	2233	1487	297	183.33	235.04	43.82	56.18
六枝	1332	1252	330	173.69	786.68	18.09	81.91
普定	3150	1869	399	334.75	199.43	62.67	37.33
长顺	3866	3458	778	2164.96	1050.29	67.33	32.67
龙里	2067	954	290	2129.84	256.81	89.24	10.76

（二）氟污染途径

1. 饮水 饮水型地方性氟中毒是我国地方性氟中毒的主要流行类型。1984 年全省生活饮用水水质调查结果显示，贵州省生活饮用水氟含量均值在国家标准以内，不会引起饮水型氟中毒的流行。见表 10-3。

表 10-3 贵州省生活饮用水氟含量（mg/L）

调查地区	调查县数	样品份数	均值	标准差
贵阳	5	60	0.12	0.058
遵义	12	327	0.17	0.078
安顺	10	240	0.15	0.120
六盘水	3	117	0.15	0.610
黔西南	8	213	0.16	0.039
毕节	8	240	0.14	0.065
铜仁	10	213	0.19	0.053
黔东南	16	387	0.11	0.018
黔南	12	314	0.12	0.530

2. 室内空气 敞炉灶燃煤导致氟病区室内空气受到氟化物的污染，其污染量与煤炭氟含量、燃煤量、燃烧方式及房屋结构密切相关。调查结果显示，贵州省燃煤型氟中毒病区室内空气氟浓度高出国家日均允许浓度（0.007mg/m³）几倍，甚至数十倍。见表 10-4。

表10-4　贵州省燃煤型氟中毒病区室内空气氟浓度（mg/m³）

采样点	份数	均值	标准差
贵阳市花溪区	30	0.029	0.0093
织金县荷花池村	16	0.046	0.0067
织金县大嘎村	60	0.011	0.0007
织金县木里村	60	0.010	0.0072
织金县坝子村	12	0.025	0.1900
金沙县联合村	5	0.052	0.0097
西秀区木头寨	56	0.027	—
白云区麦架村	120	0.010	0.0019
龙里县麻若村	60	0.014	0.0050
龙里县红星村	60	0.025	0.0013

3．食物　检测贵州省在病区、非病区以及富氟矿区采集的新鲜稻米、玉米和辣椒样品，氟含量均不高。但是，经敞炉灶煤火烘烤并储存的玉米和辣椒氟含量可达到很高的水平。大米由于带壳保存并采用日晒干燥，氟含量亦不高。见表10-5、表10-6。

表10-5　贵州省不同地区新鲜粮食、蔬菜氟含量（mg/kg）

地点	玉米			稻米			辣椒		
	份数	均值	范围	份数	均值	范围	份数	均值	范围
病区	18	0.71	0.08～2.03	13	0.65	0.11～1.63	12	0.93	0.21～2.09
非病区	16	0.61	0.11～1.42	15	0.59	0.18～1.52	12	0.90	0.23～2.14
富氟矿区	9	0.57	0.17～1.94	9	0.62	0.15～1.43	9	1.11	0.50～2.07

表10-6　贵州省燃煤型氟中毒病区室内存放的主食氟含量（mg/kg）

县名	大米			玉米			辣椒		
	份数	均值	标准差	份数	均值	标准差	份数	均值	标准差
习水	45	0.40	0.22	43	7.81	11.63	45	268.73	611.50
毕节	5	0.67	0.25	45	12.99	8.60	45	222.91	4197.30
织金	30	1.28	0.12	45	14.45	24.23	45	448.76	569.25
黔西	5	0.78	0.07	45	16.34	29.29	45	499.63	687.90
六枝	45	0.53	0.32	45	18.27	21.82	45	317.28	493.18
普定	45	0.74	0.30	45	12.31	8.65	45	373.24	437.51
长顺	23	0.82	0.28	41	7.35	6.65	45	15.71	13.90
龙里	44	0.93	0.38	45	2.95	2.28	45	6.98	4.72
合计	242	0.72	0.40	354	11.44	16.90	360	250.81	463.80

三、流行强度

随着社会经济发展和防控措施逐步落实，贵州省8～12岁儿童氟斑牙流行强度减轻（见表10-7）。2001年全省流行病学调查结果显示，贵州省毕节、安顺、六盘水燃煤型氟中毒病区8～12岁儿童氟斑牙病情最重，贵阳、遵义最轻，黔西南、黔南居中。见表10-8。

氟骨症是燃煤型氟中毒的严重表现。1986年和2003年，贵州省两次在病区抽样调查氟骨症患病情况，临床氟骨症和X射线确诊氟骨症检出率均无显著差异（$\chi^2 < 3.84$，$P > 0.05$）（见表10-9）。1986年确诊的424例X射线氟骨症病例，以硬化型为主，疏松型次之，男性硬化型病例高于女性，女性疏松型病例高于男性（见表10-10）。2003年确诊的2844例X射线氟骨症病例，以轻度病例为主，随年龄增加中、重度病例增多；六盘水、遵义、毕节重度病例较多，黔西南、黔南、贵阳、安顺较少。见表10-11、表10-12。

表 10-7　贵州省燃煤型氟中毒病区儿童氟斑牙检出率变化情况

病区县	1986 年			2000 年			2007 年		
	检查人数	检出人数	检出率(%)	检查人数	检出人数	检出率(%)	检查人数	检出人数	检出率(%)
毕节	36 753	33 119	90.11	14 938	14 503	97.09	6217	5440	87.50
大方	28 965	24 192	83.52	11 807	10 368	87.81	3534	2123	60.07
赫章	20 547	17 813	86.69	11 073	9716	87.75	6099	5112	83.82
纳雍	20 526	16 800	81.85	9050	8508	94.01	4863	3828	78.72
黔西	31 929	17 264	54.07	12 540	10 813	86.23	5366	2883	53.73
水城	18 745	12 301	65.62	9261	6703	72.37	6282	3797	60.44
钟山				2590	1159	44.74	6313	2088	33.07
兴仁	10 914	5880	53.88	8066	5058	62.70	4709	2312	49.10
晴隆	9017	6177	68.50	8484	4980	58.70	3357	1845	54.96
普安	8206	5629	68.60	8227	4962	60.31	5352	2294	42.86
盘县	13 033	5706	43.78	10 120	3370	33.30	46 829	13 688	29.23
威宁	34 576	13 343	38.59	1587	430	27.10	82 377	8063	9.79
金沙	21 752	16 987	78.09	8865	8246	93.01	35 704	13 643	38.21
西秀	12 393	7849	63.33	8799	7395	84.04	35 759	5958	16.66
镇宁	5932	1380	23.26	5248	1892	36.05	10 220	799	7.82
关岭	7429	6335	85.27	4234	2133	50.38	17 269	6213	35.98
遵义	27 596	9463	34.29	22 821	7805	34.20	42 893	7459	17.39
红花岗	3129	1248	39.88	7359	3174	43.12	19 443	1459	7.50
桐梓	12 445	9225	74.13	11 161	4979	44.62	21 255	8088	38.05
习水	15 188	12 779	84.14	6950	5570	80.14	23 902	12 187	50.99
仁怀	13 259	6993	52.74	12 089	6351	52.54	32 158	14 324	44.54
湄潭	12 002	6013	50.10	8298	4142	49.92	25 285	4500	17.80
惠水	12 166	7018	57.69	9869	4143	41.98	30 152	1017	3.37
贵定	6930	3993	57.62	8140	3822	46.95	10 648	2593	24.35
长顺	6156	2299	37.35	6792	3175	46.75	9361	3188	34.06
花溪	6418	3502	54.57	4618	1659	35.92	15 828	3631	22.94
乌当	4168	2151	51.61	3620	1107	30.58	10 262	2779	27.08
白云	1397	749	53.61	1750	996	56.91	8981	5099	56.78
修文	7954	7814	98.24	2425	1304	53.77	18 003	12 351	68.61
清镇	5994	4660	77.74	2399	1495	62.32	30 219	20 417	67.56
开阳	7460	2708	36.30	4481	1782	39.77	33 727	10 843	32.15
息烽	5905	1828	30.96	5450	2508	46.02	17 581	5406	30.75
合计	515 563	338 317	65.62	322 514	180 572	55.99	754 787	292 397	38.74

表 10-8　贵州省燃煤型氟中毒病区 2001 年 8~12 岁儿童氟斑牙调查结果

调查地区	检查人数	病例数	检出率(%)
贵阳	19 737	7472	37.86
遵义	87 328	33 772	38.67
安顺	29 759	17 942	60.29
六盘水	27 636	14 790	53.52
毕节	88 197	79 398	90.02
黔西南	25 046	11 630	46.43
黔南	29 540	13 956	47.24
合计	322 514	180 572	55.99

表 10-9　贵州省燃煤型氟中毒病区氟骨症调查结果

调查年份	调查县数	调查村数	临床氟骨症		X 射线氟骨症	
			检查人数	检出率（%）	检查人数	检出率（%）
1986	19	19	11 851	15.98	927	53.72
2003	37	111	122 275	27.03	4949	57.47

表 10-10　贵州省燃煤型氟中毒病区 1986 年氟骨症病例分型

性别	病例数	硬化型		疏松型		混合型	
		病例数	%	病例数	%	病例数	%
男	249	215	86.35	19	7.63	15	6.02
女	175	119	68.00	39	22.29	17	9.71
合计	424	334	78.77	58	13.68	32	7.55

表 10-11　贵州省燃煤型氟中毒病区 2003 年氟骨症病例年龄分布

年龄组	病例数	轻度		中度		重度	
		病例数	构成比	病例数	构成比	病例数	构成比
16-	169	147	86.98	16	9.47	6	3.55
26-	378	295	78.04	69	18.25	14	3.70
36-	575	375	65.22	159	27.65	41	7.13
46-	783	369	47.13	324	41.38	90	11.49
56-	939	340	36.21	395	42.07	204	21.73

表 10-12　贵州省燃煤型氟中毒病区 2003 年氟骨症病例地区分布

调查地区	病例数	轻度		中度		重度	
		人数	构成比	人数	构成比	人数	构成比
贵阳	554	356	64.26	160	28.88	38	6.86
遵义	381	202	53.02	111	29.13	68	17.85
安顺	409	247	60.39	131	32.03	31	7.58
毕节	698	441	63.18	161	23.07	96	13.75
六盘水	375	29	7.73	243	64.80	103	27.47
黔南	267	150	56.18	105	39.33	12	4.49
黔西南	160	101	63.13	52	32.50	7	4.38

　　20 世纪 70 年代末期，陆续发现贵州省乌蒙山区存在一些范围局限、国内罕见、病情特别严重的病区村寨。其中，织金县荷花村和金沙县联合村人群氟斑牙患病率几乎 100%，成人氟骨症患病率高达 70% 以上，儿童氟骨症患病率及儿童氟骨症病例骨畸形率非常高（见表 10-13）。特重病区氟中毒的严重流行成为导致当地因病致贫、因病返贫的主要因素。

表 10-13　贵州省燃煤型特重病区村氟中毒病情

调查村名	调查时间	氟斑牙		成人氟骨症		儿童氟骨症		儿童氟骨症病例骨畸形	
		检查人数	患病率（%）	检查人数	患病率（%）	检查人数	患病率（%）	检查人数	畸形率（%）
荷花村	1979	192	98.96	143	77.62	76	77.63	76	56.57
联合村	1986	477	100.00	100	94.00	55	45.45	55	69.09

为此，贵州省以历史特重病区织金县荷花村、金沙县联合村作为调查点，兼顾拥有的历史数据，选择同一历史时期自然条件、燃煤习惯、主食结构相似的织金县杨柳村、金沙县院子村为病情对照点，七星关区吉坪村为流行因素对照点开展专项调查，深入研究特重病区成因及病情变化情况。通过回顾性调查及现况调查比较分析，发现大量使用原煤室内敞炉灶燃烧、村民采用密闭仓库集中烘烤供人食用的玉米、将干燥后的玉米和辣椒置于炕笆上储存以及食前不淘洗等因素共同构成特重病区的成因。同时，另一项研究表明，蛋白质、钙等营养素摄入不足可能是加重氟骨症病情特别是小儿骨软化畸形的重要原因。综上，建议在采取健康教育和改良炉灶等防控措施基础上，因地制宜分析特重病区自然环境条件和促进经济发展的有利因素，针对性地采取生态移民和推动当地经济发展，提高病区群众综合防氟抗病能力，遏制燃煤型氟中毒流行。

第二节　2004 年以前防治措施的落实

1982 年，贵州省财政下拨 4 万元专款最先在织金县荷花村病区改良炉灶并解决生活饮用水问题，期望通过改良炉灶，改变病区室内敞煤火炊事、取暖、烘炕食物的不良习惯，降低粮食和室内空气的氟污染，达到预防控制燃煤型氟中毒的目的。短期监测结果显示，通过改良炉灶，该村室内空气氟浓度和玉米氟含量大幅降低，防氟效果十分显著。自此，省财政每年投入 10 万～20 万元防控经费在贵州省燃煤型氟中毒病区改良炉灶 2000～3000 台，截至 1997 年，病区累计改良炉灶 20 万户，范围覆盖 37 个病区县（市、区）。

在此期间，为进一步探索改灶降氟方法，1984 年，贵州省防疫站选择贵阳市郊区病情较重的久安乡拐耳村进行改灶防氟试点，设计以砖土结构为主，加炉盖、安装烟囱、供烘炕食物及取暖用散热管的防氟炉灶。研究结果显示，实验组室内空气氟含量较对照组下降 7.26 倍，经室内密闭烘炕 2 月的玉米、辣椒和大米氟含量较对照组分别减少 9 倍、5 倍和 8 倍，使用这种防氟炉灶耗煤量减少，能满足家庭做饭、煮饲料、取暖等基本要求。各地亦因地制宜研制出一批适合不同煤种和病区生活习惯的炉型灶具，为推动贵州省燃煤型氟中毒防控工作起到了积极作用。但是，总体改良炉灶进程十分缓慢，已改良的炉灶使用效果并不理想，在高寒地区，存在一台炉灶难以兼顾炊事、取暖、煮猪食和烘烤食物等多项功能，燃煤型氟中毒流行未得到有效控制。究其原因，主要存在以下 3 方面问题。

1. 防控经费严重缺乏。据测算，如果完全依赖财政有限投入的资金改良炉灶，完成全省燃煤型氟中毒病区改良炉灶任务需数百年时间。

2. 防控模式单一。有限的防控经费几乎全部用于改良炉灶，忽视了健康教育和炉灶使用技能的培训。由国家投入经费改良炉灶的初衷是想通过以点带面，形成群防群控的良好局面，达到控制燃煤型毒中毒流行的目的。但在实际工作中，采取单纯改良炉灶的防控模式不能转变群众的防病观念，反而滋生了"等、靠、要"的思想。据抽样调查显示，在国家投入经费改良炉灶的病区，群众对燃煤型氟中毒防控知识知之甚少，改良炉灶的正确使用率、维修率、完好率不到 30%，在局部病区，政府多次投入改灶，但几年甚至 1～2 年炉灶坏后，群众又恢复敞灶燃煤的不健康习惯，使得燃煤型氟中毒的控制工作停滞不前。因此，即便是国家出钱，他们也只是被动接受改灶，使用效果不理想，甚至放弃不使用。

3. 未形成多部门参与的综合防控格局。长期以来，贵州省燃煤型氟中毒防控工作主要由卫生部门承担。但是，燃煤型氟中毒的防控不单纯是卫生问题，更主要是经济问题、社会问题、教育问题，它涉及人们的健康意识、文化素质、社会和经济发展等更广的范畴，是一项十分复杂的社会系统工程，仅靠卫生部门是难以做好的。

20 世纪 90 年代中末期，随着贵州省农村经济状况好转，群众生活水平提高，一些富裕起来的病区，在没有受到任何防控措施干预的情况下，群众开始重视健康问题，自己出钱改良炉灶。通过成片的自发改灶，当地氟中毒病情明显减轻，甚至达到病区控制标准。见表 10-14。受此启发，贵州省提出在具有一定经济基础的氟病区，通过系统健康教育和健康促进，使受教育对象树立健康观念，形成接受教育的态度，能够引导他们自己出资改良炉灶，改变不卫生的食物干燥贮存方法，养成食物烹调前淘洗习惯。采用这种干预模式，政府投入经费少，防控覆盖面广、速度快，是加快燃煤型氟中毒防控步伐，实现可持续控制的必由之路。

表 10-14　贵州省部分自发改灶病区乡镇 8～15 岁学生氟斑牙变化情况

地点	改灶前			改灶后		
	检查人数	检出人数	检出率 (%)	检查人数	检出人数	检出率 (%)
谷脚	290	149	51.38	309	122	39.48
猫场	257	236	91.83	355	232	65.35
洗马	253	244	96.44	293	56	19.11
东关	486	450	92.59	403	112	27.79
华严	218	182	83.49	318	70	22.01

为此，1997 年贵州省选择龙里县民主乡小学和该乡的麻若村、红星村为干预研究点，开展《贵州省农村燃煤污染及危害的健康教育干预研究》。经过两年的干预，取得了较好效果，目标人群防氟知识知晓率由干预前的 2% 左右上升到 80% 以上；家庭自购铁炉率由干预前的 23% 上升到 84%；改良炉灶户的烟囱出屋率由干预前的 28% 上升到 97%；96% 的家庭不再使用敞煤灶烘烤食物；70% 以上的家庭采用麻袋、木箱等密闭方法保管食物，并且已经养成食物烹调前淘洗的习惯；监测户室内空气氟浓度和大米氟含量降到国家允许标准以下，玉米氟含量接近国家卫生标准，辣椒氟含量明显降低，8～12 岁学生尿氟水平趋于正常。

在龙里县民主乡试点获得成功的基础上，2001—2003 年在西秀、白云及龙里三县（区）扩大试点推广民主乡试点经验。白云区采取以改良沼气节能灶为主要目标，同时促使农户回风铁炉烟囱出屋；西秀区通过健康教育盘活过去国家投入改良的但已废弃的炉灶，同时促使农户回风铁炉烟囱出屋；龙里县重点以农户安装铁炉和烟囱出屋为目标。与此同时，采取综合措施改变病区敞煤火烘炕食物、居厨不分、食物不淘洗等不健康生活习惯。通过两年干预，3 县（区）目标妇女和学生防氟知识知晓率和防氟行为形成率明显提高，室内氟污染显著减轻，干预成效明显。见表 10-15～表 10-19。

表 10-15　贵州省燃煤型氟中毒试点病区目标人群防控知识知晓率

试点 县区	基线				干预后			
	学生		妇女		学生		妇女	
	调查 人数	知晓率 (%)	调查 人数	知晓率 (%)	调查 人数	知晓率 (%)	调查 人数	知晓率 (%)
西秀	450	22.36	86	10.47	211	100.00*	450	66.89*
白云	443	14.27	206	4.85	189	100.00*	435	74.94*
龙里	625	30.63	500	26.00	205	89.76*	453	63.13*

与基线比较：经卡方检验，*表示 $P<0.0001$。

表 10-16　贵州省燃煤型氟中毒试点病区农户炉灶使用情况

试点 县区	基线			干预后		
	调查 炉灶数	敞炉灶数	敞炉敞灶率 (%)	调查 炉灶数	敞炉灶数	敞炉敞灶率 (%)
西秀	68 579	23 002	33.54	900	156	17.33*
白云	22 230	8488	38.18	796	54	6.78*
龙里	57 362	37 893	66.06	900	274	30.44*

与基线比较：经卡方检验，*表示 $P<0.0001$。

表 10-17 贵州省燃煤型氟中毒试点病区农户玉米干燥与保存方式

试点县区	基线			干预后		
	调查户数	不用煤火烘炕户数(%)	密闭保存户数(%)	调查户数	不用煤火烘炕户数(%)	密闭保存户数(%)
西秀	30 161	13 300(44.10)	1087(3.60)	450	309(68.67)*	300(66.67)*
白云	12 462	6893(55.31)	2645(21.22)	398	240(60.30)*	206(51.76)*
龙里	9518	5832(61.27)	2663(27.98)	450	385(85.56)*	242(53.78)*

与基线比较:经卡方检验,*表示 $P<0.0001$。

表 10-18 贵州省燃煤型氟中毒试点病区辣椒干燥与保存方式

试点县区	基线			干预后		
	调查户数	不用煤火烘炕户数(%)	密闭保存户数(%)	调查户数	不用煤火烘炕户数(%)	密闭保存户数(%)
西秀	30 161	5290(17.54)	764(2.53)	450	329(73.11)*	330(73.33)*
白云	12 462	2191(17.58)	1049(8.42)	398	297(74.62)*	328(82.41)*
龙里	9518	2282(23.98)	1262(13.26)	450	355(78.89)*	255(56.67)*

与基线比较:经卡方检验,*表示 $P<0.0001$。

表 10-19 贵州省燃煤型氟中毒试点病区环境介质氟含量变化情况

试点县区	基线				干预后			
	例数	玉米(mg/kg)	辣椒(mg/kg)	室内空气(mg/m³)	例数	玉米(mg/kg)	辣椒(mg/kg)	室内空气(mg/m³)
西秀	20	14.78±8.34	416.25±316.48	0.0390±0.0075	20	5.42±3.68[c]	207.73±199.58[b]	0.0027±0.0008[c]
白云	20	20.53±13.53	764.16±877.81	0.0523±0.0072	30	3.36±1.97[c]	150.30±138.25[c]	0.0057±0.0009[c]
龙里	20	26.17±11.17	400.16±323.33	0.0193±0.0047	20	11.34±7.47[c]	205.55±189.33[a]	0.0069±0.0043[c]

与基线比较:经 t 检验,a 表示 $P<0.05$;b 表示 $P<0.01$;c 表示 $P<0.001$。

　　总结贵州省燃煤型氟中毒防控健康教育与健康促进试点经验,提炼出一套适合燃煤型氟中毒病区的健康教育与健康促进干预模式。即:在燃煤型氟中毒病区实施健康教育与健康促进,首先须查清病区存在的主要氟危害及影响因素,在此基础上制定防控措施和目标,确定健康教育核心信息,制作通俗易懂的传播材料,在政府及社会的支持和参与下,实施以人际传播为主的综合传播策略,重点以受训的乡村教师、医师和干部为"健教骨干",以中小学生和家庭妇女为健康教育的第一目标人群,并通过他们向家庭和社区辐射,有效提高全社区人群防氟知识信息知晓率,同时通过提供良好的防氟技能服务和创造支持性政策,动员群众改变不健康的燃煤方式、居室结构和食物干燥储存方法,养成食物烹调前淘洗的习惯,有效降低室内氟污染,达到控制疾病流行的目的。

　　本研究创建的燃煤型氟中毒防控健康教育与健康促进干预模式,2003 年在贵州省中西部 4 个氟病区县(区)继续推广应用。截至 2003 年底,全省累计改良炉灶 46.13 万户,其中通过健康教育干预群众自己出资改良的炉灶占 50% 以上。

　　贵州省创建的燃煤型氟中毒防控健康教育与健康促进干预模式得到原国家卫生部、世界银行和联合国儿童基金会的高度重视。原卫生部 2002 年 4 月派调研组到贵州省实地考察,给予充分肯定。2004年,原卫生部将"贵州省健教干预模式"作为全国燃煤型氟中毒病区重要防控策略推广,并在全国地方病防治工作会议上倡导全国燃煤型氟中毒防控工作要按照贵州省模式,健康教育先行,在健教干预的平台上,实施改良炉灶等综合性防控措施。

第三节 2004—2010 年度病区综合防治措施的落实

一、综合防治措施落实情况

为进一步贯彻落实中央领导同志关于做好贵州省燃煤型氟中毒防控工作的重要指示,进一步加快防控步伐,从 2005 年起,通过中转项目及国家医改重大专项资金支持,特别是原卫生部与省政府建立合作机制,贵州省防控力度进一步加大,防控速度进一步加快。截至 2010 年,全省累计完成 398.65 万户炉灶改良任务,99.34% 的病区家庭受益,使病区群众彻底摆脱了燃煤型氟中毒危害。

(一)内容与方法

1. 实施对象 贵州省确认的 37 个病区县(市、区)及所辖 7853 个病区村 400 余万户病区家庭。其中七星关、织金、纳雍、赫章、金沙、大方、黔西、水城、盘县、六枝、钟山、普定、平坝、西秀、关岭、龙里、贵定、长顺、晴隆、兴仁、普安、遵义、桐梓、习水、修文、清镇、威宁和仁怀等 28 个病区县(市、区),在中央补助资金支持下,采取以健康教育为基础,改良炉灶为主,其它有效阻断氟污染途径措施为辅的综合防控策略,按年度规模推进防控工作;红花岗、湄潭、花溪、乌当、白云、开阳、息烽、镇宁和惠水等 9 个病区县(区)通过健康教育引导群众自己出资改良炉灶。

2. 基线调查

(1)病情调查:由县疾病预防控制中心和乡(镇)卫生院受过培训的业务人员,对拟实施项目的乡、村小学 8～12 岁学生进行氟斑牙检查,将氟斑牙患病率大于 30% 的村确定为项目村;项目村成人临床氟骨症调查由村医根据平时村民就诊情况填写。

(2)入户调查:由受过培训的乡(镇)项目办人员承担。在每个乡(镇)随机抽取 3 个项目村,每村随机抽取 10 户项目户,登记家庭燃煤方式、食物干燥储存方法等信息,将项目村无回风铁炉或炉灶烟囱未出屋的、每年在当地居住时间超过半年以上的、通过健康教育自愿参与改良炉灶的家庭列为项目户。

(3)目标人群防氟知识调查:由乡(镇)卫生院业务人员在每个项目乡(镇)随机抽取 3 个项目村,每村随机抽取家庭户主 10 人;在乡(镇)中心小学 3～6 年级中,每个年级随机抽取 1 个班的学生进行防氟知识调查。

3. 健康教育

(1)健康教育材料制作与发放:由省级统一制作下发中/小学生和教师干部防氟知识读本、健康教育处方、展板、宣传画、大型喷绘画、VCD 光碟等健康教育材料;由基层自制墙体标语和村规民约。

(2)健康信息传播:由项目县、乡、村、学校和卫生院按照要求开展健康信息传播。见表 10-20。

表 10-20 贵州省燃煤型氟中毒病区健康教育活动内容

健康教育时间	健康教育形式	健康教育要求
摸底调查阶段	召开村民大会,播放 VCD 宣传光碟	项目村覆盖率达 100%
	制作墙体标语	每自然村 1 条、乡镇 3 条,要求醒目、通俗易懂
	健康咨询活动	乡(镇)卫生院利用赶集日,组织 2 次健康咨询活动
	入户传播	入户传播核心信息,张贴宣传画,入户率达 100%
	制作村规民约	每行政村 1 块
改良炉灶阶段	学校健康教育	开课率达 100%,要求 6 月份前完成健教课程、书写墙体标语 1～2 条、墙报一期;7～10 月份每班制作学习园地 1 期,每个学生完成作文一篇和 5～10 的入户宣传
	签订知情协议书	由村委会与项目户签订知情协议书
	入户传播	至少 1 次
	大众传播	电视台、电台、报纸宣传 2 次以上
	健康教育处方	由乡、村卫生院(室)对就诊病人开具健教处方

4. 改良炉灶

（1）确定项目对象和改良炉灶的方式：县项目办根据摸底调查结果，安排落实年度实施项目的乡、村和户数及确定改良炉灶的方式；村燃煤型氟中毒防治工作组依据上级下达的年度计划任务数，确定符合条件的项目户，并张榜公布接受群众监督（一榜）。

（2）准入合格炉灶生产供应商：市（州、地）或县（市、区）项目办组织财政、质监、工商、物价、监察等部门对申报的炉灶生产企业进行资质、生产技术能力、产品质量、售后服务能力和企业信誉等审核，准入合格炉灶生产供应商。

（3）确定炉灶规格，提供炉灶报价：县项目办组织财政、监察、质监、工商、物价、乡（镇）项目办等，在充分调研的基础上，根据防病需要、生活需求、生活习惯、政府补贴资金和群众的承受能力等综合因素，确定三种以上的炉灶规格，提供给准入的合格炉灶生产供应商进行成本核算和报价。

（4）审核炉灶价格：县物价局会同财政、项目办、监察等部门对合格炉灶生产供应商提供的炉灶报价进行审核，确定最高市场限价，报县燃煤型氟中毒防治领导小组批准。

（5）项目户知情选择：在乡（镇）项目办和村燃煤型氟中毒防治工作组的配合下，县项目办有计划地安排合格炉灶生产供应商携炉灶样品进乡入村展示，供项目户知情认购；村燃煤型氟中毒防治工作组与认购炉灶的项目户签订知情协议书，并将认购的项目户名单在村务公开栏张榜公布无异议后（二榜），向项目户发放炉灶兑换券，同时将项目户名单上报乡（镇）项目办；乡（镇）项目办根据村燃煤型氟中毒防治工作组上报的项目户名单，与合格炉灶生产供应商签订采购意向合同。

（6）炉灶生产供应：合格炉灶生产供应商依据采购意向合同组织生产炉灶，经县或县以上有资质的产品质量检测机构对每批炉灶产品抽样检测合格后，持合格炉灶产品质量报告，将炉灶产品运送到约定的销售地点。

（7）炉灶购买：村燃煤型氟中毒防治工作组组织村民代表对合格炉灶生产供应商送达的炉灶产品验收后，组织项目户持炉灶兑换券和个人应缴纳的现金购买炉灶。在炉灶购买过程中，工商部门进行流动检查，维护市场次序，防止假冒产品和企业哄抬物价，保护群众利益。

（8）炉灶安装及台灶改良：乡（镇）项目办和村燃煤型氟中毒防治工作组组织项目户规范安装炉灶；对于实施改良台灶的项目户，乡（镇）项目办或村燃煤型氟中毒防治工作组统一组织砖、沙、水泥的供应，同时对改良台灶的技工进行技术培训，指导督促技工按照改良台灶的技术参数施工。

（9）项目户验收：村燃煤型氟中毒防治工作组和村民代表组成验收小组逐户验收炉灶，将验收合格的项目户张榜公布无异议后（三榜），造册上报乡（镇）项目办，乡（镇）项目办审核后报送乡（镇）财政所。

（10）兑现政府补贴：项目户验收工作结束后，合格炉灶生产供应商持炉灶兑换券到乡（镇）财政所兑现政府补贴。上级财政、审计部门对资金使用情况进行监管和审计。

5. 项目验收

（1）组织形式：按照《卫生部与贵州省合作消除燃煤污染型氟中毒危害项目评估方案（卫办疾控函〔2010〕845 号）的要求，由卫生部项目资金监管服务中心、中国疾病预防控制中心地方病控制中心组成评估小组，对项目执行情况和实施效果进行部省评估抽查。

（2）抽查范围：省本级、6 个市（州、地）、8 个县（市、区）、15 个乡（镇）及 21 所小学、32 个项目村的相关单位和 483 户病区家庭。

（3）评估内容与方法：①听取汇报和查阅资料。评估各级政府及相关部门项目工作的组织实施情况、资金投入和使用情况、制度建设以及补助政策落实情况。②现场调查和核实。评估改良炉灶的完成情况、质量与使用情况、项目户的满意程度、目标人群防氟知识知晓情况。

（二）结果

1. 项目覆盖范围　按照国家和贵州省下达的年度改良炉灶任务，2004—2010 年贵州省在 28 个病区县（市、区）安排改良炉灶任务 228.60 万户，其中 2004 年度、2005 年度、2006 年度、2007 年度、2008 年度、2009 年度和 2010 年度分别安排 11 万、14 万、14 万、25 万、54.6 万、55 万、55 万户。见表10-21。

表10-21 2004—2010年贵州省计划改良炉灶户数（万户）

项目县名	2004年	2005年	2006年	2007年	2008年	2009年	2010年	合计
六枝	1.00	2.00	2.00	1.50	2.00	2.00	0.40	10.90
织金	7.00	4.00	1.00	0.00	0.00	3.00	5.10	20.10
普定	1.00	1.50	1.50	0.00	2.00	2.00	0.00	8.00
毕节	1.00	1.00	2.00	3.00	5.00	5.00	8.00	25.00
龙里	1.00	1.50	0.00	0.00	0.00	0.00	0.00	2.50
习水	0.00	0.50	0.50	2.00	1.50	1.00	0.00	5.50
平坝	0.00	1.00	2.00	0.00	0.00	0.00	0.00	3.00
水城	0.00	0.50	1.50	2.00	2.50	2.50	6.00	15.00
钟山	0.00	0.50	0.50	0.50	2.00	0.00	0.00	3.50
兴仁	0.00	0.50	0.00	0.50	2.50	3.50	0.00	7.00
黔西	0.00	1.00	1.00	1.50	4.50	3.00	5.40	16.40
盘县	0.00	0.00	0.50	3.00	1.00	1.50	0.00	6.00
修文	0.00	0.00	0.25	1.00	1.00	1.00	0.00	3.25
清镇	0.00	0.00	0.25	1.00	1.50	1.50	0.00	4.25
金沙	0.00	0.00	0.00	1.20	3.50	3.00	1.80	9.50
大方	0.00	0.00	0.00	2.00	4.00	4.00	10.30	20.30
威宁	0.00	0.00	0.00	0.50	0.00	1.00	1.70	3.20
西秀	0.00	0.00	0.00	0.50	0.00	0.50	0.00	1.00
关岭	0.00	0.00	0.00	0.50	3.00	2.50	0.00	6.00
贵定	0.00	0.00	0.50	0.30	0.00	0.00	0.00	0.80
桐梓	0.00	0.00	0.00	1.00	1.80	0.80	0.00	3.60
仁怀	0.00	0.00	0.00	2.00	3.00	3.00	0.80	8.80
晴隆	0.00	0.00	0.00	1.00	2.00	2.20	0.00	5.20
赫章	0.00	0.00	0.00	0.00	4.00	3.00	6.50	13.50
纳雍	0.00	0.00	0.00	0.00	4.00	4.00	9.00	17.00
普安	0.00	0.00	0.00	0.00	2.00	3.00	0.00	5.00
遵义	0.00	0.00	0.00	0.00	1.50	2.00	0.00	3.50
长顺	0.00	0.00	0.50	0.00	0.30	0.00	0.00	0.80
合计	11.00	14.00	14.00	25.00	54.60	55.00	55.00	228.60

注：2008年，贵州省在国家50万户任务上的基础上，本省增加改炉改灶4.6万户。

2. 基线调查 贵州省每年度于项目实施初期开展氟中毒病情、目标人群防氟知识情况、燃煤方式及食物干燥储存方法等内容的基线调查。见表10-22、表10-23。

表10-22 氟中毒病情和防氟知识知晓情况基线调查结果

项目年度	项目县数	项目村数	项目村户数	项目村人口数	病情		防氟知识知晓率（%）	
					氟斑牙患病率（%）	氟骨症人数	学生	家庭户主
2004	5	362	132 761	587 377	76.95	24 617	44.20	22.81
2005	11	587	222 020	876 159	74.90	14 115	49.47	30.25
2006	14	642	264 744	1 045 918	74.20	21 223	41.46	37.01
2007	19	937	505 012	2 006 189	64.81	70 122	56.19	32.38
2008	22	2136	1 102 032	4 383 030	63.68	95 252	56.30	40.20
2009	23	1904	995 291	3 821 052	59.40	57 736	44.95	35.83
2010	11	2115	1 119 214	4 351 183	66.99	97 711	53.33	40.14

表 10-23 燃煤方式及食物干燥、储存方法等内容基线调查结果

| 项目年度 | 项目县数 | 项目村数 | 项目村户数 | 燃煤方式（%） | | | 敞灶烘炕食物（%） | |
| | | | | 取暖铁炉 | | 敞灶率 | 玉米 | 辣椒 |
				拥有率	烟囱出屋率			
2004	5	362	132 761	9.50～82.16	2.88～96.34	84.23～99.68	11.67～100.00	25.56～100.00
2005	11	587	222 020	9.53～92.42	6.93～96.14	8.20～100.00	41.82～100.00	47.27～100.00
2006	14	642	264 744	12.20～94.04	4.83～96.42	9.55～99.97	8.06～100.00	8.06～100.00
2007	19	937	505 012	18.06～98.90	4.80～96.42	23.15～100.00	34.20～95.70	40.00～96.00
2008	22	2136	1 102 032	6.82～98.00	0.83～100.00	4.50～100.00	0.00～96.90	3.00～96.01
2009	23	1904	995 291	11.67～100.00	0.76～100.00	29.00～100.00	0.00～98.00	3.00～96.00
2010	11	2115	1 119 214	13.00～81.57	9.20～100.00	29.00～100.00	30.00～96.00	30.00～98.00

3. 健康教育 项目实施后，27 个病区县家庭户主防氟知识知晓率在 74%～100% 之间，平均为 89.52%；学生在 95%～100% 之间，平均为 96.32%。见表 10-24。

表 10-24 项目实施后目标人群防氟知识知晓率

| 地区 | 病区县名 | 学生 | | | 家庭主妇 | | |
		调查人数	被调查者正确答题数之和	知晓率（%）	调查人数	被调查者正确答题数之和	知晓率（%）
毕节	毕节	344	1607	93.43	10	48	96.00
	大方	140	690	98.57	10	44	88.00
	赫章	165	785	95.15	10	50	100.00
	纳雍	244	1183	96.97	10	48	96.00
	黔西	109	545	100.00	10	50	100.00
	金沙	780	3861	99.00	10	50	100.00
	威宁	180	900	100.00	40	160	80.00
	织金	1672	7837	93.74	566	2429	85.83
六盘水	水城	21	101	96.19	11	54	98.18
	钟山	169	775	91.72	10	47	94.00
	六枝	129	634	98.29	10	46	92.00
	盘县	149	723	97.05	10	48	96.00
黔西南	兴仁	271	1351	99.70	10	50	100.00
	晴隆	180	895	99.44	10	45	90.00
	普安	329	1631	99.15	10	45	90.00
安顺	西秀	300	1368	91.20	80	334	83.50
	普定	571	2694	94.36	120	571	95.17
	平坝	390	1892	97.03	40	197	98.50
	关岭	281	1390	98.93	10	44	88.00
遵义	遵义	206	1028	99.81	10	50	100.00
	桐梓	128	610	95.30	10	50	100.00
	习水	66	326	98.79	10	48	96.00
	仁怀	291	1389	95.46	10	49	98.00
黔南	贵定	—	—	—	10	37	74.00
	龙里	380	1882	99.05	120	577	96.17
贵阳	修文	133	639	96.09	10	47	94.00
	清镇	160	770	96.25	10	50	100.00
	合计	7788	37 506	96.32	1177	5268	89.52

4. 改良炉灶及使用情况

（1）改良炉灶完成情况：全省 37 个病区（市、区）约有 401.3 万户需要改良炉灶，2004 年前改良炉灶 46.13 万户，2004—2010 年，通过项目资金完成改良炉灶 244.03 万户，项目辐射带动群众自发改良炉灶 108.49 万户，全省累计改良炉灶 398.65 万户，改良炉灶率 99.34%。见表 10-25。

表 10-25　贵州省燃煤型氟中毒病区改良炉灶完成情况（单位：万户）

| 地区 | 病区县名 | 病区户数 | 2004年前完成户数 | 项目完成户数 | | | | | | | | 项目辐射带动户数 | 累计完成户数 | 累计完成率(%) |
				2004年	2005年	2006年	2007年	2008年	2009年	2010年	合计			
毕节	毕节	26.04	0.00	1.02	1.01	2.59	3.00	5.00	5.75	9.51	27.89	0.00	27.89	107.09
	大方	20.96	0.41	0.00	0.00	0.00	2.00	4.00	4.00	10.30	20.30	0.00	20.71	98.81
	赫章	14.22	0.00	0.00	0.00	0.00	0.00	4.53	4.01	6.66	15.20	0.00	15.20	106.87
	纳雍	17.24	0.00	0.00	0.00	0.00	0.00	4.00	4.00	9.00	17.00	0.00	17.00	98.61
	黔西	17.39	0.08	0.00	1.50	1.07	1.50	4.50	3.00	5.40	16.97	0.00	17.05	98.07
	金沙	15.87	0.70	0.00	0.00	0.00	1.22	3.5	3.00	1.80	9.52	5.20	15.42	97.18
	威宁	43.12	5.87	0.00	0.00	0.00	0.60	0.00	1.00	1.70	3.30	33.47	42.64	98.89
	织金	20.38	0.00	7.00	4.00	1.00	0.00	0.00	3.00	5.10	20.10	0.00	20.10	98.63
	小计	175.22	7.06	8.02	6.51	4.66	8.32	25.53	27.76	49.48	130.28	38.67	176.01	100.45
六盘水	水城	16.09	0.00	0.00	0.50	2.00	2.00	2.90	2.50	6.00	15.90	0.00	15.90	98.82
	钟山	3.40	0.00	0.00	0.50	0.50	0.50	1.74	0.00	0.00	3.24	0.00	3.24	95.29
	六枝	11.59	0.00	1.01	2.50	2.12	1.50	2.00	2.00	0.41	11.54	0.00	11.54	99.59
	盘县	17.89	3.36	0.00	0.00	0.52	3.00	1.00	1.50	0.00	6.02	8.16	17.54	98.04
	小计	48.97	3.36	1.01	3.50	5.14	7.01	7.64	6.00	6.41	36.70	8.16	48.22	98.47
黔西南	兴仁	9.70	0.50	0.50	0.50	0.30	0.50	2.50	3.50	0.00	7.80	0.99	9.29	95.74
	晴隆	5.75	0.00	0.00	0.00	0.00	1.00	2.46	2.71	0.00	6.17	0.00	6.17	107.30
	普安	6.27	0.00	0.00	0.00	0.00	0.00	2.81	3.38	0.00	6.19	0.00	6.19	98.73
	小计	21.72	0.50	0.50	0.50	0.30	1.50	7.77	9.59	0.00	20.16	0.99	21.65	99.68
安顺	西秀	12.43	3.55	0.00	0.00	0.00	0.54	0.00	0.50	0.00	1.04	7.66	12.25	98.55
	镇宁	6.37	0.70	0.00	0.00	0.00	0.00	0.00	0.00	0.00	0.00	5.65	6.35	99.69
	普定	8.96	0.00	1.00	1.50	2.00	0.00	2.00	2.00	0.00	8.50	0.27	8.77	97.88
	平坝	5.94	0.00	0.00	1.00	2.00	0.00	0.00	0.00	0.00	3.00	2.80	5.80	97.64
	关岭	7.32	0.33	0.00	0.00	0.00	0.50	3.12	2.63	0.00	6.25	0.65	7.23	98.84
	小计	41.02	4.58	1.00	2.50	4.00	1.04	5.12	5.13	0.00	18.79	17.03	40.40	98.49
遵义	遵义	15.39	6.10	0.00	0.00	0.00	0.00	1.50	2.02	0.00	3.52	5.47	15.09	98.03
	红花岗	5.86	4.85	0.00	0.00	0.00	0.00	0.00	0.00	0.00	0.00	0.83	5.68	96.93
	桐梓	8.09	1.60	0.00	0.00	0.00	1.00	1.88	0.92	0.00	3.80	2.50	7.90	97.69
	习水	9.38	1.90	0.00	0.50	1.20	2.00	1.50	1.29	0.00	6.49	0.91	9.30	99.11
	仁怀	10.83	1.30	0.00	0.00	0.00	2.00	3.03	3.00	0.80	8.83	0.40	10.53	97.23
	湄潭	7.86	3.00	0.00	0.00	.000	0.00	0.00	0.00	0.00	0.00	4.78	7.78	98.98
	小计	57.41	18.75	0.00	0.50	1.20	5.00	7.91	7.23	0.80	22.64	14.89	56.28	98.03

| 地区 | 病区县名 | 病区户数 | 2004年前完成户数 | 项目完成户数 | | | | | | | | 项目辐射带动户数 | 累计完成户数 | 累计完成率(%) |
				2004年	2005年	2006年	2007年	2008年	2009年	2010年	合计			
黔南	惠水	8.85	2.50	0.00	0.00	0.00	0.00	0.00	0.00	0.00	0.00	6.30	8.80	99.44
	贵定	3.73	0.50	0.00	0.00	0.50	0.30	0.00	0.00	0.00	0.80	2.00	3.30	88.47
	长顺	1.86	0.50	0.00	0.00	0.50	0.00	0.30	0.00	0.00	0.80	0.25	1.55	83.33
	龙里	4.11	0.18	1.07	1.51	0.00	0.00	0.00	0.00	0.00	2.58	1.35	4.11	100.00
	小计	18.55	3.68	1.07	1.51	1.00	0.30	0.30	0.00	0.00	4.18	9.90	17.76	95.74
贵阳	花溪	5.47	1.80	0.00	0.00	0.00	0.00	0.00	0.00	0.00	0.00	3.67	5.47	100.00
	乌当	3.60	1.20	0.00	0.00	0.00	0.00	0.00	0.00	0.00	0.00	2.40	3.60	100.00
	白云	1.45	0.45	0.00	0.00	0.00	0.00	0.00	0.00	0.00	0.00	1.00	1.45	100.00
	修文	6.08	0.15	0.00	0.00	0.00	0.80	1.36	1.64	1.33	5.13	0.75	6.03	99.22
	清镇	8.58	1.70	0.00	0.00	0.60	1.47	2.00	2.08	0.00	6.15	0.70	8.55	99.60
	开阳	8.00	1.40	0.00	0.00	0.00	0.00	0.00	0.00	0.00	0.00	6.60	8.00	100.00
	息烽	5.23	1.50	0.00	0.00	0.00	0.00	0.00	0.00	0.00	0.00	3.73	5.23	100.00
	小计	38.41	8.20	0.00	0.00	1.40	2.83	3.64	3.41	0.00	11.28	18.85	38.33	99.79
合计		401.30	46.13	11.60	15.02	17.70	25.99	57.91	59.12	56.69	244.03	108.49	398.65	99.34

（2）改良炉灶使用情况：贵州省 37 个病区县（市、区）2004—2010 年度改良炉灶的正确使用率在 81.40%～100% 之间，平均为 97.11%。见表 10-26。

表 10-26　贵州省燃煤型氟中毒病区改良炉灶使用情况

| 地区 | 病区县名 | 病区村人口数(万) | 2004 年以前 | | | 2004—2010 年 | | |
			正确使用户数(万户)	正确使用率(%)	受益人口数(万)	正确使用户数(万户)	正确使用率(%)	受益人口数(万)
毕节	毕节	117.2	—	—	0.00	27.55	98.80	124.0
	大方	94.3	0.23	56.28	1.04	20.30	100.00	91.4
	赫章	64.0	—	—	0.00	14.56	95.80	65.5
	纳雍	77.6	—	—	0.00	17.00	100.00	76.5
	黔西	78.2	0.04	45.33	0.16	15.28	90.00	68.7
	金沙	60.9	0.42	60.00	1.61	13.99	95.00	53.7
	威宁	124.0	5.28	90.00	15.20	36.77	100.00	105.8
	织金	91.7	—	—	0.00	19.07	94.88	85.8
六盘水	水城	72.4	—	—	0.00	15.63	98.28	70.3
	钟山	15.7	—	—	0.00	3.13	96.55	14.5
	六枝	52.2	—	—	0.00	11.54	100.00	51.9
	盘县	67.6	1.82	54.12	6.87	13.69	96.55	51.7
黔西南	兴仁	43.6	0.26	52.18	1.17	8.48	96.55	38.2
	晴隆	25.9	—	—	0.00	5.96	96.55	26.8
	普安	28.2	—	—	0.00	6.19	100.00	27.9
安顺	西秀	54.7	3.42	96.30	15.05	8.40	96.55	37.0
	镇宁	18.6	0.67	95.92	1.96	5.42	95.92	15.8
	普定	40.3	—	—	0.00	8.48	96.70	38.1
	平坝	26.7	—	—	0.00	5.32	91.67	23.9
	关岭	25.0	0.31	94.31	1.06	6.73	97.50	22.9

续表

地区	病区县名	病区村人口数（万）	2004年以前			2004—2010年		
			正确使用户数（万户）	正确使用率（%）	受益人口数（万）	正确使用户数（万户）	正确使用率（%）	受益人口数（万）
遵义	遵义	63.5	6.03	98.87	24.88	8.99	100.00	37.1
	红花岗	21.2	4.82	99.29	17.41	0.82	99.29	3.0
	桐梓	30.9	1.26	78.62	4.81	6.30	100.00	24.1
	习水	40.0	1.68	88.66	7.19	7.21	97.50	30.8
	仁怀	47.0	1.25	95.80	5.40	8.91	96.55	38.7
	湄潭	32.5	2.88	95.95	11.92	4.59	95.95	19.0
黔南	惠水	39.0	2.34	93.44	10.30	5.89	93.44	25.9
	贵定	16.0	0.44	88.92	1.91	2.70	96.55	11.6
	长顺	8.4	0.48	96.90	2.18	1.02	96.90	4.6
	龙里	18.5	0.01	2.88	0.02	3.83	97.48	17.2
贵阳	花溪	24.6	1.76	97.52	7.90	3.58	97.52	16.1
	乌当	16.2	1.10	91.80	4.96	2.20	91.80	9.9
	白云	6.5	0.43	95.50	1.94	0.96	95.50	4.3
	修文	27.4	0.01	4.80	0.03	5.68	96.55	25.5
	清镇	38.6	1.28	75.04	5.74	6.61	96.55	29.7
	开阳	36.0	1.38	98.90	6.23	6.53	98.90	29.4
	息烽	23.5	1.22	81.04	5.47	3.04	81.40	13.7
合计		1668.8	40.80	88.40	169.67	342.33	97.11	1423.6

（3）经费投入情况：在2004—2010年度，中央在贵州省燃煤型氟中毒病区投入防控资金7.71亿元，省级配套3亿元，地方配套约0.2亿元，项目户自筹约3.66亿元，总计投入约14.63亿元。见表10-27。

表10-27　贵州省燃煤型氟中毒病区防控项目经费投入情况（单位：万元）

年度	中央专项	省级配套	地区级配套	县级配套	乡村级配套	项目户自筹	合计
2004	2400	1000	59.90	66.00	22.70	369.00	3917.60
2005	2813	1200	72.15	43.50	31.91	716.09	4876.65
2006	2813	829	113.10	49.60	65.63	1396.50	5266.83
2007	5040	1100	133.50	140.12	73.64	1972.43	8459.69
2008	20 042	8589	258.50	213.50	43.75	12 965.51	42 112.26
2009	22 000	8783	210.00	274.50	8.50	10 361.88	41 637.88
2010	22 000	9073	0.00	123.60	0.00	8801.87	39 998.47
合计	77 108	30 574	847.15	910.82	246.14	36 583.27	146 269.40

5．项目验收结果

（1）炉灶质量和使用情况：入村调查的483户，改良炉灶的各项技术参数均符合质量要求。其中478户正在使用，正确使用户数为477户，正确使用率为99.79%；项目户对改良炉灶的满意度为100%。见表10-28。

表 10-28　贵州省 2004—2010 年度燃煤型氟中毒防控项目炉灶质量和使用情况验收结果

抽查市（州）	县级	乡级	村级	抽查户数	改炉情况			改良炉灶使用情况			项目户对改良炉灶的满意程度		旧式炉灶使用情况	
					完成户数	改良炉灶率（%）		使用户数	正确使用户数	正确使用率（%）	满意户数	满意率（%）	使用户数	使用率（%）
毕节	大方	小屯	市院	16	16	100.00		12	12	100.00	16	100.00	2	12.50
			法启	13	13	100.00		13	12	92.31	13	100.00	1	7.69
		羊场	羊场	16	16	100.00		15	15	100.00	16	100.00	0	0.00
			穿岩	17	17	100.00		17	17	100.00	17	100.00	1	5.88
	黔西	城关	民族	15	15	100.00		15	15	100.00	15	100.00	0	0.00
			双桥	15	15	100.00		15	15	100.00	15	100.00	0	0.00
		锦星	新街	15	15	100.00		15	15	100.00	15	100.00	0	0.00
			青沟	18	18	100.00		18	18	100.00	18	100.00	0	0.00
	毕节	千溪	兴荣	15	15	100.00		15	15	100.00	15	100.00	0	0.00
			中屯	15	15	100.00		15	15	100.00	15	100.00	0	0.00
		海子街	邵关	15	15	100.00		15	15	100.00	15	100.00	0	0.00
			石榴口	15	15	100.00		15	15	100.00	15	100.00	0	0.00
六盘水	六枝	平寨	小寨	15	15	100.00		15	15	100.00	15	100.00	0	0.00
			六枝	15	15	100.00		15	15	100.00	15	100.00	0	0.00
		岩脚	民乐	15	15	100.00		15	15	100.00	15	100.00	0	0.00
			民兴	15	15	100.00		15	15	100.00	15	100.00	0	0.00
遵义	遵义	尚稽	建设	15	15	100.00		15	15	100.00	15	100.00	0	0.00
			沪江	15	15	100.00		15	15	100.00	15	100.00	0	0.00
		苟江	天明	16	16	100.00		16	16	100.00	16	100.00	0	0.00
			桥头	15	15	100.00		15	15	100.00	15	100.00	0	0.00
贵阳	清镇	红枫湖	陈亮	15	15	100.00		15	15	100.00	15	100.00	0	0.00
			黄土寨	17	17	100.00		17	17	100.00	17	100.00	0	0.00
			白泥	13	13	100.00		13	13	100.00	13	100.00	0	0.00
			扁山	15	15	100.00		15	15	100.00	15	100.00	0	0.00
安顺	普定	城关	新堡	15	15	100.00		15	15	100.00	15	100.00	0	0.00
			褚家山	15	15	100.00		15	15	100.00	15	100.00	0	0.00
		马场	党固	15	15	100.00		15	15	100.00	15	100.00	0	0.00
			挖龙	15	15	100.00		15	15	100.00	15	100.00	0	0.00
黔西南	兴仁	巴铃	卡子	15	15	100.00		15	15	100.00	15	100.00	0	0.00
			木桥	15	15	100.00		15	15	100.00	15	100.00	0	0.00
		屯脚	铜鼓	15	15	100.00		15	15	100.00	15	100.00	0	0.00
			新山	12	12	100.00		12	12	100.00	12	100.00	0	0.00
合计				483	483	100.00		478	477	99.79	483	100.00	7	1.45

（2）目标人群防氟知识知晓情况：①家庭户主：入村抽样调查 483 名家庭户主，知晓率为 95.03%。其中毕节市为 95.32%，六盘水市为 98.89%，遵义市为 89.62%，贵阳市为 96.67%，安顺市为 93.33%，黔西南 95.91%。见表 10-29。②小学学生：在 15 个项目乡（镇）21 所小学，调查 1186 名 4～6 年级学生，知晓率为 95.40%。其中毕节地区知晓率为 99.77%，六盘水市为 86.36%，遵义市为 96.67%，贵阳市为 98.69%，安顺市为 95.29%，黔西南为 99.57%。见表 10-30。

表 10-29　贵州省 2004—2010 年度燃煤型氟中毒防控项目家庭户主防氟知识知晓情况验收结果

抽查市(州)	县级	乡级	村级	抽查户数	答题数	答对题数	知晓率(%)
毕节	大方	小屯	市院	16	48	41	85.42
			法启	13	39	32	82.05
		羊场	羊场	16	48	47	97.92
			穿岩	17	51	48	94.12
	黔西	城关	民族	15	45	45	100.00
			双桥	15	45	40	88.89
		锦星	新街	15	45	45	100.00
			青沟	18	54	54	100.00
	毕节	千溪	兴荣	15	45	43	95.56
			中屯	15	45	45	100.00
		海子街	邵关	15	45	45	100.00
			石榴口	15	45	44	97.78
	小计			185	555	529	95.32
六盘水	六枝	平寨	小寨	15	45	45	100.00
			六枝	15	45	44	97.78
		岩脚	民乐	15	45	44	97.78
			民兴	15	45	45	100.00
	小计			60	180	178	98.89
遵义	遵义	尚稽	建设	15	45	35	77.78
			沪江	15	45	44	91.11
		苟江	天明	16	48	43	89.58
			桥头	15	45	42	93.33
	小计			61	183	164	89.62
贵阳	清镇	红枫湖	陈亮	15	45	42	93.33
			黄土寨	17	51	50	98.04
			白泥	13	39	39	100.00
			扁山	15	45	43	95.56
	小计			60	180	174	96.67
安顺	普定	城关	新堡	15	45	41	91.11
			褚家山	15	45	41	91.11
		马场	党固	15	45	43	95.56
			挖龙	15	45	43	95.56
	小计			60	180	168	93.33
黔西南	兴仁	巴铃	卡子	15	45	45	100.00
			木桥	15	45	44	97.78
		屯脚	铜鼓	15	45	44	97.78
			新山	12	36	31	86.11
	小计			57	171	164	95.91
合计				483	1449	1377	95.03

表10-30　贵州省2004—2010年度燃煤型氟中毒防控项目小学学生防氟知识知晓情况验收结果

抽查市（州）	县级	乡级	学校名称	抽查人数	答题总数	答对题数	知晓率（%）
毕节	大方	小屯	小屯小学	76	380	379	99.74
		羊场	羊场小学	100	500	496	99.20
	黔西	城关	双桥小学	115	575	575	100.00
		锦星	锦星第一小学	133	665	665	100.00
	毕节	千溪	千溪小学	82	410	410	100.00
		海子街	海子街小学	103	515	513	99.61
		小计		609	3045	3038	99.77
六盘水	六枝	岩脚	岩脚小学	176	880	760	86.36
遵义	遵义	尚稽	建设小学	16	80	78	97.50
			沪江小学	11	55	55	100.00
		苟江	天明小学	17	85	77	90.59
			桥头小学	16	80	80	100.00
		小计		60	300	290	96.67
贵阳	清镇	红枫湖	陈亮小学	16	80	80	100.00
			黄土寨小学	12	60	58	96.67
			白泥小学	33	165	163	98.79
			扁山小学				
		小计		61	305	301	98.69
安顺	普定	城关	城关三小学	56	280	279	99.64
		新堡	新堡小学	21	105	105	100.00
		马场	马场小学	44	220	188	85.45
		党固	党固小学	19	95	95	100.00
		小计		140	700	667	95.29
黔西南	兴仁	巴铃	巴铃小学	75	375	372	99.20
		屯脚	屯脚小学	65	325	325	100.00
		小计		140	700	697	99.57
合计				1186	5930	5657	95.40

（三）讨论

1. 各级政府高度重视，创新管理模式，为全面落实防控措施提供有力保障。党中央、国务院高度重视贵州省燃煤型氟中毒防控工作。胡锦涛和温家宝等同志曾多次对贵州省防控工作做出重要指示，原卫生部与省政府建立部省合作机制，加大防控经费投入力度，为贵州省在短期内集中力量攻坚克难提供了有力的政策保障和经费支持。

2. 政府领导，部门协作，积极推进地方病防控工作。燃煤型氟中毒防控是一项社会系统工程，涉及部门及环节多，贵州省及病区各级党委政府高度重视，将此工作作为"一把手"工程来抓，做到了职责明确，层层抓落实。各级卫生、财政、教育、发改、农业、工商、质监等部门紧密合作，积极整合资源，认真履行职责，保证了防控工作的顺利完成。如：发改部门将地方病防控工作纳入病区发展规划，改善贫困病区人口生存与发展环境；教育部门将地方病防治知识纳入中、小学健康教育课程；广电等传媒以专栏的形式开设地方病防治知识健康教育栏目，积极开展健康教育宣传活动。

3. 加强应用研究，摸清防控需求，不断探索创新工作方式。多年来，在政府的大力支持下，贵州省卫生部门不断探索研究，通过省科技重大专项、省长基金、卫生部资助、省卫生厅等科研经费的支持，在病区开展现场应用研究，摸清了贵州省防控需求，为制定防控规划提供了科学翔实的基础数据。

4. 创新工作机制，又好又快地推进"以落实健康教育为基础、改良炉灶为主的综合防控措施"。一是改革补助办法,让项目户知情选购能够满足家庭生活需要的防氟炉具,政府通过发放"兑换券"的形式实现货币直补,既充分调动了群众参与项目的积极性和主动性,又使项目资金封闭运转,最大限度地保证了项目资金的安全,深受病区干部群众的好评。二是根据家庭经济情况对项目户中档炉具产品的改良炉灶经费实行分类补助,对困难户补助 90%,一般户补助 75%。三是按照"缺啥补啥"的原则确定项目户改良炉灶的方式,确保病区家庭采暖季节有防氟铁炉,非采暖季节有电炊具或防氟台灶。四是及时将电炊具引入病区家庭,通过推广以电代煤作为生活能源,逐步阻断燃煤氟的污染,改善了空气质量、方便了群众生活,提高了生活质量。五是初步建立了后期管理工作模式,为消除燃煤型氟中毒危害奠定了工作基础。

5. 加强燃煤型氟中毒防控工作的后期管理,持续消除疾病危害。燃煤型氟中毒为不健康的生活方式所致,彻底转变群众不良生活习惯需要一个较长过程,同时炉灶为高温燃烧装置,需要维修维护。切实加强防控工作后期管理,建立长效工作机制,方能彻底消除疾病的威胁。

6. 加快病区经济发展,增强群众的综合防病能力。燃煤型氟中毒主要发生于贫困山区农村,其流行与控制与当地社会经济发展密切相关。贵州省病区各级人民政府通过加快城镇化建设步伐,推进社会主义新农村建设,合理调整和优化农业产业结构,改善水、电、路和住房条件,建立完善社会保障等综合措施,促进病区经济发展,提高病区群众的综合防病能力,实现燃煤型氟中毒的可持续控制。

(四)结论

1. 项目计划圆满完成 截至 2010 年,贵州省较全国提前 2 年完成《规划》要求的各项指标,实现了全省病区防控措施全覆盖。

2. 项目主要指标均达到要求 经抽查复核,项目户改良炉灶的符合率和项目户改良炉灶的满意率均达 100%,项目户改良炉灶的正确使用率达 99.79%,家庭户主和小学 4~6 年级学生防氟知识知晓率分别达 95.03% 和 95.40%,各项指标均达到项目要求。

3. 项目补助政策落实到位 项目补助资金和配套资金落实到位,资金管理制度健全,总体上财务管理较为规范,保证了补助政策的有效落实和群众真正受益。

二、综合防控技术研究

中央转移支付燃煤型氟中毒防控项目和国家医改重大专项消除燃煤型氟中毒危害项目实施过程中,贵州省从健康教育与行为干预、防氟炉灶技术、型煤固氟技术、食物干燥储存方法、以电代煤作为生活能源可行性等方面开展综合防控技术研究,取得了良好效果。

(一)燃煤型氟中毒健康教育与行为干预研究

燃煤型氟中毒究其本质为典型的行为生活方式疾病。增强病区群众防病意识,建立主动参与防氟的行为是防控工作取得成功的关键。继往贵州省创建的"燃煤型氟中毒健康教育干预模式",适用于具有一定经济基础的病区,采取单纯健康教育方法,通过 2 年以上干预周期能够有效促进病区群众"知——信——行"的转变。但该模式尚未在短周期、大规模实施的以政府投入为主的改良炉灶干预中运用。为此,将该模式融入贵州省 2005 年、2006 年实施的中央转移支付燃煤型氟中毒防控项目技术方案并在实践中优化,总结健康教育与行为干预应用于规模防控工作的经验,研究结果为:

1. 形成了一套从需求调查、社会动员及人员培训、学校健康教育、社区健康教育、大众传播、行为干预和效果评估的燃煤型氟中毒规模防控健康教育与行为干预模式。

2. 从燃煤型氟中毒的致病原因、临床表现和预防控制方法及技能等方面,筛选出 10 条符合贵州省病区实际的简明扼要、通俗易懂、针对性强的防氟知识核心信息,供各地因地制宜制作形式多样的墙体标语、宣传单等防氟知识传播材料使用;制作了宣传手册、展板、宣传画、vcd 光碟等 8 种主体防氟知识传播材料,统一提供病区规范开展健康教育活动使用。

3. 对 2006 年实施中转项目的 11 县 564 个病区村应用该模式的效果进行评估,目标学生和家庭户主防氟知识知晓率较干预前提升 46.93 和 54.06 个百分点,其中 9 个县的病区群众不再以主要携氟介质玉米为主食,供人食用的玉米和辣椒正确干燥率达到 89.40% 和 92.83%、淘洗率达到 100% 和 96.04%。

综上，2006 年研究的 11 个样本县，占贵州省拟实施项目县（市、区）数近 40%，代表了不同经济水平、生活习惯、主食结构、文化习俗的病区，通过 6 个月的干预取得理想效果，建议将该模式作为贵州省燃煤型氟中毒规模防控的重要技术措施。

（二）防氟炉灶技术研究

在规模防控初期，贵州省疾病预防控制中心与贵州省主要民用炉具生产企业合作，采用《工作场所空气有毒物质测定氟化物（GB/T 160.36—2004）》、便携式二氧化硫检测仪、便携式一氧化碳检测仪及《家庭用煤及炉具试验方法（GB 6412—1986）》，现场对各病区在用的炉型灶具进行燃烧过程室内空气中氟化物、二氧化硫、一氧化碳含量以及炊事热效率、煤耗量测试，从中遴选防氟卫生、满足需要、节约燃料、经济易行、便于维修的炉型灶具，研究结果为：

1. 共遴选出 18 种适合贵州省不同病区生活习惯和煤种的炉型灶具，包括供块煤、面煤、蜂窝煤燃用的铁炉、台灶以及柴煤两用灶。

2. 经测试，这批防氟炉具正确使用状态，室内空气中氟化物、二氧化硫、一氧化碳浓度均低于相应卫生标准，炊事热效率较敞式炉灶提高 34.89%～63.40%，煤耗量较敞式炉灶降低 29.87%～71.95%。遴选出的 18 种防氟炉型灶具被绘制成图，汇编成册，供各地规范实施改良炉灶工程使用。

（三）型煤固氟技术研究

使用防氟炉具能有效避免室内遭受氟污染，但不能降低煤烟排放导致的大气污染，且如果使用方法不当，室内氟污染依然存在。为此，在六枝特区岩脚镇民乐村氟病区租用农房，购买当地同一来源的原煤、石灰岩、石灰、粘土，用石灰岩或石灰作为固氟基质，分别与原煤、粘土配制成 5 种不同比例蜂窝型煤，以当地在用的未加入固氟基质的蜂窝型煤为对照，进行燃烧实验并计算发热量和固氟率；抽取 40 户农户随机编为 2 组，优选发热量和固氟率最高的蜂窝型煤和当地在用的未加入固氟基质的蜂窝型煤免费提供抽样对象生活燃用，观察使用效果，研究结果如下：

1. 原煤 70%、石灰岩 15%、粘土 15% 为配方的固氟型煤发热量高于其他配方组，该配方组与对照组发热量无显著差异（$P>0.05$）；该配方组固氟率达 83.07%，显著高于其他配方组及对照组（$P<0.01$）。

2. 在农户使用该配方组固氟型煤的第 2 天、9 天、16 天，分次随机测定 5 户室内一次空气氟化物浓度和日均空气氟化物浓度，均低于国家卫生标准。

3. 使用对象反映该配方组固氟型煤燃烧效果好、与对照组日均用煤量无显著差异（$P>0.05$），市售价格一致，愿意使用。贵州省属喀斯特地貌，石灰岩资源十分丰富，取材方便，在规模防控工作中同步推广该配方加工固氟型煤技术，能够更有效地控制病区室内外空气氟污染。

（四）燃煤型氟中毒病区食物干燥储存方法研究

玉米和辣椒是燃煤型氟中毒病区的主要携氟介质。在规模实施改良炉灶工程的同时，寻求避免其遭受氟污染的干燥储存方法已成为综合防控工作不可或缺的重要技术手段。为此，在重病区七星关区选择已经改良炉灶和尚未改良炉灶的两个病区村。在改良炉灶的病区村设置日晒干燥组和改良炉灶密闭烘炕组，在尚未改良炉灶的病区村设置敞煤灶直接烘炕组，对不同干燥储存条件下的玉米和辣椒氟含量变化进行研究，筛选符合粮食干燥质量要求并能有效降低人群总氟摄入量的食物干燥储存方法，研究结果为：

1. 3 个试验组随着干燥时间延长，玉米、辣椒氟含量均递增，以敞煤灶直接烘炕组增幅最大，日晒干燥组增幅最低。

2. 将 3 组干燥后的样品淘洗，氟含量均显著降低（$P<0.05$），其中日晒干燥组玉米的洗脱率为 33.32%、辣椒洗脱率为 53.79%。

3. 病区成人食用经日晒干燥并淘洗后的玉米、辣椒，每人每日总摄氟量低于国家容许摄入量标准，而食用另两种干燥方法并经淘洗的玉米、辣椒，总摄氟量均明显超标。

4. 采取上述 3 种干燥储存方法，玉米干燥至 2 周、辣椒干燥至 1 月，脱水率均能达到国家标准。综上，与实施改良炉灶工程同步，指导病区群众利用日晒干燥供人食用的玉米和辣椒并养成烹调前淘洗习惯，能够有效降低人群总氟摄入量，达到防控燃煤型氟中毒流行的目的。

（五）以电代煤作为生活能源的可行性研究

导致燃煤型氟中毒的氟源来自于生活用煤。以清洁能源替代燃煤能够从源头上阻断氟污染，是防控燃煤型氟中毒最彻底的措施。2007 年，在原卫生部的支持下，贵州省在 17 个病区县、348 个病区村、6957 户家庭调查中发现，有 31.33% 病区家庭已经将电、沼气和液化气等清洁能源作为生活燃料的重要补充，颠覆了病区单一使用原煤的历史。为弄清病区生活能源结构变化的原因，探讨推广清洁能源的可行性，进一步在 8 个病区县、16 个病区村抽取 80 户家庭，调查农户生活能源使用情况及影响因素，调查研究结果为：

（1）夏季 31.25% 的家庭以电为生活能源，冬季因取暖需要，93.75% 病区家庭以煤为生活燃料。

（2）由于煤炭价格不断上涨、"农网"改造电价降低、使用电为生活燃料较煤炭经济、方便、清洁，加之防氟知识深入人心，促使病区群众对生活能源的取向发生变化，在被调查的 76 户尚未实施改良炉灶的家庭中，42.11% 的调查对象期望政府为他们配置电炊具和冬季取暖用的铁炉。综上，建议从 2008 年起将电炊具作为贵州省规模防控燃煤型氟中毒的主要改良炉灶方式给予大力推广。

三、项目管理与效果评价方法研究

中央转移支付燃煤型氟中毒防控项目和国家医改重大专项消除燃煤型氟中毒危害项目是政府补助需方的以年度为目标的大规模改良炉灶行动，贵州省在开展综合防控技术研究的同时，也深入地开展了项目管理与效果评价方法研究，为规模防控的顺利开展提供了重要支撑。

（一）燃煤型氟中毒防控项目管理方法研究

燃煤型氟中毒年度防控资金投入量大、实施范围宽、执行周期短、目标对象多为贫困山区农村家庭，工作难度大。为了提高防控效率、规避项目风险、保证项目质量、如期实现项目目标，贵州省运用项目管理方法论，结合本项目特点，从启动项目、计划与实施项目、督导项目和评估项目 4 个阶段进行研究，探索并建立贵州省燃煤型氟中毒防控项目管理方法，用于指导制定年度项目实施方案，研究结果如下。

1. 启动项目阶段

（1）依据动态监测数据进行需求分析，最终确定贵州省燃煤型氟中毒病区防控需求为 401.3 万户，2004 年以前仅完成约 11.5% 的防治措施落实任务，"十一五"期间防控需求巨大，防控任务十分艰巨。

（2）可行性分析认为，贵州省燃煤型氟中毒防控工作倍受党和政府重视、防控技术较为成熟，病区群众健康需求日益增强，已经具备规模实施防控工作的有利条件。

（3）长期防控实践证明，治理燃煤型氟中毒是一项社会系统工程，需要形成政府统一领导、卫生部门主导、相关部门合作、病区群众积极参与的防控体系，组建一支由省到村相关管理和业务人员组成的项目团队，方能为规模防控工作提供强有力的组织保证。

（4）为确保年度防控目标任务实现，根据综合防控工作内容，将与本项目利益相关的省级及病区各级政府、24 个相关部门、村民委员会和病区家庭的工作职责逐一细化。

2. 计划与实施项目阶段

（1）根据防控需求及具备的有利条件，一是确定"十一五"末期全省完成 75% 以上病区家庭的改良炉灶任务，2010—2013 年巩固防控成果，进一步扩大病区改良炉灶覆盖面；二是在年度防控目标中，要求学校健康教育开课率和项目村入户宣传率均达 100%，学生和家庭户主防氟知识知晓率分别达到 90%、80% 以上，项目村改良炉灶任务完成率达到 100%，项目乡镇改良炉灶合格率和炉灶正确使用率均达 95% 以上、供人食用的玉米和辣椒正确干燥率及烹调前淘洗率均达 70% 以上，群众对改良炉灶的满意度达到 80% 以上。

（2）根据病区经济条件和防控难易程度，将贵州省 37 个病区县（市、区）分类施以防控，一是对地处乌蒙山区等经济较差、病情较重、防控难度较大的 28 个病区县（市、区），采取政府投入为主落实防控措施；二是对贵阳市等经济条件较好、病情较轻的 9 个病区县（区），通过健康教育辐射带动病区群众自筹资金改良炉灶。

（3）着重从项目团队人员易变、项目户入选、项目进度编排、物价上涨因素、项目质量和资金安全等方面识别和制订规避项目风险的具体措施，纳入项目计划，重点加强管理，努力规避项目风险。

（4）将年度项目任务分解为项目启动与人员培训、基线调查、健康教育、改良炉灶、督导检查、考核评估6个部分，使各部分项目活动环环相扣、有机结合、合理交叉，确保在有限项目周期内完成项目工作。

（5）依据政府投入资金总量、物价因素、群众承受能力、改良炉灶的质量和炉灶使用寿命，确定中等档次的铁炉、电炊具、台灶作为贵州省氟病区实施改良炉灶的标准。

（6）采取国家补助、省级配套、个人自筹等多渠道筹集防控经费，按照国家资金全部用于补助需方改良炉灶，省级配套经费重点补助需方改良炉灶、制作健康教育材料、项目后期管理，适当补助市、县工作经费的原则编制年度项目经费预算。

（7）按照"缺啥补啥"的原则确定改良炉灶的方式，确保病区家庭采暖季节有防氟铁炉使用，非采暖季节有电炊具或防氟台灶使用。

（8）根据家庭经济条件对项目户实行分类补助，政府补助困难户90%中等档次改良炉灶经费、非困难户补助同等档次75%改良炉灶经费，鼓励项目户自筹资金选择更高品质的炉型灶具。

（9）通过病情调查确定符合条件的项目村，通过入户调查确定符合条件的项目户及其改良炉灶的方式，做到底数清楚、需求明确。

（10）逐级召开高质量的项目启动会和培训会，使项目管理者和项目执行者充分了解项目目的、意义，各自的职责，熟悉实施方案，掌握防控技术，安排落实防控工作。

（11）将健康教育活动贯穿项目实施全过程，使健康教育内容、目标人群、信息传播方式具体化、量化，利于基层操作，便于督导管理。

（12）严格改良炉灶流程，从确定项目户和改良炉灶方式、准入合格炉灶供应商、确定炉灶规格、审核炉灶价格、项目户知情选择、炉灶生产供应、炉灶购买、炉灶安装及台灶改良、项目户验收、兑现政府补贴等10个环节，明确各级各部门、炉灶生产供应商、项目户在改良炉灶工作中的权利和责任，充分尊重群众知情权和选择权，保证改良炉灶的质量。

（13）积极协调有关部门，优先在项目乡、村安排改水、改厕、改路、危房改造、沼气工程、移民搬迁、退耕还林还草等项目，对病区实施综合治理，提高防控效益。

3．督导项目阶段　在项目启动与人员培训、基线调查、健康教育、改良炉灶与行为转变4个阶段实施项目督导管理，每阶段均制订针对性督导内容、检查方法和抽查样本量，通过现场考察、资料审核、总结工作经验、查找不足、纠正偏差、提高质量、促进项目目标实现。

4．评估项目阶段　一是年度项目评估，以年度项目目标为评估指标，采取自下而上逐级评估，通过听取汇报、查阅资料和现场考核，做到村级户户必查，省、市、县、乡按照规定样本量逐级抽查，实现评估工作不漏户，抽查工作不漏村、不漏乡、不漏县，确保目标人群防氟知识知晓率及项目户健康行为形成率达标；二是病情控制效果评价，在规模防控措施落实5~7年且通过监测符合考核条件的病区，依据《重点地方病控制和消除评价办法》（国卫疾控发〔2014〕79号），逐村进行防控效果评价。

（二）燃煤型氟中毒防控项目后期管理方法研究

燃煤型氟中毒为典型的行为生活方式疾病，改变病区群众长期形成的不良生活习惯非一蹴而就之事，且炉灶为高温燃烧装置，需要科学维护、定期维修或更换零部件。为此，贵州省在落实规模防控措施的同时，从项目后期管理角度探索建立长效防控机制的方法，研究结果如下。

1．将项目后期管理定义为"通过有效的组织和技术手段，在已经落实防控技术措施的病区，针对性地强化群众的相关防氟知识和技能，引导群众自我管理、自我维修炉灶，稳固形成正确的燃煤和食物干燥储存方法等健康行为，达到预防控制燃煤型氟中毒流行的目的"。

2．将项目后期管理对象界定为已经落实防控措施的病区家庭。

3．在管理内容及方法上，一是要求乡（镇）项目办引导企业在乡（镇）所在地建立炉灶及配件供应维修服务点,为群众维修更换炉灶和配件提供有偿便捷服务。二是围绕正确使用炉灶、科学维护炉灶、及时更换损坏炉灶及零部件,以及正确干燥储存食物、养成食前淘洗习惯等后期管理核心信息,要求每年秋收季节和冬季燃煤高峰期,乡、村小学校组织学生进村入户开展"小手牵大手"的宣传活动,乡镇卫生院利用赶集日开展健康咨询,村项目后期管理技术指导员逐户督促指导群众形成稳固的防氟行为。

4. 针对项目后期管理的主要内容确定督导检查重点,规定省、市、县、乡、村督导检查范围及样本量。

(三)燃煤型氟中毒防控效果评价方法研究

"十一五"期间,随着国家防控资金大量投入,全速提升了我国燃煤型氟中毒防控进程,全面、科学、客观评价其防控效果势在必然。为此,贵州省通过查阅文献、专家论证及现场试验,开展燃煤型氟中毒防控效果评价方法及标准研究。根据燃煤型氟中毒流行与控制规律,按照防控措施落实、健康行为形成、病情控制分段评估以及村、乡、县、省逐级考核的原则,从适用范围、编制依据、评估指标、组织形式、评估时限、评估程序、申报条件、评估内容、评估方法、结果判断、相关术语和定义11个方面对燃煤型氟中毒考核验收工作进行技术规范,并编制了16份相关考核工作表,形成《燃煤污染型氟中毒防控工作考核验收办法》。

第四节　防治效果评估

一、2009年防控效果阶段评估

"十一五"期,贵州省燃煤型氟中毒防控措施基本落实,为客观评价阶段防控效果,研判"十二五"防控工作重点,2009年对防控效果较为明显的16个病区县进行考核评估。

(一)内容与方法

1. 评估范围　对龙里、平坝、湄潭、红花岗、镇宁、惠水、花溪、白云、乌当、息烽、开阳、遵义、西秀、长顺、盘县、威宁等16个具备考核验收条件的病区县(区)进行考核评估。

2. 评估内容与方法

(1)病情调查:由被考核县疾病预防控制中心组织经过培训的业务人员,按照Dean氟斑牙分类法对被考核乡(镇)所有小学8~12岁全体在校学生进行氟斑牙检查。

(2)目标人群燃煤型氟中毒防控知识知晓率调查:在被调查乡(镇)抽取1/5的村,考核组对被抽查村小学4~6年级全体在读学生进行燃煤型氟中毒防控知识答卷调查(龙里县数据来源于2006年中央补助地方公共卫生专项地方病防控项目评估结果);在8~12岁学生氟斑牙检出率>30%的行政村,每村随机抽取3个村民组,每个村民组抽取10户,考核人员入户对家庭户主进行燃煤型氟中毒防控知识问卷调查(盘县数据来源于2008年中央补助地方公共卫生专项地方病防控项目评估结果)。

(3)相关健康行为调查:在被调查乡(镇),每村随机抽取3个村民组,每个村民组抽取10户,考核人员入户进行炉灶使用及玉米和辣椒干燥、储存方式调查(龙里县数据来源于2006年中央补助地方公共卫生专项地方病防控项目评估结果)。

3. 质量控制

(1)考评工作由被考核的各级市(县)地病办组织协调,疾病预防控制中心具体实施。

(2)贵州省地病办组织专家编制《贵州省燃煤污染型氟中毒防治工作考核验收工作方案》、《贵州省燃煤污染型氟中毒防治工作考核验收补充方案》,下发各地遵照执行。

(3)贵州省疾病预防控制中心对被考核市、县业务人员进行技术培训,县疾病预防控制中心对乡(镇)考核人员进行技术培训。

(4)省、市级在每个被考核县抽取1/5乡(镇),每个乡(镇)抽取1/5村,对县级8~12岁学生氟斑牙检查情况进行复核;在8~12岁学生氟斑牙检出率>30%的行政村所在县,每县抽取1/5的乡(镇),

每乡（镇）抽取 1/5 的村，每村随机抽取 3 个村民组，每个村民组抽取 5 户复核乡级健康相关行为调查情况。通过省、市级复核确认和修正县级调查结果。

4．评估结果判定 参照《燃煤污染型氟中毒防治工作考核验收办法（试行）》（卫办疾控发〔2008〕224 号）、《地方性氟中毒病区控制标准 GB 17017—2010》和卫生部《燃煤污染型地方性氟中毒病区消除》文件，评价被考核病区防控效果。

（1）病情指标

1）以病区行政村为考核单位，8～12 岁学生氟斑牙检出率≤30%，为达到控制水平。

2）以病区行政村为考核单位，8～12 岁学生氟斑牙检出率≤15%，为达到消除水平。

（2）目标人群防氟知识知晓率指标

1）以病区行政村为考核单位，小学 4～6 年级学生燃煤型氟中毒防控知识知晓率达到 85% 以上；

2）家庭户主燃煤型氟中毒防控知识知晓率达到 70% 以上。

（3）健康相关行为指标

1）以病区行政村为考核单位，家庭炉（灶）正确使用率达到 90% 以上。

2）以病区行政村为考核单位，家庭供人食用的玉米和辣椒的正确干燥率达到 90% 以上。

3）以病区行政村为考核单位，家庭供人食用的玉米和辣椒的正确保存率达到 90% 以上。

（二）结果与讨论

1．氟斑牙患病情况 以县为单位，有 10 个被考核病区县（区）8～12 岁学生氟斑牙检出率低于 15%，有 6 个被考核病区县（区）8～12 岁学生氟斑牙检出率低于 30%。见表 10-31。

表 10-31 贵州省燃煤型氟中毒病区被考核病区县 8～12 岁学生氟斑牙检出率

考核县名	考核乡数	考核村数	检查人数	检出人数	检出率（%）
威宁	35	644	135 550	14 522	10.71
盘县	22	263	40 732	8631	21.19
西秀	17	436	39 153	7007	17.90
镇宁	9	257	16 714	1296	7.75
平坝	10	192	27 632	4409	15.96
遵义	20	180	45 778	11 166	24.39
红花岗	9	49	20 147	1346	6.68
湄潭	15	117	36 373	4382	12.05
龙里	11	64	8842	462	5.23
惠水	17	148	29 844	859	2.88
息烽	10	169	14 119	506	3.58
白云	8	56	7156	412	5.76
乌当	12	109	8604	846	9.83
花溪	13	161	15 044	2929	19.47
开阳	16	122	27 588	2824	10.24
长顺	12	56	17 765	2998	16.88

在 3023 个被考核的病区村中，有 1872 个病区村 8～12 岁学生氟斑牙检出率小于等于 15%，占 61.93%；有 2736 个病区村 8～12 岁学生氟斑牙检出率小于等于 30%，占 90.51%。惠水县所辖 17 个病区乡（镇）的所有病区村 8～12 岁学生氟斑牙检出率均低于 15%，红花岗、湄潭、龙里、息烽、白云、花溪、乌当、开阳和镇宁等 9 县（区）所辖 120 个病区乡（镇）的所有病区村 8～12 岁学生氟斑牙检出率均低于 30%。见表 10-32。

表 10-32　贵州省燃煤型氟中毒病区被考核病区村 8～12 岁学生氟斑牙检出率构成

考核县名	考核乡数	考核村数	氟斑牙检出率<15%		氟斑牙检出率<30%		氟斑牙检出率>30%	
			村数	%	村数	%	村数	%
威宁	35	644	349	54.19	563	87.42	81	12.58
盘县	22	263	111	42.21	219	83.27	44	16.73
西秀	17	436	221	50.69	359	82.34	77	17.66
镇宁	9	257	208	80.93	257	100.00	0	0.00
平坝	10	192	121	63.02	165	85.94	27	14.06
遵义	20	180	77	42.78	123	68.33	57	31.67
红花岗	9	49	47	95.92	49	100.00	0	0.00
湄潭	15	117	66	56.41	117	100.00	0	0.00
龙里	11	64	62	96.88	64	100.00	0	0.00
惠水	17	148	148	100.00	148	100.00	0	0.00
息烽	10	169	161	95.27	169	100.00	0	0.00
白云	8	56	44	78.57	56	100.00	0	0.00
乌当	12	109	84	77.06	109	100.00	0	0.00
花溪	13	161	45	27.95	161	100.00	0	0.00
开阳	16	122	99	81.15	122	100.00	0	0.00
长顺	12	56	29	51.79	55	98.21	1	1.79

2. 目标人群燃煤型氟中毒防控知识掌握情况　对 16 个病区县（区）的 54 678 名小学 4～6 年级学生进行防氟知识答卷调查，除惠水、威宁和盘县外，其余 13 个病区县（区）小学 4～6 年级学生燃煤型氟中毒防控知识知晓率都在 85% 以上。惠水县病区较早落实防控措施并形成稳固的健康相关行为，多年未再开展健康教育与行为干预，目标学生知晓率较低。威宁和盘县病区正在实施规模防控工作，部分尚未落实防控措施的病区目标学生知晓率有待提高。见表 10-33。除威宁外，其余 5 个病区县（区）家庭户主燃煤型氟中毒防控知识知晓率均大于 75%。见表 10-34。

表 10-33　贵州省燃煤型氟中毒病区被考核病区县小学 4～6 年级学生防控知识知晓率

考核县名	调查人数	答题总数	答对题数	知晓率（%）
惠水	5788	23 152	15 942	68.86
乌当	1270	5080	4598	90.51
白云	1037	4148	3759	90.62
息烽	1066	4264	4014	94.14
开阳	3239	12 956	12 446	96.06
花溪	3645	14 580	13 676	93.80
镇宁	3375	13 500	12 971	96.08
红花岗	3788	15 152	14 778	97.53
湄潭	4485	17 940	16 390	91.36
盘县	10 287	41 148	28 500	69.26
长顺	6317	25 268	22 584	89.38
龙里	452	2260	2173	96.15
威宁	338	1352	598	44.23
平坝	1500	6000	5789	96.48
西秀	4646	18 584	17 368	93.46
遵义	3442	13 770	13 632	99.00

表 10-34　贵州省燃煤型氟中毒病区被考核病区县家庭户主防控知识知晓率

考核县名	调查人数	答题总数	答对题数	知晓率（%）
长顺	720	2880	2208	76.67
威宁	300	1200	409	34.08
平坝	540	2160	1866	86.39
西秀	1770	7080	6666	94.15
遵义	525	2100	1865	88.81
盘县	40	200	173	86.50

表 10-35　贵州省燃煤型氟中毒病区被考核病区县炉灶使用及健康相关行为形成率（%）

考核县名	正确使用率		正确干燥率		正确保管率	
	铁炉	台灶	玉米	辣椒	玉米	辣椒
平坝	95.29	98.66	94.61	93.33	94.41	94.51
西秀	100.09	100.00	100.00	99.05	100.00	98.39
镇宁	100.00	100.00	100.00	99.81	100.00	99.36
白云	98.44	97.50	100.00	93.36	97.06	94.43
花溪	97.52	99.64	100.00	91.95	100.00	97.35
息烽	99.77	100.00	100.00	98.00	100.00	98.44
开阳	99.79	100.00	100.00	99.78	86.67	98.16
乌当	96.82	96.82	100.00	98.38	100.00	97.63
长顺	97.76	97.71	98.89	97.08	97.50	95.14
惠水	93.73	100.00	100.00	95.61	98.41	95.61
龙里	98.32	不使用	100.00	100.00	100.00	100.00
威宁	95.65	不使用	71.44	74.81	72.56	71.08
盘县	85.76	57.95	45.45	40.07	58.07	50.76
遵义	98.33	100.00	99.85	97.97	99.85	98.04
红花岗	99.29	99.12	100.00	99.73	98.00	96.77
湄潭	93.10	92.90	95.24	90.96	94.56	90.40

3. 健康相关行为形成情况　除开阳、威宁和盘县外，其余 13 个病区县（区）家庭炉灶正确使用率、玉米和辣椒正确干燥率、玉米和辣椒正确保存率等指标均达到 90% 以上。见表 10-35。开阳县病区 20 世纪 80 年代末期已改为主食大米，玉米用作饲料，其干燥储存方式已不构成燃煤型氟中毒流行的影响因素。威宁和盘县病区炉灶正确使用率、玉米和辣椒正确干燥率、玉米和辣椒正确保存率不达标是由于两病区尚处于防控措施干预阶段。

（三）评估结论

1. 通过多年积极有效的综合治理，特别是病区社会经济文化的快速发展，贵州省已经有一定数量的病区建立了较为稳固的健康相关行为，燃煤型氟中毒病情得到较好控制。

2. 根据评估结果判定，惠水病区的病情指标达到消除水平，红花岗、湄潭、龙里、息烽、白云、花溪、乌当、开阳和镇宁病区的病情指标达到控制水平。

3. 西秀、平坝、遵义、长顺、威宁、盘县等 6 个县（区），因部分病区村 8～12 岁学生氟斑牙检出率大于 30%，以县为单位尚未达到病情控制水平。但是，西秀、平坝、遵义、长顺病区于 2010 年以前已经较好落实防控措施，尚未达标的病区村病情较轻，本次评估学生和家庭主户防氟知识知晓率、炉灶正确使用率、玉米和辣椒正确干燥率、玉米和辣椒正确保存率等指标均处于较高水平，进一步巩固防控措施，在"十二五"末期至"十三五"初期可陆续达到控制或消除水平。威宁、盘县尚未达标的病区村多位于贵州省西部欠发达地区，需要切实加强防控工作后期管理，针对性持续开展健康教育与行为干预，方能消除燃煤型氟中毒危害,实现防控目标。

(四)建议

1. 贵州省氟病区将于 2010 年末实现防控措施全覆盖,为彻底消除燃煤型氟中毒危害奠定了坚实基础。但改变病区群众长期形成的不健康生活习惯并非一朝一夕之事,加之炉灶为高温燃烧装置,烟管、炉圈等易损部件需要定期更换,且炉灶使用寿命与日常维护保养密切相关。因此,病区各级人民政府应充分认识防控工作的长期性和艰巨性,建立和完善长效防控机制,切实加强防控工作后期管理,有效实施健康教育与行为干预措施,确保"十二五"末期全省氟病区基本实现消除燃煤型氟中毒危害的目标。

2. 在贵州省社会经济快速发展的大背景下,病区综合防控成效将更加显著,特别是先期落实防控措施较扎实的病区,将陆续达到控制或消除水平。建议有计划安排具备条件的病区考核验收,逐步实现消除燃煤型氟中毒的目标。

二、贵州省燃煤型氟中毒防控效果评估

为建立长效防控机制,巩固防控成果,实现消除燃煤型氟中毒危害的目标,从 2006 年起,贵州省积极探索防控工作后期管理模式,并逐步在已经落实防控措施的病区推广实施。继 2010 年实现病区防控措施全覆盖之后,贵州省进一步加强病区防控工作后期管理,取得较好成效。为科学评价贵州省燃煤型氟中毒防控效果,及时总结经验,发现问题,调整防控策略措施,确保"十二五"末期实现基本消除燃煤型氟中毒危害的目标,2013 年对全省 37 个病区县(市、区)进行防控效果考核评估。

(一)内容与方法

1. 评估范围 根据防控监测情况,对 37 个病区县(市、区)分类进行达标验收和防控进展评估。

(1)达标验收:花溪、乌当、开阳、息烽、白云、红花岗、湄潭、遵义、镇宁、平坝、龙里、长顺、惠水和贵定 14 个县(市、区)。

(2)防控进展评估:织金、黔西、大方、金沙、纳雍、威宁、赫章、七星关、六枝、盘县、水城、钟山、普定、关岭、西秀、兴仁、普安、晴隆、桐梓、习水、仁怀、修文和清镇 23 个县(市、区)。

2. 评估内容及方法

(1)达标验收:以病区村为单位,对达标验收县(市、区)进行防氟行为和病情调查,依据《重点地方病控制和消除评价办法》进行防控效果评估。调查内容包括病区村所有居民户改良炉灶和炉灶使用情况、供人食用玉米和辣椒正确干燥情况,以及该村出生居住的 8~12 周岁儿童氟斑牙患病情况。

在达标验收县(市、区),共对 179 个乡(镇)、1738 个病区村、894 565 户病区家庭和 235 906 名 8~12 周岁儿童进行调查,达标验收样本分布见表 10-36。

(2)防控进展评估:以每个被评估县(市、区)为总体,采用多阶段抽样方法进行评估。

1)在每个被评估县(市、区)所辖病区乡(镇)范围,按照东、西、南、北、中地理方位各抽取 1 个乡(镇)。在每个被抽取乡(镇),采用单纯随机抽样方法抽取 3 个病区村,在每个被抽取的病区村抽取 20 户病区家庭,入户调查成人防氟知识及防氟行为情况,并采集其中 10 户家庭存放的供人食用的玉米和干辣椒样品,采用 GB/T 5009.18—2003 进行氟化物含量检测。

2)在每个被抽取乡(镇)的病区村抽取 1 所小学,在每所被抽取学校的 3~6 年级,每年级随机抽取 1 个班,对全班 8~12 周岁学生进行防氟知识调查及按照氟斑牙诊断 WS/T 208—2011 进行氟斑牙检查,并在每个被检查班级采集 20 名 8~12 周岁儿童(男女各半)即时尿样,采用 WS/T 89—1996 进行氟化物含量检测。

在防控进展评估县(市、区),共抽取 115 个乡(镇)、341 个病区村和 115 所小学校,对 6710 名成人和 19 596 名 8~12 周岁学生进行防氟知识调查,对 6916 户病区家庭进行防氟行为调查,对 17 962 名 8~12 周岁儿童进行氟斑牙患病情况检查,采集并检测尿样 9123 份、玉米样 884 份、辣椒样 3379 份。评估样本分布见表 10-37。

表 10-36　贵州省燃煤型氟中毒病区达标验收样本量分布

验收县名	验收乡数	验收村数	验收户数	8～12 周岁儿童检查人数
白云	9	74	67 031	8010
惠水	17	150	80 288	29 858
贵定	13	65	35 851	6477
遵义	20	168	130 224	30 041
红花岗	8	52	63 518	19 652
湄潭	15	120	78 389	23 618
镇宁	9	254	46 775	16 786
长顺	12	56	41 557	12 742
平坝	11	192	69 796	27 320
龙里	11	64	17 759	8576
息烽	10	159	57 898	13 091
开阳	16	122	116 211	24 925
乌当	12	109	44 921	8175
花溪	16	153	44 347	6635
合计	179	1738	894 565	235 906

表 10-37　贵州省燃煤型氟中毒病区防控进展评估样本量分布

评估县名	评估乡数	评估村数	评估户数	检查氟斑牙人数	防氟知识调查		检测样品数		
					学生	成人	尿	辣椒	玉米
织金	5	15	298	851	710	252	404	150	45
黔西	5	15	302	784	688	302	400	148	7
大方	5	15	303	947	619	273	391	123	121
金沙	5	15	299	755	988	299	400	150	59
纳雍	5	15	298	848	843	291	400	150	103
赫章	5	15	300	794	944	299	400	149	43
威宁	5	15	299	717	915	301	400	150	142
七星关	5	15	297	749	925	299	399	149	25
六枝	5	15	300	960	1026	300	400	149	9
盘县	5	15	329	776	911	350	400	149	14
水城	5	15	287	967	611	295	349	132	79
钟山	5	11	294	516	1105	300	400	148	15
普定	5	15	301	786	824	302	399	148	14
关岭	5	15	300	1037	841	300	400	150	49
西秀	5	15	303	329	880	303	399	150	20
兴仁	5	15	301	751	691	298	393	140	17
普安	5	15	304	774	973	149	400	150	12
晴隆	5	15	300	880	916	300	400	146	100
桐梓	5	15	305	709	822	303	400	150	8
习水	5	15	299	886	863	299	382	148	0
仁怀	5	15	297	921	901	297	399	150	0
修文	5	15	300	632	750	297	400	150	2
清镇	5	15	300	593	850	301	400	150	0
合计	115	341	6916	17 962	19 596	6710	9123	3379	884

（二）质量控制

1．调查方案　调查方案由省疾病预防控制中心设计，经市（州）、省属高校和国家级相关专家会议论证或函审。

2．调查人员　调查人员由被调查县疾病预防控制中心和所辖乡（镇）卫生院业务人员组成，参加调查工作的人员具备医学知识和现场调查经验，并经培训合格后上岗。

3．现场调查　要求调查人员严格按照调查方案及表格开展调查。每份表格完成后，核对填写内容是否正确、完整和存在逻辑错误，并及时修正。县级完成现场调查后，省、市疾病预防控中心随机抽7个县（市、区）、14所学校、28个班级、70户家庭现场复核。

4．样品检测　样品检测由省、市（州）疾病预防控制中心检验人员在具有国家实验室认证认可资质的贵州省疾病预防控制中心实验室共同完成。实验过程受省疾病预防控中心实验室质量管理体系控制，并采取人员比对、仪器比对、加标回收、每批检品带国家标准物质等手段进行质控。

5．数据录入分析　调查原始资料集中由专人采用 Epidata 双人录入，建立数据库；数据分析采用SPSS19.0。

（三）结果与讨论

1．达标验收

（1）防氟行为

1）改良炉灶及使用情况：以县为单位统计，被验收县（市、区）合格改良炉灶率及合格改良炉灶正确使用率均达到95%以上。见表10-38。

表10-38　贵州省燃煤型氟中毒达标验收县改良炉灶及使用情况

验收县名	验收村数	验收户数	合格改良炉灶户数	合格改良炉灶率（%）	合格改良炉灶正确使用户数	合格改良炉灶正确使用率（%）
白云	74	67 031	66 400	99.06	66 346	99.92
惠水	150	80 288	79 053	98.46	78 390	99.16
贵定	65	35 851	35 312	98.50	35 247	98.32
遵义	168	130 224	129 596	99.52	129 476	99.91
红花岗	52	63 518	63 349	99.73	63 312	99.94
湄潭	120	78 389	78 059	99.58	77 971	99.89
镇宁	254	46 775	46 724	99.89	46 719	99.99
长顺	56	41 557	40 575	97.64	39 973	98.52
平坝	192	69 796	69 093	98.99	68 970	99.82
龙里	64	17 759	17 734	99.86	17 730	99.98
息烽	159	57 898	57 126	98.67	57 021	99.82
开阳	122	116 211	115 557	99.44	115 127	99.63
乌当	109	44 921	44 679	99.46	44 502	99.60
花溪	153	44 347	44 285	99.86	44 275	99.98
合计	1738	894 565	887 542	99.21	885 059	99.72

以村为单位统计，除平坝县有8.33%的病区村合格改良炉灶率介于90%～91%之间外，其余被验收病区村均高于95%；被验收县（市、区）所有病区村合格改良炉灶正确使用率均高于95%。见表10-39。

由于被验收县（市、区）普及清洁燃料或较好形成正确的燃煤习惯，已经有效阻断了燃煤所致的室内氟污染。

表 10-39　贵州省燃煤型氟中毒达标验收村改良炉灶及使用情况

验收县名	验收村数	合格改良炉灶率				合格改良炉灶正确使用率			
		>90% 村数	%	>95% 村数	%	>90% 村数	%	>95% 村数	%
白云	74	74	100.00	74	100.00	74	100.00	74	100.00
惠水	150	150	100.00	150	100.00	150	100.00	150	100.00
贵定	65	65	100.00	65	100.00	65	100.00	65	100.00
遵义	168	168	100.00	168	100.00	168	100.00	168	100.00
红花岗	52	52	100.00	52	100.00	52	100.00	52	100.00
湄潭	120	120	100.00	120	100.00	120	100.00	120	100.00
镇宁	254	254	100.00	254	100.00	254	100.00	254	100.00
长顺	56	56	100.00	56	100.00	56	100.00	56	100.00
平坝	192	192	100.00	176	91.67	192	100.00	192	100.00
龙里	64	64	100.00	64	100.00	64	100.00	64	100.00
息烽	159	159	100.00	159	100.00	159	100.00	159	100.00
开阳	122	122	100.00	122	100.00	122	100.00	122	100.00
乌当	109	109	100.00	109	100.00	109	100.00	109	100.00
花溪	153	153	100.00	153	100.00	153	100.00	153	100.00
合计	1738	1738	100.00	1722	99.08	1738	100.00	1738	100.00

2）主食、辣椒及其干燥情况：在被验收县（市、区），病区居民均不再食用曾是病区主要携氟介质的玉米，主食大米多外购或自产，自产大米都带壳日晒干燥和室内密闭保存，不会遭受氟的污染。被验收县（市、区）病区家庭普遍喜食辣椒，平均食用率为 93.52%，验收的所有村辣椒正确干燥率均在 95% 以上，从而有效降低了辣椒氟污染的程度。见表 10-40、表 10-41。

表 10-40　贵州省燃煤型氟中毒达标验收县食用辣椒及干燥情况

验收县名	验收村数	验收户数	食用		干燥	
			户数	食用率（%）	正确干燥户数	正确干燥率（%）
白云	74	67 031	67 031	100.00	66 323	98.94
惠水	150	80 288	80 284	100.00	79 160	98.60
贵定	65	35 851	35 851	100.00	35 204	98.19
遵义	168	130 224	130 218	100.00	129 424	99.39
红花岗	52	63 518	40 975	64.51	40 414	98.63
湄潭	120	78 389	78 389	100.00	77 663	99.07
镇宁	254	46 775	46 775	100.00	46 766	99.98
长顺	56	41 557	41 557	100.00	40 528	97.52
平坝	192	69 796	69 796	100.00	67 255	96.36
龙里	64	17 759	17 759	100.00	17 734	99.86
息烽	159	57 898	57 896	100.00	57 468	99.26
开阳	122	116 211	80 821	69.55	79 609	98.50
乌当	109	44 921	44 921	100.00	44 285	98.58
花溪	153	44 347	44 345	100.00	44 270	99.83
合计	1738	894 565	836 620	93.52	826 103	98.74

表 10-41　贵州省燃煤型氟中毒达标验收村辣椒正确干燥情况

验收县名	验收村数	正确干燥率 >90%		正确干燥率 >95%	
		村数	%	村数	%
白云	74	74	100.00	74	100.00
惠水	150	150	100.00	150	100.00
贵定	65	65	100.00	65	100.00
遵义	168	167	99.40	167	99.40
红花岗	52	52	100.00	52	100.00
湄潭	120	120	100.00	120	100.00
镇宁	254	254	100.00	254	100.00
长顺	56	56	100.00	56	100.00
平坝	192	192	100.00	192	100.00
龙里	64	64	100.00	64	100.00
息烽	159	159	100.00	158	99.37
开阳	122	122	100.00	122	100.00
乌当	109	109	100.00	109	100.00
花溪	153	153	100.00	153	100.00
合计	1738	1737	99.94	1736	99.88

（2）病情：被验收县（市、区）共检出 8～12 周岁儿童氟斑牙病例 12 682 人，平均患病率为 5.44%，患病率最低的县为 2.83%，患病率最高的县为 9.39%。除平坝县有 32 个病区村 8～12 周岁儿童氟斑牙患病率在 15%～30% 之间，其余病区村 8～12 周岁儿童氟斑牙患病率均低于 15%。平坝县的病区家庭已形成稳固的防氟行为，"十三五"期间，所辖病区村 8～12 周岁儿童氟斑牙患病率有望降至 15% 以下。见表 10-42、表 10-43。

表 10-42　贵州省燃煤型氟中毒达标验收县 8～12 周岁儿童氟斑牙患病情况

验收县名	检查人数	检出人数	患病率（%）
白云	8010	355	4.43
惠水	29 858	858	2.87
贵定	6477	234	3.61
遵义	30 041	1808	6.02
红花岗	19 652	1278	6.50
湄潭	23 618	807	3.42
镇宁	16 786	595	3.54
长顺	12 742	936	7.35
平坝	27 320	2564	9.39
龙里	8576	389	4.54
息烽	13 091	371	2.83
开阳	24 925	1924	7.72
乌当	8175	362	4.43
花溪	6635	202	3.04
合计	235 906	12 683	5.44

表 10-43　贵州省燃煤型氟中毒达标验收村 8～12 周岁儿童氟斑牙病情控制情况

验收县名	验收村数	患病率≤15%		15%<患病率≤30%		患病率>30%	
		村数	%	村数	%	村数	%
白云	74	74	100.00	0	0.00	0	0.00
惠水	150	150	100.00	0	0.00	0	0.00
贵定	65	65	100.00	0	0.00	0	0.00
遵义	168	168	100.00	0	0.00	0	0.00
红花岗	52	52	100.00	0	0.00	0	0.00
湄潭	120	120	100.00	0	0.00	0	0.00
镇宁	254	254	100.00	0	0.00	0	0.00
长顺	56	56	100.00	0	0.00	0	0.00
平坝	192	160	83.33	32	16.67	0	0.00
龙里	64	64	100.00	0	0.00	0	0.00
息烽	159	159	100.00	0	0.00	0	0.00
开阳	122	122	100.00	0	0.00	0	0.00
乌当	109	109	100.00	0	0.00	0	0.00
花溪	153	153	100.00	0	0.00	0	0.00
合计	1738	1706	98.16	32	1.84	0	0.00

（3）结果判定：依据《重点地方病控制和消除评价办法》判定标准，被验收的 14 个病区县（市、区）中有 1706 个村达到消除标准，占被考核村数的 98.16%，有 32 个村达到控制标准，占被考核村数的 1.84%；有 13 个县达到消除标准，1 个县达到控制标准。见图 10-2、表 10-44。

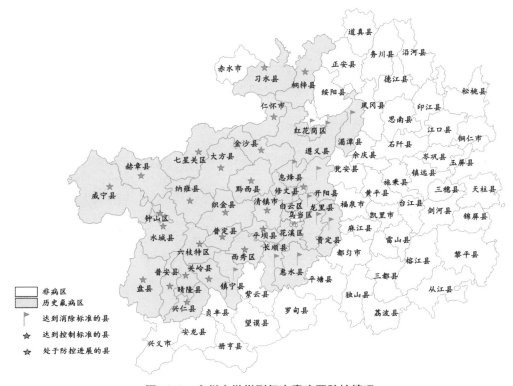

图 10-2　贵州省燃煤型氟中毒病区防控情况

表 10-44　贵州省燃煤型氟中毒达标验收县防控效果判定

验收县名	病区村数	评估村数	评估范围(%)	未控制		控制		消除	
				村数	%	村数	%	村数	%
白云	74	74	100.00	0	0.00	0	0.00	74	100.00
惠水	150	150	100.00	0	0.00	0	0.00	150	100.00
贵定	65	65	100.00	0	0.00	0	0.00	65	100.00
遵义	168	168	100.00	0	0.00	0	0.00	168	100.00
红花岗	52	52	100.00	0	0.00	0	0.00	52	100.00
湄潭	120	120	100.00	0	0.00	0	0.00	120	100.00
镇宁	254	254	100.00	0	0.00	0	0.00	254	100.00
长顺	56	56	100.00	0	0.00	0	0.00	56	100.00
平坝	192	192	100.00	0	0.00	32	21.87	160	83.33
龙里	64	64	100.00	0	0.00	0	0.00	64	100.00
息烽	159	159	100.00	0	0.00	0	0.00	159	100.00
开阳	122	122	100.00	0	0.00	0	0.00	122	100.00
乌当	109	109	100.00	0	0.00	0	0.00	109	100.00
花溪	153	153	100.00	0	0.00	0	0.00	153	100.00
合计	1738	1738	100.00	0	0.00	32	1.84	1706	98.16

2. 防控进展评估

(1) 防氟知识：在防控进展评估县(市、区)，调查对象防氟知识知晓率总体保持在 80% 以上的较高水平，其中成人平均防氟知识知晓率 2013 年与 2010 年比较无显著差异($P>0.05$)，学生平均防氟知识知晓率 2013 年较 2010 年有所降低($P<0.05$)，以毕节市为主的局部病区学生防氟知识知晓率低于 80%。见表 10-45。

表 10-45　贵州省燃煤型氟中毒防控进展评估县人群防氟知识变化情况

评估县名	学生						成人					
	2010 年		2013 年		卡方值	P 值	2010 年		2013 年		卡方值	P 值
	答卷人数	知晓率(%)	答卷人数	知晓率(%)			答卷人数	知晓率(%)	答卷人数	知晓率(%)		
修文	444	96.03	750	71.27	612.27	<0.05	30	92.67	297	86.37	4.94	<0.05
清镇	620	96.06	850	93.55	28.08	<0.05	50	86.40	301	92.96	14.89	<0.05
钟山	169	91.72	1105	82.47	48.50	<0.05	10	94.00	300	96.78	1.21	>0.05
六枝	1154	96.44	1026	99.36	250.89	<0.05	90	85.55	300	99.02	344.50	<0.05
水城	821	94.62	611	98.37	147.71	<0.05	80	77.50	295	94.73	174.44	<0.05
盘县	813	96.60	911	95.10	16.25	<0.05	50	86.80	350	92.69	11.80	<0.05
桐梓	515	96.58	822	99.68	242.50	<0.05	50	93.60	303	87.39	8.47	<0.05
习水	502	95.50	863	90.31	70.11	<0.05	103	86.97	299	84.46	2.29	>0.05
仁怀	1121	96.54	901	99.47	247.67	<0.05	90	90.44	297	97.46	65.39	<0.05
西秀	293	90.50	880	59.61	538.01	<0.05	40	93.00	303	90.08	1.85	>0.05
普定	848	92.77	824	83.41	226.62	<0.05	48	90.83	302	93.80	3.37	>0.05
关岭	867	98.23	841	96.23	40.52	<0.05	50	83.20	300	89.67	10.39	<0.05
兴仁	964	97.83	691	98.52	9.72	<0.05	50	88.00	298	99.96	502.54	<0.05
普安	749	97.83	973	87.77	330.50	<0.05	50	92.40	149	98.84	52.39	<0.05
晴隆	540	98.55	916	89.84	215.16	<0.05	50	82.00	300	76.56	5.20	<0.05
七星关	638	95.31	925	63.81	1217.42	<0.05	50	92.00	299	67.09	67.99	<0.05
大方	540	98.15	619	66.32	1087.57	<0.05	50	94.80	273	86.52	14.28	<0.05
黔西	456	98.84	688	82.71	395.77	<0.05	52	98.31	302	85.39	35.12	<0.05

续表

评估县名	学生						成人					
	2010年		2013年		卡方值	P值	2010年		2013年		卡方值	P值
	答卷人数	知晓率(%)	答卷人数	知晓率(%)			答卷人数	知晓率(%)	答卷人数	知晓率(%)		
金沙	1180	98.81	988	73.35	1749.63	<0.05	50	96.40	299	89.99	11.14	<0.05
织金	254	94.61	710	71.88	308.06	<0.05	40	90.50	252	90.03	0.05	>0.05
纳雍	437	97.75	843	77.88	474.65	<0.05	50	94.00	291	79.20	32.38	<0.05
威宁	189	98.71	915	77.42	240.27	<0.05	40	95.00	301	87.88	9.31	<0.05
赫章	365	96.55	944	77.28	367.97	<0.05	50	92.80	299	88.47	4.42	<0.05
合计	14 479	96.58	19 596	84.21	7690.31	<0.05	1223	89.53	6710	89.19	0.72	>0.05

（2）防氟行为

1）改良炉灶及使用情况：在防控进展评估县（市、区），评估对象燃煤铁炉和电炊具的平均使用率在90%以上，而煤灶、柴灶、沼气灶和液化气灶的使用率处于较低水平。见表10-46。

表10-46　贵州省燃煤型氟中毒防控进展评估县炉灶使用情况

评估县名	调查户数	铁炉		煤灶		柴灶		电炊具		沼气灶		液化气灶	
		使用户数	使用率(%)	使用户数	使用率(%)	使用户数	使用率(%)	使用户数	使用率(%)	使用户数	使用率(%)	使用户数	使用率(%)
修文	300	299	99.67	1	0.33	15	5.00	294	98.00	21	7.00	42	14.00
清镇	300	297	99.00	0	0.00	22	7.33	298	99.33	24	8.00	5	1.67
钟山	294	262	89.12	47	15.99	11	3.74	268	91.16	29	9.86	49	16.67
六枝	300	284	94.67	8	2.67	14	4.67	289	96.33	4	1.33	6	2.00
水城	287	253	88.15	87	30.31	97	33.8	256	89.20	59	20.56	24	8.36
盘县	329	308	93.62	105	31.91	146	44.38	269	81.76	55	16.72	22	6.69
桐梓	305	283	92.79	55	18.03	82	26.89	304	99.67	31	10.16	197	64.59
习水	299	280	93.65	37	12.37	27	9.03	293	97.99	10	3.34	44	14.72
仁怀	297	271	91.25	106	35.69	65	21.89	295	99.33	47	15.82	119	40.07
西秀	303	279	92.08	36	11.88	65	21.45	285	94.06	1	0.33	2	0.66
普定	301	251	83.39	52	17.28	3	1.00	280	93.02	1	0.33	1	0.33
关岭	300	247	82.33	48	16.00	154	51.33	296	98.67	14	4.67	12	4.00
兴仁	301	273	90.70	47	15.61	53	17.61	296	98.34	10	3.32	2	0.66
普安	304	257	84.54	3	0.99	71	23.36	287	94.41	24	7.89	4	1.32
晴隆	300	144	48.00	1	0.33	215	71.67	280	93.33	1	0.33	1	0.33
七星关	297	294	98.99	15	5.05	22	7.41	216	72.73	0	0.00	0	0.00
大方	303	285	94.06	16	5.28	2	0.66	226	74.59	40	13.20	12	3.96
黔西	302	294	97.35	40	13.25	33	10.93	291	96.36	17	5.63	9	2.98
金沙	299	290	96.99	212	70.90	181	60.54	289	96.66	92	30.77	41	13.71
织金	298	283	94.97	30	10.07	4	1.34	267	89.60	5	1.68	3	1.01
纳雍	298	297	99.66	176	59.06	19	6.38	288	96.64	11	3.69	1	0.34
威宁	299	294	98.33	71	23.75	76	25.42	273	91.30	7	2.34	18	6.02
赫章	300	292	97.33	63	21.00	114	38.00	287	95.67	33	11.00	0	0.00
合计	6916	6317	91.34	1256	18.16	1491	21.56	6427	92.93	536	7.75	614	8.88

用14个防控进展评估县（市、区）的评估数据与2007年比较，电炊具、燃煤铁炉、液化气灶和沼气灶使用率分别提高83.62个、24.71个、10.98个和2.61个百分点，煤灶和柴灶使用率分别降低68.94和10.98个百分点。上述炉灶在两个年度使用情况的变化均有显著差异（P<0.05）。见表10-47和表10-48。

表10-47 贵州省燃煤型氟中毒防控进展评估县燃煤炉灶使用变化情况

评估县名	评估户数		铁炉						煤灶						柴灶					
	2007年	2013年	2007年		2013年		卡方值	P值	2007年		2013年		卡方值	P值	2007年		2013年		卡方值	P值
			使用户数	使用率(%)	使用户数	使用率(%)			使用户数	使用率(%)	使用户数	使用率(%)			使用户数	使用率(%)	使用户数	使用率(%)		
钟山	345	294	299	86.67	262	89.12	0.89	>0.05	190	55.07	47	15.99	103.93	<0.05	4	1.16	11	3.74	4.62	<0.05
水城	503	287	164	32.60	253	88.15	226.25	<0.05	442	87.87	87	30.31	273.66	<0.05	147	29.22	97	33.8	1.79	>0.05
桐梓	1088	305	957	87.96	283	92.79	5.68	<0.05	1018	93.57	55	18.03	768.08	<0.05	446	40.99	82	26.89	20.14	<0.05
习水	1376	299	1337	97.17	280	93.65	9.11	<0.05	1345	97.75	37	12.37	1240.41	<0.05	815	59.23	27	9.03	247.6	<0.05
仁怀	1504	297	1412	93.88	271	91.25	2.82	>0.05	1325	88.10	106	35.69	417.33	<0.05	530	35.24	65	21.89	19.99	<0.05
西秀	251	303	245	97.61	279	92.08	8.20	<0.05	220	87.65	36	11.88	317.06	<0.05	7	2.79	65	21.45	42.29	<0.05
关岭	1641	300	1015	61.85	247	82.33	46.78	<0.05	1286	78.37	48	16.00	459.01	<0.05	719	43.81	154	51.33	5.79	<0.05
普安	321	304	113	35.20	257	84.54	157.35	<0.05	312	97.20	3	0.99	578.13	<0.05	153	47.66	71	23.36	40.12	<0.05
晴隆	486	300	46	9.47	144	48.00	150.28	<0.05	407	83.74	1	0.33	516.99	<0.05	232	47.74	215	71.67	43.31	<0.05
七星关	497	297	95	19.11	294	98.99	474.63	<0.05	440	88.53	15	5.05	529.53	<0.05	32	6.44	22	7.41	0.28	>0.05
大方	359	303	204	56.82	285	94.06	118.02	<0.05	309	86.07	16	5.28	429.16	<0.05	35	9.75	2	0.66	25.73	<0.05
黔西	480	302	275	57.29	294	97.35	150.10	<0.05	291	60.63	40	13.25	170.47	<0.05	122	25.42	33	10.93	24.49	<0.05
纳雍	507	298	50	9.86	297	99.66	617.17	<0.05	487	96.06	176	59.06	176.81	<0.05	88	17.36	19	6.38	19.64	<0.05
赫章	502	300	150	29.88	292	97.33	345.36	<0.05	444	88.45	63	21.00	367.35	<0.05	52	10.36	114	38.00	87.41	<0.05
合计	9860	4189	6362	64.52	3738	89.23	888.35	<0.05	8516	86.37	730	17.43	6210.71	<0.05	3382	34.30	977	23.32	165.54	<0.05

表10-48　贵州省燃煤型氟中毒防控进展评估县清洁能源炉灶使用变化情况

评估县名	评估户数		电炊具						沼气灶						液化气灶					
	2007年	2013年	2007年		2013年		卡方值	P值	2007年		2013年		卡方值	P值	2007年		2013年		卡方值	P值
			使用户数	使用率(%)	使用户数	使用率(%)			使用户数	使用率(%)	使用户数	使用率(%)			使用户数	使用率(%)	使用户数	使用率(%)		
钟山	345	294	2	0.58	268	91.16	533.72	<0.05	49	14.20	29	9.86	2.79	>0.05	1	0.29	49	16.67	59.03	<0.05
水城	503	287	2	0.40	256	89.20	655.21	<0.05	2	0.40	59	20.56	104.23	<0.05	0	0.00	24	8.36	43.38	<0.05
桐梓	1088	305	168	15.44	304	99.67	754.44	<0.05	77	7.08	31	10.16	3.17	>0.05	47	4.32	197	64.59	598.93	<0.05
习水	1376	299	130	9.45	293	97.99	1020.22	<0.05	60	4.36	10	3.34	0.63	>0.05	39	2.83	44	14.72	73.62	<0.05
仁怀	1504	297	277	18.42	295	99.33	749.14	<0.05	123	8.18	47	15.82	16.97	<0.05	25	1.66	119	40.07	497.29	<0.05
西秀	251	303	14	5.58	285	94.06	432.64	<0.05	0	0.00	1	0.33	0.83	>0.05	2	0.80	2	0.66	0.04	>0.05
关岭	1641	300	218	13.28	296	98.67	949.74	<0.05	122	7.43	14	4.67	2.98	>0.05	6	0.37	12	4.00	36.46	<0.05
普安	321	304	21	6.54	287	94.41	482.27	<0.05	3	0.93	24	7.89	18.30	<0.05	0	0.00	4	1.32	4.25	<0.05
晴隆	486	300	8	1.65	280	93.33	671.70	<0.05	30	6.17	1	0.33	16.70	<0.05	1	0.21	1	0.33	0.12	>0.05
七星关	497	297	5	1.01	216	72.73	476.08	<0.05	2	0.40	0	0.00	1.20	>0.05	0	0.00	0	0.00	—	—
大方	359	303	20	5.57	226	74.59	335.18	<0.05	5	1.39	40	13.20	36.17	<0.05	1	0.28	12	3.96	11.57	<0.05
黔西	480	302	2	0.42	291	96.36	728.26	<0.05	8	1.67	17	5.63	9.41	<0.05	1	0.21	9	2.98	11.28	<0.05
纳雍	507	298	1	0.20	288	96.64	758.67	<0.05	5	0.99	11	3.69	7.05	<0.05	1	0.20	1	0.34	0.15	>0.05
赫章	502	300	1	0.20	287	95.67	743.63	<0.05	3	0.60	33	11.00	47.40	<0.05	0	0.00	0	0.00	—	—
小计	9860	4189	869	8.81	3872	92.43	9194.29	<0.05	489	4.96	317	7.57	36.98	<0.05	124	1.26	474	11.32	729.76	<0.05

在防控进展评估县（市、区），燃煤铁炉的正确使用率为92.80%，但七星关区和赫章县使用率较低，分别为27.55%和77.05%；尽管煤灶的使用率不到20%，甚至清镇、修文、晴隆等县（市）基本不使用，但平均正确使用率仅有66.80%，黔西县和西秀区的正确使用率仅为12.50%和13.89%。见表10-49。

表10-49　贵州省燃煤型氟中毒防控进展评估县燃煤炉灶使用情况

评估县名	评估乡数	评估村数	铁炉			煤灶		
			使用户数	正确使用户数	正确使用率（%）	使用户数	正确使用户数	正确使用率（%）
修文	5	15	299	292	97.66	1	0	0.00
清镇	5	15	297	296	99.66	0	—	—
钟山	5	11	262	239	91.22	47	45	95.74
六枝	5	15	284	281	98.94	8	8	100.00
水城	5	15	253	240	94.86	87	26	29.89
盘县	5	15	308	284	92.21	105	66	62.86
桐梓	5	15	283	273	96.47	55	52	94.55
习水	5	15	280	279	99.64	37	37	100.00
仁怀	5	15	271	265	97.79	106	83	78.30
西秀	5	15	279	272	97.49	36	5	13.89
普定	5	15	251	250	99.60	52	46	88.46
关岭	5	15	247	245	99.19	48	40	83.33
兴仁	5	15	273	269	98.53	47	47	100.00
普安	5	15	257	255	99.22	3	3	100.00
晴隆	5	15	144	143	99.31	1	0	0.00
七星关	5	15	294	81	27.55	15	10	66.67
大方	5	15	285	267	93.68	16	8	50.00
黔西	5	15	294	282	95.92	40	5	12.50
金沙	5	15	290	287	98.97	212	201	94.81
织金	5	15	283	283	100.00	30	10	33.33
纳雍	5	15	297	282	94.95	176	29	16.48
威宁	5	15	294	272	92.52	71	67	94.37
赫章	5	15	292	225	77.05	63	51	80.95
合计	115	341	6317	5862	92.80	1256	839	66.80

用14个防控进展评估县（市、区）的评估数据与2007年比较可见，燃煤铁炉使用率平均上升24.71个百分点，其中纳雍县由9.86%上升至99.66%；燃煤铁炉正确使用率平均上升2.79个百分点，其中纳雍县由28.00%上升至94.95%；燃煤灶使用率平均下降68.94个百分点，其中普安县由97.20%降至0.99%，纳雍县由96.06%降至59.06%；燃煤灶的正确使用率平均上升42.01个百分点，其中普安县由0.32%上升至100.00%。见表10-50和表10-51。

表 10-50　贵州省部分燃煤型氟中毒防控进展评估县（市、区）燃煤铁炉使用情况

评估县名	2007年评估户数	2013年评估户数	2007年		2013年		卡方值	P值	2007年		2013年		卡方值	P值
			使用户数	使用率(%)	使用户数	使用率(%)			正确使用户数	正确使用率(%)	正确使用户数	正确使用率(%)		
黔西	480	302	275	57.29	294	97.35	150.10	<0.05	217	78.91	282	95.92	38.10	<0.05
大方	359	303	204	56.82	285	94.06	118.02	<0.05	126	61.76	267	93.68	76.78	<0.05
纳雍	507	298	50	9.86	297	99.66	617.17	<0.05	14	28.00	282	94.95	153.00	<0.05
赫章	502	300	150	29.88	292	97.33	345.36	<0.05	68	45.33	225	77.05	44.62	<0.05
七星关	497	297	95	19.11	294	98.99	474.63	<0.05	29	30.53	81	27.55	0.31	>0.05
水城	503	287	164	32.60	253	88.15	226.25	<0.05	156	95.12	240	94.86	0.01	>0.05
钟山	345	294	299	86.67	262	89.12	0.89	>0.05	286	95.65	239	91.22	4.56	<0.05
关岭	1641	300	1015	61.85	247	82.33	46.78	<0.05	953	93.89	245	99.19	11.59	<0.05
西秀	251	303	245	97.61	279	92.08	8.20	<0.05	233	95.10	272	97.49	2.13	>0.05
普安	321	304	113	35.20	257	84.54	157.35	<0.05	100	88.50	255	99.22	23.22	<0.05
晴隆	486	300	46	9.47	144	48.00	150.28	<0.05	40	86.96	143	99.31	14.98	<0.05
桐梓	1088	305	957	87.96	283	92.79	5.68	<0.05	738	77.12	273	96.47	54.31	<0.05
习水	1376	299	1337	97.17	280	93.65	9.11	<0.05	1207	90.20	279	99.64	27.28	<0.05
仁怀	1504	297	1412	93.88	271	91.25	2.82	>0.05	1354	95.89	265	97.79	2.23	>0.05
合计	9860	4189	6362	64.52	3738	89.23	888.35	<0.05	5521	86.78	3348	89.57	17.07	<0.05

表 10-51　贵州省部分燃煤型氟中毒防控进展评估县（市、区）燃煤灶使用情况

评估县名	评估户数		使用情况						正确使用情况					
	2007年	2013年	2007年		2013年		卡方值	P值	2007年		2013年		卡方值	P值
			使用户数	使用率(%)	使用户数	使用率(%)			正确使用户数	正确使用率(%)	正确使用户数	正确使用率(%)		
黔西	480	302	291	60.63	40	13.25	170.47	<0.05	1	0.34	5	12.50	29.20	<0.05
大方	359	303	309	86.07	16	5.28	429.16	<0.05	49	15.86	8	50.00	12.26	<0.05
纳雍	507	298	487	96.06	176	59.06	176.81	<0.05	4	0.82	29	16.48	67.00	<0.05
赫章	502	300	444	88.45	63	21.00	367.35	<0.05	4	0.90	51	80.95	365.57	<0.05
七星关	497	297	440	88.53	15	5.05	529.53	<0.05	19	4.32	10	66.67	94.49	<0.05
水城	503	287	442	87.87	87	30.31	273.66	<0.05	7	1.58	26	29.89	99.54	<0.05
钟山	345	294	190	55.07	47	15.99	103.93	<0.05	120	63.16	45	95.74	18.92	<0.05
关岭	1641	300	1286	78.37	48	16.00	459.01	<0.05	62	4.82	40	83.33	403.93	<0.05
西秀	251	303	220	87.65	36	11.88	317.06	<0.05	42	19.09	5	13.89	0.56	>0.05
普安	321	304	312	97.20	3	0.99	578.12	<0.05	1	0.32	3	100.00	235.49	<0.05
晴隆	486	300	407	83.74	1	0.33	516.99	<0.05	1	0.25	0	0.00	0.00	>0.05
桐梓	1088	305	1018	93.57	55	18.03	768.08	<0.05	357	35.07	52	94.55	78.26	<0.05
习水	1376	299	1345	97.75	37	12.37	1240.41	<0.05	43	3.20	37	100.00	618.74	<0.05
仁怀	1504	297	1325	88.10	106	35.69	417.33	<0.05	119	8.98	83	78.30	389.03	<0.05
合计	9860	4189	8516	86.37	730	17.43	6210.71	<0.05	829	11.96	394	53.97	1146.41	<0.05

经过多年积极有效综合治理，特别是 2004—2010 年大规模防控干预和随后不断加强的防控工作后期管理，贵州省燃煤型氟中毒病区生活能源结构发生了较大变化，清洁能源广泛普及，燃煤炉灶正确使用率总体提升，室内燃煤所致氟污染得到有效控制。首先，电炊具使用方便、省钱，病区已普遍采用电替代原煤作为主要生活能源。现场调查可见，国家中转项目和医改重大专项为病区家庭配置的电炊

具，有的完好使用，有的维修后继续使用，更多家庭自购档次较高电炊具使用，少数经济条件较好的家庭自购电暖炉冬季取暖。未来几年，随着电暖炉的普及，贵州省氟病区将逐步告别以原煤为生活燃料的历史。其次，受病区社会经济发展和冬季气候湿冷的影响，大多数病区家庭目前仍然选择相对经济的燃煤铁炉作为冬季取暖工具，但普遍形成正确燃煤行为。第三，尽管最易造成室内氟污染的煤灶使用率大幅降低，正确使用率明显提升，但平均正确使用率未达70%，特别是以毕节市为主的局部病区正确使用率更低，氟污染仍不同程度存在。第四，沼气、液化气虽然不构成病区主要生活能源，但使用率在提升，将作为清洁能源的较好补充。最后，病区柴草使用率显著减少，既保护了生态环境，又防止室内敞灶燃烧导致的环境污染和不卫生状况。

　　2）主食、辣椒的干燥及保存：室内存放的玉米和辣椒曾经是燃煤型氟中毒病区的主要携氟介质。在防控进展评估县（市、区），由于防氟知识广泛普及，群众防氟意识和防氟行为明显增强，病区主食结构发生较大变化，供人食用的玉米和辣椒正确干燥率和正确保存率总体维持在较高水平：①评估对象几乎以大米为主食，虽有50%的家庭部分食用易受氟污染的玉米，但人均年食用量只有32.21公斤，平均每日每人食用不到90克，约占主要粮食的1/4～1/5；被评估户几乎都食用易受氟污染的干辣椒，人均年食用量约1.78kg，平均每日每人食用不到5g，较防控干预前降低2倍。食用玉米和辣椒相对多的病区主要分布于毕节市为主的局部病区。见表10-52。②评估对象玉米和辣椒平均正确干燥率分别为87.99%和93.71%，高于95%的县（市、区）占被评估县（市、区）的47.83%和56.52%；低于90%的县（市、区）占被评估县（市、区）的43.48%和26.09%，主要分布在以毕节市为主的局部病区。用14个防控进展评估县（市、区）的2013年评估数据与2007年比较可见，评估对象玉米和辣椒正确干燥率分别提升37.15和43.98个百分点。见表10-53～表10-55。③评估对象玉米和辣椒平均正确保存率分别为75.72%和74.48%，玉米和辣椒正确保存率低于80%的县（市、区）主要分布在毕节市为主的局部病区。用14个防控进展评估县（市、区）的2013年评估数据与2007年比较可见，玉米平均正确保存率上升18.08个百分点，但钟山区、晴隆县显著低于2007年（$P<0.05$）；辣椒平均正确保存率上升9.66个百分点，但西秀区、纳雍县显著低于2007年（$P<0.05$）。见表10-56和表10-57。

表 10-52　贵州省燃煤型氟中毒防控进展评估县主食情况

评估县名	评估村数	评估户数	大米		玉米		辣椒		主要携氟介质食用量（kg/人年）	
			食用户数	食用率(%)	食用户数	食用率(%)	食用户数	食用率(%)	玉米	辣椒
修文	15	300	300	100.00	3	1.00	300	100.00	6.00	1.31
清镇	15	300	300	100.00	0	0.00	300	100.00	0.00	2.38
钟山	11	294	292	99.32	136	46.26	294	100.00	23.22	2.01
六枝	15	300	300	100.00	203	67.67	299	99.67	9.84	1.83
水城	15	287	287	100.00	219	76.31	287	100.00	36.04	1.49
盘县	15	329	329	100.00	245	74.47	328	99.70	12.08	2.02
桐梓	15	305	305	100.00	6	1.97	305	100.00	16.83	1.33
习水	15	299	299	100.00	38	12.71	299	100.00	3.13	1.65
仁怀	15	297	297	100.00	2	0.67	297	100.00	1.60	1.78
西秀	15	303	303	100.00	56	18.48	303	100.00	59.46	1.58
普定	15	301	301	100.00	11	3.65	301	100.00	78.95	1.09
关岭	15	300	300	100.00	295	98.33	300	100.00	16.10	1.61
兴仁	15	301	301	100.00	247	82.06	301	100.00	20.27	1.58
普安	15	304	302	99.34	48	15.79	304	100.00	33.79	1.59
晴隆	15	300	300	100.00	300	100.00	300	100.00	36.31	1.52

续表

评估县名	评估村数	评估户数	大米		玉米		辣椒		主要携氟介质食用量（kg/人年）	
			食用户数	食用率（%）	食用户数	食用率（%）	食用户数	食用率（%）	玉米	辣椒
七星关	15	297	297	100.00	268	90.24	297	100.00	11.11	1.48
大方	15	303	303	100.00	292	96.37	303	100.00	47.42	2.76
黔西	15	302	302	100.00	29	9.60	302	100.00	29.76	1.83
金沙	15	299	299	100.00	129	43.14	299	100.00	31.15	1.87
织金	15	298	298	100.00	65	21.81	297	99.66	62.38	2.08
纳雍	15	298	298	100.00	296	99.33	298	100.00	46.69	1.61
威宁	15	299	299	100.00	289	96.66	299	100.00	35.83	2.41
赫章	15	300	300	100.00	295	98.33	300	100.00	64.90	2.04
合计	341	6916	6912	99.94	3472	50.20	6913	99.96	32.21	1.78

表 10-53 贵州省燃煤型氟中毒防控进展评估县玉米、辣椒干燥情况

评估县名	评估村数	玉米			辣椒		
		食用户数	正确干燥户数	正确干燥率（%）	食用户数	正确干燥户数	正确干燥率（%）
修文	15	3	3	100.00	300	298	99.33
清镇	15	0	—	—	300	299	99.67
钟山	11	136	136	100.00	294	294	100.00
六枝	15	203	202	99.51	299	290	96.99
水城	15	219	183	83.56	287	263	91.64
盘县	15	245	200	81.63	328	296	90.24
桐梓	15	6	6	100.00	305	305	100.00
习水	15	38	38	100.00	299	299	100.00
仁怀	15	2	1	50.00	297	295	99.33
西秀	15	56	47	83.93	303	302	99.67
普定	15	11	11	100.00	301	300	99.67
关岭	15	295	260	88.14	300	275	91.67
兴仁	15	247	247	100.00	301	301	100.00
普安	15	48	48	100.00	304	304	100.00
晴隆	15	300	300	100.00	300	299	99.67
七星关	15	268	263	98.13	297	292	98.32
大方	15	292	250	85.62	303	261	86.14
黔西	15	29	28	96.55	302	265	87.75
金沙	15	129	119	92.25	299	283	94.65
织金	15	65	40	61.54	297	257	86.53
纳雍	15	296	235	79.39	298	214	71.81
威宁	15	289	246	85.12	299	269	89.97
赫章	15	295	192	65.08	300	217	72.33
合计	341	3472	3055	87.99	6913	6478	93.71

表 10-54　贵州省部分燃煤型氟中毒防控进展评估县玉米干燥变化情况

评估县名	2007 年				2013 年					卡方值	P 值
	评估村数	评估户数	正确干燥户数	正确干燥率(%)	评估村数	评估户数	食用玉米户数	正确干燥户数	正确干燥率(%)		
钟山	25	508	345	67.91	11	294	136	136	100.00	58.43	<0.05
水城	25	503	22	4.30	15	287	219	183	83.56	470.57	<0.05
桐梓	54	1088	901	82.81	15	305	6	6	100.00	1.24	>0.05
习水	70	1376	1158	84.16	15	299	38	38	100.00	7.12	<0.05
仁怀	76	1504	1290	85.77	15	297	2	1	50.00	2.09	>0.05
西秀	13	251	143	56.97	15	303	56	47	83.93	14.11	<0.05
关岭	82	1641	754	45.95	15	300	295	260	88.14	178.42	<0.05
普安	25	496	114	22.98	15	304	48	48	100.00	124.14	<0.05
晴隆	25	506	238	47.04	15	300	300	300	100.00	238.04	<0.05
七星关	25	497	37	7.44	15	297	268	263	98.13	600.75	<0.05
大方	25	504	55	10.91	15	303	292	250	85.62	436.55	<0.05
黔西	25	500	105	21.00	15	302	29	28	96.55	83.13	<0.05
纳雍	25	507	27	5.33	15	298	296	235	79.39	466.4	<0.05
赫章	25	502	2	0.40	15	300	295	192	65.08	422.17	<0.05
合计	520	10 383	5191	50	206	4189	2280	1987	87.15	1051.05	<0.05

表 10-55　贵州省部分燃煤型氟中毒防控进展评估县辣椒干燥变化情况

县名	2007 年				2013 年					卡方值	P 值
	评估村数	评估户数	正确干燥户数	正确干燥率(%)	评估村数	评估户数	食用辣椒户数	正确干燥户数	正确干燥率(%)		
钟山	25	508	369	72.64	11	294	294	294	100.00	97.31	<0.05
水城	25	503	95	18.89	15	287	287	263	91.64	390.29	<0.05
桐梓	5	1088	806	74.08	15	305	305	305	100.00	99.12	<0.05
习水	70	1376	855	62.14	15	299	299	299	100.00	164.32	<0.05
仁怀	76	1504	1291	85.84	15	297	297	295	99.33	42.93	<0.05
西秀	13	251	156	62.15	15	303	303	302	99.67	134.89	<0.05
关岭	82	1641	799	48.69	15	300	300	275	91.67	189.54	<0.05
普安	25	496	99	19.96	15	304	304	304	100.00	483.02	<0.05
晴隆	25	506	283	55.93	15	300	300	299	99.67	179.54	<0.05
七星关	25	497	33	6.64	15	297	297	292	98.32	646.24	<0.05
大方	25	504	114	22.62	15	303	303	261	86.14	306.94	<0.05
黔西	25	500	121	24.20	15	302	302	265	87.75	304.56	<0.05
纳雍	25	507	37	7.30	15	298	298	214	71.81	364.04	<0.05
赫章	25	502	5	1.00	15	300	300	217	72.33	477.37	<0.05
合计	520	10 383	5063	48.76	206	4189	4189	3885	92.74	2436.14	<0.05

表 10-56　贵州省部分燃煤型氟中毒防控进展评估县玉米、辣椒保存情况

评估县名	调查村数	玉米			辣椒		
		调查户数	正确保存户数	正确保存率(%)	调查户数	正确保存户数	正确保存率(%)
修文	15	3	3	100.00	300	291	97.00
清镇	15	0	—	—	300	299	99.67
钟山	11	136	73	53.68	294	160	54.42
六枝	15	203	203	100.00	299	297	99.33
水城	15	219	199	90.87	287	160	55.75
盘县	15	245	206	84.08	328	126	38.41
桐梓	15	6	3	50.00	305	294	96.39
习水	15	38	36	94.74	299	289	96.66
仁怀	15	2	1	50.00	297	278	93.60
西秀	15	56	37	66.07	303	168	55.45
普定	15	11	4	36.36	301	243	80.73
关岭	15	295	249	84.41	300	263	87.67
兴仁	15	247	186	75.30	301	295	98.01
普安	15	48	41	85.42	304	200	65.79
晴隆	15	300	261	87.00	300	290	96.67
七星关	15	268	126	47.01	297	140	47.14
大方	15	292	271	92.81	303	259	85.48
黔西	15	29	21	72.41	302	232	76.82
金沙	15	129	66	51.16	299	208	69.57
织金	15	65	56	86.15	297	250	84.18
纳雍	15	296	211	71.28	298	171	57.38
威宁	15	289	169	58.48	299	86	28.76
赫章	15	295	207	70.17	300	150	50.00
合计	341	3472	2629	75.72	6913	5149	74.48

（3）主要携氟介质氟含量：在防控进展评估县（市、区），评估对象供人食用的玉米氟含量均值为 3.88mg/kg，氟含量最高的大方县为 6.86mg/kg，氟含量最低的六枝特区为 0.50mg/kg；评估对象食用的干辣椒氟含量均值为 64.45mg/kg，氟含量最高的大方县为 159.24mg/kg，氟含量最低的桐梓县为 5.28mg/kg。玉米和辣椒氟含量均值较高的县（市、区）主要分布在以毕节市为主的局部病区。见表 10-58。

用 14 个防控进展评估县（市、区）的 2013 年评估数据与 2007 年比较可见，评估对象玉米氟含量均值平均降低 0.72 倍，玉米氟含量最高的大方县降低 3.42 倍，玉米氟含量最低的习水县、仁怀市不再食用玉米；评估对象辣椒氟含量均值平均降低 2.4 倍，辣椒氟含量最高的大方县降低 1.99 倍，辣椒氟含量最低的钟山区县在原低水平基础上增加 4.18 倍。见表 10-59。

综上可见，由于生活用煤量明显减少，燃煤炉灶正确使用率提升，病区氟污染得到较好控制，主要携氟介质玉米、辣椒氟含量大幅下降。

表 10-57 贵州省部分燃煤型氟中毒防控进展评估县玉米、辣椒保存变化情况

| 评估县名 | 玉米 | | | | | | | | | | 辣椒 | | | | | | | | | |
| | 2007年 | | 2013年 | | | | 2007年 | | 2013年 | | | | 2007年 | | 2013年 | | | |
	评估户数	正确保存户数	正确保存率(%)	评估户数	正确保存户数	正确保存率(%)	卡方值	P值	评估户数	正确保存户数	正确保存率(%)	评估户数	正确保存户数	正确保存率(%)	卡方值	P值
钟山	508	381	75.00	136	73	53.68	23.45	<0.05	508	437	86.02	294	160	54.42	97.74	<0.05
水城	503	186	36.98	219	199	90.87	178.02	<0.05	503	311	61.83	287	160	55.75	2.81	>0.05
桐梓	1088	830	76.29	6	3	50.00	2.27	>0.05	1088	936	86.03	305	294	96.39	24.77	<0.05
习水	1376	1029	74.78	38	36	94.74	7.92	<0.05	1376	600	43.60	299	289	96.66	277.57	<0.05
仁怀	1504	1111	73.87	2	1	50.00	0.59	>0.05	1504	1157	76.93	297	278	93.60	42.59	<0.05
西秀	251	139	55.38	56	37	66.07	2.14	>0.05	251	200	79.68	303	168	55.45	36.16	<0.05
关岭	1641	743	45.28	295	249	84.41	153.24	<0.05	1641	925	56.37	300	263	87.67	104.64	<0.05
普安	496	150	30.24	48	41	85.42	58.48	<0.05	496	288	58.06	304	200	65.79	4.73	<0.05
晴隆	506	485	95.85	300	261	87.00	21.41	<0.05	506	465	91.90	300	290	96.67	7.23	<0.05
七星关	497	183	36.82	268	126	47.01	7.51	<0.05	497	190	38.23	297	140	47.14	6.07	<0.05
大方	504	259	51.39	292	271	92.81	142.55	<0.05	504	373	74.01	303	259	85.48	14.66	<0.05
黔西	500	79	15.80	29	21	72.41	57.31	<0.05	500	134	26.80	302	232	76.82	189.89	<0.05
纳雍	507	346	68.24	296	211	71.28	0.81	>0.05	507	393	77.51	298	171	57.38	36.27	<0.05
赫章	502	107	21.31	295	207	70.17	185.75	<0.05	502	158	31.47	300	150	50.00	27.24	<0.05
合计	10383	6028	58.06	2280	1736	76.14	257.74	<0.05	10383	6567	63.25	4189	3054	72.91	124.10	<0.05

表 10-58　贵州省燃煤型氟中毒防控进展评估县玉米、辣椒氟含量（mg/kg）

调查县名	玉米		辣椒	
	检测份数	均值	检测份数	均值
修文	2	1.20	150	49.21
清镇	0	—	150	18.12
钟山	15	1.16	148	35.03
六枝	9	0.50	149	67.78
水城	79	4.25	132	72.87
盘县	14	3.00	149	91.76
桐梓	8	1.05	150	5.28
习水	0	—	148	13.39
仁怀	0	—	150	12.69
西秀	20	1.62	150	11.98
普定	14	1.86	148	21.93
关岭	49	2.92	150	36.84
兴仁	17	0.84	140	57.57
普安	12	1.47	150	82.15
晴隆	100	0.75	146	39.37
七星关	25	3.72	149	129.68
大方	121	6.86	123	159.24
黔西	7	2.99	148	116.03
金沙	59	6.46	150	114.47
织金	45	6.46	150	91.42
纳雍	103	6.61	150	130.40
威宁	142	2.19	150	31.48
赫章	43	2.38	149	110.67
合计	884	3.88	3379	64.45

表 10-59　贵州省部分燃煤型氟中毒防控进展评估县玉米、辣椒氟含量（mg/kg）变化

评估县名	玉米						辣椒					
	2007 年		2013 年		t	P	2007 年		2013 年		t	P
	检测份数	均值	检测份数	均值			检测份数	均值	检测份数	均值		
钟山	123	2.82	15	1.16	3.05	<0.05	120	6.76	148	35.03	3.65	<0.05
水城	116	2.33	79	4.25	3.50	<0.05	117	12.21	132	72.87	5.10	<0.05
桐梓	348	1.96	8	1.05	0.56	>0.05	302	227.48	150	5.28	4.47	<0.05
习水	389	1.51	0	—	—	—	340	173.50	148	13.39	4.62	<0.05
仁怀	460	1.80	0	—	—	—	428	148.35	150	12.69	3.67	<0.05
西秀	9	6.82	20	1.62	3.82	<0.05	99	345.56	150	11.98	7.34	<0.05
关岭	499	6.30	49	2.92	4.09	<0.05	662	235.62	150	36.84	5.94	<0.05
普安	119	8.52	12	1.47	2.81	<0.05	121	419.87	150	82.15	6.79	<0.05
晴隆	121	3.55	100	0.75	6.41	<0.05	122	192.18	146	39.37	5.94	<0.05
七星关	122	17.97	25	3.72	12.53	<0.05	119	391.88	149	129.68	10.98	<0.05
大方	107	30.32	121	6.86	20.67	<0.05	102	475.91	123	159.24	12.36	<0.05
黔西	124	12.36	7	2.99	5.54	<0.05	124	228.00	148	116.03	2.95	<0.05
纳雍	126	25.42	103	6.61	8.03	<0.05	122	429.00	150	130.40	12.23	<0.05
赫章	119	15.48	43	2.38	11.37	<0.05	125	229.11	149	110.67	6.05	<0.05
合计	2782	6.97	582	4.05	9.98	<0.05	2903	228.14	2043	67.06	39.01	<0.05

（4）人群总摄氟量：以表 10-52 和 10-58 的调查数据计算成人经辣椒和玉米摄入的氟；以每日摄入 400 克谷类食物扣除表 10-52 中玉米摄入量，再乘以 0.72mg/kg 计算成人经大米摄入的氟；以每日饮水 2.5 升乘以 0.187mg/L 计算成人经饮水摄入的氟；以本次调查的成人每日吸入室内空气量乘以 0.007mg/m³ 计算成人经空气摄入的氟。结果显示，评估对象日均摄氟量为 1.37mg，最高的大方县为 2.87mg，最低的桐梓县为 0.84mg，均低于《人群总氟摄入量卫生标准（WS/T 87—1996）》规定的允许摄入量；评估对象日均摄入的氟，饮用水占 34%，而玉米和辣椒各占 23%，它们不再成为病区主要携氟介质。见图 10-3 和表 10-60。

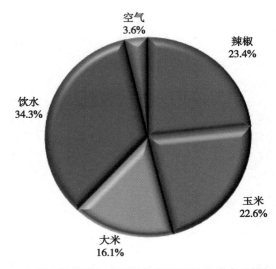

图 10-3 贵州省燃煤型氟中毒防控进展评估县成人日摄氟量构成

用 6 个防控进展评估县（市、区）2013 年的评估数据与 2007 年比较可见，成人通过供人食用的玉米和干辣椒摄入人体的氟减少了 8.46 倍，其中辣椒氟占 78.84%；2007 年，各县（市、区）供人食用的玉米和干辣椒摄氟量之和高于总氟摄入量卫生标准，2013 年明显低于总氟摄入量卫生标准。见表 10-61。

在防控进展评估县（市、区），由于采取以健康教育为基础，改良炉灶为主，其他能够有效阻断氟污染途径的防控措施相辅的综合防控策略，导致燃煤型氟中毒流行的危险因素得到有效控制，病区环境氟暴露水平显著降低，人群摄氟量总体处于安全范围。

（5）氟中毒病情

1）尿氟：尿氟是反映近期人群氟暴露状况的指标。随人群摄氟量减少，病区人群尿氟水平亦降低。在冬季氟污染高峰季节，防控进展评估县（市、区）8～12 周岁儿童尿氟几何均值仅为 0.62mg/L，各县（市、区）8～12 周岁儿童尿氟几何均值都在正常值范围，且与 2000 年测定结果比较显著降低（$P<0.05$），说明贵州省氟病区人群氟暴露已经控制在较低水平。见表 10-62。

2）氟斑牙：由于人群氟暴露得到有效控制，防控进展评估县（市、区）氟中毒病情显著下降。主要体现为：① 8～12 周岁儿童平均氟斑牙患病率为 32.31%，接近 ≤30% 的控制标准，其中，8、9 岁低年龄组儿童的患病率已经低于 30%；在检出的氟斑牙病例中，极轻和轻度病例约占 80%，重度病例只占 6%，且 80% 以上的重度病例分布在 11、12 岁高年龄组。见表 10-63。② 21.74% 的乡（镇）8～12 周岁儿童氟斑牙患病率≤15%，32.17% 的乡（镇）8～12 周岁儿童氟斑牙患病率>15% 且≤30%，46.09% 乡（镇）8～12 周岁儿童氟斑牙患病率>30%。其中，关岭、普安、清镇、桐梓、钟山等县（区）的调查乡（镇）的 8～12 周岁儿童氟斑牙患病率小于 30%；在织金、纳雍、七星关、黔西、大方、赫章、水城和西秀等县（区），80% 以上的调查乡镇 8～12 周岁儿童氟斑牙患病率大于 30%。见表 10-64。③与 1986、2001、2007 年调查数据相比较可见，防控进展评估县（市、区）8～12 周岁儿童氟斑牙患病率均显著下降（$P<0.05$），有 15 个县（市、区）的 8～12 周岁儿童氟斑牙患病率低于 30%，占被调查县数的 65.22%，有 3 个县（市、区）8～12 周岁儿童氟斑牙患病率低于 15%，占被调查县数的 13.04%。见表 10-65。

表 10-60　贵州省燃煤型氟中毒防控进展评估县成人日摄氟量估算

评估县名	辣椒			玉米			大米			饮水			空气			总摄氟量(mg)
	食入量(kg)	氟含量(mg/kg)	摄氟量(mg)	食入量(kg)	氟含量(mg/kg)	摄氟量(mg)	食入量(kg)	氟含量(mg/kg)	摄氟量(mg)	摄入量(L)	氟含量(mg/L)	摄氟量(mg)	吸入量(m³)	氟含量(mg/m³)	摄氟量(mg)	
修文	0.004	49.21	0.20	0.016	1.20	0.02	0.38	0.72	0.27	2.5	0.187	0.47	6.43	0.007	0.05	1.01
清镇	0.007	18.12	0.13	0.000	0.00	0.00	0.40	0.72	0.29	2.5	0.187	0.47	6.43	0.007	0.05	0.94
钟山	0.006	35.03	0.21	0.064	1.16	0.07	0.34	0.72	0.24	2.5	0.187	0.47	6.43	0.007	0.05	1.04
六枝	0.005	67.78	0.34	0.027	0.50	0.01	0.37	0.72	0.27	2.5	0.187	0.47	6.43	0.007	0.05	1.14
水城县	0.004	72.87	0.29	0.099	4.25	0.42	0.30	0.72	0.22	2.5	0.187	0.47	6.43	0.007	0.05	1.45
盘县	0.006	91.76	0.55	0.033	3.00	0.10	0.37	0.72	0.27	2.5	0.187	0.47	6.43	0.007	0.05	1.44
桐梓	0.004	5.28	0.02	0.046	1.05	0.05	0.35	0.72	0.25	2.5	0.187	0.47	6.43	0.007	0.05	0.84
习水	0.005	13.39	0.07	0.000	0.00	0.00	0.40	0.72	0.29	2.5	0.187	0.47	6.43	0.007	0.05	0.88
仁怀	0.005	12.69	0.06	0.000	0.00	0.00	0.40	0.72	0.29	2.5	0.187	0.47	6.43	0.007	0.05	0.87
西秀	0.004	11.98	0.05	0.163	1.62	0.26	0.24	0.72	0.17	2.5	0.187	0.47	6.43	0.007	0.05	1.00
普定	0.003	21.93	0.07	0.216	1.86	0.40	0.18	0.72	0.13	2.5	0.187	0.47	6.43	0.007	0.05	1.12
关岭	0.004	36.84	0.15	0.044	2.92	0.13	0.36	0.72	0.26	2.5	0.187	0.47	6.43	0.007	0.05	1.06
兴仁	0.004	57.57	0.23	0.056	0.84	0.05	0.34	0.72	0.24	2.5	0.187	0.47	6.43	0.007	0.05	1.04
普安	0.004	82.15	0.33	0.093	1.47	0.14	0.31	0.72	0.22	2.5	0.187	0.47	6.43	0.007	0.05	1.21
晴隆	0.004	39.37	0.16	0.099	0.75	0.07	0.30	0.72	0.22	2.5	0.187	0.47	6.43	0.007	0.05	0.97
七星关	0.004	129.68	0.52	0.030	3.72	0.11	0.37	0.72	0.27	2.5	0.187	0.47	6.43	0.007	0.05	1.42
大方	0.008	159.24	1.27	0.130	6.86	0.89	0.27	0.72	0.19	2.5	0.187	0.47	6.43	0.007	0.05	2.87
黔西	0.005	116.03	0.58	0.082	2.99	0.25	0.32	0.72	0.23	2.5	0.187	0.47	6.43	0.007	0.05	1.58
金沙	0.005	114.47	0.57	0.085	6.46	0.55	0.32	0.72	0.23	2.5	0.187	0.47	6.43	0.007	0.05	1.87
织金	0.006	91.42	0.55	0.171	6.46	1.10	0.23	0.72	0.17	2.5	0.187	0.47	6.43	0.007	0.05	2.34
纳雍	0.004	130.40	0.52	0.128	6.61	0.85	0.27	0.72	0.19	2.5	0.187	0.47	6.43	0.007	0.05	2.08
威宁	0.007	31.48	0.22	0.098	2.19	0.21	0.30	0.72	0.22	2.5	0.187	0.47	6.43	0.007	0.05	1.17
赫章	0.006	110.67	0.66	0.178	2.38	0.42	0.22	0.72	0.16	2.5	0.187	0.47	6.43	0.007	0.05	1.76
合计	0.005	64.45	0.32	0.088	3.88	0.31	0.31	0.72	0.22	2.5	0.187	0.47	6.43	0.007	0.05	1.37

表 10-61　贵州省部分燃煤型氟中毒防控进展评估县成人主食氟摄入量变化［mg/（人·日）］

评估县名	玉米		辣椒		合计	
	2007 年	2013 年	2007 年	2013 年	2007 年	2013 年
习水	0.28	0.00	5.53	0.07	5.81	0.07
七星关	4.21	0.11	4.84	0.52	9.05	0.63
织金	0.69	1.10	5.23	0.55	5.92	1.65
黔西	2.34	0.25	5.99	0.58	8.33	0.83
六枝	1.43	0.01	3.26	0.34	4.69	0.35
普定	0.11	0.40	4.10	0.07	4.21	0.47
合计	1.51	0.37	4.83	0.36	6.34	0.67

表 10-62　贵州省燃煤型氟中毒防控进展评估县 8~12 周岁儿童尿氟变化（mg/L）

评估县名	2000 年			2013 年			t/t' 值	P
	检查人数	几何均值	标准差	检查人数	几何均值	标准差		
织金	244	2.84	1.88	404	1.08	1.03	15.38	<0.05
黔西	247	3.85	2.68	400	0.83	0.99	20.40	<0.05
大方	247	2.81	1.77	391	0.56	0.62	23.01	<0.05
金沙	250	2.51	2.05	400	0.77	0.39	16.51	<0.05
纳雍	241	3.48	2.57	400	1.17	0.70	16.97	<0.05
赫章	249	2.85	3.34	400	0.65	0.52	12.93	<0.05
威宁	198	0.92	0.60	400	0.60	0.46	7.21	<0.05
七星关	236	3.95	2.74	399	0.78	0.66	22.06	<0.05
六枝	281	1.44	2.15	400	0.51	0.35	8.49	<0.05
盘县	229	0.49	1.18	400	0.60	0.55	1.59	>0.05
水城	293	3.29	0.81	349	0.73	0.47	49.89	<0.05
钟山	271	1.04	2.19	400	0.56	0.46	4.25	<0.05
普定	264	2.62	2.05	399	0.74	0.58	17.31	<0.05
关岭	247	2.80	2.20	400	0.59	0.42	19.53	<0.05
西秀	245	4.02	1.69	399	0.48	0.37	40.31	<0.05
兴仁	0	—	—	393	0.64	0.71	—	—
普安	0	—	—	400	0.48	0.41	—	—
晴隆	0	—	—	400	0.59	0.37	—	—
桐梓	250	0.68	1.69	400	0.48	0.24	2.33	<0.05
习水	250	1.55	1.59	382	0.44	0.29	13.32	<0.05
仁怀	250	0.64	1.57	399	0.53	0.29	1.36	>0.05
修文	0	—	—	400	0.38	0.21	—	—
清镇	0	—	—	400	0.57	0.31	—	—
合计	11 479	1.37	1.79	9123	0.62	0.58	37.48	<0.05

表 10-63　贵州省燃煤型氟中毒防控进展评估县 8~12 周岁学生氟斑牙流行程度

年龄组（岁）	检查人数	病例人数	患病率（%）	极轻		轻度		中度		重度	
				人数	%	人数	%	人数	%	人数	%
8	1259	224	17.79	132	58.93	63	28.13	27	12.05	2	0.89
9	3348	871	26.02	476	54.65	276	31.69	109	12.51	10	1.15
10	4144	1255	30.28	646	51.47	388	30.92	171	13.63	50	3.98
11	4682	1595	34.07	743	46.58	474	29.72	258	16.18	120	7.52
12	4529	1858	41.02	811	43.65	565	30.41	315	16.95	167	8.99
合计	17 962	5803	32.31	2808	48.39	1766	30.43	880	15.16	349	6.01

表 10-64　贵州省燃煤型氟中毒防控进展评估县氟中毒病情控制情况

调查县名	调查乡数	氟斑牙患病率>30%的乡镇		15%<氟斑牙患病率≤30%的乡镇		氟斑牙患病率≤15%的乡镇	
		数量	%	数量	%	数量	%
大方	5	4	80.00	1	20.00	0	0.00
关岭	5	0	0.00	2	40.00	3	60.00
赫章	5	4	80.00	1	20.00	0	0.00
金沙	5	1	20.00	2	40.00	2	40.00
六枝	5	2	40.00	2	40.00	1	20.00
纳雍	5	5	100.00	0	0.00	0	0.00
盘县	5	3	60.00	2	40.00	0	0.00
普安	5	0	0.00	2	40.00	3	60.00
普定	5	1	20.00	4	80.00	0	0.00
七星关	5	5	100.00	0	0.00	0	0.00
黔西	5	5	100.00	0	0.00	0	0.00
清镇	5	0	0.00	4	80.00	1	20.00
晴隆	5	1	20.00	3	60.00	1	20.00
仁怀	5	1	20.00	1	20.00	3	60.00
水城	5	4	80.00	1	20.00	0	0.00
桐梓	5	0	0.00	0	0.00	5	100.00
威宁	5	1	20.00	2	40.00	2	40.00
西秀	5	4	80.00	1	20.00	0	0.00
习水	5	2	40.00	2	40.00	1	20.00
兴仁	5	2	40.00	1	20.00	2	40.00
修文	5	3	60.00	1	20.00	1	20.00
织金	5	5	100.00	0	0.00	0	0.00
钟山	5	0	0.00	5	100.00	0	0.00
合计	115	53	46.09	37	32.17	25	21.74

表10-65　贵州省燃煤污染型氟中毒防控进展评估县8~12周岁儿童斑牙病情变化

评估县名	1986年			2000年			2007年			2013年			卡方趋势检验	P
	检查人数	检出人数	患病率(%)	检查人数	检出人数	患病率(%)	检查人数	检出人数	患病率(%)	检查人数	检出人数	患病率(%)		
织金	44 920	37 758	84.06	14 878	13 752	92.43	65 393	53 394	81.65	632	398	62.97	207.994	<0.05
黔西	31 929	17 264	54.07	12 540	10 813	86.23	5366	2883	53.73	593	327	55.14	642.679	<0.05
大方	28 965	24 192	83.52	11 807	10 368	87.81	3534	2123	60.07	516	255	49.42	683.119	<0.05
金沙	21 752	16 987	78.09	8865	8246	93.01	35 704	13 643	38.21	960	214	22.29	10 514.961	<0.05
纳雍	20 526	16 800	81.85	9050	8508	94.01	4863	3828	78.72	967	742	76.73	3.013	>0.05
赫章	20 547	17 813	86.69	11 073	9716	87.75	6099	5112	83.82	776	486	62.63	130.598	<0.05
威宁	34 576	13 343	38.59	1587	430	27.10	82 377	8063	9.79	709	139	19.61	13 242.823	<0.05
七星关	36 753	33 119	90.11	14 938	14 503	97.09	6217	5440	87.50	886	587	66.25	25.716	<0.05
六枝	9241	8407	90.98	5276	3395	64.35	20 163	13 264	65.78	921	223	24.21	2414.781	<0.05
盘县	13 033	5706	43.78	10 120	3370	33.30	46 829	13 688	29.23	786	227	28.88	910.896	<0.05
水城	18 745	12 301	65.62	9261	6703	72.37	6282	3797	60.44	329	130	39.51	144.732	<0.05
钟山				2590	1159	44.74	6313	2088	33.07	1037	230	22.18	2609.642	<0.05
普定	6055	5680	93.81	3823	3066	80.20	21 334	16 631	77.96	751	197	26.23	1255.380	<0.05
关岭	7429	6335	85.27	4234	2133	50.38	17 269	6213	35.98	774	93	12.02	5353.627	<0.05
西秀	12 393	7849	63.33	8799	7395	84.04	35 759	5958	16.66	880	312	35.45	11 832.480	<0.05
兴仁	10 914	5880	53.88	8066	5058	62.70	4709	2312	49.10	749	190	25.37	81.931	<0.05
普安	8206	5629	68.60	8227	4962	60.31	5352	2294	42.86	947	125	13.20	1517.721	<0.05
晴隆	9017	6177	68.50	8484	4980	58.70	3357	1845	54.96	784	187	23.85	611.229	<0.05
桐梓	12 445	9225	74.13	11 161	4979	44.62	21 255	8088	38.05	755	34	4.50	4358.818	<0.05
习水	15 188	12 779	84.14	6950	5570	80.14	23 902	12 187	50.99	851	196	23.03	5440.488	<0.05
仁怀	13 259	6993	52.74	12 089	6351	52.54	32 158	14 324	44.54	848	130	15.33	475.536	<0.05
修文	7954	7814	98.24	2425	1304	53.77	18 003	12 351	68.61	717	208	29.01	2809.376	<0.05
清镇	5994	4660	77.74	2399	1495	62.32	30 219	20 417	67.56	794	173	21.79	409.227	<0.05
合计	389 841	282 711	72.52	188 642	138 256	73.29	502 457	229 943	45.76	17 962	5803	32.31	73 972.987	<0.05

（四）结论

1. 经过多年积极有效综合治理，特别是继2010年全面落实防控措施之后，通过不断加强防控工作后期管理，贵州省燃煤型氟中毒病区居民的防氟行为得到较好巩固，病区氟污染水平得到较好控制，氟中毒病情显著下降，实现了基本消除燃煤型氟中毒危害的目标。

2. 以毕节市为主的局部病区，虽然燃煤型氟中毒病情较落实综合防控措施前明显减轻，但由于当地社会经济发展相对较慢，居民防氟行为还未完全形成或稳固形成，病区环境仍存在不同程度的氟污染，疾病流行尚未得到有效控制。

（五）建议

1. 按照《重点地方病控制和消除评价办法》，有序组织开展贵州省燃煤型氟中毒病区全面考核评估。依据考核评估结果，对达标病区给予"摘帽"；对病情尚未控制但防氟行为已经稳定形成的病区，加强病情监测，择时验收"摘帽"；对防氟行为尚未形成或尚未稳固形成的病区，实施精准干预，消除危险因素，实现疾病控制。

2. 氟骨症是地方性氟中毒的严重表现形式，曾是导致重病区群众致畸、致残和因病致贫、因病返贫的根本原因。我国《重点地方病控制和消除评价办法》仅采用8～12周岁儿童氟斑牙患病率作为病情评价指标。该指标不能反映严重燃煤型氟中毒病情变化情况，应抽样评估贵州省燃煤型氟中毒病区人群氟骨症患病情况，全面评价贵州省防氟效果。

3. 贵州省燃煤型氟中毒病区通过大规模实施"以健康教育为基础，改良炉灶为主，其他能够有效阻断氟污染途径综合措施相辅的防控策略"，不仅取得较好防氟效果，还改变了病区农村室内环境卫生状况，降低煤耗，大幅减少一氧化碳、二氧化硫等有害物质的排放，对改善生态环境和保护环境作出了重要贡献，应评估其产生的综合社会效益。

4. 燃煤型氟中毒发生、发展和转归与病区社会经济发展密切相关，应重点推进尚未有效落实防控措施病区，特别是贫困病区的"美丽乡村"建设，促进病区经济发展，增加农民收入，提高病区群众的综合防病能力，从根本上消除燃煤型氟中毒的危害。

5. 疾病监测是燃煤型氟中毒防控后期的重要工作内容。应抓住病区不同防控阶段的关键环节，筛选敏感指标，分类实施监测，动态掌握病区流行因素和病情变化，为调整干预策略措施提供技术支撑。

第五节　考核验收

贵州省曾是全国最严重的燃煤型氟中毒流行省份。多年来，在省委省政府和病区各级党委政府的领导下，通过采取积极有效的综合防控措施，率先在全国实现防控措施全覆盖。为巩固防控成果，彻底消除燃煤型氟中毒危害，"十二五"期间，贵州省着力加强防控工作后期管理，取得十分显著的成效。为全面评价贵州省燃煤型氟中毒防控效果，依据《国家卫生计生委关于印发重点地方病控制和消除评价办法的通知》（国卫疾控发〔2014〕79号），于2015年12月底组织完成了全省燃煤型氟中毒病区的考核验收工作。

一、评价范围、内容及方法

（一）评价范围

白云、花溪、乌当、开阳、息烽、修文、清镇、平坝、镇宁、普定、关岭、西秀、惠水、龙里、长顺、贵定、湄潭、遵义、红花岗、习水、桐梓、兴仁、晴隆、普安、黔西、织金、七星关、赫章、纳雍、金沙、大方、水城、盘县、六枝、钟山、仁怀和威宁37县（市、区）所辖7853个病区村。

（二）评价方式及程序

按照国家《重点地方病控制和消除评价办法》开展考核验收。

（三）评价内容、标准及结果判定

按照国家《燃煤污染型氟中毒控制和消除评价内容及判定标准》执行。

二、评价结果

（一）改良炉灶情况

1. 全省有 7288 个病区村的合格改良炉灶率达到消除指标，占总病区村数的 92.81%，其中七星关有 44.20%，水城有 59.92%，赫章有 86.21%，黔西有 90.74%，平坝有 91.67% 以及金沙有 93.64% 的病区村达到消除指标，其余 31 县（市、区）95% 以上的病区村均达到消除指标。

2. 全省有 7622 个病区村的合格改良炉灶率达到控制指标，占总病区村数的 97.06%，其中七星关和水城 2 县（区）只有 66.19% 和 77.78% 的病区村达到控制指标，其余 35 县（市、区）95% 以上的病区村均达到控制指标。

3. 全省有 231 个病区村的合格改良炉灶率未达到控制指标，占总病区村数的 2.94%，其中七星关区有 166 个病区村未达到控制指标，占未达标村数的 71.86%，水城县有 56 个病区村未达到控制指标，占未达标村数的 24.24%，其余 9 个未达标村分布于威宁、赫章、纳雍、黔西和大方 5 县，占未达标村数的 3.90%。见表 10-66。

（二）改良炉灶使用情况

1. 全省有 7586 个病区村的合格改良炉灶正确使用率达到消除指标，占总病区村数的 96.60%，其中七星关、纳雍和水城 3 县（区）分别有 69.86%、89.44% 和 90.87% 的病区村达到消除指标，其余 34 县（市、区）95% 以上的病区村均达到消除指标。

表 10-66　贵州省燃煤型氟中毒病区改良炉灶合格情况

病区县名	考核村数	合格改良炉灶率					
		≤90%		>90%		>95%	
		村数	比例（%）	村数	比例（%）	村数	比例（%）
遵义	168	0	0.00	168	100.00	168	100.00
红花岗	52	0	0.00	52	100.00	52	100.00
湄潭	120	0	0.00	120	100.00	120	100.00
镇宁	254	0	0.00	254	100.00	254	100.00
长顺	56	0	0.00	56	100.00	56	100.00
开阳	122	0	0.00	122	100.00	122	100.00
乌当	109	0	0.00	109	100.00	109	100.00
花溪	153	0	0.00	153	100.00	153	100.00
白云	74	0	0.00	74	100.00	74	100.00
惠水	150	0	0.00	150	100.00	150	100.00
关岭	133	0	0.00	133	100.00	133	100.00
六枝	200	0	0.00	200	100.00	200	100.00
普安	82	0	0.00	82	100.00	82	100.00
普定	321	0	0.00	321	100.00	321	100.00
清镇	242	0	0.00	242	100.00	242	100.00
仁怀	139	0	0.00	139	100.00	139	100.00
修文	118	0	0.00	118	100.00	118	100.00
钟山	108	0	0.00	108	100.00	108	100.00
晴隆	96	0	0.00	96	100.00	96	100.00
兴仁	151	0	0.00	151	100.00	151	100.00
贵定	66	0	0.00	66	100.00	66	100.00

病区县名	考核村数	合格改良炉灶率					
		≤90%		>90%		>95%	
		村数	比例(%)	村数	比例(%)	村数	比例(%)
西秀	413	0	0.00	413	100.00	412	99.76
习水	194	0	0.00	194	100.00	193	99.48
盘县	163	0	0.00	163	100.00	162	99.39
息烽	159	0	0.00	159	100.00	158	99.37
桐梓	138	0	0.00	138	100.00	136	98.55
龙里	64	0	0.00	64	100.00	63	98.44
织金	561	0	0.00	561	100.00	544	96.97
金沙	236	0	0.00	236	100.00	221	93.64
平坝	192	0	0.00	192	100.00	176	91.67
赫章	457	1	0.22	456	99.78	394	86.21
黔西	378	1	0.26	377	99.74	343	90.74
大方	374	1	0.27	373	99.73	365	97.59
威宁	384	2	0.52	382	99.48	379	98.70
纳雍	483	4	0.83	479	99.17	460	95.24
水城	252	56	22.22	196	77.78	151	59.92
七星关	491	166	33.81	325	66.19	217	44.20
合计	7853	231	2.94	7622	97.06	7288	92.81

2. 全省有 7742 个病区村的合格改良炉灶正确使用率达到控制指标,占总病区村数的 98.59%,其中七星关区只有 80.45% 的病区村达到控制指标,其余 36 县(市、区)95% 以上的病区村均达到控制指标。

3. 全省有 111 个病区村的合格改良炉灶正确使用率未达到控制指标,占总病区村数的 1.41%,其中七星关区有 96 个病区村未达到控制指标,占未达标村数的 86.49%,其余 15 个未达标村分布于六枝、织金、大方和水城 4 县,占未达标村数的 13.51%。见表 10-67。

表 10-67　贵州省燃煤型氟中毒病区改良炉灶使用情况

病区县名	考核村数	合格改良炉灶正确使用率					
		≤90%		>90%		>95%	
		村数	比例(%)	村数	比例(%)	村数	比例(%)
遵义	168	0	0.00	168	100.00	168	100.00
红花岗	52	0	0.00	52	100.00	52	100.00
湄潭	120	0	0.00	120	100.00	120	100.00
镇宁	254	0	0.00	254	100.00	254	100.00
长顺	56	0	0.00	56	100.00	56	100.00
平坝	192	0	0.00	192	100.00	192	100.00
龙里	64	0	0.00	64	100.00	64	100.00
息烽	159	0	0.00	159	100.00	159	100.00
乌当	109	0	0.00	109	100.00	109	100.00
花溪	153	0	0.00	153	100.00	153	100.00
白云	74	0	0.00	74	100.00	74	100.00
惠水	150	0	0.00	150	100.00	150	100.00
关岭	133	0	0.00	133	100.00	133	100.00
桐梓	138	0	0.00	138	100.00	138	100.00

| 病区县名 | 考核村数 | 合格改良炉灶正确使用率 | | | | | |
| | | <90% | | >90% | | >95% | |
		村数	比例(%)	村数	比例(%)	村数	比例(%)
习水	194	0	0.00	194	100.00	194	100.00
修文	118	0	0.00	118	100.00	118	100.00
钟山	108	0	0.00	108	100.00	108	100.00
晴隆	96	0	0.00	96	100.00	96	100.00
兴仁	151	0	0.00	151	100.00	151	100.00
贵定	66	0	0.00	66	100.00	66	100.00
西秀	413	0	0.00	413	100.00	413	100.00
普安	82	0	0.00	82	100.00	82	100.00
普定	321	0	0.00	321	100.00	321	100.00
威宁	384	0	0.00	384	100.00	382	99.48
盘县	163	0	0.00	163	100.00	162	99.39
赫章	457	0	0.00	457	100.00	454	99.34
仁怀	139	0	0.00	139	100.00	138	99.28
开阳	122	0	0.00	122	100.00	121	99.18
黔西	378	0	0.00	378	100.00	369	97.62
清镇	242	0	0.00	242	100.00	235	97.11
金沙	236	0	0.00	236	100.00	229	97.03
纳雍	483	0	0.00	483	100.00	432	89.44
织金	561	1	0.18	560	99.82	556	99.11
六枝	200	1	0.50	199	99.50	198	99.00
大方	374	2	0.53	372	99.47	367	98.13
水城	252	11	4.37	241	95.63	229	90.87
七星关	491	96	19.55	395	80.45	343	69.86
合计	7853	111	1.41	7742	98.59	7586	96.60

(三)辣椒干燥情况

1. 全省有 7143 个病区村的辣椒正确干燥率达到消除指标,占总病区村数的 90.96%,其中七星关有 31.77%,水城有 57.14%,纳雍有 83.23%,赫章有 84.68%,黔西有 88.36% 以及金沙有 91.53% 的病区村达到消除指标,其余 31 县(市、区)95% 以上的病区村均达到消除指标。

2. 全省有 7516 个病区村的辣椒正确干燥率达到控制指标,占总病区村数的 95.71%,其中七星关和水城 2 县(区)只有 47.25% 和 74.21% 的病区村达到控制指标,其余 35 县(市、区)95% 以上的病区村均达到控制指标。

3. 全省有 337 个病区村的辣椒正确干燥率未达到控制指标,占总病区村数的 4.29%,其中七星关区有 259 个病区村未达到控制指标,占未达标村数的 76.85%,水城县有 65 个病区村未达到控制指标,占未达标村数的 19.29%,其余 13 个未达标村分布于威宁、赫章、纳雍、织金、黔西和遵义 6 县,占未达标村数的 3.86%。见表 10-68。

(四)氟中毒病情

1. 全省有 6420 个病区村的 8~12 周岁儿童氟斑牙患病率达到消除指标,占总病区村数的 81.75%,其中七星关有 38.09%,织金有 38.32%,大方有 58.29%,清镇有 61.98%,纳雍有 66.87%,赫章有 70.24%,水城有 79.37%,黔西有 80.16%,金沙有 80.51% 以及平坝有 83.33% 的病区村达到消除指标,其余 27 县(市、区)95% 以上的病区村均达到消除指标。见表 10-69。

表 10-68　贵州省燃煤型氟中毒病区辣椒干燥情况

病区县名	考核村数	辣椒正确干燥率					
		≤90%		>90%		>95%	
		村数	比例（%）	村数	比例（%）	村数	比例（%）
红花岗	52	0	0.00	52	100.00	52	100.00
湄潭	120	0	0.00	120	100.00	120	100.00
镇宁	254	0	0.00	254	100.00	254	100.00
长顺	56	0	0.00	56	100.00	56	100.00
平坝	192	0	0.00	192	100.00	192	100.00
龙里	64	0	0.00	64	100.00	64	100.00
开阳	122	0	0.00	122	100.00	122	100.00
花溪	153	0	0.00	153	100.00	153	100.00
白云	74	0	0.00	74	100.00	74	100.00
惠水	150	0	0.00	150	100.00	150	100.00
关岭	133	0	0.00	133	100.00	133	100.00
普安	82	0	0.00	82	100.00	82	100.00
普定	321	0	0.00	321	100.00	321	100.00
修文	118	0	0.00	118	100.00	118	100.00
钟山	108	0	0.00	108	100.00	108	100.00
晴隆	96	0	0.00	96	100.00	96	100.00
兴仁	151	0	0.00	151	100.00	151	100.00
贵定	66	0	0.00	66	100.00	66	100.00
仁怀	139	0	0.00	139	100.00	139	100.00
桐梓	138	0	0.00	138	100.00	138	100.00
西秀	413	0	0.00	413	100.00	412	99.76
清镇	242	0	0.00	242	100.00	241	99.59
六枝	200	0	0.00	200	100.00	199	99.50
习水	194	0	0.00	194	100.00	193	99.48
盘县	163	0	0.00	163	100.00	162	99.39
息烽	159	0	0.00	159	100.00	158	99.37
乌当	109	0	0.00	109	100.00	108	99.08
大方	374	0	0.00	374	100.00	364	97.33
金沙	236	0	0.00	236	100.00	216	91.53
威宁	384	1	0.26	383	99.74	378	98.44
织金	561	2	0.36	559	99.64	534	95.19
赫章	457	2	0.44	455	99.56	387	84.68
黔西	378	2	0.53	376	99.47	334	88.36
遵义	168	1	0.60	167	99.40	166	98.81
纳雍	483	5	1.04	478	98.96	402	83.23
水城	252	65	25.79	187	74.21	144	57.14
七星关	491	259	52.75	232	47.25	156	31.77
合计	7853	337	4.29	7516	95.71	7143	90.96

2. 全省有7468个病区村的8～12周岁儿童氟斑牙患病率达到控制指标,占总病区村数的95.10%,其中七星关、水城、赫章、纳雍、织金和大方6县(区)分别有69.66%、86.90%、87.31%、90.06%、90.55%和91.71%的病区村达到控制指标,其余31县(市、区)95%以上的病区村均达到控制指标。见表10-69。

表10-69　贵州省燃煤型氟中毒病区8～12周岁儿童氟斑牙病情

病区县名	考核村数	8～12周岁儿童氟斑牙患病率					
		≤15%		>15%且≤30%		>30%	
		村数	比例(%)	村数	比例(%)	村数	比例(%)
织金	561	215	38.32	293	52.23	53	9.45
清镇	242	150	61.98	92	38.02	0	0.00
大方	374	218	58.29	125	33.42	31	8.29
七星关	491	187	38.09	155	31.57	149	30.35
纳雍	483	323	66.87	112	23.19	48	9.94
金沙	236	190	80.51	46	19.49	0	0.00
黔西	378	303	80.16	68	17.99	7	1.85
赫章	457	321	70.24	78	17.07	58	12.69
平坝	192	160	83.33	32	16.67	0	0.00
水城	252	200	79.37	19	7.54	33	13.10
习水	194	185	95.36	9	4.64	0	0.00
威宁	384	365	95.05	13	3.39	6	1.56
普定	321	318	99.07	3	0.93	0	0.00
西秀	413	410	99.27	3	0.73	0	0.00
遵义	168	168	100.00	0	0.00	0	0.00
红花岗	52	52	100.00	0	0.00	0	0.00
湄潭	120	120	100.00	0	0.00	0	0.00
镇宁	254	254	100.00	0	0.00	0	0.00
长顺	56	56	100.00	0	0.00	0	0.00
兴仁	151	151	100.00	0	0.00	0	0.00
龙里	64	64	100.00	0	0.00	0	0.00
息烽	159	159	100.00	0	0.00	0	0.00
开阳	122	122	100.00	0	0.00	0	0.00
乌当	109	109	100.00	0	0.00	0	0.00
花溪	153	153	100.00	0	0.00	0	0.00
白云	74	74	100.00	0	0.00	0	0.00
惠水	150	150	100.00	0	0.00	0	0.00
关岭	133	133	100.00	0	0.00	0	0.00
晴隆	96	96	100.00	0	0.00	0	0.00
六枝	200	200	100.00	0	0.00	0	0.00
普安	82	82	100.00	0	0.00	0	0.00
修文	118	118	100.00	0	0.00	0	0.00
钟山	108	108	100.00	0	0.00	0	0.00
贵定	66	66	100.00	0	0.00	0	0.00
仁怀	139	139	100.00	0	0.00	0	0.00
桐梓	138	138	100.00	0	0.00	0	0.00
盘县	163	163	100.00	0	0.00	0	0.00
合计	7853	6420	81.75	1048	13.35	385	4.90

表 10-70 贵州省燃煤型氟中毒病区防控效果评价

病区县名	病区村数	病区人口数（万人）	消除村数	控制村数	未控制村数	县级防控效果判定	受益人数（万人）	受益人口比例（%）
遵义	168	41.67	166	1	1	消除	41.67	100.00
红花岗	52	20.33	52	0	0	消除	20.33	100.00
湄潭	120	25.08	120	0	0	消除	25.08	100.00
镇宁	254	16.18	254	0	0	消除	16.18	100.00
长顺	56	13.80	56	0	0	消除	13.80	100.00
龙里	64	5.90	63	1	0	消除	5.90	100.00
息烽	159	18.64	157	2	0	消除	18.64	100.00
开阳	122	37.42	121	1	0	消除	37.42	100.00
乌当	109	14.46	108	1	0	消除	14.46	100.00
花溪	153	14.28	153	0	0	消除	14.28	100.00
白云	74	21.58	74	0	0	消除	21.58	100.00
惠水	150	25.85	150	0	0	消除	25.85	100.00
仁怀	139	31.04	138	1	0	消除	31.04	100.00
普安	82	20.13	82	0	0	消除	20.13	100.00
桐梓	138	22.68	136	2	0	消除	22.68	100.00
六枝	200	37.64	197	2	1	消除	37.64	100.00
钟山	108	61.67	108	0	0	消除	61.67	100.00
关岭	133	21.39	133	0	0	消除	21.39	100.00
修文	118	19.74	118	0	0	消除	19.74	100.00
晴隆	96	28.50	96	0	0	消除	28.50	100.00
兴仁	151	49.71	151	0	0	消除	49.71	100.00
贵定	66	12.01	66	0	0	消除	12.01	100.00
盘县	163	23.79	161	2	0	消除	23.79	100.00
普定	321	38.54	318	3	0	消除	38.54	100.00
西秀	413	56.04	409	4	0	消除	56.04	100.00
习水	194	32.38	185	9	0	消除	32.38	100.00
清镇	242	23.50	150	92	0	控制	23.50	100.00
金沙	236	51.69	171	65	0	控制	51.69	100.00
平坝	192	24.15	149	43	0	控制	24.15	100.00
黔西	378	77.21	254	114	10	控制	75.80	98.17
威宁	384	52.51	361	15	8	控制	51.39	97.87
大方	374	82.23	202	138	34	未控制	74.94	91.14
织金	561	83.42	202	305	54	未控制	74.53	89.35
纳雍	483	68.35	266	167	50	未控制	61.00	89.25
赫章	457	68.72	309	88	60	未控制	59.83	87.06
水城	252	67.29	122	48	82	未控制	46.09	68.50
七星关	491	79.76	47	88	356	未控制	26.22	32.87
合计	7853	1389.28	6005	1192	656		1279.61	92.11

3. 全省有 385 个病区村的 8～12 周岁儿童氟斑牙患病未达到控制指标，占总病区村数的 4.90%，其中七星关区 149 个，占未达标村数的 38.70%，赫章县 58 个，占未达标村数的 15.06%，织金县 53 个，占未达标村数的 13.77%，纳雍县 48 个，占未达标村数的 12.47%，水城县 33 个，占未达标村数的 8.57%，大方县 31 个，占未达标村数的 8.05%，黔西和威宁 2 县共有 13 个未达标村，占未达标村数的 3.38%。见表 10-69。

三、评估结论

1. 基于贵州省燃煤型氟中毒病区的居民不再以玉米为主食,95% 以上病区村的合格改良炉灶率、合格改良炉灶正确使用率、辣椒正确干燥率均达到控制指标,贵州省实现了基本消除燃煤型氟中毒危害的目标。

2. 依据国家《燃煤污染型氟中毒控制和消除评价内容及判定标准》评判:首先,在县级层面,花溪、乌当、白云、息烽、开阳、修文、红花岗、遵义、湄潭、习水、桐梓、长顺、龙里、惠水、贵定、西秀、普定、镇宁、关岭、晴隆、兴仁、普安、钟山、六枝、盘县和仁怀 26 县(市、区)达到消除标准,占全省病区县(市、区)数的 70.27%;清镇、平坝、黔西、金沙和威宁 5 县(市)达到控制标准,占全省病区县(市、区)数的 13.51%;七星关、水城、大方、赫章、织金和纳雍 6 县(区)尚未达到控制标准,占全省病区县(市、区)数的 16.22%。其次,在村级层面,全省有 6005 个病区村达到消除标准,占全省病区村数的 76.47%;有 1192 个病区村达到控制标准,占全省病区村数的 15.18%;有 656 个病区村尚未达到控制标准,占全省病区村数的 8.35%,其中七星关区 356 个、水城县 82 个、赫章县 60 个、织金县 54 个、纳雍县 50 个、大方县 34 个、黔西 10 个、威宁县 8 个。见表 10-70。

3. 贵州省燃煤型氟中毒病区现有常住病区人口为 1389.28 万,达到消除和控制的病区村受益人口为 1279.61 万人,受益人口占常住病区人口的 92.11%;其中七星关和水城 2 县(区)受益人口仅为 32.87% 和 68.50%,纳雍、织金和赫章 3 县受益人口达到 85% 以上,威宁、黔西和大方 3 县受益人口达到 90% 以上,其余 29 县(市、区)受益人口均达到 100%。

四、建议

1. 按照国家《重点地方病控制和消除评价办法》要求,将考核验收结果呈报省人民政府,同意后向社会公布贵州省实现消除或控制燃煤型氟中毒县的名单,并报国家卫生计生委备案。

2. 要求尚未达到消除或控制标准的病区各级政府,制定针对性措施,实施分类指导,进一步做好防控工作的后期管理。一是对已经有效落实防控措施的病区,加强病情动态监测,根据监测结果,适时达标验收;二是对于尚未完全落实防控措施的病区,实施精准干预,确保"十三五"消除燃煤型氟中毒;三是在重点贫困病区将精准扶贫与防病工作相结合,从根本上增强群众的综合防病能力,实现疾病的可持续消除。

(安　冬、李达圣、姚丹成、叶红兵、高　静)

参 考 文 献

1. 安冬. 贵州省防氟节能炉灶选编. 贵阳:贵州省科技出版社,2009.

2. 安冬. 燃煤污染型地方性氟中毒防控与实践. 贵阳:贵州省科技出版社,2011.

3. 安冬. 燃煤污染型地方性氟中毒防控图谱. 贵阳:贵州省科技出版社,2012.

4. 官志忠. 燃煤污染型地方性氟中毒. 北京:人民卫生出版社,2015.

5. 孙殿军,高彦辉. 地方性氟中毒防治手册. 北京:人民卫生出版社,2012.

6. 孙殿军. 地方病学. 北京:人民卫生出版社,2011.

7. 贵阳医学院,省环境保护站,毕节县卫生局. 毕节县小吉公社东方红大队地方性氟中毒病调查报告(摘要). 贵州省医药,1977,2(3):18-21.

8. 贵阳市卫生防疫站,贵阳市云岩区医院. 煤烟熏炕食物所致地方性氟中毒调查. 贵州省环保科技,1980,2(1):5-9.

9. 安冬,姚仲英. 携氟介质——辣椒在贵州省氟污染中的地位. 地方病通报,1996,11(1):55-57.

10. 安冬. 社会经济因素对贵州省地方性氟中毒的影响. 中国地方病学杂志,1998,17(6):7-7.

11. 何平,安冬,李达圣,等. 贵州省燃煤污染型氟中毒特重病区村成因及相关流行因素变化分析. 预防医学情报杂志,2009,25(2):95-99.

12. 段荣祥,王述全,刘兆永,等. 改灶防氟效果的预试观察. 贵州省医药,1986,3:46.

13. 王述全,胡晓强.贵州省燃煤污染型氟中毒改灶五年回顾调查综合评价.地方病通报,1998,13(4):75-77.

14. 安冬,郭信玉,韦燕.贵州省氟中毒防控现状及趋势.中国地方病学杂志,1998,17(6):61-61.

15. 安冬,王述全,胡小强,等.贵州省氟病试点区健康教育传播效果评估.中国地方病学杂志,2001,20(5):386-387.

16. 王述全,安冬,温同安,等.贵州省燃煤污染型氟中毒防控对策探讨——从龙里洗马现象论健教干预模式实施效果.中国现代临床医学,2002,11(1):7-9.

17. 安冬,何平,李达圣.贵州省地方性氟中毒预防控制策略分析.贵州省医药,2004,28(5):475-476.

18. 何平,安东,李达圣.健康教育与健康促进——探索地方性氟中毒防治的新思路.中国地方病防治杂志,2004,19(5):314-317.

19. 李达圣,安冬,何平等.贵州省3个县氟中毒健康教育干预效果评估.中国地方病学杂志,2005,24(1):97-100.

20. 梁音,安冬,何平.贵州省地方性氟中毒综合防治干预健康教育效果分析.中国地方病学杂志,2008,27(2):216-219.

21. 安冬,何平,李达圣.燃煤污染型地方性氟中毒及其防治.贵州省医药,2009,33(10):946-948.

22. 安冬.关注燃煤污染型地方性氟中毒的流行与控制.中国地方病学杂志,2011,30(3):237-238.

23. 安冬.燃煤污染型地方性氟中毒防治现况及展望.国外医学:医学地理分册,2013,34(1):1-3.

24. 靳争京,安冬,何平,等.燃煤污染型氟中毒病区型煤固氟技术的研究及应用.中国卫生工程学,2010,9(3):170-172.

25. 张念恒,安冬,何平,等.贵州省常用防氟炉灶的炊事热效率及防氟效果测试.中国卫生工程学,2011,10(6):487-488.

26. 张念恒,安冬,何平,等.燃煤污染型地方性氟中毒病区食物干燥方法对玉米和辣椒含氟量的影响.中国地方病学杂志,2010,29(5):536-539.

27. 安冬,孙殿军,高彦辉,等.燃煤污染型地方性氟中毒考核验收方法的研究.中华地方病学杂志,2013,32(2):224-225.

28. 张伯友,李达圣,梁音,等.贵州省改良炉灶控制燃煤污染型地方性氟中毒后期管理对策研究.中国地方病学杂志,2011,30(6):697-700.

云南省燃煤污染型地方性氟中毒流行与控制

1984—1992 年,云南省在 71 个县调查 98 万人,发现云南存在燃煤型氟中毒病区,分布在云南省东北的 14 个县(市、区),受危害人口为 276.5 万,共有氟斑牙患者 51.7 万,氟骨症患者 5.8 万。

从 1987 年开始,在病区县逐步实施回风炉降氟防病项目,取得一定成效。但至 2004 年,回风炉大多损坏,调查结果显示全省总改炉灶率仅为 17.88%;病情调查结果显示,8～12 岁儿童氟斑牙总患病率为 55.5%,患病率高于 30% 的村数占总病区村数的 57.1%,成人氟骨症总检出率为 14.25%。

2004—2011 年,云南省在国家消除燃煤型氟中毒防治项目支持下,在除巧家县以外的 13 个病区县实施了改炉改灶防治项目,全省共改炉灶 801 783 户,总改炉灶率达到 95.02%。

为评价近十年来已落实防治措施的防病效果,2014 年选择镇雄、昭阳和彝良 3 个重点县(区)进行评估,结果显示:8～12 岁儿童氟斑牙检出率由 2002 年的 44.6% 下降到 22.1%,儿童尿氟含量从 1.82mg/L 下降到 0.58mg/L(下降至正常参考值范围),玉米及辣椒氟含量也较 2002 年明显下降。2012—2015 年,在所有病区县开展了燃煤型氟中毒控制和消除评价工作,结果显示:5 个县(绥江、永善、巧家、罗平、会泽)达到消除标准,6 个县市(大关、鲁甸、威信、盐津、彝良、宣威)达到控制标准,尚有 3 个县区(镇雄、昭阳和富源)处于未控制水平,控制或消除县占 78.6%,防治成效显著。

Chapter 11

Prevalence and Control of Coal-burning Type of Endemic Fluorosis in Yunnan Province

The endemic areas of coal-burning fluorosis in Yunnan were confirmed by a survey in 71 counties from 1984 to 1992, covering 980 thousand people. The endemic areas were distributed in 14 counties in northeast of Yunnan, and the affected population were 2.765 million, including 517 thousand dental fluorosis patients and 58 thousand skeletal fluorosis patients.

In order to reduce the harm of coal-burning fluorosis, the project of improving stoves had been carried out in endemic areas since 1987, which had achieved some certain effects. However, the improved stoves were mostly damaged by 2004. The survey showed the total rate of improved stoves was only 17.88% throughout the province, the detection rate of dental fluorosis for children aged 8-12 was 55.5%, the villages with the prevalence of dental fluorosis over 30% accounted for 57.1%, and the total detection rate of skeletal fluorosis was 14.25% in adults.

Furthermore, a new stove improvement project was implemented in 13 counties(except for Qiaojia county)with the support of the national elimination project of coal-burning fluorosis in Yunnan Province from 2004 to 2011. Improved stoves were installed in a total of 801, 783 households, and the rate of improved stoves was up to 95.02%.

Three key endemic counties(districts), namely Zhenxiong, Zhaoyang and YiLiang were selected to evaluate the effects of implememted control measures in the recent ten years in 2014. The results showed that the detection rate of dental fluorosis for children aged 8-12 decreased from 44.6% in 2002 to 22.1% in 2014, urinary fluoride levels in children decreased from 1.82mg/L in 2002 to 0.58mg/L in 2014(down to normal reference range), and the fluorine contents of corn and pepper decreased significantly compared with those in 2002. Another control and elimination evaluation for coal-burning fluorosis was carried out in all endemic counties from 2012 to 2015, and the results showed that 5 counties(Suijiang, Yongshan, Qiaojia, Luoping, and Huize)reached the elimination standard, 6 counties(Daguan, Ludian, Weixin, Yanjin, Yiliang, and Xuanwei)reached the control standard, but still 3 counties(Zhenxiong, Zhaoyang and Fuyuan)were at the uncontrolled level. A total of 78.6% counties realized the control or elimination standard, and the effect of prevention and control in Yunnan Province was remarkable.

第一节 流行与危害

一、病区的发现和相关研究

1978 年以前，云南省无地方性氟中毒的报道。1979 年，根据镇雄县、威信县、昭通市等地居民普遍存在"黑牙齿"，并伴有关节疼痛、关节活动受限、驼背等疾患的线索，在 3 个县市进行抽样调查，发现凡当地出生的儿童均患有氟斑牙，氟斑牙患病率高达 99.8%，缺损型占 2/3，X 线拍片的 108 人中，氟骨症 22 例（占 20.4%），以硬化型为主，从而首次证实了云南地方性氟中毒的存在。

1979 年 5～8 月，省、市、县防疫站和县医院、昆明延安医院等单位组成调查组，以镇雄县南台公社上街大队（氟中毒高发区）和昭通市蒙泉公社荷花大队（氟中毒低发区）为调查点，安宁县（1995 年撤县设市）县街公社大红墙村为对照点，首次开展了云南省氟中毒的流行病学和病因学调查，调查结果见表 11-1。调查表明，当地普遍存在"黑牙齿"、关节疼痛和活动受限等地方性氟中毒临床表现，引起镇雄、昭通氟中毒的病因与饮用水源无直接关系，而与食物有直接关系，病区产的粮食和蔬菜氟含量均高于非病区，以玉米显著，氟中毒病区和对照点饮用水的含氟量均在 0.3mg/L 以下，氟中毒病区岩石、土壤和煤中氟含量都很高，并明显高于非病区。初步认为该地区氟中毒的氟源是由岩石——土壤——食物这条途径进入人体，主要是从主食玉米摄入。为了调查玉米中的高氟是来源于土壤还是受室内泥炉燃煤释放烟气的污染，1980 年玉米收割季节，采集镇雄调查点成熟的新鲜玉米样品，实验室内自然晾干后测定的含氟量与对照点玉米的含氟量接近，说明镇雄氟病区玉米中所含的高氟不是来源于土壤。

表 11-1 1979 年镇雄等县氟中毒调查结果

调查项目	平均值		
	镇雄（调查点）	昭通（调查点）	安宁（对照点）
体检人数	1500	248	353
氟斑牙检出率（%）	99.8	83.5	0
氟骨症检出率（%）	20.4	5.4	0
尿氟（mg/L）	4.0	0.8	0.2
水氟：井水（mg/L）	0.06	0.02	0.12
地面水（mg/L）	0.04	0.14	0.22
空气氟：室外（mg/m³）	0.0009	0.0019	0.0011
室内（mg/m³）	0.0024	0.0025	—
食物氟：玉米（mg/kg）	6.73	1.05	0.62
面粉（mg/kg）	2.02	1.83	1.11

调查项目	平均值		
	镇雄（调查点）	昭通（调查点）	安宁（对照点）
洋芋（mg/kg）	1.95	1.32	1.02
大米（mg/kg）	1.83	1.02	1.05
白菜（mg/kg）	5.03	2.03	2.79
莲花白（mg/kg）	4.84	1.8	2.14
韭菜（mg/kg）	3.05	2.13	2.09
四季豆（mg/kg）	2.03	1.5	1.42
岩石氟（mg/kg）	188～2250	127～1215	—
土壤氟：旱地（mg/kg）	317	243	23
菜地（mg/kg）	418	331	—
水田（mg/kg）	463	478	15
可溶性氟（mg/kg）	0.32～2.46	—	—
煤氟（(mg/kg）	295	181	
成人摄氟量[mg/（人·日）]	7.2	3.6	1.3
主食氟占摄氟量的比例（%）	72.4	59.6	43.1

1982 年以后，省、市、县防疫站以及市、县医院共同组成镇雄县氟中毒调研组，选择镇雄县氟病区与威信县非病区（对照点）开展地方性氟中毒流行病学、病因学对比研究，共监测样品 3979 份，结果见表 11-2。经过 3 年的调查研究证实：镇雄县自然干燥的玉米氟含量为 2.04mg/kg，与威信县非病区玉米氟含量 1.98mg/kg 接近，但玉米经过敞炉煤火烘干贮存 3～6 个月，其氟含量达到 925.32mg/kg，辣椒也有同样情况。可见，镇雄县的氟中毒主要是用开放式燃煤泥炉烘烤粮食而使玉米等粮食受到氟的污染引起的燃煤型氟中毒。马祥万等于 1985 年和 1989 年分两批用病区人群的烘烤过的主粮（玉米）喂养小白鼠和大白鼠，复制出了氟斑牙和氟骨症的动物模型。

表 11-2　氟中毒病区与非病区水、土、气、食物中氟含量

样品	氟含量	
	病区（镇雄）	非病区（威信）
饮水（mg/L）	0.08	0.06
空气：厨房（mg/m³）	0.011 06	0.005 63
卧室（mg/m³）	0.006 03	0.002 09
院坝（mg/m³）	0.001 08	0.002 25
空气氟室内外均值（mg/m³）	0.00690	0.03700
土壤可溶性氟（mg/kg）	6.24	5.86
原煤（mg/kg）	278.00	217.00
煤泥混合（mg/kg）	496.25	406.00
玉米：自然干燥（mg/kg）	2.04	1.98
土敞炉烘干贮存 3～6 月（mg/kg）	25.32	2.35[*]
大米：晒干（mg/kg）	2.10	2.81
烤干（mg/kg）	4.30	—
辣子：晒干（mg/kg）	5.89	7.30
烤干（mg/kg）	590.50	54.00
青菜、白菜、酸菜（mg/kg）	0.769	0.315
尿氟（mg/L）	12.17	1.50

*：非病区玉米为自然干燥贮存 6 个月。

云南东北部的昭通、曲靖燃煤型氟中毒病区，土壤中存在着丰富的绿泥石、高岭土、伊利石等粘土矿物，能大量吸附岩层中所释放的氟，加之土壤富含 Fe、Al、B 等元素，能与氟形成络合物，不易造成土壤氟的流失，因此土壤氟含量高而地表水、地下水氟含量却低至 0.5mg/L 以下。病区盛产煤，主要是含氟量高的无烟煤。病区年均气温 11℃左右，海拔 600～2400 米的山区、半山区或平坝地区，气候阴湿寒冷，相对湿度大，日照时间短，冬季较长。居民为防寒及烘干粮食等，一般多使用无烟囱炉灶，常年将玉米、辣椒等农作物在收获后堆放在炉灶上方棚架上，燃煤烘干，随吃随取。由于室内通风不良，含氟燃煤废气污染室内空气及农作物。

病区居民使用的无烟煤含氟量为 122～320mg/kg，使用前一般要掺入约 30% 的粘土，粘土氟含量很高，可达 1000～2600mg/kg，掺过粘土的煤含氟量达 900mg/kg。煤和粘土中大部分的氟在燃烧过程中排入空气。张亚武等采用双层滤膜恒温采样法采集空气样品，在 102 个样品中，一次浓度超标率为 77.5%，日平均浓度超标 4 倍，最高浓度达 0.218mg/m³，超标 10 倍。因此，病区的主要氟源是煤，特别是拌过粘土的煤。

玉米是病区的主食。辣椒是主要副食调味品。病区玉米在存放过程中受煤烟氟污染，氟含量由 2～3mg/kg，增至 20～30mg/kg，甚至更高。增加的氟主要是酸溶性氟，占总氟之比由 5% 增至 50%，含量由 0.6mg/kg 增至 14.5mg/kg。非病区玉米未经煤烘烤，存放一年后酸溶性氟亦由 0.6mg/kg 增至 1.8mg/kg，不同的是病区增加 23 倍，非病区增加 2 倍。说明玉米具有吸附和富集空气环境中微量氟的能力，当空气受到氟污染时，玉米的氟含量大大增加。而水稻、小麦等粮食作物在贮存过程中，氟含量没有明显变化。受煤烟污染玉米的氟，约有 50% 可经水洗脱。在 20 世纪改革开放之初，病区居民由于经济条件所限和自然环境潮湿寒冷因素的影响，副食单调，偏爱辣椒，几乎达到食不离辣的程度，而辣椒对氟的亲和力更甚于玉米，在病区储存过程中氟含量由 1～3mg/kg 增至 200～500mg/kg，有的甚至达 1000mg/kg。张亚武等摄氟量研究结果显示：昭通重病区成人日摄氟量为 11.31mg，其中经消化道摄入占 97.4%，呼吸道占 2.6%；儿童日摄氟量为 7.5mg，消化道占 96.0%，呼吸道占 4.0%。消化道摄入的氟中，食物氟在成年占 81.5%，儿童占 96.5%，其余为饮水；饮水摄入的氟成人比儿童高 8 倍，这与成人饮茶有关。食物氟中主食占 80%，副食占 20%。主食高氟品种主要是玉米，副食主要是辣椒及其制品与熏腊制品。1985—1989 年陈增策等将食品、空气、水等每人每日摄氟量作判别分析，其食品氟、空气氟、水氟贡献率分别为：96.42%、2.91%、0.66%。主要致病途径是消化道，其次为呼吸道。食物高氟的原因主要是空气氟污染，调整病区居民膳食结构，改变饮食习惯，是减少摄氟量的重要途径。

综上所述，云南省昭通、曲靖两地区的氟中毒，都是由于室内用开放式泥炉（昭通地区）、火塘（曲靖地区）烧煤使粮食受到煤烟中氟的严重污染而引起的。煤是当地的主要氟源，在烘烤脱水和保存过程中的粮食，主要是玉米受煤烟污染成为主要的携氟介质，其次为煤烟污染的干红辣椒。氟中毒病区主食玉米含氟量可达 25mg/kg 以上，高于对照点 10 倍以上；氟中毒病区人体的平均摄氟量在 7mg/（人•日）以上，高于对照 5 倍以上，从主食玉米中的摄氟量占总摄氟量的 70% 以上。

为减轻氟骨症患者的痛苦，摸索治疗方法，1987 年 9～11 月，对昭通市小龙洞乡的 21 例中度以上氟骨症患者，用苁蓉丸、硼砂进行治疗观察。结果显示，苁蓉丸总有效率为 85.7%，硼砂总有效率为 100%。

二、病区分布及其危害

1984—1992 年间，在全省 71 个县调查 98 万人，其中在 32 个县、77.2 万人中检出氟斑牙患者 53.7 万人，氟斑牙检出率为 5.5%～99.0%，平均为 69.6%。云南地方性氟中毒有燃煤型和饮水型（包括浅层地下水型、温泉水型）两类，分布于 32 个县、153 个乡镇、8081 个村，覆盖人口 293.3 万。其中，燃煤型氟中毒主要分布在滇东北的昭通、镇雄、威信、盐津、彝良、巧家、永善、绥江、大关、鲁甸、宣威、富源、罗平、会泽 14 个县（市）的 116 个乡镇、7960 个村，覆盖人口 276.5 万。全省病区分布见表 11-3。有氟斑牙患者 51.7 万，氟斑牙检出率为 71.5%，其中镇雄县检出率 99.0%，为最高；巧家县检出率 5.5%，为最低。氟骨症患者 5.8 万，氟骨症检出率为 23.4%，其中镇雄县检出率 23.8%，为最高；盐津县检出率

0.3%，为最低。在调查的 14 个病区县（市）中，以村为单位划分的有 11 个县市、6671 个村，轻病区 2130 个，占 31.9%；中病区 868 个，占 13.0%；重病区 3673 个，占 55.1%。1985 年调查的镇雄县燃煤型氟中毒重病区余青村和关房村，在 271 例氟斑牙患者中，心电图改变阳性率达 43.54%，乳牙氟斑牙患病率为 18.28%，提示当地氟中毒病情严重，在妊娠时氟就已通过胎盘屏障侵入母体中。

表 11-3　云南省 1984—1992 年燃煤型氟中毒病区分布

地区名	县（市）	病区			氟斑牙			氟骨症		
		乡镇数	村数	人口数	检查人数	患病人数	检出率（%）	检查人数	患病人数	检出率（%）
昭通地区	昭通市	16	521	260 291	67 880	29 060	42.8	4141	122	2.9
	镇雄县	20	2439	964 000	160 315	158 747	99.0	158 747	37 762	23.8
	威信县	11	1622	302 422	75 100	69 777	92.9	32 408	6097	1.9
	鲁甸县	10	1204	318 070	50 950	5395	10.6			
	彝良县	13	130	375 458	68 373	55 080	80.1	35 860	13 936	3.9
	永善县	1	85	7697	724	317	43.8			
	盐津县	10	410	98 240	26 469	6458	24.4	2736	7	0.3
	大关县	10	509	48 331	33 761	13 477	39.9	13 477	200	1.5
	绥江县	4	182	20 000	13 265	1639	12.4			
	巧家县	3	16	45 000	11 805	650	5.5	831	14	1.7
	小计	98	7118	2 439 509	508 642	340 600	67.0	248 200	58 138	23.4
曲靖地区	宣威市	9	129	82 530	14 043	8144	58.0			
	富源县	5	655	183 494	175 760	150 804	85.8			
	罗平县	3	45	24 207	23 847	16 591	69.6			
	会泽县	1	13	34 773	796	634	79.6			
	小计	18	842	325 004	214 446	176 173	82.2			
合计		116	7960	2 764 513	723 088	516 773	71.5	248 200	58 138	23.4

第二节　2004 年以前防治措施的落实

一、改炉排烟降氟试点

在确认敞炉燃煤烘烤玉米是主要病因的基础上，针对病区需干燥储存玉米的特殊需要，以及当时使用能源的物质基础，1985 年省、市、县在镇雄县余青村对 80 户无烟囱的土敞炉开展改造生活用炉和烘烤粮食办法的试点工作。经过半年试验，先后更换 4 种炉型，最后选定以密闭式有排烟道的铁制回风炉排烟降氟效果较好，并改敞火直接烘烤粮食为密闭排烟间接烘烤，阻断粮食遭受污染，减少氟含量。改灶后厨房空气含氟量比改灶前平均下降 77.53%，卧室平均下降 48.48%，均达到安全标准；玉米的含氟量下降 70.9%；节煤 26.7%。该回风炉具有美观、耐用、节煤、省时、降氟效果明显等特点，呼吸道疾病明显减少，卫生面貌改观，深受病区群众的欢迎。

排烟降氟试点组同年在病区丫口村改造烤烟房 15 户，使得烘烤后的玉米含氟量为 2.9mg/kg，接近本底值 2.14mg/kg，与丫口村沿用土敞炉烘烤玉米的含氟量相比，下降 88.9%。但烤烟房造价贵，拥有烤烟房的人户仅占 1% 左右，且烤烟与烤玉米季节冲突，不易推广。

二、防治措施落实

在镇雄县地回风炉代替地敞炉改灶试点取得成绩的基础上，采取国家、集体、个人各负担一部分的原则(每套炉灶省级补助 15 元,地、县级适当配套),1987 年以后在昭通、彝良、大关、鲁甸、巧家、盐津等县市相继推广回风炉代替地敞炉排烟降氟。为了促进全省氟病区防氟改灶的进度和提高改灶后的巩固率,切实发挥改灶效果,1993 年 11 月,云南省地病办(2000 年后撤销)在富源县主持召开了云南省防氟改灶现场会。全省的降氟炉主要有两种类型,即镇雄、威信等县的大号回风炉及昭阳区、曲靖各县的地回风炉。随着当地经济的好转,文化水平的提高,一些家庭自购价格更高、更美观、实用的铁回风炉,而取缔陈旧或破损的地回风炉;部分改灶户能自觉维护使用降氟炉灶,甚至有未统一改灶的居民户自行购买降氟炉灶。截至 2000 年,全省燃煤型氟中毒病区累计改炉改灶 33 万户(昭通市 28 万余户、曲靖市 3 万余户),累计改炉(灶)率为 25%,当时覆盖 158 万人。各年度防治措施落实情况见表 11-4。

表 11-4　云南省燃煤型氟中毒防治措施落实情况

年度	累计改灶数	受益人口(万)
1991	163 960	81.83
1992	222 798	99.67
1993	255 588	111.07
1994	272 594	127.99
1995	276 409	133.54
1996	281 698	136.10
1997	289 129	140.05
1998	295 964	142.45
1999	308 845	149.22
2000	328 409	158.67

三、防治效果考核

1989 年云南省防疫站、昭通地区防疫站等单位对改灶县进行了抽样考核,对改灶前后的几项主要指标监测结果进行比较,详见表 11-5。

表 11-5　改灶前后主要指标监测结果

项目	改灶前			改灶后			增减(%)
	测次	$\bar{x}\pm s$	超标倍数	测次	$\bar{x}\pm s$	超标倍数	
空气氟(mg/m³)	12	0.004±0.003	0	12	0.003±0.004	0	−25
二氧化硫(mg/m³)	10	3.957±2.05	26.4	10	0.473±0.30	2.1	−88
飘尘(mg/m³)	12	3.317±1.515	21.1	12	0.807±0.894	4.4	−75.7
温度(℃)	12	21.2±1.3		12	22.6±1.4		+6.6
相对湿度(%)	12	86.4±0.29		12	82.8±3.3		−4.2
用煤量[kg/(户·日)]	10			8～9			

从表 11-5 看出,改灶后室内有害物质浓度较改灶前降低,病区居民室内环境质量得到改善,室内空气氟、二氧化硫等有害物质浓度下降,对机体健康有利;室内温度升高,辐射增强,湿度降低,对农作物干燥、储存有利;耗煤降低,对节能有利。但炉型未达到空气、主粮玉米等含氟量不增加的要求,在炉灶安装、使用、维修、粮食储存方法等方面亦存在不少问题。必须进一步宣传和普及卫生知识,克服不良习俗,改变膳食结构,改进和完善炉型,采取改灶与粮食的合理储存、保管方式相结合等大卫生观念的综合防治措施。

四、调查与监测

（一）省、市、县调查和监测

为掌握燃煤型氟中毒病区改灶降氟效果，1996年受省地病办的委托，云南省防疫站分别对昭通的4个县（镇雄、威信、大关、彝良）和曲靖的4个县市（富源、宣威、罗平、会泽）进行了防氟改灶和病区现状调查，昭通4个县调查结果见表11-6。共调查481个炉灶，炉灶合格率为50.3%；彝良县改灶工作停顿多年，炉灶合格率低；大关县因气候等因素许多农户并不使用已改炉灶；镇雄、威信因更加寒冷潮湿，炉体较大，改灶时间较长，炉子使用率较高，炉灶多已出现破损。对8～12岁1309名儿童进行调查，氟斑牙检出率为80.1%，各县氟斑牙检出率和缺损率均较高，病情不容乐观。由于病区偏僻，交通不方便，在曲靖4县市中，共检查65户已改炉灶的安装、使用情况，除极少数农户情况较好外，大部分已改炉灶都存在问题，部分病区第一批改过的灶近乎废弃，许多农户重新启用旧式敞炉。在罗平和会泽县各检查了1所村小学在校8～12岁儿童，分别为57人、53人，氟斑牙检出率分别为64.1%、57.9%，氟斑牙指数分别为1.22、1.00，两县均未检出重度氟斑牙患者，这一点与前几年相比有所改观。

表11-6　昭通4县已改炉灶的使用情况及儿童氟斑牙患病情况

县名	已改炉灶安装使用情况			8～12岁儿童氟斑牙患病情况				
	炉灶调查数	合格数	合格率（%）	调查人数	氟斑牙人数	检出率（%）	氟斑牙指数	缺损率（%）
镇雄县	151	112	74.2	382	358	93.7	2.60	53.4
威信县	108	70	64.8	325	292	89.8	2.49	51.7
大关县	110	42	38.2	219	115	52.5	1.37	25.6
彝良县	112	18	16.1	383	283	73.9	1.75	28.2
合计	481	242	50.3	1309	1048	80.1	2.12	37.0

云南省燃煤型氟中毒病区范围大、人口多、病情严重，为更好地掌握病情发展及预防措施的落实情况，制定了《云南省燃煤污染型氟中毒改灶降氟效果监测实施方案》。1997年选择昭通地区的镇雄、威信两县和曲靖地区的富源县开展监测，监测结果显示：①镇雄、威信、富源3县8～12岁儿童氟斑牙患病率分别为75.7%、85.8%和70.0%，氟斑牙指数分别为1.68、1.98和1.62。氟斑牙指数和患病率随年龄增大而上升（$P<0.01$）。②镇雄、威信县改灶与未改灶8～12岁儿童尿氟分别为2.93mg/L和2.89mg/L，二者无显著性差异（$P>0.05$）；富源县轻、中、重病区村8～12岁儿童尿氟分别为1.01、3.55和4.41mg/L，轻病区村与中、重病区村之间有显著性差异（$P<0.01$）。③镇雄、威信县改灶与未改灶玉米氟含量之间有显著性差异（$P<0.01$），辣椒氟含量之间无显著性差异（见表11-7）；富源县烘烤3个月后的玉米、辣椒氟含量分别比烘烤前增加20～60倍和40～240倍，且玉米氟含量随烘烤时间延长而逐渐增高。

表11-7　1997年燃煤型氟中毒省级监测点食物氟含量监测结果（mg/kg）

监测县	监测点	玉米氟		辣椒氟	
		改灶	未改灶	改灶	未改灶
镇雄县	中屯	1.66	9.23	66.83	166.8
	芒部	2.39	19.60	168.58	292.45
威信县	田坝	5.42	32.36	115.11	279.49
	菜营	4.49	47.13	45.29	287.47

为更好地监督炉灶的合理使用，真正达到改炉降氟的目的，1998年根据《监测方案》对镇雄县中屯乡中屯村和省、地改炉试点工作较早的芒部乡余青村开展监测。从氟斑牙检查结果看，余青村10岁以

下儿童氟斑牙患病率较低，基本接近轻病区水平，与历史资料（84.29%）比较下降了 35% 以上，而中屯乡儿童氟斑牙患病率仍很高，为 89.53%，这是芒部乡作为省、地试点改炉工作开展较早之故；从 2 个乡尿氟水平看出，改炉户明显低于敞炉户；从食物监测结果（见表 11-8）看出，降氟炉能很好地降低食物氟含量，特别是玉米氟含量。仍有部分农户将收获的辣椒挂于炉子正上方，还有部分农户即使改了回风炉仍敞盖燃烧，致使辣椒氟含量大幅度升高。

表 11-8　1998 年镇雄县燃煤型氟中毒监测结果（mg/kg）

村名	炉型	烘烤期（$\bar{x}\pm s$）		保存期（$\bar{x}\pm s$）	
		玉米	辣椒	玉米	辣椒
余青村	回风炉	1.17±0.25（20）	83.24±75.41（18）	0.39±1.80（19）	68.91±66.83（19）
	敞炉	19.35±17.52（8）	402.22±328.49（10）	19.60±5.62（7）	226.37±202.80（8）
中屯村	回风炉	1.47±0.26（11）	199.65±191.34（11）	1.66±0.51（12）	66.83±64.03（12）
	敞炉	5.29±2.76（10）	270.34±159.38（9）	9.23±2.39（8）	166.80±120.65（7）

注：（）内为检测份数。

1999 年对昭通、威信、镇雄 3 县市 124 户进行改炉情况调查，炉灶平均合格率为 78.9%，而首批试点镇雄县余青村，炉灶合格率仅为 46.2%。在该村不时可见到炉管损坏不及时修复、敞烧等现象，主要是因为炉管需到县城购买，一时买不来就敞烧。

监测结果表明，在已落实改良炉灶的燃煤型氟中毒病区，需加强炉灶管理和维护，确保炉灶质量完好并正确使用，这样才能真正达到防氟的目的。

（二）重点调查

2002 年 4 月云南省地方病防治所（原云南省流行病防治研究所）从云南省疾病预防控制中心（原云南省卫生防疫站）接管全省燃煤型氟中毒防治工作。为了解云南省燃煤型氟中毒重病区的病情实况，为制定防治策略提供科学依据，按照《全国地方性氟中毒重点调查实施方案》（中地字〔2001〕62 号），2002 年 6～7 月选取昭阳县、彝良县、镇雄县为调查病区，按轻、中、重、非病区分别抽取调查点，其中镇雄没有非病区，全部为重病区。共调查 11 个乡镇、26 个自然村 235 户居民和 11 所小学 8～12 岁在校学生。

1. 8～12 岁儿童氟斑牙检查结果　在 3 个县区共检查 8～12 岁儿童 3333 人，诊断氟斑牙患者 1399 例，检出率为 44.6%（见表 11-9）。随年龄增大，8～12 岁各年龄组儿童氟斑牙检出率由 31.8% 增加到 46.1%，氟斑牙指数由 0.76 增加到 1.16；男性儿童氟斑牙检出率为 45.41%、女性儿童氟斑牙检出率为 43.58%。男女氟斑牙检出率和各年龄组氟斑牙检出率均无统计学差异（$P>0.05$）。各病区之间儿童氟斑牙检出率有显著差异（$P<0.01$），病情从重到轻依次为镇雄、彝良、昭阳。历史病区氟斑牙总的检出率为 54.1%，其中轻、中、重病区分别为 20.8%、49.6% 和 68.5%，见表 11-10。各县以往不同严重程度的病区，儿童氟斑牙检出率有变化，但不完全按轻、中、重病区次序依次升高，表现为昭阳轻病区儿童氟斑牙检出率高于中等病区，彝良中病区儿童氟斑牙检出率高于重病区。说明随着时间推移，影响病情的因素（经济、膳食结构、生活习惯等）发生变化，致使各病区之间相应转化。

表 11-9　8～12 岁儿童氟斑牙检查结果

县（区）	检查人数	正常人数比例	氟斑牙检出率（%）						氟斑牙指数	缺损率（%）
			可疑	极轻	轻	中	重	合计		
昭阳区	1240	56.9	16.1	9.7	1.9	7.6	2.0	27.0	0.64	27.2
彝良县	1166	52.5	8.7	6.6	9.9	13.7	8.7	38.9	1.06	53.4
镇雄县	927	8.8	15.9	15.2	28.8	27.0	4.3	75.3	1.79	40.0
合计	3333	42.0	13.4	10.2	14.3	15.1	5.0	44.6	1.11	41.2

表 11-10　不同病区儿童氟斑牙检出率

县（区）	非病区			轻病区			中病区			重病区		
	检查人数	氟斑牙人数	检出率（%）	检查人数	氟斑牙人数	检出率（%）	检查人数	氟斑牙人数	检出率（%）	检查人数	氟斑牙人数	检出率（%）
昭阳区	375	22	5.9	270	92	34.1	322	76	23.6	273	145	53.1
彝良县	292	22	7.5	296	26	8.8	287	226	78.7	291	179	61.5
镇雄县	—	—	—	—	—	—	—	—	—	927	698	75.3
合计	667	44	6.6	566	118	20.8	609	302	49.6	1491	1022	68.5

2. 残疾型氟骨症检出结果　镇雄县历史上没有一个非病区村，近十年因氟骨症致残约占氟骨症病人（58.69 万人）的 6.5%，其中仅以勒乡毛坝村 6917 人中，残疾型氟骨症就有 50 人，占 7.23%。从以勒乡来看，历史重病区病情下降缓慢，仍受氟骨症的危害，应加大防治力度。

3. 儿童尿氟检测结果　3 个县区儿童尿氟检测结果见表 11-11、表 11-12。共检测 8～12 岁儿童尿氟 1087 份，尿氟中位数为 1.74mg/L。尿氟含量存在病区差异（$P<0.01$），尿氟含量镇雄最高、昭阳次之、彝良最低。各病区儿童尿氟含量与粮食氟含量基本吻合，基本反映了各病区氟中毒的真实病情。

表 11-11　8～12 岁儿童尿氟测定结果（mg/L）

县（区）	n	中位数	范围
昭阳区	394	1.53	0.29～12.92
彝良县	400	1.28	0.08～34.18
镇雄县	293	3.34	0.40～26.87
合计	1087	1.74	0.08～4.18

表 11-12　不同病区儿童尿氟检测结果（mg/L）

县（区）	非病区		轻病区		中病区		重病区	
	检测人数	中位数	检测人数	中位数	检测人数	中位数	检测人数	中位数
昭阳区	105	1.8	112	1.3	80	1.2	97	2.1
彝良县	106	0.7	117	1.1	99	3.9	78	1.1
镇雄县	—	—	—	—	—	—	293	3.3
合计	211	1.2	229	1.2	179	2.3	468	2.5

4. 玉米、辣椒氟含量检测结果　从表 11-13 和表 11-14 看出，3 个县区受检的玉米、辣椒有 98.64% 样品氟含量超过国家卫生标准，环境氟暴露水平仍然很高，明显高于本地非病区对照点。各病区中，食物氟含量均很高，特别是辣椒氟。彝良非病区的玉米、辣椒氟中位数均超过国家卫生标准，中病区玉米、辣椒氟含量均高于重病区，昭阳重病区玉米、辣椒氟含量低于中病区，再次提示随着时间推移，影响环境氟暴露的因素（膳食结构、食物干燥和保存方法等）发生了变化，使过去划分的病区类型成为历史，需要对病区重新划分。

表 11-13　各县粮食氟和尿氟检测结果

区（县）	玉米（mg/kg）			辣椒（mg/kg）			尿氟（mg/L）		
	n	中位数	范围	n	中位数	范围	n	中位数	范围
昭阳区	61	9.7	0.2～85.1	56	49.9	6.2～956.3	394	1.5	0.3～12.9
彝良县	96	9.8	0.2～184.1	71	33.0	1.4～5066.4	400	0.1	0.1～34.2
镇雄县	78	16.0	2.5～661.2	80	303.4	29.0～1788.1	293	3.3	0.4～26.9
合计	235	11.7	0.2～661.2	207	110.9	1.4～5066.4	1087	1.7	0.1～4.2

表 11-14　不同病区食物氟检测结果（mg/kg）

区（县）	非病区		轻病区		中病区		重病区	
	玉米	辣椒	玉米	辣椒	玉米	辣椒	玉米	辣椒
昭阳区	—	—	13.7	45.1	9.2	62.7	5.5	52.1
彝良县	6.4	17.1	8.3	28.7	20.1	101.0	9.3	32.1
镇雄县	—	—	—	—	—	—	16.0	303.4
合计	6.4	17.1	10.7	33.7	12.8	89.9	12.3	184.4

5. 防治措施落实情况　自 1986 年逐步推广降氟炉具以来，到 2002 年底，昭阳区、彝良县、镇雄县改炉改灶率为 25.53%，3 个县区改炉改灶率分别为 28.35%、8.23%、30.88%。据调查，因使用、维护不当造成已改炉灶破损现象比较严重，炉灶报废率为 33.04%；改炉户多集中在机关单位、县城及乡镇街道居民中，改灶范围十分有限。由于贫困，加上对氟中毒的危害认识不足，农户主动改灶意识差，彝良和镇雄尤其突出。改灶能减少氟的摄入，但因农户习惯将玉米、辣椒长时间堆放在炉灶上方棚架上烘干，还有部分农户仍敞盖燃烧，影响了改灶效果。提倡病区居民尽量少食或不食烘烤玉米，改变粮食烘烤及贮存方式，改大米为主食。建立改灶示范村，将改灶与脱贫致富和农村精神文明相结合，加快改炉改灶步伐，以点带面，促使农户自觉自愿投资改灶，加强宣传，重视改灶后期管理，提高炉灶合格率和正常使用率，降低氟中毒对人体的危害。

第三节　2004—2011 年度病区综合防治措施的落实

为有效预防和控制地方病的流行，保护病区群众的身体健康，促进病区经济与社会协调发展，2004 年国务院办公厅下发了《国务院办公厅关于转发卫生部等部门全国重点地方病防治规划（2004—2010 年）的通知》（国办发〔2004〕75 号），明确了这一阶段地方病防控目标。其中，对燃煤型氟中毒提出了具体的防控目标：要求病区改炉灶率要达到 75% 以上，且新改炉灶在五年后使用性能良好，居民炉灶正确使用率达到 95% 以上，病区中小学生和居民燃煤型氟中毒防治知识知晓率达到 85% 和 70%。为此，国家设立中转项目，用于支持燃煤型氟中毒防治措施落实工作。这一重大防控决策使云南省燃煤型氟中毒防控工作进入了一个新的历史时期。

根据卫生部《2004 年地方病防治项目管理方案》的任务部署和《2004 年中央补助地方公共卫生专项资金地方病防治项目技术方案》要求，以及国家地病中心于 2005 年 2 月 24～26 日在贵州省贵阳市组织召开的"2004 年中央支持地方开展贫困地区燃煤型地氟／砷中毒重点病区综合防治项目"的会议精神，云南省在卫生部和国家地病中心的领导、指导和大力支持下，省委、省政府和各级党委、政府高度重视燃煤型氟中毒防治项目，把项目工作作为一项惠及千万群众及家庭的民生工程来抓，认真组织实施，从省级到乡级均成立了项目领导小组，实行目标责任管理制，层层签订责任目标合同。为保障项目工作的正常运转，每年省级财政及地方财政均配套工作经费，并对项目资金实行严格监管。各级卫生行政部门制定项目实施方案，组织召开项目工作会议，部署项目任务、明确各级职责、规范项目管理，并适时组织督导检查。云南省地方病防治所和各级疾病预防控制中心负责制定技术方案，规定相关技术指标和质量控制要求，组织召开业务技术培训会议。同时，通过强有力的健康教育宣传工作，广泛发动群众，掀起了一场政府领导、部门协作、群众参与的轰轰烈烈的"改炉改灶、维护健康、发展经济"的消除燃煤型氟中毒危害行动的人民战争。在项目实施的七年多时间里，全省上下齐心合力、密切配合、勇于探索和创新，克服了经费不足、人力少、任务重、时间紧等困难，严格按照项目方案，保质、保量地完成了各年度的目标任务。

一、内容与方法

（一）选点原则

各县本着"统一规划、连片治理、系统推进"的原则，优先选择中、重病区开展以健康教育为先导、改炉改灶为主要措施的综合防控燃煤型氟中毒项目。病区划分采用"地方性氟中毒病区划分标准（GB 17018—1997）"。

（二）基线调查

在改炉改灶实施前，为全面了解病区现状，做到"因地制宜、分类指导、科学安排"，各项目县开展基线调查，调查内容主要有以下三个方面：

1. 病区县基本情况　调查所辖病区乡数、病区乡所辖的病区行政村数、自然村数、户数、人口数、年均气温、年均降雨量等。

2. 改炉改灶情况　以自然村为单位调查全年烧煤的时间，目前使用炉灶的类型和数量，愿意参加改炉灶的户数，自愿出一定费用参加改炉改灶的户数等。

3. 病情调查　以病区行政村为单位调查 8～12 岁儿童氟斑牙人数、成人氟骨症人数，计算其患病率。氟斑牙检查方法采用 Dean 法进行分度诊断，氟骨症检查方法采用《地方性氟骨症临床分度诊断》（GB 16393—1996）标准进行临床诊断。

4. 尿氟含量调查　每年在有条件的县各抽取 50 名 8～12 岁儿童（每个年龄组 10 名）进行改炉改灶前后的尿氟含量检测。尿氟测定方法采用《尿中氟的离子选择电极测定方法（WS/T 30—1996）》。

（三）改炉改灶

1. 炉具的选定　省项目办明确要求各项目县在充分了解当地群众炉灶需求的基础上，选择节能效果好、热效率高、质量好、当地群众乐于接受的"降氟回风炉"作为项目推荐炉型。各项目县在选定炉具后，所选炉具及其技术参数在招标前经县级技术小组审核通过，并报县项目领导小组批复，报市级、省级存档。

2. 生产厂家的调查　各县项目办组织对本县或邻县生产厂家的调查，综合评估其生产资质、生产能力、炉具材料、技术质量和价格等，筛选出生产能力强、产品质量好、价格合适的厂家，作为招标采购的参考对象。并将调查结果报告市项目办和省项目办存档。

3. 炉灶招（议）标采购　各县项目办严格按《中华人民共和国政府采购法》和本项目相关要求，完成炉灶招（议）标采购。

4. 健康教育

（1）健康教育基本情况调查：在实施改炉改灶前，以病区行政村为单位对项目村的家庭主妇、小学生、初中生的燃煤型氟中毒防治知识知晓率和正确使用降氟炉灶、正确干燥及食用粮食等健康生活方式现状进行抽样调查，以了解项目地区居民对燃煤型氟中毒防治知识的掌握情况。

（2）形式和要求：在改炉灶实施过程中，要求在初期（动员期）、中期（发放炉灶期）、后期（炉灶验收期）组织开展健康教育和健康促进活动，健康教育一级目标人群以项目户户主和项目村小学 3 年级至初中 3 年级学生为重点人群，二级目标人群以项目地区广大基层干部、医务工作人员、教师和改炉灶技工等为主，培训二级目标人群，带动一级目标人群。针对不同人群，因地制宜地采取当地群众喜闻乐见的形式，如广播、电视、培训班、中小学健康教育课、群众宣传动员大会、儿歌和入户发放宣传日历，以及发放宣传小册子，张贴宣传画、标语、宣传栏和墙报等方式多次进行健康教育宣传活动。

（3）核心内容：指导群众知晓燃煤型氟中毒的危害及成因，指导群众正确使用和维护降氟炉灶，玉米、辣椒等主要食物在干燥和储存过程中避免煤烟污染，尽量自然晾晒干燥，并养成食前淘洗习惯，培养健康生活行为。

（4）效果评价指标：要求项目结束后，项目乡、村中小学校燃煤型氟中毒防治知识健康教育开课率达到 100%；对项目户的入户宣传覆盖率达到 100%。项目乡、村小学 3 年级至初中 3 年级学生氟中毒防治知识核心信息知晓率达到 90% 以上；家庭户主燃煤型氟中毒防治知识核心信息知晓率达到 80% 以上；在三年内，以乡镇为单位使降氟炉灶正确使用率达到 95% 以上。

5. 质量控制　省项目办在项目实施初期下发"降氟回风炉"的技术要求，宏观指导各县控制炉灶质量。县项目办和县技术指导组在招标采购标书中严格制定"降氟回风炉"的技术参数，并按此技术参数签订合同和进行产品验收。在生产过程中，县项目办和县技术指导组对生产原材料、生产工艺、炉具半成品和成品等进行严格抽查。乡（镇）项目办和村委会在炉具发放前负责质量验收，在有条件的地方，组织培训炉子安装施工队伍，进行统一安装，烟管要求伸出屋顶 0.5 米。县级技术小组在降氟炉灶安装后再入户与项目户一起进行一次统一验收，合格者才算正式交货。省、市级项目办在项目实施后期对炉灶质量、安装和使用情况进行抽查复核。

6.痕迹资料管理各县项目办、技术组及时收集、整理所有项目管理和技术的文件、调查表格和资料，并规范存档保管。

二、结果

（一）基线调查结果

1.病区基本情况和人口资料 巧家县燃煤型氟中毒历史病区分布在 1 个乡镇的 2 个自然村。经 2009 年改良炉灶需求调查，两病区村均不再以煤为主要燃料，故未纳入中转项目。其余 13 个改炉灶项目县病区总村数为 13 189 个，总户数为 843 821 户，病区总人口数占总人口比例为 39.35%，其中昭通市 7 个县病区人口所占比例高于 30%；本次调查显示，昭通市改炉改灶率为 18.68%，曲靖市改灶率为 7.61%，总改炉灶率为 17.88%；由于各病区县防氟炉灶多为 20 世纪 80 年代省级项目实施改良的，其使用时间已约 20 年，至 2014 年约 80%～90% 的炉灶都已损坏或无烟管，降氟炉灶正常使用率十分低。见表 11-15。

2.病区气候条件、改炉灶需求调查结果 13 个项目县病区海拔较高，气候寒冷、潮湿，年均气温在 11.3～18.3℃ 之间，年降雨量在 700～1500mm 之间。做饭、取暖和烘烤粮食使用燃煤炉，有燃煤敞炉的习惯，正在使用的炉灶绝大多数破损，烟管多数已损坏或未伸出屋外；主食粮为玉米和大米，群众乐于接受的炉具主要有方盘回风炉、圆盘铸铁回风炉。各项目县详细情况见表 11-16。

表 11-15 2004—2011 年云南省项目县基线调查结果

市	县（市、区）	县人口数（万人）	病区总村数	病区总户数	病区总人口数	病区人口所占比例 %	病区原改炉改灶率 %
昭通市	昭阳区	81.70	606	83 680	319 900	39.16	21.89
	彝良县	56.47	2212	83 360	357 800	63.34	7.83
	镇雄县	142.96	5232	344 527	1 429 600	100.00	14.00
	大关县	25.90	1023	24 281	197 000	76.07	22.04
	永善县	44.19	240	19 000	69 730	15.78	12.52
	威信县	41.00	1548	94 966	353 878	86.32	30.24
	盐津县	38.43	82	30 954	123 816	32.22	11.44
	鲁甸县	42.00	1624	100 318	380 000	90.48	35.48
	绥江县	16.20	9	4533	19 600	12.10	0.00
	小计	488.85	12 576	752 070	3 251 324	66.51	18.68
曲靖市	富源县	73.76	661	35 959	147 900	20.06	9.42
	罗平县	59.84	92	9682	33 441	5.59	4.27
	会泽县	95.85	35	1895	7754	0.81	8.21
	宣威市	145.89	54	10 666	38 456	2.64	5.27
	小计	382.50	613	58 202	232 101	6.07	7.61
合计		885.43	13 189	843 821	3 483 425	39.35	17.88

表 11-16　云南省项目县气候、炉型等基本情况调查结果

市	县（市、区）	海拔（m）	平均年降雨量（mm）	平均气温（℃）	主食粮种	主要燃料	拟改良降氟炉灶类型
昭通市	昭阳区	1922	741.6	11.6	大米、玉米	煤	方盘回风炉
	彝良县	1650	771.0	17.0	玉米、大米	煤	圆盘铸铁回风炉
	镇雄县	1524	931.8	11.3	玉米、大米	煤	圆盘铸铁回风炉
	大关县	1020	946.6	14.9	玉米、大米	煤	方盘回风炉、地回风炉
	永善县	820	899.5	12.8	玉米、大米	煤	方盘回风炉
	威信县	1191	1191.0	13.4	大米、玉米	煤	圆盘铸铁回风炉
	盐津县	1000	1101.1	18.3	大米、玉米	煤	方盘回风炉、地回风炉
	鲁甸县	1960	793.5	12.1	玉米、大米	煤	方盘回风炉
	绥江县	800	761.1	16.0	大米、玉米	煤	方盘回风炉
曲靖市	富源县	1814	1190.0	15.3	大米、玉米	煤	铸铁回风炉
	罗平县	1780	1107.0	11.5	大米、玉米	煤	铸铁地回风炉、回风炉
	会泽县	2120	1500.0	12.7	大米、玉米	煤	方盘回风炉
	宣威市	1980	972.0	13.3	大米、玉米	煤	方盘回风炉

3. 病情调查结果

（1）儿童氟斑牙患病情况：2004—2011 年 13 个项目县基线调查 8～12 岁儿童氟斑牙患病率见表 11-17。8～12 岁儿童氟斑牙总患病率为 55.5%，其中镇雄县儿童氟斑牙患病率最高，达 86.2%；威信县次之，达 65.6%。8～12 岁儿童氟斑牙患病率以村为单位分段分布情况见表 11-18，患病率高于 30% 的村数占总病区村数的 57.1%，高于 15% 的村数占总病区村数的 68.3%。

表 11-17　2004—2011 年项目县 8～12 岁儿童氟斑牙患病情况基线调查结果

市	县（市、区）	被调查儿童人数	氟斑牙患病人数	检出率（%）
昭通市	镇雄县	237 525	204 791	86.2
	威信县	30 048	19 728	65.6
	鲁甸县	53 866	23 733	44.1
	彝良县	74 924	31 440	42.0
	昭阳区	75 621	30 323	40.1
	绥江县	3400	578	17.0
	大关县	12 945	1858	14.4
	盐津县	15 542	1071	6.9
	永善县	43 340	55	0.1
曲靖市	罗平县	1511	610	40.4
	富源县	15 819	5895	37.3
	会泽县	761	105	13.8
	宣威市	11 898	441	3.7
合计		577 200	320 628	55.5

表 11-18　氟斑牙检出率分段统计

氟斑牙检出率	行政村数	百分比	累计百分比
≥90%	97	10.1	10.1
80%～89%	115	12.0	22.1
60%～79%	89	9.3	31.4
30%～59%	246	25.7	57.1
15%～29%	107	11.2	68.3
<15%	303	31.7	100.0
合计	957	100.0	

（2）成人氟骨症患病情况：2004—2009年项目县成人氟骨症基线调查结果见表11-19。总检出率为14.25%，其中镇雄县的检出率最高，达34.03%。

4. 尿氟含量 2004—2006年在镇雄、昭阳和富源3个项目县的不同项目村对8～12岁儿童即时尿样进行尿氟含量调查，检测结果见图11-1。2004年富源县和镇雄县的尿氟几何均数均高于儿童尿氟正常值（1.4mg/L），富源县的尿氟含量最高，尿氟几何均数达8.5mg/L，镇雄县尿氟几何均值为1.5mg/L。2005年三县的尿氟含量几何均值均未超标。2006年昭阳区尿氟含量测定结果超标，尿氟几何均数为1.968mg/L，尿氟含量最大值为11.87mg/L。

表11-19 2004—2009年项目村成人氟骨症基线调查结果

市	县（市、区）	≥16岁的检查人数	氟骨症检出人数	检出率（%）
昭通市	镇雄县	537 511	182 907	34.03
	威信县	48 647	1561	3.21
	鲁甸县	398 536	5575	1.40
	彝良县	122 904	1474	1.20
	昭阳区	65 538	39	0.60
	大关县	10 310	53	0.52
	盐津县	33 561	15	0.50
	永善县	34 993	0	0.00
	绥江县	26 912	0	0.00
	小计	1 278 912	191 624	14.99
曲靖市	宣威市	3923	16	0.41
	富源县	40 393	16	0.04
	罗平县	16 366	0	0.00
	会泽县	5356	0	0.00
	小计	66 038	32	0.05
	合计	1 344 950	191 656	14.25

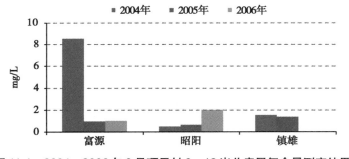

图11-1 2004—2006年3县项目村8～12岁儿童尿氟含量测定结果

（二）各年度各县改炉改灶任务量及完成情况

1. 改炉灶任务 2004—2011年度中央项目共下达2.53亿元用于支持云南省76.6万户的改炉灶任务，各年度各项目县任务分布见表11-20。云南省省级财政共配套1022万元工作经费支持改炉改灶工作，重点支持了威信县重点示范村3925户的改炉改灶防治措施落实。综上，国家和省级项目任务总数为76.99万户。

表 11-20 2004—2011 年度中央项目云南省各县改炉改灶任务分配(万户)

县(市、区)	2004年	2005年	2006年	2007年	2008年	2009年	2011年	合计
镇雄县	2.1	1.1	1.2	4.20	6.0	13.0	4.9	32.50
鲁甸县	0.5	0.3	0.3	0.85	1.0	2.0	4.1	9.05
彝良县	0.6	0.1	0.5	2.25	4.0	0.7		8.15
威信县	1.2	0.7	1.0	1.30	1.0		2.8	8.00
昭阳区	0.5	0.3	0.2		0.9	1.0	3.3	6.20
盐津县	0.3	0.2	0.4	0.50	1.0	0.2		2.60
大关县	0.5	0.2	0.4			0.7	0.6	2.40
永善县	0.3	0.1	0.2	0.40	0.9			1.90
绥江县				0.40				0.40
富源县	0.9	0.7	0.4	1.50				3.50
罗平县	0.1	0.1	0.4	0.30				0.90
宣威市		0.2		0.15	0.5			0.85
会泽县				0.15				0.15
合计	7.0	4.0	5.0	12.00	16.0	17.5	15.1	76.60

2．降氟炉灶的技术要求 2005 年 4 月云南省地方病防治所转发了国家地控中心文件《关于下发降氟炉灶结构与材料的基本技术要求的通知》(云地字〔2005〕13 号)。在项目实施过程中,要求各项目县严格按照以下技术要求进行招标和验收。

(1)所选炉灶设计要求:须符合"安全、卫生、节能、经济、实用"的要求。

(2)保证对热量的需要:要保证做饭、饲料加工、取暖等热量需求。热效率要高于旧式炉灶,节约燃料,上火快,可用火时间长。

(3)符合安全卫生要求:降氟炉灶的修建必须符合农村有关建筑安全规范,不影响其他建筑构件与设施的安全,特别要符合防火要求。降氟炉灶能有效地将煤烟排出室外,避免煤烟所导致的室内空气污染。

(4)降氟炉灶的结构要求:材质要坚固耐用、经济易得;炉(灶)体要严密不漏,有符合要求的排烟设施,烟囱一定要出屋,并高出屋脊(顶)0.5 米以上,要有防雨、防倒风的烟囱帽。

3．云南省项目选用的降氟炉具 主要有两种,一种是钢板方盘炉,其次是铸铁圆盘炉。炉具规格由项目户自选,国家项目统一支持固定的费用,超出费用由项目户自理。

4．中央项目实际完成的改炉改灶数 2004—2011 年中央项目共覆盖云南省 13 个病区县 13 779 个病区自然村,实际完成改良炉灶任务共计 770 047 户,各县各年度完成任务数详见表 11-21。全省项目任务总完成率为 100.53%,除绥江县外其余项目县均完成了项目任务,各县各年度完成率详见表 11-22。

表 11-21 2004—2011 年云南省中转项目各县各年度完成改炉改灶户数

县(市、区)	2004年	2005年	2006年	2007年	2008年	2009年	2011年	合计
镇雄县	21 000	11 000	12 000	42 000	60 000	130 000	49 000	325 000
鲁甸县	5000	3000	3000	8500	10 000	20 000	41 000	90 500
彝良县	6006	1000	5010	22 500	40 000	7315		81 831
威信县	12 150	7000	11 280	13 000	10 036		28 000	81 466
昭阳区	5006	3000	2000		9000	10 000	33 000	62 006
盐津县	3000	2000	7015	5173	10 000	2000		29 188
大关县	5000	2000	4281		7000	6000		24 281
永善县	3000	1000	2000	4000	9000			19 000
绥江县				2200				2200
富源县	9000	7000	4000	15 000				35 000
罗平县	1078	1197	4084	3214				9573
宣威市		2000		1502	5000			8502
会泽县				1500				1500
合计	70 240	40 197	54 670	118 589	160 036	175 315	151 000	770 047

表 11-22　2004—2011 年云南省中转项目各县各年度完成改炉改灶完成率（%）

县（市、区）	2004 年	2005 年	2006 年	2007 年	2008 年	2009 年	2011 年	合计
镇雄县	100.00	100.00	100.00	100.00	100.00	100.00	100	100.00
鲁甸县	100.00	100.00	100.00	100.00	100.00	100.00	100	100.00
彝良县	100.10	100.00	100.20	100.00	100.00	104.50		100.00
威信县	101.25	100.00	112.80	100.00	100.36		100	100.41
昭阳区	100.12	100.00	100.00			100.00	100	100.00
盐津县	100.00	100.00	175.38	103.46	100.00	100.00		112.26
大关县	100.00	100.00	107.25		100.00			103.38
永善县	100.00	100.00	100.00	100.00	100.00			100.00
绥江县				55.00				55.00
富源县	100.00	100.00	100.00	100.00				100.00
罗平县	107.80	119.7	104.60	107.43				106.37
宣威市		100.00		100.13	100.00			100.02
会泽县				100.00				100.00
合计	100.34	100.49	109.34	98.82	100.02	100.18	100	100.53

除了国家项目，2009 年省级财政安排威信县重点示范村改炉改灶项目，完成改炉改灶 3925 户。在项目实施过程中，随着健康教育工作的深入，病区居民防病意识和防病知识得到明显提升，自觉参与改炉改灶项目的积极性空前高涨，自发改炉灶和使用清洁能源炉灶的人群越来越多，至 2011 年底病区居民自发改炉改灶总户数为 27 811 户。通过中央项目、省级项目和群众自发行动使全省的总改炉灶数达到801 783 户，总改炉灶率为 95.02%，337.8 万人受益。见表 11-23。

表 11-23　2004—2011 年云南省各县改炉改灶实际完成情况统计表

县（市、区）	病区自然村数	病区户数	2004—2011 年中央项目改良炉灶总户数	省项目和村民自发改良炉灶总户数 *	总改炉灶户数（户）	总改良炉灶率（%）	实际受益人口（万）
镇雄县	5232	344 527	325 000		325 000	94.3	140.0
鲁甸县	1624	100 318	90 500		90 500	90.2	37.2
彝良县	2212	83 360	81 831		81 831	98.2	35.1
威信县	1548	94 966	81 466	12 837	94 303	99.3	39.0
昭阳区	606	83 680	62 006	15 654	77 660	92.8	32.0
盐津县	664	30 954	29 188		29 188	94.3	13.1
大关县	1023	24 281	24 281		24 281	100	10.3
永善县	240	19 000	19 000		19 000	100	6.8
绥江县	47	4533	2200	1423	3623	79.9	2.0
富源县	382	35 959	35 000		35 000	97.3	14.8
罗平县	96	9682	9573		9573	98.9	3.3
宣威市	70	10 666	8502	1822	10 324	96.8	3.7
会泽县	35	1895	1500		1500	79.2	0.5
合计	13 779	843 821	770 047	31 736	801 783	95.02	337.8

*注：威信县包含省级项目完成的改炉灶数 3925 户。

5. 防治措施落实进度增长情况　2004—2011 年各项目县改炉改灶落实进度增长情况见表 11-24。云南省项目县的改炉改灶项目乡镇见表 11-25。

表 11-24　2004—2011 年云南省各县各年度累计改炉改灶率（%）

县（市、区）	2004 年	2005 年	2006 年	2007 年	2008 年	2009 年	2011 年
镇雄县	6.10	9.30	12.79	24.98	42.40	80.14	94.40
鲁甸县	4.99	7.98	10.97	19.45	29.42	49.36	90.20
彝良县	7.20	8.40	14.41	41.40	89.39	98.17	98.20
威信县	12.79	20.17	32.04	45.73	56.30	60.43	99.30
昭阳区	5.98	9.57	11.96	11.96	22.71	34.66	92.80
盐津县	9.70	16.17	38.84	55.55	87.86	94.29	94.30
大关县	20.60	28.84	46.48	46.48	75.31	100.00	100.00
永善县	15.79	21.06	31.59	52.65	100.00	100.00	100.00
绥江县	0.00	0.00	0.00	48.54	48.54	48.54	79.90
富源县	25.03	44.50	55.64	97.36	97.36	97.36	97.40
罗平县	11.14	23.51	65.70	98.90	98.90	98.9	98.90
宣威市	0.00	18.76	18.76	32.85	79.73	79.73	96.80
会泽县	0.00	0.00	0.00	79.16	79.16	79.16	79.20
合计	8.32	13.09	19.57	33.62	52.59	73.83	95.02

表 11-25　云南省改炉改灶项目乡列表

县（市、区）	病区乡数	病区行政村数	病区自然村数	项目乡数	项目乡镇名
镇雄县	28	244	5232	28	泼机、赤水源、罗坎、塘房、五德、母享、乌峰、以勒、坡头、中屯、场坝、大湾、雨河、林口、芒部、盐源、牛场、坪上、果珠、尖山、木卓、以古、黑树、花山、杉树、花朗、碗厂、鱼洞
鲁甸县	12	84	1624	12	文屏、桃源、小寨、水磨、火德红、龙树、乐红、新街、梭山、龙头山、茨院、江底
彝良县	15	123	2212	15	洛泽河、小草坝、龙安、龙海、钟鸣、奎香、角奎、牛街、柳溪、树林、两河、洛旺、海子、荞山、龙街
威信县	10	87	1548	10	扎西、长安、林凤、三桃、庙沟、罗布、高田、水田、双河、旧府
昭阳区	18	88	606	18	小龙洞、北闸、洒渔、青岗岭、大寨、靖安、布嘎、守望、盘河、苏家院、旧圃、太平、乐居、大山包、田坝、永丰、凤凰、龙泉
盐津县	10	43	664	10	落雁、兴隆、牛寨、盐井、豆沙、普洱、中和、庙坝、柿子、滩头
大关县	9	55	1023	10	翠华、玉碗、上高桥、木杆、寿山、天星、悦乐、高桥、吉利
永善县	9	64	240	9	伍寨、茂林、桧溪、莲峰、马楠、码口、务基、水竹、墨翰
绥江县	5	9	23	4	板栗、会仪、中城、新滩
富源县	5	63	412	6	老厂、富村、十八连山、黄泥河、营上、墨红
罗平县	3	12	96	3	马街、富乐、老厂
宣威市	8	18	70	8	来宾、格宜、文兴、落水、东山、阿都、热水、普立
会泽县	1	2	35	1	雨碌
合计	133	892	13 785	134	

6. 新改炉灶的验收　县级技术小组对厂家进货材料单和实物进行审验，并对出厂的炉子用游标卡尺测量其炉面圆盘或方盘、各部配件的厚度、直径或长宽，以及炉体用材料的厚度，要求各项指标必须符合采购合同的技术参数。有些县项目户在领取降氟炉具时用称重的方法来验货。在炉灶安装后，县级项目办和技术小组入户进行安装验收，检查烟管是否伸出屋顶、燃烧时是否密闭。州（市）级和省级地方病防控部门在项目实施过程中和项目完成后，对降氟炉灶进行了检查和验收，对发现的问题提出整改意见，并监督完成。

（三）健康教育与健康促进

1．实施情况

（1）组织管理：为增强项目地区农民群众的防病意识，促进其主动改变落后的生活方式，并自觉投工投劳，积极配合改良炉灶，达到有效预防和控制燃煤型氟中毒流行的目的。2005年，云南省教育厅、卫生厅联合下发了《关于昭通市、曲靖市地方性氟中毒项目县开设健康教育课程的通知》，各项目市、县（区）卫生局、教育局联合转发了《地方性氟中毒健康教育实施方案》。2008年云南省卫生厅、省教育厅、省广播电视局关于印发中央转移支付地方病防治健康教育项目《云南省健康教育实施方案的通知》（云卫发〔2008〕589号），卫生厅还每年于项目初期下发《云南省防治氟中毒健教干预实施方案》；云南省地方病防控部门每年设计和招标印制燃煤型氟中毒防制项目的健康教育宣传资料，2004—2011年间共印发燃煤型氟中毒防制宣传年历62.4万张、宣传折页22.4万张、地方病防治知识小册子37.2万册、宣传光盘675张、宣传展板13套，并下发到项目县。各年度印发的宣传资料详见表11-26。同时，在项目实施过程中，各县（市、区）还印制了大量的宣传单发放到群众手中，部分项目县重点打造了项目示范村，在村口或路边制作了大型宣传张贴画或树立了永久性的宣传石碑，起到了大力宣传的作用。

表 11-26　2004—2011 年云南省省市级招标印制健康教育资料

年度	宣传年历（万张）	小册子（万册）	折页（万张）	光盘（张）	展版（套）
2005	4.5	9.7	14.0	210	13
2006	4.2	10.0	4.2	150	
2007	4.2	10.0	4.2	150	
2008	13.3	1.5		165	
2009	17.6	3.0			
2010	15.6	3.0			
2011	3.0				
合计	62.4	37.2	22.4	675	13

（2）开展情况：在项目县各级政府、各部门通过广播、电视、VCD、固定标语、宣传栏、黑板报、墙报、宣传单、儿歌和顺口溜等多种形式广泛宣传动员；在项目乡镇和行政村所有学校开设健康教育课、布置作业和作文比赛等活动对学生宣传防治知识，并要求学生回家向家长和亲属宣传核心知识，达到"小手牵大手"普及健康知识的目的；县疾控中心、村干部和村医组织召开村民大会，进行大众宣传动员，同时在村中制订村规民约宣传相关知识，在项目基线调查、发放降氟炉具和炉具安装验收时各开展一次入户宣传，每户发放宣传年历1张、宣传单1张。通过上述措施，使病区广大干部、乡村医生、教师、学生及病区居民了解高氟对人体健康的危害及有效防治措施，广泛动员病区居民主动参与改炉改灶防治工作，自觉改变不利于健康的生活习惯。

2．效果评价　项目后期对项目实施地区居民和学生进行健康教育效果评价。结果表明，本项目实施前学生和成人的健康教育知识知晓率很低，经过健康教育宣传后，防病知识知晓率明显提高，为改炉改灶的整体推进和后期管理奠定了基础，达到持续防治燃煤型氟中毒的效果。见图11-2和图11-3。

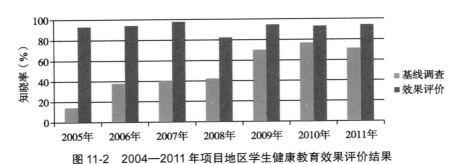

图 11-2　2004—2011 年项目地区学生健康教育效果评价结果

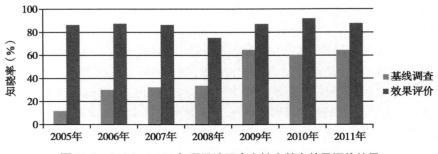

图 11-3　2004—2011 年项目地区户主健康教育效果评价结果

三、讨论

燃煤型氟中毒是典型的由不当生产、生活方式引起的地方病。云南省燃煤型氟中毒病区位于其东北部，为经济落后、人口众多的地区，全年多雨、潮湿、寒冷，使用炉具烤火取暖的时间较长，加之秋收后阴雨连绵，日照时间少，气温低，收获的粮食、辣椒无法靠阳光晒干，传统用燃煤敞灶烘烤干燥，煤中的氟释放出来，致使粮食和食物吸附了大量的氟。值得指出的是，云南省燃煤型氟中毒病区往往都盛产无烟煤，不仅自身含氟量高，制作燃煤时与煤伴合的粘土的氟含量更高，这更加重了当地居民氟暴露的程度。当地居民长期食入被氟污染的粮食和辣椒以及吸入含氟的空气导致燃煤型氟中毒，其主要表现为氟斑牙和氟骨症，是当地因病致贫和因病返贫的主要原因之一。因此，使病区居民知晓其病因、致病途径和危险因素，养成正确的生产、生活方式，避免氟的摄入是预防本病的关键。

2004 年底启动的、为期七年的改炉改灶消除燃煤型氟中毒综合防治项目，是国家在多年的调查研究基础上提出的一项惠及千家万户的防病工程。本项目以推广降氟炉灶为主要措施，辅以健康教育和健康促进，项目不仅考虑到短期效应，而且考虑到长远防控。同时以健康教育和健康促进提升病区广大居民的防病意识和防病知识，培养其健康的生产、生活方式，以达到防控本病的目的。该项目投入资金大，充分体现了一个负责任的国家对病区广大群众的关心和爱护，是实现健康中国目标的具体实践，是我国地方病防治历史上具有重要社会意义的重大事件。

本项目在实施过程中，得到了国家卫计委和地方病控制中心的大力支持和指导，国家卫计委相关领导和地病中心的专家们多次深入病区，不辞辛苦，连续作战，走遍了所有的重点病区县，走村入户查看、询问，给予了很多具体的政策和技术指导，传送了各省的宝贵经验，并给予了我们很多鼓励，对推进云南省项目进度和质量起到了重要作用。

同时，云南省高度重视本项目，积极组织实施，配套了相应的工作经费，为项目的圆满完成提供了组织和资金保障。各级政府把本项目作为重要的惠民工作来抓，认真按照"政府领导、部门配合、群众参与"的地方病工作机制组织开展项目工作，各级成立以政府主管领导或分管领导为组长，卫生、财政、质监、工商、物价、教育、宣传、广电、审计、监察等有关部门负责人为成员的项目领导小组，实行目标责任管理制，明确各级、各单位的责任和任务，各相关部门密切配合，切实履行工作职责。在项目实施过程中，当发现项目管理、进度和质量出现问题和困难时，各级领导小组及时派出督导工作组，深入基层了解情况，找出解决问题的办法，并召开项目推进会议，形成合力圆满完成项目任务。

本项目在实施初期，虽然存在资金不足、人力不够、经验缺乏、群众观望等诸多困难，但各级政府和部门本着高度的责任心和使命感，克服困难，全心全意地投入到项目工作中，虚心向兄弟省份取经，向早年参与过省级改炉灶项目的老同志讨教，在实践中学习，并深入到病村，了解群众的需求和疑惑，了解炉型、炉具制作过程、原材料价格和进货途径、质量和市场价格等。在项目实施过程中，项目县领导小组把项目落实好的乡（村）树立为项目示范点，开展交流学习，促进项目落实和质量的提升。省级地方病防治领导小组根据各县群众对炉灶型别和规格需求不同等实际情况，决定由各县主导炉具的招标采购工作,市级和省级对招标工作进行监管和技术指导。实践证明,这一决策是正确的、科学的,它既满足了各地群众的不同需求,又分散了厂家供货的负担,减少了运输费用,克服了人力不足的困难,更容易达到各县的质量控制标准和产品要求,使群众得到称心如意的炉具,对后来项目的推进起到积极作用。

由于前三年(2004—2006 年)的中央项目补助资金为 200 元／户,大部分县的降氟炉具价格高于此补助标准。为此,县、乡、村干部深入病村,广泛动员,充分发动群众参与的积极性。各村在确定改炉灶户、炉型、规格需求、炉具价格和自筹资金后,向群众公示,做到公开、公平和公正,使群众在了解信息的基础上自觉自愿地补足缺口的费用购买改良炉灶,这不但满足了群众的意愿,还极大大提升了改炉改灶项目的质量、进度和覆盖面。

燃煤型氟中毒与不当的生活方式密切相关,健康教育和健康促进是综合防治的重要措施之一,是做好项目工作的重要组成部分。在改良炉灶的基础上,如果使用者的防病意识没有提高,那么本项目就变成了简单的发放炉灶的工作了,只有使广大群众充分认识到燃煤型氟中毒的危害性,并知晓和掌握其防治方法,才能达到本项目的预期目的。因此,健康教育是本项目成败的关键,是燃煤型氟中毒防控工作可持续发展的基础和保障。病区县在项目实施过程中,因地制宜地想办法、出奇招,用当地居民最喜闻乐见的方式(广播、电视、歌舞和小品表演、顺口溜、村规民约、入户宣传、学生作文比赛、小手牵大手活动、典型示范村、固定标语等),反复多次地宣传,不断强化病区居民在本项目落实中的主角作用。通过健康教育,既提高了病区居民参与改炉改灶的积极性和健康生活意识,又提高了正确使用降氟炉灶的技能和坚持健康生活方式的自觉性,保障了项目的持续效果。

当然,在项目实施过程中也发现一些不足,如在气候特别寒冷、多雨潮湿的病区,如镇雄县,当粮食大量收获时仅使用目前普及的降氟“回风铁炉”无法满足干燥粮食的需要,还需探索新的、适用于这类病区的粮食干燥方法和设备,才能彻底解决这一问题,使防治效果再上一个新台阶。再如,病区年青人多在外地打工,在家的多是无文化知识的老人和小孩,接受健康卫生知识的能力偏低,很难形成健康生活方式,这些人群是健康教育工作的重点和难点。

经过七年的项目实施,云南省燃煤型氟中毒防控工作成绩斐然,总改炉灶率达到了 95%,为历史最高,不仅有力地遏止了燃煤型氟中毒持续发生的势头,还为本病的控制和消除奠定了基础。更为重要的是,健康教育知识的普及使广大病区居民认识到燃煤型氟中毒的危害,自觉地使用和维护降氟炉灶,并自发购买家用电饭煲、电磁炉和电暖炉等清洁家电设备,还更乐意接受农业和扶贫部门组织开展的沼气建设节能设备和新农村房屋改造建设等项目。随着病区经济的发展,群众文化生活水平的提高,燃煤型氟中毒的危害必将永远成为历史。

四、结论

1. 通过国家项目和省级项目投入以及病区群众自发改炉灶行动,使云南省的改炉灶率达到 95%,是历史最高水平,为燃煤型氟中毒控制和消除奠定了坚实基础。

2. 云南省燃煤型氟中毒病区居民的健康教育知识知晓率和健康生活行为形成率显著提高,达到项目目标要求,为燃煤型氟中毒的可持续消除提供了保障。

3. 目前云南省燃煤型氟中毒病区分布在昭通市 9 个县、曲靖市 4 个县,其中镇雄县、威信县、彝良县、昭阳区、鲁甸县、富源县和罗平县病情较重,本项目实施后其改炉灶率均达到 90% 以上。

第四节　防治效果抽样评估

为评价云南省燃煤型氟中毒近十年以来的防治效果,根据《全国燃煤污染型地方性氟中毒防治效果评价实施方案》,2014 年,云南省选择在 2002 年开展过燃煤污染型地方性氟中毒重点病区调查的病区县(区)进行调查评估。本文报告本次调查结果,并与 2002 年调查结果进行比较,评价防治效果。

一、内容与方法

（一）调查点的选择

在 2002 年开展过重点病区调查的镇雄、昭阳和彝良 3 县（区）开展调查评估。在每个县的历史轻、中、重病区村和非病区村分层抽选调查点，每层病区调查点的数量按该层病区村总数 5% 的比例确定，每个县的非病区调查点为 2 个。选择调查点时尽量兼顾 2002 年的调查点，不足部分采用单纯随机抽样的方法进行补充抽样。

根据选点要求，共在 3 个县抽取 14 个乡镇 28 个村开展调查，其中轻病区 2 个村，中病区 5 个村，重病区 17 个村，非病区 4 个村。因镇雄县所辖乡镇、村均为重病区，故抽取到的村均为重病区村。本次调查的病区村中 65% 的村参加了 2002 年重点病区调查。见表 11-27。

表 11-27　调查点分布

县（区）	乡	行政村	病区程度
彝良县	洛旺	洛旺、怀来	非病区
	钟鸣	钟鸣	轻病区
	龙街	尖山、龙街、龙洞	中病区
	小草坝	小草坝、金竹、大桥	重病区
昭阳区	太平街道办事处	永乐社区、太平社区	非病区
	凤凰街道办事处	荷花社区	轻病区
	靖安	小堡子、碧凹	中病区
	小龙洞	中营、小龙洞	重病区
镇雄县	场坝	场坝、麻园	重病区
	尖山	尖山、田湾	重病区
	罗坎	凤翥、纸槽	重病区
	芒部	芒部、庙河	重病区
	乌峰	上街、五谷	重病区
	以勒	毛坝、以勒	重病区

（二）调查内容

1. 防治措施落实及使用情况　对 3 个县及抽中的 12 个病区乡（镇）的改炉改灶及改良炉灶的正确使用情况、防治工作后期管理情况进行调查。

2. 病区村一般情况的调查　包括做饭、取暖燃料变动情况、改炉改灶及改良炉灶正确使用情况、与食用玉米和辣椒有关的生活行为转变情况等。

3. 病区和非病区村粮食氟含量调查　采用非概率抽样方法，按照隔户调查的原则在每个调查点采集 10 户用作主食的自产玉米和干辣椒测定氟含量，并注明干燥和保存方式。

4. 病情调查

（1）病区村和非病区村儿童氟斑牙病情及尿氟含量调查：检查调查点所有当地出生居住的 8～12 周岁儿童氟斑牙患病情况，同时，每个年龄组采集 10 份尿样，男女各半，测定尿氟含量。

（2）病区村重度临床氟骨症病人数量：在调查点搜索 16 岁及以上重度氟骨症病人。

（三）调查方法

1. 现场调查方法氟斑牙诊断采用《氟斑牙诊断》（WS/T 208—2011）；氟骨症诊断采用《地方性氟骨症诊断标准》（WS 192—2008）。

2. 实验室检测方法尿氟含量采用《尿中氟的离子选择电极法》（WS/T 30—1996）测定；粮食氟含量检测采用《食品中氟的测定》（GB/T 5009.18—2003）。

（四）质量控制

1. 现场调查人员均经过专业技术培训，掌握地方性氟中毒诊断、流行病学调查技术和方法。

2. 检测现场样品相关项目的实验室均通过国家实验室外质控考核并合格，其中，粮食氟含量测定由中国疾病预防控制中心地方病控制中心完成。

3. 所有现场调查数据均经县、市、省级逐级核对，对存在问题的数据进行补充或重新调查，确保数据质量。

（五）数据统计分析

用 Epi Info 软件创建数据库并录入所有调查数据，数据经整理、核对和清洁后用 Excel 2013 和 DPS 14.5 高级版进行统计分析。

二、结果

（一）防治措施落实和使用情况

3 个县共有 456 个病区行政村，涉及 51.1567 万户，病区改良炉灶率为 95%。在调查的 24 个病区村中，改良炉灶使用率为 90%，正确使用率为 98.5%。见表 11-28。

表 11-28 调查县防治措施落实情况

县（区）	调查县病区范围及改良炉灶情况				调查村病区及改良炉灶情况				
	病区村数	病区户数	改良炉灶户数	改良炉灶率(%)	病区村数	病区户数	改良炉灶使用户数	改良炉灶使用率(%)	改良炉灶正确使用率(%)
彝良县	123	83 360	81 835	98	7	8592	7347	86	99.7
昭阳区	88	83 680	77 660	93	5	6651	6603	99	97.1
镇雄县	254	344 527	325 000	94	12	22 647	19 992	88	98.5
合计	465	511 567	484 495	95	24	37 890	33 942	90	98.5

（二）食用粮食氟含量及影响因素

在 24 个病区村、4 个非病区村共采集 280 份玉米和辣椒样品进行氟含量检测，玉米氟含量范围为 0.60～19.54mg/kg，中位数为 2.47mg/kg，四分位间距为 2.87mg/kg；辣椒氟含量范围为 1.73～1245.75mg/kg，中位数为 16.92mg/kg，四分位间距为 51.91mg/kg。其中，病区村共检测 240 份玉米，氟含量范围为 0.67～19.54mg/kg，中位数为 2.52mg/kg，四分位间距为 3.28mg/kg；辣椒氟含量范围为 1.73～1245.75mg/kg，中位数为 24.62mg/kg，四分位间距为 75.29mg/kg。非病区村检测 40 份玉米，氟含量范围为 0.6～6.76mg/kg，中位数为 2.06mg/kg，四分位间距为 1.25mg/kg；辣椒氟含量范围为 1.87～49.79mg/kg，中位数为 5.39mg/kg，四分位间距为 8.87mg/kg。各县检测结果见表 11-29。

表 11-29 各县区粮食玉米、辣椒氟含量检测结果

县（区）	病区			非病区		
	份数	玉米氟含量 M（QL-QU）	辣椒氟含量 M（QL-QU）	份数	玉米氟含量 M（QL-QU）	辣椒氟含量 M（QL-QU）
镇雄县	120	4.43（2.51-7.54）	64.73（30.87-120.57）			
昭阳区	50	1.98（1.46-2.39）	4.59（2.75-15.67）	20	2.21（2.03-2.69）	4.29（3.41-10.59）
彝良县	70	2.18（1.71-3.65）	7.74（3.53-18.58）	20	1.34（1.15-2.49）	6.48（3.08-12.24）
合计	240	2.52（1.78-5.06）	24.62（5.62-80.91）	40	2.06（1.35-2.6）	5.39（3.37-12.24）

（三）氟中毒病情

1. 儿童氟斑牙患病情况 共在 3 县（区）的 28 个村 7761 名 8～12 岁儿童进行氟斑牙检查。共调查 24 个病区村，检查 6415 人，氟斑牙总检出率为 22.1%，氟斑牙指数为 0.46，总体流行强度为"边缘流行"(镇雄县为"极轻度流行",其余两县为"无氟斑牙流行")。经秩和检验,三县(区)儿童氟斑牙病情差别有统计学意义(Hc=1221.6882,P<0.001),经两两比较,每两县间差别均有统计学意义,镇雄县病情最重,彝良县次之,昭阳区最轻。各县病区村儿童氟斑牙检查结果详见表11-30。

表11-30　病区村氟斑牙检查结果——按县区比较

县(区)	调查村数	检查人数	可疑人数	极轻人数	轻度人数	中度人数	重度人数	病例数	检出率(%)	氟斑牙指数
镇雄县	12	1999	353	285	502	118	17	922	46.12	0.94
昭阳区	5	2274	468	169	30	5	0	204	8.97	0.21
彝良县	7	2142	0	80	103	108	1	292	13.63	0.29
合计	24	6415	821	534	635	231	18	1418	22.1	0.46

调查非病区村4个,共检查1346人,儿童氟斑牙检出率为3.94%,氟斑牙指数为0.09,流行强度为"无氟斑牙流行",将历史病区程度(包括非病区)与氟斑牙检查结果进行线性趋势检验,两者呈线性变化趋势(F=760.98,P<0.001),即历史病情越重的病区,现病情也越重。不同病情病区氟斑牙检查结果见表11-31。

表11-31　氟斑牙检查结果——按历史病区程度比较

历史病区类型	调查村数	检查人数	可疑人数	极轻人数	轻度人数	中度人数	重度人数	病例数	检出率(%)	氟斑牙指数
非病区	4	1346	99	40	11	2	0	53	3.94	0.09
轻病区	2	443	39	10	10	0	0	20	4.51	0.11
中病区	5	2202	198	100	53	76	1	230	10.45	0.24
重病区	17	3770	584	424	572	155	17	1168	30.98	0.63
合计	28	7761	920	574	646	233	18	1471	18.954	0.40

2.儿童尿氟含量　在3个县共检测1377份儿童尿样,氟含量几何均数为0.58mg/kg,各县不同病区儿童尿氟几何均数均低于儿童尿氟正常值上限,见表11-32。

3.成人氟骨症患病情况　在镇雄和彝良两县查出重度临床氟骨症91例,其中镇雄县89例,彝良县2例,昭阳区未查出氟骨症患者。

表11-32　儿童尿氟检测结果

县(区)	调查村数	检测份数	非病区			轻病区			中病区			重病区			病区合计		
			调查村数	检测份数	几何均数	调查村数	检测份数	几何均数	调查村数	检测份数	几何均数	调查村数	检测份数	几何均数	调查村数	检测份数	几何均数
镇雄县	12	577	0	0	—	0	0	—	0	0	—	12	577	0.8	12	577	0.8
昭阳区	7	350	2	100	0.6	1	50	0.5	2	100	0.4	2	100	0.5	5	250	0.5
彝良县	9	450	2	100	0.5	1	50	0.4	3	150	0.5	3	150	0.5	7	350	0.4
合计	28	1377	4	200	0.6	2	100	0.4	5	250	0.4	17	827	0.7	24	1177	0.6

三、讨论

(一)调查点的选择

镇雄县、彝良县和昭阳区是云南省燃煤型氟中毒重点病区,相对其他病区县,具有病情重、病区范围广的特点。本次评估工作覆盖了三个县的非病区、轻病区、中病区和重病区,调查结果能较好代表全省重点病区的实际情况。本次调查的病区村中65%的村参加了2002年重点病区调查,两次调查内容和方法基本一致,结果具有可比性,两次调查结果的对比可评价云南省燃煤型氟中毒重点病区近十年的防治效果。

(二)针对调查结果的分析讨论

将本次调查结果与 2002 年结果进行对比分析,结果如下。

1. 粮食氟含量

(1)玉米氟含量:2002 年共检测玉米样品 235 份,氟含量中位数为 11.68mg/kg;2014 年共检测 280 份,氟含量中位数为 2.52mg/kg。经秩和检验,$U=9888.5$,$P<0.001$,可认为 2014 年玉米氟含量明显低于 2002 年水平。

(2)辣椒氟含量:2002 年共检测辣椒样品 207 份,氟含量中位数为 110.93mg/kg;2014 年共检测 280 份,氟含量中位数为 16.92mg/kg。经秩和检验,$U=13\,024.0$,$P<0.001$,可认为 2014 年辣椒氟含量明显低于 2002 年水平。

2. 病情变化情况

(1)儿童氟斑牙患病情况:2002 年共在 3 个县调查 25 个自然村,对 3333 名儿童进行氟斑牙检查,氟斑牙检出率为 44.6%,2014 年检查 6415 人,氟斑牙检出率为 22.1%,氟斑牙检出率下降了 50%。将两次调查原始结果进行秩和检验,$U=24\,818\,460$,$P<0.05$,可认为 2014 年儿童氟斑牙病情较 2002 年检查结果显著下降。

(2)儿童尿氟含量:2002 年共检测 1093 份儿童尿样,氟含量几何均数为 1.82mg/L,高于儿童尿氟正常值上限;2014 年共检测 1377 份,氟含量几何均数为 0.58mg/L,低于儿童尿氟正常值上限。经秩和检验,$U=189\,054$,$P<0.001$,可认为 2014 年儿童尿氟含量明显低于 2002 年检测结果。

(三)取得的成绩

1. 病区防治措施得到全面落实 通过广泛实施燃煤污染型氟中毒防治项目,燃煤型氟中毒病区改良炉灶率显著提高,达 95% 以上,实现病区基本全覆盖。改良炉灶正确使用率也在 95% 以上,确保改良炉灶的防病效果。

2. 病区食用玉米辣椒等粮食氟含量显著降低 通过开展地方性氟中毒健康教育活动,病区群众防病意识普遍增强,不健康的行为和生活习惯得到改变。通过正确使用改良炉灶,不再使用敞炉灶烘烤食用粮食,粮食氟含量显著下降。

3. 病区儿童氟斑牙病情显著下降 表现为检出率和病情程度明显下降。

四、结论

通过以改良炉灶为主的综合防治措施的落实,云南省燃煤型氟中毒病情得到有效控制,防治成效显著。

第五节 考 核 验 收

《全国地方病防治"十二五"规划》提出了到 2015 年实现基本消除重点地方病危害目标。为确保云南省实现地方病防治"十二五"规划目标,根据国家卫生计生委《重点地方病控制和消除评价办法》和相关要求,2012 年起,云南省逐步在燃煤型地氟中毒病区县开展了控制和消除的考核验收评价工作。截至 2015 年,已完成全省所有病区县(包括历史病区县巧家县)的评价工作,其中,2012 年评价盐津县(试点),2013 年评价永善、绥江、富源和宣威等 4 个县(市),2014 年评价鲁甸、彝良、罗平、会泽等 4 个县,2015 年评价镇雄、威信、昭阳、大关和巧家等 5 个县(区)。

一、内容与方法

评价方式及程序按照国家《重点地方病控制和消除评价办法》,评价内容、标准及结果判定按照国家《燃煤污染型氟中毒控制和消除评价内容及判定标准》。

二、结果

（一）县级自评结果

1. 改良炉灶使用情况 本次评价工作覆盖云南省 14 个燃煤型氟中毒病区县（市、区）的所有病区乡镇、村，涉及 132 个乡镇、860 个行政村、13 639 个自然村、867 599 户，覆盖病区人口数 3 575 074人。在调查的家庭中，共 837 080 户使用改良炉灶，改良炉灶率为 96.5%；合格改良炉灶 817 868 户，合格改良炉灶率为 94.3%；改良炉灶正确使用 797 521 户，改良炉灶正确使用率为 95.3%，合格改良炉灶正确使用率为 97.5%，改良炉灶实际受益人口数为 3 532 186 人。各县评价范围和改良炉灶使用情况见表 11-33、表 11-34。

表 11-33　燃煤型氟中毒控制和消除评价范围

州（市）	病区县名	病区乡镇数	病区行政村数	病区自然村数	病区自然村户数	病区自然村人口数（人）
昭通市	大关县	12	55	242	34 429	146 385
	鲁甸县	12	84	1624	101 320	416 425
	绥江县	4	9	47	6979	31 560
	威信县	10	87	1548	94 966	398 625
	盐津县	10	43	664	28 689	110 833
	彝良县	12	117	2337	84 723	426 335
	永善县	9	50	240	20 799	73 182
	昭阳区	17	85	1216	77 245	314 341
	镇雄县	28	254	5137	360 341	1 428 796
	巧家县	1	1	2	439	2700
曲靖市	富源县	5	43	382	35 915	142 284
	会泽县	1	2	35	1999	8188
	罗平县	3	12	95	9208	37 426
	宣威市	8	18	70	10 547	37 994
合计		132	860	13 639	867 599	3 575 074

表 11-34　燃煤型氟中毒病区防治措施落实及使用情况

病区县名	改良炉灶户数	改良炉灶率 %	改良炉灶完好户数	合格改良炉灶率 %	改良炉灶完好率 %	改良炉灶正确使用户数	改良炉灶正确使用率 %	合格改良炉灶正确使用率 %	实际受益人口数（人）
大关县	33 412	97.0	32 372	94.0	96.9	32 061	96.0	99.0	141 752
鲁甸县	98 256	97.0	95 519	94.3	97.2	94 926	96.6	99.4	416 425
绥江县	6939	99.4	6939	99.4	100.0	6895	99.4	99.4	30 659
威信县	94 966	100.0	93 111	98.0	98.0	92 227	97.1	99.1	387 395
盐津县	27 854	97.1	26 763	93.3	96.1	26 763	96.1	100.0	110 833
彝良县	81 175	95.8	80 917	95.5	99.7	79 421	97.8	98.2	414 783
永善县	20 776	99.9	20 766	99.8	100.0	20 766	100.0	100.0	73 114
昭阳区	74 276	96.2	73 617	95.3	99.1	73 611	99.1	100.0	301 029
镇雄县	342 067	94.9	330 792	91.8	96.7	316 520	92.5	95.7	1 428 796
巧家县	439	100.0	439	100.0	100.0	439	100.0	100.0	2700
富源县	35 264	98.2	35 264	98.2	100.0	32 839	93.1	93.1	142 284
会泽县	1987	99.4	1985	99.3	99.9	1985	99.9	100.0	8184
罗平县	9208	100.0	8923	96.9	96.9	8607	93.5	96.5	36 238
宣威市	10 461	99.2	10 461	99.2	100.0	10 461	100.0	100.0	37 994
合计	837 080	96.5	817 868	94.3	97.7	797 521	95.3	97.5	3 532 186

表 11-34 显示，从省级水平看，全省改良炉灶率、改良炉灶完好率和改良炉灶正确使用率均达 95%
以上，达到了燃煤型氟中毒防治"十二五"规划目标要求。从县级水平看，除镇雄、富源和罗平外，其余
各县三项指标均达到了"十二五"规划目标要求。

根据燃煤型氟中毒控制和消除评价标准，以村为单位，燃煤型氟中毒消除标准要求合格改良炉灶
率和合格改良炉灶正确使用率均达 95% 以上，控制标准要求合格改良炉灶率和合格改良炉灶正确使用
率均达 90% 以上。据统计，全省 59.6% 的病区村达到消除标准，86.0% 的病区村达到控制标准；在县
级水平，绥江、威信、永善、巧家、会泽、罗平和宣威 7 个县区 95% 以上的病区村均达到消除标准，除镇
雄、富源和昭阳等 3 县（区）外，其余各县 95% 以上的病区村均达到控制标准。各县（市、区）改良炉灶
指标达到控制或消除标准情况详见表 11-35。

表 11-35　改良炉灶指标达到控制或消除标准情况

州（市）	病区县名	病区自然村数	消除标准		控制标准	
			达标村数	%	达标村数	%
昭通市	大关县	242	184	76.0	242	100.0
	鲁甸县	1624	798	49.1	1624	100.0
	绥江县	47	47	100.0	47	100.0
	威信县	1548	1548	100.0	1548	100.0
	盐津县	664	213	32.1	655	98.6
	彝良县	2337	1592	68.1	2296	98.2
	永善县	240	240	100.0	240	100.0
	昭阳区	1216	767	63.1	949	78.0
	镇雄县	5137	2255	43.9	3589	69.9
	巧家县	2	2	100.0	2	100.0
曲靖市	富源县	382	290	75.9	334	87.4
	会泽县	35	34	97.1	35	100.0
	罗平县	95	95	100.0	95	100.0
	宣威市	70	70	100.0	70	100.0
合计		13 639	8135	59.6	11 726	86.0

2. 儿童氟斑牙患病情况　对 14 个病区县所有病区乡镇、村的全部 8～12 岁儿童进行氟斑牙检查，
共检查 264 880 人，共检出氟斑牙患者 42 488 人，氟斑牙患病率为 16.04%，85% 的病例表现为极轻度或
轻度。各县儿童氟斑牙检查结果详见表 11-36、表 11-37。

从表 11-36 可看出，所有病区县 8～12 岁儿童氟斑牙总患病率均低于 30%，除镇雄、富源和威信等
3 县外，其余各县均低于 15%。

从表 11-37 可见，全省 61.7% 的病区自然村 8～12 岁儿童氟斑牙患病情况达到了消除标准，85.4%
的病区自然村达到了控制标准。在县级水平，除镇雄和富源等 2 县外，其余各县（市、区）95% 以上的病
区自然村 8～12 岁儿童氟斑牙患病率均达到控制标准；除镇雄、富源、昭阳、威信、大关和宣威外，其余
各县（市）95% 以上的病区自然村 8～12 岁儿童氟斑牙患病率均达到消除标准。

3. 玉米、辣椒正确干燥情况　入户调查结果显示，病区家庭食用玉米和辣椒正确干燥率分别为
66.96% 和 70.73%，除镇雄和富源等 2 县（区）外，其余各县（市）玉米和辣椒正确干燥率均大于 95%。
根据燃煤型氟中毒病区控制和消除标准（消除标准要求食用玉米和辣椒正确干燥率均在 95% 以上，控
制标准要求均在 90% 以上），全省有 54.8% 的病区自然村达到消除标准，60.4% 的村达到控制标准。在

县级水平,除镇雄、昭阳和富源等 3 县(区)外,其余各县(市)95% 以上的病区自然村玉米和辣椒干燥指标均达到控制标准;除镇雄、昭阳、富源和彝良等 4 县(区)外,其余各县(市)95% 以上的病区自然村玉米和辣椒干燥指标均达到消除标准。需指出的是,镇雄县无论玉米,还是辣椒,其正确干燥率都非常低,达到控制和消除标准村数的比例更低。各县食用玉米、辣椒正确干燥情况详见表 11-38、表 11-39。

表 11-36　8～12 岁儿童氟斑牙检查结果

州(市)	病区县名	8～12 岁儿童数	可疑人数	极轻人数	轻度人数	中度人数	重度人数	总病例数	氟斑牙患病率(%)
昭通市	大关县	17 006	0	1348	768	302	0	2418	14.22
	鲁甸县	35 430	0	3446	903	26	0	4375	12.35
	绥江县	1271	0	6	46	0	0	52	4.09
	威信县	12 415	488	1564	268	43	0	1875	15.10
	盐津县	12 266	0	0	0	0	0	0	0.00
	彝良县	36 435	1307	1203	761	382	161	2507	6.88
	永善县	3762	0	0	0	0	0	0	0.00
	昭阳区	25 507	879	515	237	60	14	826	3.24
	镇雄县	104 764	13 226	13 579	9695	3947	1077	28 298	27.01
	巧家县	47	5	0	0	0	0	0	0.00
曲靖市	富源县	10 142	1197	962	700	144	25	1831	18.05
	会泽县	536	51	6	0	0	0	6	1.12
	罗平县	3052	94	40	149	15	4	208	6.82
	宣威市	2247	118	70	19	3	0	92	4.09
合计		264 880	17 365	22 739	13 546	4922	1281	42 488	16.04

表 11-37　8～12 岁儿童氟斑牙达到控制或消除标准情况

州(市)	病区县名	病区自然村数	消除标准		控制标准	
			达标村数	%	达标村数	%
昭通市	大关县	242	172	71.1	242	100.0
	鲁甸县	1624	1621	99.8	1624	100.0
	绥江县	47	46	97.9	47	100.0
	威信县	1548	515	33.3	1548	100.0
	盐津县	664	664	100.0	664	100.0
	彝良县	2337	2298	98.3	2337	100.0
	永善县	240	240	100.0	240	100.0
	昭阳区	1216	1134	93.3	1199	98.6
	镇雄县	5137	1312	25.5	3238	63.0
	巧家县	2	2	100.0	2	100.0
曲靖市	富源县	382	218	57.1	303	79.3
	会泽县	35	35	100.0	35	100.0
	罗平县	95	94	98.9	95	100.0
	宣威市	70	62	88.6	69	98.6
合计		13 639	8413	61.7	11 643	85.4

表 11-38　食用玉米正确干燥情况统计表

州（市）	病区县名	病区自然村数	玉米正确干燥率（%）	消除标准		控制标准	
				达标村数	%	达标村数	%
昭通市	大关县	242	100.00	242	100.0	242	100.0
	鲁甸县	1624	100.00	1624	100.0	1624	100.0
	绥江县	47	99.21	47	100.0	47	100.0
	威信县	1548	96.33	1470	95.0	1548	100.0
	盐津县	664	98.71	664	100.0	664	100.0
	彝良县	2337	95.80	1810	77.4	2321	99.3
	永善县	240	100.00	234	97.5	234	97.5
	昭阳区	1216	98.12	1096	90.1	1141	93.8
	镇雄县	5137	21.32	34	0.7	60	1.2
	巧家县	2	100.00	2	100.0	2	100.0
曲靖市	富源县	382	68.59	181	47.4	204	53.4
	会泽县	35	99.80	35	100.0	35	100.0
	罗平县	95	96.62	95	100.0	95	100.0
	宣威市	70	100.00	70	100.0	70	100.0
合计		13 639	64.96	7604	55.8	8287	60.8

表 11-39　食用辣椒正确干燥情况

州（市）	病区县名	病区自然村数	辣椒正确干燥率（%）	消除标准		控制标准	
				达标村数	%	达标村数	%
昭通市	大关县	242	100.00	242	100.0	242	100.0
	鲁甸县	1624	100.00	1624	100.0	1624	100.0
	绥江县	47	99.21	47	100.0	47	100.0
	威信县	1548	97.02	1548	100.0	1548	100.0
	盐津县	664	99.33	664	100.0	664	100.0
	彝良县	2337	95.66	1771	75.8	2311	98.9
	永善县	240	100.00	234	97.5	234	97.5
	昭阳区	1216	97.39	1052	86.5	1126	92.6
	镇雄县	5137	35.18	313	6.1	490	9.5
	巧家县	2	100.00	2	100.0	2	100.0
曲靖市	富源县	382	68.59	181	47.4	204	53.4
	会泽县	35	99.80	35	100.0	35	100.0
	罗平县	95	96.59	95	100.0	95	100.0
	宣威市	70	100.00	70	100.0	70	100.0
合计		13 639	70.73	7878	57.8	8692	63.7

4. 县级自评结论　根据燃煤型氟中毒控制和消除评价标准，以病区自然村为单位，综合评价改良炉灶使用情况、儿童氟斑牙患病情况和玉米辣椒正确干燥情况逐村进行控制和消除评价。在全省 14 个病区县 13 639 个病区自然村中，有 4482 个村（占 32.9%）达到了燃煤型氟中毒病区消除标准，有 3464 个村（占 25.4%）达到控制标准，有 5693 个村（占 41.7%）未达到控制标准。

在县级水平，绥江、永善、巧家、罗平、会泽 5 个县 95% 的病区自然村达到消除标准，县级自评结论为"消除"；大关、鲁甸、威信、盐津、彝良、宣威 6 个县（市）95% 以上的病区自然村达到控制标准，县级自评结论为"控制"；镇雄、昭阳和富源 3 县（区）尚有 25% 以上的病区自然村均未达到控制标准，县级自评结论为"未控制"。各县综合判定结果详见表 11-40。

表 11-40 县级自评综合判定结果

州（市）	病区县名	病区自然村数	消除村数	消除比例(%)	控制村数	控制比例(%)	未控制村数	未控制比例(%)	自评结论
昭通市	大关县	242	144	59.5	98	40.5	0	0.0	控制
	鲁甸县	1624	796	49.0	828	51.0	0	0.0	控制
	绥江县	47	46	97.9	1	2.1	0	0.0	消除
	威信县	1548	504	32.6	1044	67.4	0	0.0	控制
	盐津县	664	213	32.1	442	66.6	9	1.4	控制
	彝良县	2337	1547	66.2	744	31.8	46	2.0	控制
	永善县	240	234	97.5	0	0.0	6	2.5	消除
	昭阳区	1216	683	56.2	208	17.1	325	26.7	未控制
	镇雄县	5137	6	0.1	23	0.4	5108	99.4	未控制
	巧家县	2	2	100.0	0	0.0	0	0.0	消除
曲靖市	富源县	382	117	30.6	67	17.5	198	51.8	未控制
	会泽县	35	34	97.1	1	2.9	0	0.0	消除
	罗平县	95	94	98.9	1	1.1	0	0.0	消除
	宣威市	70	62	88.6	7	10.0	1	1.4	控制
合计		13 639	4482	32.9	3464	25.4	5593	41.7	

（二）省市级抽查复核结果

县级自评结束并上报相关材料后，省市级组成联合评价组，对每个县考评情况开展抽查复核工作，抽查复核内容包括组织管理、县级自评工作情况、资料管理情况及现场抽查评价等。

1. 组织管理及县级自评情况 各病区县（市、区）高度重视燃煤型氟中毒防治工作，2005 年以来，13 县（市、区）通过实施中央转移支付资金地方病防治项目和医改重大公共卫生服务消除燃煤型氟中毒危害项目完成了 77 万余户的改良炉灶任务，使全省病区改良炉灶率达 95% 以上。各县（市、区）按照《重点地方病控制与消除评价法》及相关要求开展了县级自评工作。

2. 资料管理情况 各县（市、区）燃煤型氟中毒防治监测痕迹资料较齐全，包括组织管理、会议、培训、工作计划、方案、基线调查、炉具招标采购及炉灶安装验收、健康教育、总结、督导、考核等，管理规范。绥江县因 2012 年县城整体搬迁，地方病防治监测原始资料全部遗失，历史资料、电子档案和本次县级自评资料较齐全。

3. 现场抽查结果 共对 13 个县（市、区）开展现场抽查工作，共抽查 112 个病区村。省市级抽查结果与县级自评结果基本一致，认可县级自评结果。

三、讨论

云南省是全国燃煤型氟中毒病情较重的省份之一，自 20 世纪 80 年代以来，在病区逐步推广改良炉灶预防氟中毒措施，2004 年以前，全省累计完成改良炉灶 33 万余户。由于早期国家投入改良炉灶经费较少，改良炉灶结构简陋，防氟效果不佳，到 2004 年，多数已改炉灶已不能正常使用。2005 年起，在中央转移支付资金地方病防治项目和重大公共卫生服务消除燃煤型氟中毒危害项目的支持下，云南省在燃煤型氟中毒病区全面开展了以改良炉灶为主的综合防治项目。到 2011 年底，全省燃煤型氟中毒病区改良炉灶率已达 95% 以上，实现了病区防治措施全覆盖。

本次对 14 个燃煤型氟中毒病区县控制和消除评价的结果显示，病区氟中毒病情已得到有效控制，多数病区县已达到病区控制或消除标准，病情较改良炉灶措施落实前显著下降。

需要指出的是，云南省仍有 3 个县未达到控制标准，尤其镇雄县，病区范围广，涉及人口多，病区村未达到控制比例高至 99%，其次为富源县，病区村未达到控制比例也高达 51.88%。究其原因，不仅是改良炉灶指标未达标，更重要的是玉米、辣椒正确干燥率太低，未形成健康生活行为。为此，今后应关注这些未达到控制标准的病区,尤其镇雄县,进一步加强健康教育与健康促进,真正建立起燃煤型氟中毒长效消除机制,最关键的是提高病区居民健康防病意识,自觉采取防病措施,形成健康生活习惯,如此才能攻克云南省燃煤型氟中毒最后的病区堡垒,消除本病的危害。

四、结论

综合县级自评和省市级抽查复核结果,全省14个病区县控制和消除评价结论如下:

1. 绥江、永善、巧家、罗平、会泽5个县95%的病区自然村达到燃煤型氟中毒病区消除标准,评价结论为"消除"。

2. 大关、鲁甸、威信、盐津、彝良、宣威6个县(市)95%以上的村达到病区控制标准,评价结论为"控制"。

3. 镇雄、昭阳和富源3县(区)尚有25%以上的病区自然村均未达到控制标准,评价结论为"未控制"。

云南省燃煤型氟中毒病区县控制和消除评价结果见图11-4。

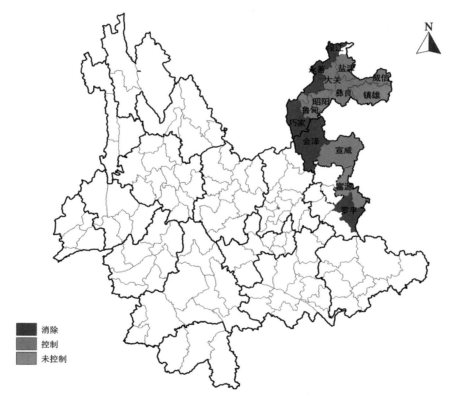

图 11-4　云南省燃煤型氟中毒病区县控制和消除评价结果

（叶　枫、黄文丽、王安伟）

参 考 文 献

1. 《云南省卫生防疫站志》编辑委员会. 云南省卫生防疫站志. 昆明:云南科技出版社,2000.

2. 云南省地方志编纂委员会. 云南省志第69卷卫生志. 昆明:云南人民出版社,2002.

3. 杨儒道,张家鹏,陆林,等. 云南省疾病预防控制中心. 云南省卫生防疫站志(1993—2001). 昆明:云南人民出版社,2005.

4. 孙殿军,赵新华,陈贤义. 全国地方性氟中毒重点病区调查. 北京:人民卫生出版社,2005.

5. 郑玲才. 云南省地方病图集. 北京:人民卫生出版社,1989.

6. 汪梅,蒋笃强,安广武. 云南省燃煤污染型地方性氟中毒重病区病因干预效果评价. 中国地方病防治杂志,2004,19(2):90-93.

7. 周启华,郑玲才. 云南省地方性氟病流行现况. 云南医药,1986,7(6):354-355.

8. 卫生部地方病防治司. 全国地方病获奖科技成果论文选(1981-1990). 北京:中国环境科学出版社,1992.

9. 张永富. 云南省地方性氟病的流行情况及防治概况. 预防医学情报杂志,1997,13(3):171-172.

10. 叶枫,汪梅,彭何碧,等. 云南省地方性氟中毒防治概况. 云南预防医学杂志,2003,8(2)50-51.

11. 叶枫,杨桂荣,彭何碧,等. 镇雄县燃煤型氟中毒重点调查结果分析. 地方病通报,2004,19(1):41-42.

12. 叶枫,王安伟,杨春光,等. 2002、2003年云南省昭通市昭阳区地方性氟中毒重点监测汇总分析. 中国地方病学杂志,2005,24(5):561-563.

13. 王安伟,叶枫,马祥万,等. 2002年昭阳区燃煤型氟中毒调查结果分析. 地方病通报,2004,19(1):39-40.

14. 马祥万,周宗正,曹宗平,等. 氟病区改炉前后玉米喂养白鼠实验观察. 中国地方病学杂志,1993,12(6):359-360.

15. 陈祖寿. 镇雄县地方性氟中毒监测结果. 中国地方病学杂志,2001,20(2):159-159.

四川省燃煤污染型地方性氟中毒流行与控制

地方性氟中毒在四川省历史上没有记载，直到 1979 年宜宾地区卫生防疫站对兴文县局部地区以前发现的群体性氟斑牙和不明原因骨关节疾病开展专题调查，发现当地的粮食、蔬菜氟含量高，怀疑与燃煤有关，后经证实为燃煤型氟中毒。自 1982 年以来，四川省通过 4 次大规模流行病学调查，全面查清了本省地方性氟中毒病区范围、病区类型、病情程度及流行特点。截至 2015 年地方病年报统计，全省燃煤型氟中毒病区县（市、区）23 个，病区村 1789 个，病区户 70.54 万户，病区村人口 273.96 万。四川省燃煤型氟中毒病区多位于盆地周边的低中山区煤系地带，海拔多在 1000 米左右，大多为国家级和省级贫困县。

1984 年，四川省地病办组织拍摄的燃煤型氟中毒和大骨节病危害录像片在中共中央地方病防治领导小组工作会议上播放后，其病情严重程度和因病致贫的惨状引起了领导小组组长李德生等中央领导和参会各省市领导的震惊，李德生同志对此作了重要指示并提出明确要求，且先后多次给四川省省委、省政府写信，并亲自到四川与主要领导座谈。四川省省委、省政府高度重视，切实加强领导，增加防治经费投入，1985 年在宜宾市兴文县率先开展降氟改灶试点，并在该县仙峰乡大元村召开了全省"三改一防"（改炉、改灶、改厕，防治粮食污染）现场会议，推广兴文工作经验，自此全省掀起了燃煤型氟中毒防控高潮，使四川省该病防控工作走到全国前列。1987—1990 年，3 个县参加了卫生部和农业部组织的三峡地区燃煤型氟中毒综合防治试点工作，省地病办组织省内地方病防治机构和医学院校的专家、学者深入重点病区开展流行病学、临床特征、致病及影响因素、发病机理和氟骨症中医药治疗等的研究工作，为防控工作提供了科学依据；同时研制出适合病区的系列降氟炉灶和除氟降氟装置，完成示范性改灶 3 万多户。地方病防控部门编写了《四川省改炉灶防氟病管理暂行办法》（1989年）、《四川省降氟炉灶图集》、《四川省降氟炉灶暂行技术规范》（1989 年）和《四川省抽查降氟炉灶方案》（1990 年）等系列技术文件。截至 1991 年底，全省共改炉灶 16 万余户（其中重庆市境内 10 万余户、四川境内 57 395 户）。

2001—2002 年，在历史病情较重的古蔺、兴文和珙县开展重点调查，掌握了燃煤型氟中毒重病区防治现状和影响因素变化。2004—2012 年，在中转项目及国家医改重大专项的支持和带动下，四川省 21 个项目县加上在此前已自发全部完成改炉改灶的什邡市和剑阁县共 23 个病区县改炉改灶共计705 412 户，其中国家和省级财政安排改炉改灶 534 000 户，农户自发改炉改灶 171 412 户，改良炉灶率为 100%，合格改良炉灶率为 94.23%，合格改良炉灶正确使用率为 97.46%，实际受益人口达 263 万余人。2014 年，古蔺、兴文、珙县 3 县分别在 2001 年开展过重点调查的病区村开展效果评价，结果显示以改炉改灶为主的综合防控措施的防病效果显著，儿童氟斑牙检出率达到消除或控制水平，尿氟含量达到非病区水平，成人重度临床氟骨症的发生得到有效控制。2012—2015 年，在全省 23 个病区县开展燃煤型氟中毒病控制和消除评估工作，按照《燃煤污染型氟中毒控制和消除评价内容及判定标准》（国卫疾控发〔2014〕79 号），洪雅县、什邡市、剑阁县、青川县、朝天区、万源市、南江县、天全县和旺苍县 9 个县（市、区）达到消除标准，邻水县、汉源县、雨城区、荥经县、高县、珙县、兴文县、长宁县、江安县、筠连县、越西县和甘洛县 12 个县（区）达到控制标准，古蔺县和叙永县 2 个县未达到控制标准。评估结果显示，四川省燃煤污染型氟中毒防治取得显著成效。

Chapter 12

Prevalence and Control of Coal-burning Type of Endemic Fluorosis in Sichuan Province

There was no record about endemic fluorosis in the history of Sichuan Province until 1979, when the Health and Epidemic Prevention Station in Yibin area began an investigation on the population-based dental fluorosis and unexplainable osteoarthrosis which occurred previously in Xingwen County. They found that the fluorine content in the local grains and vegetables was high, which was suspected to be linked with coal and later proved to be coal-burning fluorosis. Since 1982, Sichuan Province has carried out four large-scale epidemiological surveys to comprehensively ascertain the scope of affected areas, the scale and types of fluorosis, the seriousness of the epidemic, and its epidemiological characteristics. According to the annual statistic reports on endemic disease by 2015, the coal-burning fluorosis were distributed in 23 counties(cities or districts), covering 1, 789 affected villages, 705.4 thousand households and 2.7396 million population. These areas were mostly located in the coal zones of low and middle altitude mountains around basins, at about 1, 000 meters altitude, and mostly were national and provincial poor counties.

In 1984, the video about the damage of coal-burning fluorosis and Kaschin-Beck disease shot by the Office of Endemic Disease Prevention and Control of Sichuan Province was played at the working meeting of the Leading Group for Endemic Disease Prevention and Control of the CPC Central Committee. The seriousness of the epidemic disease and the miserable condition of poverty caused by the disease astonished Mr. Li Desheng, the head of the Group, and other leaders of the central government and the leaders of the provinces and cities present at the meeting. Mr. Li Desheng gave important directives and explicit requirements in response to this, wrote several times to the Sichuan Provincial Party Committee and the Provincial Government, and even went to Sichuan in person to talk to the main leaders of Sichuan Province. The Sichuan Provincial Party Committee and the Provincial Government paid high attention to this situation, strengthened the leadership and increased the investment against this disease. In 1985, Xingwen County of Yibin City piloted stove improvement for removing fluoride, and the site meeting entitled Three Improvements and One Prevention(stove improvement, cooker improvement, toilet improvement, and prevention of food pollution)was held in Dayuan Village, Xianfeng County, in order to spread the work experience of Xingwen County. Since then, it led to the climax of the prevention and control of coal-burning fluorosis in Sichuan Province, which took the lead in this work in the whole country. From 1987 to 1990, three counties of Sichuan Province participated in the comprehensive pilot project against coal-burning fluorosis in the Three Gorges areas, which was organized by the Ministry of Health and the Ministry of Agriculture. The Office for the Prevention and Control of Endemic Disease in Sichuan Province organized the experts and scholars of corresponding institutions and medical schools to the key affected areas to conduct studies on the epidemics, clinical characteristics, pathogenic and influencing factors, pathogenesis and the treatment of skeletal fluorosis with traditional Chinese medicine, which provided scientific evidence for the disease prevention and control. Meanwhile, a series of fluoride-decreasing stoves and devices suitable for the affected areas were developed, and more than 30 thousand households used demonstrative improved stoves. A series of technical documents compiled by the prevention and control department of endemic disease were issued, including the *Temporary Management Measures for Stove Improvement to Prevent Fluorosis in Sichuan Province(1989)*, *Picture Album of Improving Stoves for Decreasing Fluoride in Sichuan Province(1989)*, *Temporary Technical Specifications for Stove Improvement to Decrease Fluoride in Sichuan Province(1989)*and *Inspection Scheme for Stove Improvement to Decrease Fluoride(1990)*. Until the end of 1991, more than 160 thousand households used improved stoves throughout the province, including over 100 thousand households in Chongqing City area and 57, 395 households in Sichuan area.

From 2001 to 2002, key surveys were carried out in Gulin, Xingwen and Gong counties which were once seriously affected areas, and the status of prevention and control and the influencing factors in the seriously affected coal-burning fluorosis areas were mastered. From 2004 to 2012, supported by the funds of PCTL and MPMR, a total of 705, 412 households in 23 coal-burning fluorosis endemic counties in Sichuan Province improved stoves, including the 21 project counties and Shifang City and Jiange County, where improved stoves were already installed spontaneously before the project. Among all the improved stoves, 534, 000 households were supported through the national and provincial financial arrangements, and 171, 412 households were by self-improvement. The rate of stove improvement was 100%, the rate of qualified improved stoves was 95.23%, the correct usage rate of qualified improved stoves for decreasing fluoride was 97.46%, and the actual benefited population was 2.63 million. In 2014, the evaluation on the effects of coal-burning fluorosis prevention and control was carried out in the villages of Gulin, Xingwen and Gong counties, which were once covered in the key investigation in 2001, and the results showed that significant effects had been achieved in the comprehensive prevention and control measures, which was mainly focused on stove improvement. The detection rate of dental fluorosis reached the level of elimination or control, urinary fluoride content reached the level of non-fluorosis areas, and adult severe clinical skeletal fluorosis was effectively controlled. From 2012 to 2015, the evaluation on the control and elimination of coal-burning fluorosis were carried out in 23 counties in accordance with the *Assessment Contents and Determination Criteria for the Control and Elimination of Coal-burning Fluorosis(the 79th document issued by the Bureau of Disease Control, National Health and Family Planning Commission in 2014)*. A total of 9 counties(cities and districts)including Hongya, Shifang, Jiange, Qingchuan, Chaotian, Wanyuan, Nanjiang, Tianquan and Wangcang reached elimination standards, 12 counties(districts)including Linshui, Hanyuan, Yucheng, Yingjing, Gao, Gong, Xingwen, Changning, Jiang'an, Junlian, Yuexi and Ganluo reached control standards, but Gulin and Xuyong did not meet the control standards. The results of the evaluation showed that significant effects had been achieved in the prevention and control of coal-burning fluorosis in Sichuan Province.

第一节　流行与危害

地方性氟中毒在四川省历史上没有记载，直到 1976 年，宜宾地区卫生防疫站在兴文县煤矿工人职业体检中发现煤矿附近的农户存在许多氟斑牙和不明原因的骨关节疾病，为此，1979 年组织专项调查，发现此病与本地产的粮食、蔬菜含氟量高有关，结合当地盛产煤炭和农户生活习惯，怀疑为燃煤所致，这是本省关于燃煤型氟中毒最早的报道。此后，四川省开展了 4 次大规模调查，一是 1982—1984 年全省开展了地方性氟中毒普查，基本查清了四川省氟中毒的病区范围，并初步认定四川省存在三种地方性氟中毒病区类型；二是 1986—1990 年扩大了以燃煤型氟中毒为重点的地方病病情和流行病学调查，进一步掌握了病区范围、病情程度和流行特点；三是 2001 年开展重点病区调查，掌握病情防控现状和影响因素变化;四是 2009 年全省开展了未改炉灶病区需求调查,全面查清了四川省燃煤型氟中毒病区范围、病情程度、病区类型及防治现状。

一、病情普查

1982—1984 年,四川省根据全国水源性地氟病防治工作会议精神,首次在全省开展了饮水氟含量和人群氟斑牙的大规模调查,发现除存在个别水源性氟中毒病区外,还有大量的非水源性氟中毒病区,基本确认了四川省氟中毒病区的存在和范围。对致病因素的初步调查,证实非水源性氟中毒病区为燃煤型氟中毒和饮茶型氟中毒两种病区类型。1986—1990 年扩大调查范围,对产煤并以煤炭为主要生活燃料的非病区进行调查,进一步查清病区范围。省地病办组织省地病所和华西医科大学公卫学院、口腔医学院、职业病防治院及泸州医学院的专家、学者深入重点病区开展流行病学、临床特征、致病因素、发病机制和氟骨症中医药治疗等的研究工作,掌握了本病流行特征、氟骨症的临床特点及发病机理。四川省燃煤型氟中毒病区位于盆地周边的低中山区煤系地带,海拔多在 1000 米左右,多为国家级和省级贫困县,进一步明确了致病原因和影响因素,即产煤山区的人群习惯于敞火熏烤玉米、辣椒,摄入大量氟所致。此外,还发现烧石煤的氟中毒病区通过下降式污染方式所致的特殊摄氟途径及其流行特点,也发现了燃煤熬盐所致的高氟盐病区。当时,把燃煤型氟中毒分食物亚型、石煤亚型和食盐亚型,并分别对各亚型氟中毒提出有针对性的防治策略。截至 1993 年底,全省有氟中毒病区县 57 个(未包括现重庆市范围的病区),其中燃煤型氟中毒病区县有 23 个,见图 12-1。根据流行强度,将全省病区划分为轻病区、中病区、重病区。重病区儿童尿氟均值在 4~6mg/L,8~15 岁儿童氟斑牙检出率在 90%~100%;轻、中病区儿童尿氟均值在 2mg/L 左右,成人尿氟略高于儿童,8~15 岁儿童氟斑牙检出率在 60% 左右。

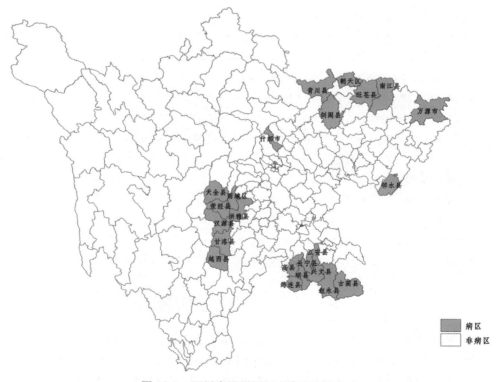

图 12-1　四川省燃煤型氟中毒病区县分布

二、重点病区调查

2001—2002 年,按照中国地方病防治研究中心的统一部署,在历史病情较重的古蔺、兴文、珙县 3 个病区县开展重点调查，按照非病区、轻病区、中病区、重病区分层抽样，结果显示：非病区、轻病区、中病区、重病区 8～12 岁儿童氟斑牙患病率分别为 10.20%、27.85%、48.15%、61.91%，各年龄组间无明显差异。古蔺、兴文、珙县三县儿童尿氟中位数分别为 2.862mg/L、1.262mg/L、1.32mg/L，病区尿氟水平明显高于非病区。古蔺、兴文、珙县三县食用玉米氟含量中位数分别为 6.71mg/kg、3.65mg/kg、1.95mg/kg；食用辣椒氟含量中位数分别为 115.24mg/kg、45.50mg/kg、36.12mg/kg。调查结果显示，病情较 20 世纪 80 年代有所下降，但下降幅度不大，整体病情仍然较重，值得关注的是病区有所扩大，原有非病区居民开始敞炉灶燃煤，导致玉米氟、辣椒氟含量明显增高。究其原因，主要是敞炉灶燃煤户有所扩大，改炉灶降氟面小，20 世纪 80～90 年代全省共改炉灶 5 万余户，且年久失修，燃煤氟污染没有得到有效控制。总的来说，一是四川省燃煤型氟中毒重病区存在着严格的地理空间分布特征。重病区分布在川南盆地边缘，地势由西北向东南逐渐升高，遂与云贵高原相连。这一地带分布有珙县、兴文、叙永、古蔺等，同时这一地带又是四川省川南煤田的腹心之地，已探明储量 659 亿吨，占全省煤炭的 60%。本次调查结果显示：由西北至东南方向，无论煤氟、食物氟，还是病情皆呈逐渐升高的趋势，地质环境、携氟介质、病情轻重之间呈现出良好的一致性。二是传统主食的玉米已不再是主要携氟载体，而辣椒氟更具有流行病学意义。本次调查显示仅有 3 户仍以玉米为主食，28 户主食一半为玉米，分别占调查总户数的 0.5% 和 5.07%，说明主要氟源已不是玉米，但辣椒氟含量特别高，尤其以古蔺为甚，中位数达 115.24mg/kg，最高达 5944.3mgkg，是玉米氟含量的 20 多倍，辣椒全部供人食用。据 1997 年和 2000 年监测结果显示，古蔺县玉印村、火马村户年均消耗辣椒 7.5kg，人均 2kg。仅以辣椒氟摄入为例，人均日摄氟量可达 6～8mg，严重超过国标允许量，说明辣椒氟已成为病区的主要氟源。三是尿氟具有明显的季节变化，传统的冬季尿氟高的观点受到挑战。一方面，南方的初冬季是新鲜辣椒收获季节，且新鲜蔬菜、水果种类较多，含氟量低，居民摄氟相对较少，相反初春季时令新鲜蔬菜不多，餐桌上多是些干菜，如腊肉、干辣椒、豆豉等煤火烘烤过的食物，含氟量高，摄氟就多，进而尿氟水平升高。另一方面，由于近年封山育林，原来烧柴的非病区也开始烧煤，调查发现这类病区中的个别儿童尿氟高达每升 10 多毫克，病区有扩散的趋势。

三、防治需求调查

2009 年，按照全国统一部署，开展了燃煤型氟中毒病区改炉改灶防治需求调查，对有燃煤习惯的所有未改炉灶村开展调查工作。2010 年，又根据《卫生部疾控局关于复核燃煤污染型氟中毒改良炉灶任务需求的通知》(卫疾控地病便函〔2010〕78 号)的要求，开展需求复核工作。调查结果显示：全省 23 个病区县共调查 1970 个村，调查 8～12 岁儿童 139 046 人，查出氟斑牙患者 70 247 人，儿童氟斑牙平均患病率为 50.52%；其中缺损型氟斑牙患者 21 634 人，缺损率为 15.56%。氟斑牙患病率大于 30% 的病区村为 992 个，占调查总数的 50.36%；氟斑牙患病率在 20%～30% 的病区村为 195 个，占 9.9%。通过本次调查，彻底查清了全省病区防治状况，确定病区分布在 23 个县、1789 个村，病区户为 70.54 万户，其中需改炉灶 55.56 万户，较 2003 年上报户数增加 118 669 户，病区户增加的县有珙县(28 297 户)、长宁(21 705 户)、越西(21 264 户)、江安(13 956 户)、筠连(13 020 户)、万源(8480 户)、洪雅(8159 户)、南江(6552 户)、雨城区(4392 户)、荥经县(4372 户)、汉源(4371 户)、朝天区(3000 户)、邻水(2503 户)、高县(2256 户)、旺苍县(383 户)等 15 个县。病区户减少的县有叙永(26 377 户)、古蔺(20 577 户)、兴文(11 255 户)、剑阁(5211 户)、甘洛(2005 户)、青川(1954 户)、天全县(1770 户)等 7 个县。病区户无增减的有 1 个市，为什邡市。2010 年经过复核，雅安市的汉源、荥经、天全 3 个县，病区群众通过自发改炉改灶，完成了改炉灶任务，不在本次防治需求调查之列。全省还有 12 个病区县 207 239 户未落实改炉改灶措施。

截止 2015 年，全省燃煤型氟中毒病区分布在 23 个县(市、区)、1789 个病区村，有病区户数 705 412 户，病区村人口 273.96 万，有氟斑牙患者 40.36 万，氟骨症患者 25 991 人。见表 12-1。

表 12-1　四川省燃煤型氟中毒病区分布表

县名	县人口数（万）	病区村数（个）	病区户数（户）	村人口数（万）	氟斑牙人数（人）	氟骨症病人数（人）
邻水县	71.03	10	5922	2.32	300	0
南江县	61.51	60	9850	3.92	69	0
越西县	34.99	107	35 225	13.7	2041	0
甘洛县	22.00	11	1963	1.02	30	0
朝天区	18.70	59	13 000	8.58	0	0
旺苍县	45.68	87	22 735	8.50	10	0
青川县	24.80	8	3484	1.40	40	0
剑阁县	67.68	8	2146	0.90	13	0
洪雅县	30.43	44	11 236	4.33	1294	213
江安县	56.22	26	14 947	5.02	1118	16
长宁县	46.04	76	25 229	11.00	1698	572
高县	54.18	12	7111	2.77	1882	0
珙县	42.94	89	32 355	17.20	7504	7608
筠连县	43.25	231	66 331	33.00	10 121	41
兴文县	48.34	233	96 990	35.46	299 757	9800
叙永县	73.10	102	59 945	25.26	12 686	4247
古蔺县	85.21	265	139 333	48.77	49 960	3494
雨城区	36.73	33	8498	2.98	1402	0
荥经县	15.30	67	27 397	9.07	720	0
汉源县	32.90	69	26 763	11.00	7186	0
天全县	15.50	26	5638	2.04	5514	0
什邡市	43.78	23	11 864	3.26	13	0
万源市	45.98	143	77 446	22.46	254	0
合计	1016.29	1789	705 412	273.96	403 612	25 991

第二节　2004 年以前防治措施的落实

1982—1984 年，全省开展的调查证实地方性氟中毒流行面广，病区类型多，危害严重，有 52 个县（市、区）存在不同程度的流行，并将初步调查结果上报中共中央地方病防治办公室，引起了党和国家的高度重视。1984 年 12 月，中共中央地方病防治领导小组组长李德生同志致信省委书记杨汝岱和副省长刘纯夫同志，建议凡有燃煤型氟中毒发生的地方，都应积极组织专业人员尽快查清病情，搞好防治试点，总结经验，逐步推广，早日解除病区群众的疾苦。特别是在观看四川省地病办组织拍摄的大骨节病和燃煤型氟中毒危害录像片后，又多次对四川地方病防治提出明确要求。自此，省政府地方病防治领导小组以李德生同志和省委、省政府主要领导的指示、要求为契机，切实加强领导，层层签订责任书，年初有计划，年中有检查，年底总结考核并召开总结会议，开启了四川省大规模防治燃煤型氟中毒的新篇章，加快了防治进程。

1. 积极开展防治试点工作。1985 年率先在宜宾市兴文县开展改灶降氟试点，以抓燃煤型氟中毒防治工作带动其他地方病防治工作。同年 9 月，在兴文县仙峰乡大元村召开了全省"三改一防"（改炉、改灶、改厕，防治粮食污染）现场会议，推广兴文工作经验。之后，又在荥经、巫山、彭水、广元等县各选 1 个村探索通过改炉改灶达到降氟防病的目标,取得经验后,又把这一防治措施扩大到 13 个县 8780 户。1987 年,进一步扩大到 28 个县的 52 000 户。

2．政府引导,动员全社会力量,落实改炉改灶防治措施。除中央每年下拨 81 万元用于防治试点工作以外,省财政每年安排 71 万元专项经费用于病区改炉改灶,补助每户改炉改灶 20 元,使燃煤型氟中毒防治工作持续开展得到了基本经费保障。市、县级政府根据各自财力安排配套经费,病区群众发扬自力更生精神,结合本地实际就地取材,土洋结合,出资出力,尽最大努力落实改炉改灶降氟措施。1986 年,全省完成改炉改灶 5 万户(含重庆),1987 年全省又完成了 4 万余户的改炉灶降氟任务(含重庆)。截至 1991 年底,全省共改炉灶 16 万余户,其中三分之二在重庆市辖区内,除重庆市外的四川全省只有 57 395 户。

3．参与国家部委组织的三峡地区防治试点工作,研究氟中毒发病机理与防治措施。1987—1990年,武隆、黔江、巫山县被列为卫生部和农业部联合在三峡地区开展燃煤型氟中毒综合防治试点工作县,三年共投入改炉改灶经费 200 多万元,完成示范性改炉改灶 3 万多户。配合中国预防医学科学院和中国地方病防治研究中心等研究机构全面查清了试点县燃煤型氟中毒病区环境特征、烟气中氟存在的状态及污染过程、病区氟本底值状况和氟中毒的影响因素等,同时研制出适合病区的系列降氟炉灶和除氟降氟装置。

4．以发展经济增加收入为抓手,改主食玉米为大米。结合当地自然环境特点,调整农业产业结构,大力提倡种植烤烟等经济作物,减少玉米种植面积,增加病区群众经济收入,引导群众主食大米,改变主食结构,减少氟摄入量。兴文、古蔺、黔江、彭水等县,尤其是高寒山区,在农业部和烟草企业的帮助下,纷纷建立烟草基地,大面积种植烤烟,极大地改善了病区的经济状况。仅彭水县小厂乡,一年内农民年均纯收入由 1984 年 71 元上升到 250 元,农民食用大米比例大幅提高。同时,因大量种植烤烟,需建立烤烟房,又为粮食尽快干燥提供了场所,避免了煤烟氟的污染。

5．科学种植,日晒干燥粮食。农业科技下乡,实施地膜栽培玉米,使病区主粮玉米的产量提高10% 以上,且提早收获玉米半个月,有效地避开了当地梅雨季节,利用日照干燥玉米,改变了煤火熏烤玉米的习惯,减少了煤烟和粉尘氟的污染。到 1991 年,病区全面推广了地膜玉米栽培技术,病区的口粮由人均 150kg 上升到 300kg,多数氟骨症病人的病情有所减轻,有效地改善了病区贫病交加的境况。

6．健康教育和健康促进。广泛开展健康教育和健康促进工作,把燃煤型氟中毒的防治知识宣传到千家万户,增强了病区居民健康意识,自觉落实改炉改灶降氟措施。1990 年,四川省拍摄了一部反映燃煤型氟中毒防治的电影《阴阳谷》,引起了卫生部领导的高度重视,并受到好评,在各病区放映收到了良好效果。各病区也结合当地实际,制作了大量的防病小册子、宣传画、专栏、广播节目等,广泛宣传防病知识。监测结果显示,在古蔺县经济条件较好的村,80% 的病区居民已自发地改炉,这些炉子大都产自贵州省怀仁县,炉体烟道均为铸铁而成,美观、实用、耐用,每个造价达 370 元;在兴文县的大元村,家家户户都按技术规范改良了炉灶。

7．建立了一系列工作流程和技术规范。1989 年,省地方病防治办公室为了适应当时燃煤型氟中毒防治的形势,出台了《四川省改炉灶防氟病管理暂行办法》。该办法共 47 条,分"一般原则、基本要求、施工程序、管理维修、技术队伍、资金管理、宣传动员、组织领导"等,指导了全省燃煤型氟中毒防治的有序开展。同时,收集各地研制的降氟炉具,编写了《四川省降氟炉灶图集》,供各病区选择使用。还编写了《四川省降氟炉灶暂行技术规范》(1989 年)和《四川省抽查降氟炉灶方案》(1990 年)等一系列的技术文件。

8．积极开展监测工作,为制定防治策略提供科学依据。1987—1990 年,组织了 19 个燃煤型氟中毒病区县参加第一轮监测;1990—1995 年,组织了 10 个病区县参加第二轮监测;1995—1999 年,组织了 13 个病区县参加第三轮监测(重庆成为直辖市后,减为 6 个);1999—2004 年,组织了 3 个病区县参加第四轮监测。见表 12-2。四川省燃煤型氟中毒的监测工作在全国开展较早,监测范围也较广。通过监测及时掌握了病情动态变化和防控工作中存在的问题,并探讨和改进防控策略,寻找有效防治措施,使防治工作有的放矢。

表 12-2　1987—2004 年四川省燃煤型氟中毒监测情况

监测时间	监测点	主要结果
1987—1990 年	巫山、巫溪、奉节、开县、秀山、彭水、黔江、石柱、武隆、旺苍、朝天区、什邡、荥经、汉源、洪雅、白沙、兴文、古蔺、万源(19 县)	尿氟均值:6 个点在 2mg/L 以下,重病区在 4～6mg/L 氟斑牙:轻、中病区 60% 左右;重病区 90%～100%
1990—1995 年	巫山、彭水、黔江、开县、武隆、荥经、白沙、兴文、古蔺、秀山(10 县)	开县、武隆氟中毒病情接近控制,其他病区较重
1995—1999 年	兴文、古蔺、荥经、万源、汉源、盐边(6 县)	尿氟:平均 1.67mg/L 氟斑牙:平均 62.81%
1999—2004 年	兴文、古蔺、荥经(3 县)	尿氟:平均 1.98mg/L 氟斑牙:平均 65.%

第三节　2004—2012 年度病区综合防治措施的落实

2004 年以前,四川省在燃煤型氟中毒病区实施的改炉改灶措施,因修建经费投入少,材质差,使用寿命较短,多数早已损毁。从 2004 年开始,国家利用中央转移支付的形式对全国燃煤型氟中毒病区进行以改炉改灶为主的综合防治,自此拉开了燃煤型氟中毒防治效果巩固、提高到持续控制、消除的帷幕。

一、内容与方法

(一)项目实施点的选择

在全省 21 个病区县(区)实施改炉改灶综合防治项目,即:古蔺、叙永、兴文、珙县、高县、长宁、江安、筠连、雅安雨城区、荥经、汉源、天全、洪雅、广元朝天区、旺苍、青川、万源、邻水、南江、越西、甘洛(剑阁、什邡在实施项目之前已全部自发落实改炉改灶防治措施)。

(二)项目实施内容

1. 基线调查　摸清本地氟中毒病情、项目户炉灶状况及氟污染程度,包括项目实施县、村的一般情况。氟斑牙检查以项目村为单位,对本地出生的 8～12 岁儿童采用 Dean 法诊断,检查例数不低于 100 人,不足 100 人的村 8～12 岁儿童全部检查。氟骨症检查以项目村为单位,调查 16 岁以上成人,按 GB 16396—1996《地方性氟骨症临床分度诊断》标准进行Ⅱ度以上临床氟骨症的诊断(鉴于氟骨症临床Ⅰ度诊断由患者主诉不够客观,故在制定省内方案时调整为对Ⅱ度以上进行诊断)。

2. 修建降氟炉灶　针对基线调查的数据,对尚未改炉改灶的病区户进行改炉改灶,按照《中华人民共和国政府采购法》的要求,遵循公开、公平、公正和诚实信用的原则实行各地政府招标采购,确保炉灶及相关材料等每一种招标产品符合技术指标和质量要求。由经过培训的技术人员逐户按要求修建、安装,安装完毕后,各地组织统一验收。要求改良炉灶的合格率和正确使用率均达到 95% 以上。

3. 健康教育　在该项目实施中采取群众喜闻乐见的形式,如利用广播、电视、培训班、中小学生健康教育课、宣传画、标语等形式进行健康教育。项目实施结束后,使病区中、小学生对燃煤型氟中毒防治知识知晓率达到 90% 以上,居民的知晓率达到 80% 以上。

二、结果

(一)基线调查结果

1. 病区基本情况和人口资料　23 个病区县病区总村数为 1789 个,总户数为 705 412 户,病区村总人口为 273.96 万。基线调查显示:广元市剑阁县和德阳市什邡市在项目开展前当地百姓已经自发改灶,改炉改灶率为 100%,古蔺县改炉改灶率为 18.92%,叙永县改炉改灶率为 1.67%,万源市改炉改灶率为 0.59%,其余县均为未实施防治措施。全省项目实施前总体改炉灶率为 5.74%。见表 12-3。

表 12-3 2005—2012 年燃煤型氟中毒防治项目县基本情况调查结果

市	县	县人口数（万）	病区村数	病区户数	病区人口数（万）	病区人口所占比例（%）	病区已改炉改灶率（%）
广元	旺苍县	45.68	87	22 735	8.5	18.60	0
	朝天区	18.7	59	13 000	8.58	45.88	0
	青川县	24.8	8	3484	1.4	5.65	0
	剑阁县	67.68	8	2146	0.9	1.33	100
德阳	什邡市	43.78	23	11 864	3.26	7.45	100
泸州	叙永县	73.1	102	59 945	25.26	34.56	1.67
	古蔺县	85.21	265	139 333	48.77	57.24	18.92
宜宾	高县	54.18	12	7111	2.77	5.11	0
	兴文县	48.34	233	96 990	35.46	73.36	0
	长宁县	46.04	76	25 229	11	23.89	0
	江安县	56.22	26	14 947	5.02	8.93	0
	珙县	42.94	89	32 355	17.2	40.06	0
	筠连县	43.25	231	66 331	33	76.30	0
巴中	南江县	61.51	60	9850	3.92	6.37	0
达州	万源市	45.98	142	77 446	22.46	48.85	0.59
广安	邻水市	71.03	10	5922	2.32	3.27	0
凉山	越西县	34.99	106	35 225	13.7	39.15	0
	甘洛县	22.00	11	1967	1.02	4.64	0
雅安	雨城区	36.73	33	8498	2.98	8.11	0
	荥经县	15.3	67	27 397	9.07	59.28	0
	汉源县	32.9	73	26 763	11	33.43	0
	天全县	15.5	24	5638	2.04	13.16	0
眉山	洪雅县	30.43	44	11 236	4.33	14.23	0
	合计	1016.29	1789	705 412	273.96	26.96	5.74

2. 病情和敞炉（敞灶）燃烧习惯调查结果　按照国家方案要求进行 8～12 岁儿童氟斑牙检查和农户有无敞炉（敞灶）燃烧习惯调查。并根据调查结果，分别统计出氟斑牙检出率是否≥30% 村数和有无敞炉（敞灶）燃烧习惯村数（见表 12-4），对 8～12 岁儿童氟斑牙检出率≥30% 且有敞炉（敞灶）燃烧习惯的村在项目中优先安排改炉改灶任务。

表 12-4 2005—2012 年项目县 8～12 岁儿童氟斑牙患病情况和煤炭燃烧习惯调查结果

市	县	儿童氟斑牙患病率≥30% 村数	儿童氟斑牙患病率<30% 村数	有敞炉（敞灶）燃烧习惯村数	无敞炉（敞灶）燃烧习惯村数
广元	旺苍县	87	0	87	0
	朝天区	59	0	59	0
	青川县	8	0	7	1
	剑阁县	0	8	0	8
德阳	什邡市	0	23	0	23
泸州	叙永县	102	0	102	0
	古蔺县	265	0	265	0
宜宾	高县	12	0	12	0
	兴文县	233	0	233	0
	长宁县	76	0	76	0
	江安县	26	0	26	0
	珙县	89	0	89	0
	筠连县	231	0	231	0

市	县	儿童氟斑牙患病率≥30% 村数	儿童氟斑牙患病率<30% 村数	有敞炉（敞灶）燃烧习惯村数	无敞炉（敞灶）燃烧习惯村数
巴中	南江县	60	0	60	0
达州	万源市	142	0	142	0
广安	邻水市	9	1	10	0
凉山	越西县	106	0	106	0
	甘洛县	11	0	11	0
雅安	雨城区	33	0	33	0
	荥经县	67	0	67	0
	汉源县	73	0	73	0
	天全县	24	0	24	0
眉山	洪雅县	44	0	42	2
合计		1757	32	1755	34

（二）各县改炉改灶任务量及完成情况

1. 改炉改灶任务　2005—2009 年，第一轮改炉改灶中转项目在 8 个市的 19 个项目县中实施，其中中央财政改炉改灶户数 327 000 户，省级财政改炉改灶户数 5000 户，共计 332 000 户改炉改灶任务。2009 年全国开展了未改炉灶需求调查，结果显示四川省尚有 20 万户左右改炉改灶缺口，2012 年国家以消除燃煤型氟中毒危害项目继续给予支持，安排改炉改灶任务 202 000 户，至此全省除病区农户自发改炉改灶 171 412 户外，余下 534 000 户的改炉改灶任务全部安排（其中中央 529 000 户，省财 5000 户）。见表 12-5。

表 12-5　四川省燃煤污染型氟中毒病区各年度改炉改灶任务量

县	2005 年	2006 年	2007 年	2008 年	2009 年	2012 年	合计
旺苍县	5000	6000	7000	2500	2000	0	22 500
朝天区	5000	2000	6000	0	0	0	13 000
青川县	0	0	0	2000	0	0	2000
剑阁县	0	0	0	0	0	0	0
什邡市	0	0	0	0	0	0	0
叙永县	7000	3000	5000	5000	25 000	11 500	56 500
古蔺县	18 000	10 000	10 000	8000	50 000	43 333	139 333
高县	0	4000	3000	0	0	0	7000
兴文县	10 000	4000	6000	5000	26 000	19 496	70 496
长宁县	0	3000	0	0	3000	15 827	21 827
江安县	0	0	0	0	3000	11 351	14 351
珙县	7000	4000	4000	0	0	16 781	31 781
筠连县	0	4000	0	0	13 000	33 050	50 050
南江县	0	0	0	0	6000	3568	9568
万源市	5000	2000	0	0	0	19 744	26 744
邻水市	3000	0	0	2500	0	0	5500
越西县	0	0	0	0	0	22 999	22 999
甘洛县	0	0	0	0	0	1967	1967
雨城区	0	0	0	0	3000	2384	5384
荥经县	5000	0	4000	0	0	0	9000
汉源县	5000	3000	5000	0	0	0	13 000
天全县	0	0	0	0	1000	0	1000
洪雅县	0	5000	5000	0	0	0	10 000
合计	70 000	50 000	55 000	25 000	132 000	202 000	534 000

注：2009 年任务量包括中转项目安排 110 000 户，医改重大专项安排 17 000 户，省级财政安排 5000 户。

2. 完成情况　截止 2015 年，四川省在 23 个燃煤型氟中毒病区县、209 个病区乡（镇）、1789 个病区村共计改炉改灶 705 412 户，其中国家和省级财政投入改炉改灶共 534 000 户，病区居民自发改炉改灶共计 171 412 户，改良炉灶率为 100%，合格改良炉灶率为 94.23%，合格改良炉灶正确使用率为 97.46%，实际受益人口达 263 万余人。见表 12-6。

表 12-6　四川省燃煤型氟中毒防治措施落实情况

| 县名 | 病区户数 | 改炉改灶户数 | | | 改良炉灶率（%） | 合格改炉改灶户数 | 合格改良炉灶率（%） | 正确使用户数 | 正确使用率（%） | 实际受益人口数 | 改炉改灶方式 |
		中转项目	省财项目	农户自发							
什邡市	11 864	0	0	11 864	100.00	11 835	99.76	11 833	99.98	32 561	电、气
旺苍县	22 735	20 500	2000	235	100.00	22 734	100.00	22 350	98.31	85 000	改炉
朝天区	13 000	13 000	0	0	100.00	13 000	100.00	13 000	100.00	85 800	改炉
青川县	3484	2000	0	1484	100.00	3484	100.00	3484	100.00	14 000	改炉
剑阁县	2146	0	0	2146	100.00	2146	100.00	2146	100.00	9000	改炉
叙永县	59 945	56 500	0	3445	100.00	52 759	88.01	49 469	93.76	236 570	双改、电
古蔺县	139 333	139 333	0	0	100.00	122 949	88.24	115 823	94.20	405 400	双改、电
高县	7111	7000	0	111	100.00	6819	95.89	6518	95.59	27 000	双改
兴文县	96 990	70 496	0	26 494	100.00	94 508	97.44	92 225	97.58	354 556	双改、电、气
长宁县	25 229	21 827	0	3402	100.00	23 873	94.63	22 965	96.20	110 000	双改、电
江安县	14 947	14 351	0	596	100.00	14 112	94.41	13 320	94.39	47 420	双改
珙县	32 355	31 781	0	574	100.00	30 441	94.08	29 161	95.80	172 000	双改、电、气
筠连县	66 331	50 050	0	16 281	100.00	62 549	94.30	62 211	99.46	330 000	双改、电
洪雅县	11 236	10 000	0	1236	100.00	11 067	98.50	11 044	99.79	43 250	改炉
南江县	9850	6568	3000	282	100.00	9815	99.64	9764	99.48	38 958	改炉
万源市	77 446	26 744	0	50 702	100.00	76 919	99.32	76 919	100.00	223 063	改炉、电
邻水县	5922	5500	0	422	100.00	5790	97.77	5770	99.65	23 239	改炉
越西县	35 225	22 999	0	12 226	100.00	32 757	92.99	32 757	100.00	136 876	改炉、电
甘洛县	1967	1967	0	0	100.00	1960	99.64	1943	99.13	10 244	电
雨城区	8498	5384	0	3114	100.00	8498	100.00	8482	99.81	29 800	改炉
荥经县	27 397	9000	0	18 397	100.00	25 254	92.18	25 254	100.00	90 700	改炉
汉源县	26 763	13 000	0	13 763	100.00	25 786	96.35	25 724	99.76	110 000	改炉
天全县	5638	1000	0	4638	100.00	5638	100.00	5638	100.00	20 362	改炉
合计	705 412	529 000	5000	171 412	100.00	664 693	94.23	647 800	97.46	2 635 799	

（三）健康教育与健康促进

1. 实施情况　项目实施过程中，为增强项目地区群众的防病意识，促进其主动改变落后的生活方式，积极配合改良炉灶，达到有效预防和控制燃煤型氟中毒流行的目的，每年项目实施方案都将健康教育作为重点内容，在项目启动会邀请健康教育专家进行授课。2005—2012 年间共印发改炉改灶标示牌 53.4 万张、燃煤型氟中毒防治宣传年历 53.4 万张、宣传折页 20 万张、地方病防治知识小册子 20 万册，此外，从 2008 年开始利用每年的健康教育项目还制作了环保袋、围裙、雨伞等健康教育材料下发到各个项目县。各年度印发的健教材料见表 12-7。同时，各项目县结合本地实际情况，采取中小学上健康教育课、墙板报、宣传栏、广播电视、报刊新闻、标语传单、宣传画、舞蹈表演等群众喜闻乐见的形式开展健康教育，起到了大力宣传的作用，促进了改炉改灶项目的开展。

表 12-7　2005—2012 年四川省省市级印制的主要健康教育材料

时间	改炉改灶标示牌	宣传年历	宣传折页	地方病防治手册
2005 年	70 000	70 000	30 000	30 000
2006 年	50 000	50 000	20 000	20 000
2007 年	55 000	55 000	20 000	20 000
2008 年	25 000	25 000	10 000	10 000
2009 年	132 000	132 000	40 000	40 000
2012 年	202 000	202 000	800 000	80 000
合计	534 000	534 000	200 000	200 000

2. 效果评价　项目后期对项目实施地区居民和学生进行健康教育效果评价。结果表明,本项目实施前学生和成人的健康教育知识知晓率很低,经过健康教育宣传后,防病知识知晓率明显提高,为改炉改灶的整体推进和后期管理奠定了基础,达到持续防治燃煤型氟中毒的效果。见图 12-2 和图 12-3。

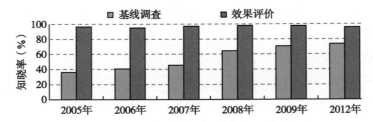

图 12-2　2005—2012 年项目地区学生健康教育基线调查和效果评价结果

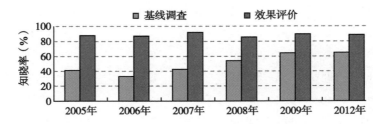

图 12-3　2005—2012 年项目地区成人健康教育基线调查和效果评价结果

三、讨论

(一)因地制宜、形式多样改炉改灶

四川省燃煤型氟中毒病区因生活习惯不同,在开展基线调查时,各地制定了不同的改炉改灶模式。在川北没有使用煤灶的习惯,所以在实施项目的时候只需要改炉,而在川南炉和灶都有使用,所以实行了炉灶必须同时改的原则。在项目实施后期,有些项目地区更是提出了能源多样化,用清洁能源代替传统能源的观念,所以在改炉改灶中出现了发放电磁炉、烤火炉等形式不同的改炉改灶模式。

(二)膳食、能源结构发生变化

随着经济状况的不断好转,传统的膳食结构发生变化,病区居民几乎均是以大米为主食,以前主要的摄氟介质——玉米,已不再作为主食了,辣椒和腊肉成为主要摄氟介质。另一方面,病区的能源结构也发生了翻天覆地的变化,绝大部分居民均使用清洁能源,如沼气、天然气、页岩气、电磁炉等,这也是病区病情下降的主要原因。为此,今后应关注辣椒和腊肉作为携氟介质的作用,同时大力推行清洁能源的使用。

(三)炉灶合格率及炉灶正确使用率亟待提高

新改炉灶中炉灶合格率尚可,但 2005 年、2006 年改的炉灶合格率较低,病区很多居民家中的灶体、烟囱等重要部件存在破损现象,燃烧时没有将氟完全排出室外。虽然在病情较轻、经济条件较好的川东、川西地区，由于煤价急速上涨，部分居民已将破损的炉灶闲置，从而使用电、沼气等价格便宜的能源，但在病情较重、海拔较高的川南地区，煤仍是冬季主要燃料，一旦居民家中的炉灶破损，势必影响到防治效果。

（四）继续加强健康教育

燃煤型氟中毒就其本质属于生活方式的疾病，健康教育应是改变不健康生活方式最主要的手段和方法。目前，燃煤型氟中毒改炉改灶率已达到 100%，防治措施已经全面覆盖，要想巩固防治成果，实现持续消除燃煤型氟中毒危害的目标，健康教育显得尤为重要。在已进行改炉改灶的地方，应将健康教育纳入常规工作，筛选出针对性强的核心信息，制作形式多样的健康教育传播材料，将其纳入防治措施后期管理的重要内容，形成常规、持续的工作机制。

四、结论

1. 在中转项目和国家重大医改专项支持下，四川省燃煤型氟中毒病区实现以改炉改灶为主的防治措施全覆盖，取得了巨大的成绩，实际受益人口达到 263 万余人，病区病情下降明显，提示防控效果明显。

2. 今后，应建立燃煤型氟中毒持续消除机制。一是进一步加强健康教育，提高病区居民防病意识，彻底放弃用煤火烘烤辣椒、腊肉等食物的生活习惯；二是倡导使用清洁能源；三是关注川南重点病区防治措施落实与巩固问题，消除四川省燃煤型氟中毒危害，不留死角。

第四节　防治效果抽样评估

为科学评价四川省燃煤型氟中毒病区防治措施的效果，进一步掌握燃煤型氟中毒重点病区居民有关健康生活行为形成情况、食物氟污染水平以及氟中毒病情现状，为制定下一阶段燃煤型氟中毒防治策略、建立长效防治机制提供科学依据，于 2014 年再次对古蔺、兴文、珙县进行了抽样调查。

一、内容与方法

（一）调查点的选择

选择 2001 年调查过的四川省重点病区古蔺、兴文和珙县，然后采用分层抽样的方法，在每个县的历史轻、中、重病区村和非病区村分别采用单纯随机的方法按照 5% 的比例抽取调查村。调查村以行政村为单位，遇有调查村变更（拆分或合并），坚持以目标人群与 2001 年调查相一致的原则选择调查村，2014 年的调查村基本覆盖 2001 年的调查村。

（二）调查内容

1. 病区县一般情况　包括调查县的病区范围、改炉改灶完成进度及正常使用情况等。

2. 病区村一般情况　包括做饭、取暖燃料变动情况、改炉改灶完成进度及正常使用情况、食用玉米和辣椒干燥等生活行为转变情况。

3. 病区和非病区村食物氟含量　采用非概率抽样方法按照隔户调查的原则在每个调查村采集 10 户用作主食的自产玉米和干辣椒测定含氟量，并调查干燥和保存方式。

4. 病情调查

（1）儿童氟斑牙病情及尿氟含量调查。检查调查村所有当地出生居住的 8～12 周岁儿童氟斑牙患病情况。同时，每个年龄组采集 10 份尿样，男女各半，测定尿氟含量。

（2）重度临床氟骨症病人数量调查。在调查村搜索 16 岁及以上重度临床氟骨症病人。

二、结果

（一）调查县总体防治措施落实情况

古蔺、兴文、珙县 3 个县共有病区村 587 个，病区户 271 120 户，改炉改灶率为 98.89%，正常使用率为 94.48%。见表 12-8。

表 12-8　3 个县总体改炉改灶及正常使用情况

县名	病区村分类（个）				病区村总户数	已改炉灶户数	改炉改灶率（%）	正常使用户数	正常使用率（%）
	合计	轻病区	中病区	重病区					
古蔺	265	128	94	43	141 783	139 333	98.27	129 635	93.04
兴文	233	72	123	38	96 990	96 990	100.00	94 508	97.44
珙县	89	68	21	0	32 347	31 781	98.25	29 161	91.76
合计	587	268	238	81	271 120	268 104	98.89	253 304	94.48

（二）抽取的调查村数量

3 个县共调查了 65 个村，其中病区村 53 个，占 3 个县全部病区村的 9.03%，非病区村 12 个。本次调查与 2001 年全省调查重复的村有 59 个，占本次调查村总数的 90.77%，占 2001 年调查村总数的 78.67%。见表 12-9。

表 12-9　3 个县抽取的调查村数量

县	全县病区村数	本次调查							2001年调查村总数	两次调查重复村数	重复村占本次调查比例（%）	重复村占 2001 年调查比例（%）
		非病区村数	轻病区村数	中病区村数	重病区村数	病区村合计	总村数	病区村占全县病区村比例（%）				
古蔺	265	2	10	5	5	20	22	7.55	31	22	100.00	70.97
兴文	233	6	7	7	5	19	25	8.15	25	19	76.00	76.00
珙县	89	4	9	5	0	14	18	15.73	19	18	100.00	94.74
合计	587	12	26	17	10	53	65	9.03	75	59	90.77	78.67

（三）病区村一般情况调查

调查的 53 个病区村共有居民 2.68 万户，常住人口 11.0 万人，平均年人均纯收入 4554 元。

开始烧煤时间最早的病区村是兴文县石海镇的和平村和兴堰村（1910 年）；有 45 个村集中在 1949—1953 年，占全部病区村的 84.91%；有 6 个村在 1972 年以后。到 2014 年，病区村炊事、取暖燃料发生变化，有 14 个村（26.42%）不再用煤而改用电和柴等为燃料，有 17 个村（32.08%）改为煤、电、沼气、天然气和柴等能源混合使用，但仍有 22 个村（41.51%）一直用煤作为主要生活燃料。从各县看，珙县所有调查的病区村均不再用煤而改用电和柴，兴文有 89.47% 病区村为煤、电、沼气、天然气和柴等能源混合使用，而古蔺则所有调查的病区村一直用煤作为主要生活燃料。

调查的居民户中，改良炉灶损坏能够主动维修或更换的有 2.62 万户，主动更换率 97.59%。调查村厨房和卧室分开的有 2.65 万户，厨卧分开率 98.84%。调查村敞炉和敞灶使用户全部集中在古蔺，分别为 268 户和 154 户，敞炉使用率和敞灶使用率分别为 1.00% 和 0.57%。见表 12-10。

表 12-10　3 个县调查的病区村一般情况

县名	村数	户数	常住人口数	年人均纯收入（元）	改良炉灶损坏能主动维修或更换		厨房和卧室分开		敞炉		敞灶	
					户数	%	户数	%	户数	%	户数	%
古蔺	20	13 636	65 490	5538	12 990	95.26	13 326	97.73	268	1.97	154	1.13
兴文	19	8600	32 593	3484	8600	100.00	8600	100.00	0	0.00	0	0.00
珙县	14	4566	11 908	4600	4566	100.00	4566	100.00	0	0.00	0	0.00
合计	53	26 802	109 991	4554	26 156	97.59	26 492	98.84	268	1.00	154	0.57

（四）病区村防治措施落实与使用情况

2005 年中转项目落实以前，在 53 个调查村政府无经费投入，病区居民也未自筹经费开展改炉改灶，改炉改灶率为 0。2006—2013 年，政府投入 738.8 万元，病区群众自筹 67.4 万元，共改炉改灶 2.68 万户。

其中政府统一落实改炉改灶 2.472 万户，改炉改灶率达到 92.23%；群众自发改炉改灶 0.208 万户，改炉改灶率 7.77%。见表 12-11。在政府统一改良炉灶中，改铁炉 12 796 户，占改良炉灶总户数的 51.76%；改台灶 19 991 户，占 80.87%；安装烟管 6853 户，占 27.72%；购买电炊具等其他灶具 7255 户，占 29.35%；使用电热器 1641 户，占 6.64%。可见，改良台灶户数最多，病区居民开始使用电炊具和电热器。见表 12-12。

表 12-11　3 个县调查的病区村 2006—2013 年防治措施落实情况

县名	改炉改灶户数	政府投入（万元）	群众自筹（万元）	政府统一改炉改灶		群众自发改炉改灶	
				户数	改炉改灶率(%)	户数	改炉改灶率(%)
古蔺	13 636	409.7	49.9	14 029	102.88	0	0.00
兴文	8600	236.3	4.6	6853	79.69	1747	20.31
珙县	4566	92.8	12.9	3838	84.06	728	15.94
合计	26 802	738.8	67.4	24 720	92.23	2082	7.77

表 12-12　3 个县调查的病区村不同类型改良炉灶汇总

县名	政府统一改良炉灶户数	铁炉		台灶		烟管		电热器		电炊具等其他灶具	
		户数	%	户数	%	户数	%	户数	%	户数	%
古蔺	14 029	3417	24.36	10 612	75.64	0	0.00	0	0.00	0	0.00
兴文	6853	6853	100.00	6853	100.00	6853	100.00	599	8.74	6213	90.66
珙县	3838	2526	65.82	2526	65.82	0	0.00	1042	27.15	1042	27.15
合计	24 720	12 796	51.76	19 991	80.87	6853	27.72	1641	6.64	7255	29.35

在 53 个村中，使用改良炉的有 2.65 万户，合格户数为 2.56 万户，改良炉合格率为 96.33%，合格改良炉正确使用率为 97.44%；在使用改良灶的 2.66 万户中，合格户数是 2.58 万户，改良灶合格率 96.71%，合格改良灶正确使用为率 97.61%。见表 12-13。

表 12-13　3 个县调查的病区村改炉改灶使用情况

县名	户数	改良炉					改良灶				
		使用户数	合格户数	合格率(%)	合格改良炉的正确使用户数	正确使用率(%)	使用户数	合格户数	合格率(%)	合格改良灶的正确使用户数	正确使用率(%)
古蔺	13 636	13 368	12 990	97.17	12 811	98.62	13 482	13 199	97.90	13 054	98.90
兴文	8600	8600	8300	96.51	7969	96.01	8600	8300	96.51	7969	96.01
珙县	4566	4566	4271	93.54	4127	96.63	4566	4271	93.54	4130	96.70
合计	26 802	26 534	25 561	96.33	24 907	97.44	26 648	25 770	96.71	25 153	97.61

（五）调查村家庭食用辣椒干燥保存情况及氟含量

1. 食用辣椒干燥及保存情况　3 个病区县均不再食用玉米，故未再做玉米的相关调查。在 3 个病区县调查 740 户食用辣椒，正确干燥率为 89.59%，正确保存率为 97.57%。从各县看，兴文最好，正确干燥率和正确保存率均达 100%；珙县和古蔺正确保存率均大于 90%，但正确干燥率均低于 90%。从调查村类型看，非病区的正确干燥率和正确保存率均高于病区。见表 12-14。

2. 食用辣椒氟含量　在 3 个病区县检测了 700 户食用辣椒氟含量，中位数为 8.45mg/kg，范围为 2.04～3898.19mg/kg，其中非病区辣椒含氟量中位数为 7.29mg/kg，范围为 2.37～54.91mg/kg；病区辣椒氟含量中位数为 8.89mg/kg，范围为 2.04～3898.19mg/kg。单份辣椒氟含量大于 100mg/kg 的有 29 份（4.14%），全部分布在病区，其中 26 份分布在古蔺（89.66%）、3 份分布在兴文（10.34%）。从各县看，古蔺、兴文、珙县辣椒氟含量中位数分别为 10.67mg/kg、6.51mg/kg 和 9.95mg/kg。见表 12-15。

表 12-14　3 个县调查村辣椒干燥及保存情况

县	调查村类型	调查村数	调查户数	正确干燥户数	正确干燥率（%）	正确保存户数	正确保存率（%）
古蔺	非病区	2	20	13	65.00	20	100.00
	病区	20	290	256	88.28	273	94.14
	合计	22	310	269	86.77	293	94.52
兴文	非病区	6	60	60	100.00	60	100.00
	病区	19	190	190	100.00	190	100.00
	合计	25	250	250	100.00	250	100.00
珙县	非病区	4	40	39	97.50	40	100.00
	病区	14	140	105	75.00	139	99.29
	合计	18	180	144	80.00	179	99.44
合计	非病区	12	120	112	93.33	120	100.00
	病区	53	620	551	88.87	602	97.10
合计		65	740	663	89.59	722	97.57

表 12-15　3 个县调查村辣椒氟含量

县	调查村类型		调查村数	调查户数	辣椒氟含量（mg/kg）			单份样品氟含量>100（mg/kg）	
					中位数	最小值	最大值	份数	%
古蔺	非病区		2	20	7.40	4.30	18.10	0	0.00
	病区	轻病区	10	150	9.76	3.56	977.88	11	7.33
		中病区	5	50	12.62	4.26	128.27	4	8.00
		重病区	5	60	16.28	4.65	3898.19	11	18.33
	病区合计		20	260	11.12	3.56	3898.19	26	10.00
	合计		22	280	10.67	3.56	3898.19	26	9.29
兴文	非病区		6	60	6.12	2.37	551.30	0	0.00
	病区	轻病区	7	70	6.95	3.25	247.20	1	1.43
		中病区	7	70	6.26	3.44	107.09	1	1.43
		重病区	5	50	6.55	2.45	191.76	1	2.00
	病区合计		19	190	6.54	2.45	247.20	3	1.58
	合计		25	250	6.51	2.37	247.20	3	1.20
珙县	非病区		4	40	8.53	3.35	36.39	0	0.00
	病区	轻病区	9	90	10.58	2.04	99.16	0	0.00
		中病区	5	40	7.56	3.08	97.31	0	0.00
	病区合计		14	130	10.11	2.04	99.16	0	0.00
	合计		18	170	9.95	2.04	99.16	0	0.00
合计	非病区		12	120	7.29	2.37	54.91	0	0.00
	病区	轻病区	26	310	9.11	2.04	977.88	12	3.87
		中病区	17	160	7.44	3.08	128.27	5	3.13
		重病区	10	110	12.27	2.45	3898.19	12	10.91
	病区合计		53	580	8.89	2.04	3898.19	29	5.00
合计			65	700	8.45	2.04	3898.19	29	4.14

（六）氟中毒病情

1．儿童尿氟水平　在 3 个县的 65 个村检测 8～12 岁儿童尿氟 3166 人，尿氟中位数 0.51mg/L，范围为 0.01～5.11mg/L，其中非病区尿氟中位数 0.44mg/L，范围为 0.01～1.94mg/L；病区尿氟中位数 0.54mg/L，范围为 0.01～5.11mg/L。从各县及调查村类型看，尿氟中位数均在 1.0mg/L 以下。见表 12-16。

表 12-16 3 个县调查村 8～12 岁儿童尿氟含量

县	调查村类型		调查村数	检测人数	尿氟含量（mg/L）		
					中位数	最小值	最大值
古蔺	非病区		2	75	0.3	0.1	1.94
	病区	轻病区	10	492	0.7	0.1	2.23
		中病区	5	250	0.54	0.04	2.27
		重病区	5	250	0.66	0.04	5.11
	病区合计		20	992	0.66	0.04	5.11
	合计		22	1067	0.61	0.04	5.11
兴文	非病区		6	304	0.51	0.01	1.57
	病区	轻病区	7	341	0.56	0.15	2.6
		中病区	7	354	0.54	0.2	2.33
		重病区	5	250	0.66	0.16	2.83
	病区合计		19	944	0.56	0.15	2.83
	合计		25	1249	0.56	0.01	2.83
珙县	非病区		4	176	0.37	0.13	1.3
	病区	轻病区	9	440	0.38	0.1	1.2
		中病区	5	234	0.39	0.01	1.54
	病区合计		14	674	0.39	0.01	1.54
	合计		18	850	0.38	0.01	1.54
合计	非病区		12	555	0.44	0.01	1.94
	病区	轻病区	26	1273	0.53	0.1	2.6
		中病区	17	838	0.49	0.01	2.33
		重病区	10	500	0.66	0.04	5.11
	病区合计		53	2611	0.54	0.01	5.11
合计			65	3166	0.51	0.01	5.11

2. 儿童氟斑牙病情 在 3 个县的 65 个村检查 8～12 岁儿童氟斑牙 4007 人，氟斑牙总体检出率 12.20%，氟斑牙指数 0.25，缺损型氟斑牙比例 11.86%，其中非病区和病区氟斑牙检出率分别为 1.35%、14.08%。在 53 个病区村中，41 个村氟斑牙患病率≤30%（77.36%），32 个村氟斑牙患病率≤15%（60.38%）；12 个村氟斑牙患病率>30%，其中 10 个村分布在古蔺，兴文和珙县各 1 个。从各县看，3 个县氟斑牙总体检出率均低于 30%，其中兴文和珙县病区均低于 15%；古蔺 15% 的病区村达到消除水平，50% 的病区村达到控制水平；兴文 84.21% 的病区村达到消除水平，94.74% 的病区村达到控制水平；珙县 92.86% 的病区村达到消除水平。见表 12-17、表 12-18。

表 12-17 3 个县调查村 8～12 岁儿童氟斑牙检出情况

县名	调查村数	检查人数	正常人数	可疑人数	极轻人数	轻度人数	中度人数	重度人数	病例合计	检出率（%）	氟斑牙指数	缺损型氟斑牙比例（%）	氟斑牙患病率	
													≤15%的病区村数	≤30%的病区村数
古蔺	22	1067	509	243	166	99	39	11	315	29.52	0.61	15.87	3	10
兴文	25	2090	1705	259	108	14	4	0	126	6.03	0.13	3.17	16	18
珙县	18	850	772	30	28	16	3	1	48	5.65	0.10	8.33	13	13
合计	65	4007	2986	532	302	129	46	12	489	12.20	0.25	11.86	32	41

表 12-18　3 个县不同类型病区和非病区 8～12 岁儿童氟斑牙检出情况

县名	非病区			轻病区			中病区			重病区			病区合计		
	检查人数	氟斑牙人数	检出率	检查人数	氟斑牙人数	检出率	检查人数	氟斑牙人数	检出率	检查人数	氟斑牙人数	检出率	检查人数	氟斑牙人数	检出率
古蔺	75	5	6.67	492	110	22.36	250	107	42.80	250	93	37.29	992	310	31.25
兴文	341	3	0.88	590	32	5.42	756	49	6.48	403	42	10.42	1749	123	7.03
珙县	176	0	0.00	440	15	3.41	234	33	14.10				674	48	7.12
合计	592	8	1.35	1522	157	10.32	1240	189	15.24	653	135	20.67	3415	481	14.08

3．重度临床氟骨症病情　在 3 个县中，古蔺和兴文检出重度临床氟骨症患者 22 人，其中古蔺检出 7 例、兴文检出 15 例。年龄分布在 46～84 岁，其中 20 人年龄大于 55 岁（90.91%）。兴文县检出的 15 例重度氟骨症患者，有 10 例分布在开始烧煤时间最早的石海镇和平村和兴堰村，年龄均超过 60 岁。见表 12-19。

表 12-19　重度临床氟骨症检出结果

县名	重度氟骨症人数	年龄分布			
		≤35 岁	>35 岁	>45 岁	55 岁以上
古蔺	7	0	0	2	5
兴文	15	0	0	0	15
合计	22	0	0	2	20

（七）病区村目标人群防治知识知晓情况

家庭主妇燃煤型氟中毒防治知识知晓率范围为 76.0%～98.9%，知晓率小于 80% 的 3 个村均分布在古蔺。学生知晓率均大于 90%。见表 12-20。

表 12-20　3 个县调查的病区村家庭主妇和学生防治知识知晓情况

县名	村数	家庭主妇知晓率				学生知晓率			
		最小值	最大值	>80%		最小值	最大值	>90%	
				村数	%			村数	%
古蔺	20	76.0	97.0	17	85.00	93.0	100.0	20	100.00
兴文	19	86.67	98.89	19	100.00	94.4	100.0	19	100.00
珙县	14	85.0	89.0	14	100.00	90.0	95.2	14	100.00
合计	53	76.0	98.9	50	94.34	90.0	100.0	53	100.00

三、讨论

（一）关于调查点的选择

本次燃煤型氟中毒防治效果评估选取了四川省曾参与全国 2001 年燃煤型氟中毒重点病区调查的 3 个县。在这 3 个县中，被选择的 65 个调查村有 59 个是 2001 年调查过的村，占 2001 年调查村总数的 78.67%。调查点选择符合国家项目要求，不仅能代表本省的实际情况，也便于防治效果的比较。

（二）关于防治措施

1984 年以来，四川省开展了改炉改灶降氟工作，截至 1991 年底，全省共完成改炉改灶 16 万余户，到 2004 年，降氟炉灶的使用已有近 20 年历史，因年久失修和缺乏配件供应，炉灶早已损坏不复存在。从 2004 年开始，国家将燃煤型氟中毒重点病区的综合防治纳入中转项目以及国家医改重大专项，同时四川省级财政也给予了大力配套投入，连续 9 年在全省 21 个病区项目县共投入经费 1.9 亿元，用于 534 000 户改炉改灶综合防治燃煤型氟中毒，实现了病区改炉改灶防治措施的全覆盖，极大地推动了四川省燃煤型氟中毒的防治进程。2001 年,按照国家方案统一要求,四川省古蔺、兴文、珙县 3 个重点病区县开展燃煤型氟中毒防治现状与病情调查,当时病区所改炉灶绝大部分已损坏,改炉改灶率基本为 0。本次调查该 3 县总的改炉改灶率为 98.89%,正常使用率为 94.48%;病区炊事、取暖呈现能源结构多元化,约 1/4 调查村不再用煤而改用电和柴,近 1/3 调查村为煤、电、沼气、天然气和柴等能源混合使用,其余约 2/5 调查村仍用煤作为主要生活燃料,这些村主要分布在古蔺。在这 3 个县中,古蔺的炉灶损坏主动更换率、厨卧分开率、敞炉和敞灶使用率以及病区村家庭主妇燃煤氟中毒防治知识知晓率均较差,可以说,古蔺是目前四川省燃煤型氟中毒尚未达到控制标准、仍需重点防控的地区。

（三）关于食物氟含量

2001 年,四川省重点病区调查结果显示,传统的玉米氟污染已不再是主要氟源,而辣椒氟含量特别高,已成为氟病区的主要氟源。本次调查再次证实,病区居民已不再以玉米为主食,而是以大米为主食,全部居民仍食用辣椒。与 2001 年相比,古蔺、兴文、珙县 3 县食用辣椒的正确干燥率由 35.06% 上升到 89.59%,辣椒含氟量中位数也分别由 115.24mg/kg、45.5mg/kg 和 36.12mg/kg 下降到 10.67mg/kg、6.51mg/kg 和 9.95mg/kg,辣椒氟含量下降显著。但 3 县病区辣椒含氟量仍然较高一些,尤其古蔺县重病区,且这些地区辣椒正确干燥率均不到 90%,说明仍有用煤火烘烤辣椒的习惯,对居民健康产生潜在的危害。

（四）关于氟中毒病情

1. 儿童氟斑牙检出率显著下降　3 个县儿童氟斑牙平均检出率已由 2001 年的 37.32% 降到了 2014 年的 12.20%。从各县看,2001 年古蔺、兴文、珙县儿童氟斑牙检出率分别为 51.55%、33.32% 和 24.69%,本次调查分别降为 29.52%、6.03% 和 5.56%,古蔺已降到 30% 以下,病情达到控制水平,兴文和珙县更是降到了 15% 以下,病情达到消除水平。以各县调查村类型看,古蔺县非、轻、中、重病区儿童氟斑牙检出率分别由 12.69%、42.65%、73.13% 和 70.47% 下降到 2014 年的 6.67%、22.36%、42.8% 和 37.29%;兴文县由 10.38%、31.01%、40.17% 和 50.00% 下降到 2014 年的 0.88%、5.42%、6.48% 和 10.42%;珙县非、轻、中病区分别由 7.17%、21.76% 和 46.67% 下降到 2014 年的 0、3.41% 和 14.10%。从氟斑牙患病率指标看,3 个县以村为单位,77.36% 的病区村达到控制标准,60.38% 的病区村达到消除标准。在古蔺县,仍有 50% 调查村未达到控制标准,均为历史中、重病区村,这也与辣椒氟含量等结果一致。

2. 儿童尿氟含量也显著下降　3 个县儿童尿氟的中位数由 2001 年的 1.32mg/L 降到 2014 年的 0.51mg/L。古蔺、兴文、珙县儿童尿氟中位数也分别由 2001 年的 2.86mg/L、1.26mg/L 和 1.32mg/L 降到 2014 年的 0.61mg/L、0.56mg/L 和 0.38mg/L。从各县及调查村类型看,尿氟中位数均降到 1.0mg/L 以下。

3. 重度临床氟骨症的发生得到有效控制　45 岁以下人群未检出病例,现存病例均是历史遗留的老病例,年龄多在 55 岁以上。

（五）关于古蔺县防治工作

本次调查显示古蔺县病情相对较重,病区儿童氟斑牙检出率为 31.25%,调查的 50% 病区村未达到控制标准。究其原因,一是防治措施落实较迟,2012 年才全面落实改炉改灶降氟措施,因时间尚短,防治效果尚不明显;二是古蔺县电价相对较高,限制了大多数用户使用电能,本次调查也显示古蔺县所有调查的病区村一直用煤作为主要生活燃料;三是仍有一部分用户不能正确使用改良炉灶,甚至用煤火烘烤、干燥辣椒等食物。建议一要加强病情监测,发现问题,及时干预;二要加强部门沟通,解决电价偏高问题;三要加强降氟炉灶的后期管理和维护,保障防控措施有效落实;四要加强健康教育,提高病区居民防病意识,形成健康生活习惯,自觉落实防病措施。

四、结论

1. 到 2014 年,古蔺、兴文、珙县 3 县燃煤型氟中毒病区全面落实了防治措施,改炉改灶率为 98.89%,正常使用率 94.48%,食用辣椒氟含量显著下降。

2. 以改炉改灶为主的综合防控措施的防病效果显著,古蔺、兴文、珙县 3 县病区 8～12 周岁儿童氟斑牙病情显著下降,儿童氟斑牙检出率达到控制或消除水平,尿氟含量达到非病区水平,成人重度临床氟骨症的发生得到有效控制。

第五节 考核验收

经过 30 多年的综合防治,特别是 2005 年以来利用中转项目,四川省在病区全面落实改炉改灶降氟、推广使用清洁能源、广泛开展健康教育等综合措施,实现了全省病区防治措施全覆盖,氟中毒病情显著下降。为及时评价防治效果,2012—2014 年,在省地病办统一领导下,四川省对燃煤型氟中毒病区开展了单病种逐县考核验收工作。2015 年,又按照《全国地方病防治"十二五"规划》评估方案和国家卫生计生委《重点地方病控制和消除评价办法》相关要求,对各县评估情况进行梳理、再评价,形成了目前最新的评估结论。

一、内容与方法

(一)资料来源
2012—2014 年全省燃煤污氟中毒病区的消除与控制评价工作总结及 2015 年全省地方病防治"十二五"规划各县级自评材料。

(二)评价范围
全省确定的 23 个燃煤型氟中毒病区。分别是洪雅、邻水、广元朝天区、旺苍、汉源、古蔺、叙永、雅安雨城区、天全、荥经、南江、兴文、高县、长宁、珙县、筠连、江安、什邡、万源、剑阁、青川、越西、甘洛。

(三)评价方式及程序
按照国家《重点地方病控制和消除评价办法》。

(四)评价内容、标准及结果判定
按照国家《燃煤污染型氟中毒控制和消除评价内容及判定标准》。

二、结果

(一)防治措施落实情况
全省实施以改炉改灶降氟为主的防治措施有两个集中阶段,分别是 1985—1991 年和 2005—2012 年。1985—1991 年,全省共改炉灶 16 万户,重庆市成为直辖市后与四川省分开,新四川省境内只有 57 395 户落实了改炉改灶降氟措施,因年久失修,大部分损坏。2005—2012 年,在中转项目和医改重大专项支持下,全省病区陆续实现防治措施全覆盖。当年项目验收炉灶合格率和正确使用率均在 95% 以上。各阶段四川省燃煤型氟中毒病区防治措施落实情况见表 12-21。

表 12-21 各阶段四川省燃煤型氟中毒病区防治措施全覆盖情况

防治措施全覆盖年份	完成防治措施全覆盖病区县
1987	什邡
1991	剑阁
2010	青川 朝天 旺苍 邻水 荥经 天全 汉源 洪雅 高县
2012	古蔺 叙永 兴文 珙县 江安 长宁 筠连 越西 甘洛 雨城 万源 南江

(二)县级自评结果
全省开展县级自评燃煤污染型氟中毒病区县 23 个,病区乡镇 209 个,病区村 1789 个,病区村户数 705 412 户,病区人口数 273.96 万人,占应开展病区范围 100%。全省共改炉改灶户数 705 412 户,改良率为 100%,合格改炉改灶户数 671 844 户,合格率为 95.24%,正确使用户数 654 951 户,正确使用率为 97.49%,受益人口为 263 万余人,儿童氟斑牙≤15% 的村 1168 个,≤30% 的村 1637 个,供人食用玉米正确干燥率≥95% 村 1220 个,辣椒正确干燥率≥95% 村 1216 个。县级自评结果显示,6 个县(市)

达到消除标准,15 个县(区)达到控制标准,2 个县未达到控制标准。各县自评达到消除和控制的情况
见表 12-22。

表 12-22 四川省燃煤型氟中毒病区县级自评结果

县名	病区村	消除村数	控制村数	未控制村数	县级自评
洪雅县	44	44	0	0	消除
朝天区	59	59	0	0	消除
旺苍县	87	83	4	0	控制
邻水县	10	8	2	0	控制
汉源县	69	36	31	2	控制
古蔺县	265	56	130	77	未控制
叙永县	102	9	40	53	未控制
雨城区	33	0	33	0	控制
天全县	26	0	26	0	控制
荥经县	67	0	67	0	控制
南江县	60	0	60	0	控制
兴文县	233	0	233	0	控制
高县	12	0	12	0	控制
长宁县	76	0	76	0	控制
珙县	89	0	89	0	控制
筠连县	231	55	176	0	控制
江安县	26	0	26	0	控制
什邡市	23	23	0	0	消除
万源市	143	143	0	0	消除
剑阁县	8	8	0	0	消除
青川县	8	8	0	0	消除
越西县	107	1	103	3	控制
甘洛县	11	10	1	0	控制
合计	1789	545	1109	135	

注: 全县 95% 的病区村达到控制或消除,自评结论判定为控制或消除

(三)省市级抽查复核

在县级自评基础上,省市级考评组查阅被评审县历史资料,逐村核实自评结果中氟斑牙患病率,改
炉灶率、合格率、正确使用率,供人食用玉米辣椒正确干燥和保存率,并深入病区村现场抽查。全省共
抽查 187 个村,其中达到消除标准 153 个,达到控制标准 26 个,未控制 7 个。省级综合评定 9 个县达到
消除标准,12 个县达到控制标准,2 个县未达到控制标准。具体为洪雅县、什邡市、剑阁县、青川县、朝
天区、万源市、南江县、天全县和旺苍县 9 个县(市、区)达到消除标准,邻水县、汉源县、雨城区、荥经
县、高县、珙县、兴文县、长宁县、江安县、筠连县、越西县和甘洛县 12 个县(区)达到控制标准,古蔺县
和叙永县 2 个县未达到控制标准。具体情况见表 12-23。

表 12-23 燃煤型氟中毒病区考评省市级抽查复核结果

县名	抽查村	消除村数	控制村数	未控制村数	县级自评
洪雅县	9	9	0	0	消除
朝天区	9	9	0	0	消除
旺苍县	9	9	4	0	消除
邻水县	6	5	1	0	控制

县名	抽查村	消除村数	控制村数	未控制村数	县级自评
汉源县	9	8	1	2	控制
古蔺县	9	0	5	4	未控制
叙永县	9	0	6	3	未控制
雨城区	9	7	2	0	控制
天全县	9	9	0	0	消除
荥经县	9	8	1	0	控制
南江县	9	9	0	0	消除
兴文县	9	7	2	0	控制
高县	3	3	0	0	控制
长宁县	9	9	0	0	控制
珙县	9	8	1	0	控制
筠连县	9	6	3	0	控制
江安县	6	6	0	0	控制
什邡市	9	9	0	0	消除
万源市	9	9	0	0	消除
剑阁县	7	7	0	0	消除
青川县	6	6	0	0	消除
越西县	9	4	5	0	控制
甘洛县	6	6	1	0	控制
合计	187	153	27	7	

（四）已控制病区村情况

全省共有 1109 个病区村达到控制标准，但未实现消除。其中因病情未达消除标准（氟斑牙检出率大于 15%）的病区村 381 个，占 34.36%；因炉灶合格率未达到消除标准 571 个，占 51.49%；因炉灶正确使用率未达到消除标准 191 个，占 17.22%；因食用玉米、辣椒正确干燥率未达到消除标准 556 个，占 50.14%。见表 12-24。

表 12-24 1109 个达到控制病区村各项指标达标情况

指标	范围值	村数	占比（%）
氟斑牙率	15%～30%	381	34.36
	15% 以下	728	65.64
炉灶合格率	90%～95%	571	51.49
	95% 以上	538	48.51
炉灶正确使用率	90%～95%	191	17.22
	95% 以上	918	82.78
玉米、辣椒正确干燥率	90%～95%	556	50.14
	95% 以上	553	49.86

（五）未控制病区村情况

全省未达到控制标准的病区村共 135 个，其中因病情未达到控制标准（氟斑牙检出率>30%）的病区村有 67 个，占 49.63%；因炉灶合格率未达到控制标准（≤90%）的病区村有 76 个，占 56.30%；因炉灶正确使用率未达到控制标准（≤90%）的病区村有 47 个，占 34.81%；因食用玉米、辣椒正确干燥率未达到控制标准（≤90%）的病区村有 60 个，占 44.44%。见表 12-25。

表 12-25　135 个未控制病区村各项指标达标情况

指标	范围值	村数	占比（%）
氟斑牙率	30% 以下	68	50.37
	30% 以上	67	49.63
炉灶合格率	90% 以上	59	43.70
	90% 以下	76	56.30
炉灶正确使用率	90% 以上	88	65.19
	90% 以下	47	34.81
玉米、辣椒正确干燥率	90% 以上	75	55.56
	90% 以下	60	44.44

三、讨论

（一）防治工作取得了巨大成绩，成果来之不易

自发现病区已来，党和政府高度重视病区防治工作。20 世纪 80 年代，在中共中央地病办和各级地病办的强有力领导下，各部门密切配合，卫生部门迅速查清病区范围，大批科技工作者深入病区，查明了氟中毒致病途径、影响因素和发病机制，开展了氟骨症病人的救治工作，研制了一大批降氟炉灶，实施了多种模式的防治试点。自中央地方病防治领导小组组长李德生同志高度关注四川地方病防治工作以来，省委、省政府主要领导十分重视，加强领导，增加经费投入，由此开启了大规模的改炉改灶降氟综合防治措施落实工作，仅 1986—1991 年，由中央和省级安排的改炉灶任务达 16.3 万户，病区各级政府各自根据自己的财力安排相应经费，并广泛动员群众开展自改自建工作，打响了降氟防病、脱贫攻坚战役，但限于当时的社会经济条件，只有三分之一的病区居民落实了改炉改灶降氟措施。自 2005 年以来，国家加大了对燃煤型氟中毒防治力度，经过"十一五"和"十二五"国家中转项目和医改重大专项的支持，四川省实现了全省病区以改炉改灶为主防治措施全覆盖的目标，全省共新改炉灶 70.5412 万户。随着病区社会经济的发展，自 1995 年，多数病区主食由玉米改为大米；自 2000 年，病区群众居住条件逐渐得到改善，住房保温性得到提高，近年来清洁能源逐步在农村推广应用。基于这些综合因素共同作用，燃煤型氟中毒必将彻底控制，敞炉灶燃煤的生活方式必将成为历史。

（二）防治措施继续显效，应加强监测工作

在全省 1789 个病区村中，经"十二五"的考核评估，尚有 135 个村没有达到控制标准，主要集中在泸州市的古蔺、叙永两县，分别有 77、53 个村未达到控制标准。其原因一是这两县是历史重病区，病区范围广，病区乡镇外环境差异较大，高寒山区煤火取暖时间长；二是病区防治措施全覆盖较迟，2012 年才全面落实改炉改灶降氟措施，其防治措施的效果可能还没有完全显效。建议古蔺、叙永两县加强疾病监测工作，进一步评价防治措施的效果，争取早日实现病区控制乃至消除。其他已控制病区村，随着防治措施的持续显效，估计儿童氟斑牙检出率将进一步下降，期待今后的监测数据证实。

（三）防治措施需进一步巩固、加强炉灶的后期管理和健康教育势在必行

从表 12-24 统计情况来看，在四川省已达到控制但尚未实现消除的 1109 个病区村中，尚有 571 村因炉灶合格率、191 个村因合格炉灶正确使用率、556 个村因辣椒正确干燥率未达标，病区才未达到消除标准。从表 12-25 来看，四川省未达到控制标准的病区村 135 个，其中有 76 个村因炉灶合格率、47 个村因合格炉灶正确使用率、60 个村因食用玉米、辣椒正确干燥率未达标，病区才未达到控制标准。由此可见，防治措施的巩固和提升事关四川省燃煤型氟中毒病区消除的成败。为此，降氟炉灶的后期管理和维护等防治工作还不能因考核验收而减弱，还必须加强，通过不断的健康教育，提高病区居民健康意识，自觉采取防病措施，形成健康生活习惯。

（四）重度氟骨症病人需要得到积极救治

"十二五"期间，经过评估，全省 9 个病区县达到了消除标准，12 个病区县达到控制标准，2 个病区

县未达到控制标准。病区的控制与消除只是意味着消除了致病的条件、控制了发病的因素，控制了新发，但是，原有氟骨症患者是因长期过量摄入氟慢性积累所致，不能自愈。为此，在目前已截断氟源情况下，更适合考虑驱氟治疗和对症治疗，建议病区适时开展氟骨症筛查工作，将燃煤型氟中毒防治提升到新的高度。此外，四川省的氟病区多是贫困山区，扶贫力度较大，建议将因氟病致贫、因氟病返贫的家庭纳入到精准扶贫、卫生扶贫等项目中。

四、结论

1. 四川省 1789 个燃煤型氟中毒病区村中，达到消除标准的有 545 个，占病区总数的 30.46%；达到控制标准的有 1109 个，病区村总的控制率（包括消除）为 92.45%；有 135 个村尚未达到控制标准，占病区总数的 7.55%。

2. 四川省 23 个病区县中，洪雅县、什邡市、剑阁县、青川县、朝天区、万源市、南江县、天全县和旺苍县 9 个县（市、区）达到消除标准，邻水县、汉源县、雨城区、荥经县、高县、珙县、兴文县、长宁县、江安县、筠连县、越西县和甘洛县 12 个县（区）达到控制标准，古蔺县和叙永县 2 个县未达到控制标准。

（邓佳云、李津蜀、杨小静、陈　敬）

参 考 文 献

1. 孙殿军，赵新华，陈贤义. 全国地方性氟中毒重点病区调查. 北京：人民卫生出版社，2005.

2. 詹承烈. 关于氟病发病机理问题. 职业医学，1990，17（5）：47-48.

3. 白学信. 综合治理燃煤污染型地氟病浅见. 中国地方病学杂志，1991，（2）：126-127.

4. 白学信，周定友，杨晓静，等. 1990～1994 年四川省燃煤污染型地方性氟中毒病情监测总结. 中国地方病学杂志，1998，17（2）：114-115.

5. 白学信，周定友，梁代华，等. 地氟病基本控制指标探讨. 中国地方病学杂志，1996，15（4）：54-55.

6. 杨小静，白学信，何仁先. 氟病区改变主食对人群尿氟的影响. 预防医学情报杂志，1995，11（2）：120-121.

7. 白学信，杨兴太，梁代华，等. 兴文县燃煤污染型地氟病的预防对策及其效果观察. 预防医学情报杂志，1986，2（1）：32-34.

8. 白学信，赖安兰，杨华智，等. 99 例氟骨症在脱离高氟后的尿氟排泄动态观察. 中国地方病学杂志，1988，7（4）：57-58.

9. 杨小静，邓斌，梁代华，等. 四川省燃煤型污染地氟病重点调查总结. 预防医学情报杂志，2002，18（5-A）：27-28.

10. 杨小静，梁代华，付至忠，等. 2000—2001 年四川省地氟病重点监测报告. 预防医学情报杂志，2004，20（2）：153-154.

11. 邓斌，杨小静，邓佳云，等. 2002 年四川省燃煤型氟中毒监测结果分析. 预防医学情报杂志，2003，19（4）：309-312.

12. 白学信. 氟病区人群尿氟的辩证分析. 预防医学情报杂志，2001，17（4）：225-226.

13. 程云鹭，邓佳云，白学信. 四川省地方病的流行概况及其对策. 预防医学情报杂志，1993，4（S1）：17-20.

14. 杨小静，梁代华，付至忠，等. 2004—2005 年四川省地氟病全国重点监测报告. 预防医学情报杂志，2007，23（1）：22-25.

15. 杨小静，梁代华，陈敬，等. 1991—2007 年古蔺县地氟病监测结果分析. 预防医学情报杂志，2010，26（3）：231-234.

16. 陈敬，杨小静，梁代华，等. 2001—2005 年四川省燃煤污染型氟中毒哨点监测分析. 预防医学情报杂志，2007，23（12）：649-652.

17. 陈敬，杨小静 袁萍，等. 2006—2010 年四川省燃煤型地氟病监测报告. 预防医学情报杂志，2013，29（7）：543-547.

18. 白学信，杨兴太，梁代华，等. 四川省非水源性地氟病的流行特点及预防对策. 中国地方病防治杂志，1987，2（1）：37-42.

19. 简鸿帮，杨小静，陈敬，等. 四川省燃煤型氟中毒重点病区健康教育效果评价. 职业卫生与病伤，2016，31（4）：247-249.

第十三章

重庆市燃煤污染型地方性氟中毒流行与控制

重庆市燃煤型氟中毒病区主要分布于渝东北和渝东南地区。1985年现况调查结果显示，重庆市燃煤行氟中毒涉及13个县区1591个病区村，有病区户43.40万户，病区人口160.50万人，儿童氟斑牙检出率在70%以上，重病区村成人氟骨症检出率达20%以上。重庆这一时期的燃煤型氟中毒病区面积大，受危害人口多，病情重，未得到有效控制。20世纪80年代后期，在三峡防治试点的推动下，重庆市燃煤型氟中毒病区开始落实以改炉改灶为主的综合性防治措施，3年期间，在病区共完成改灶11.57万户，受益人口约40万人。但由于受经济条件限制，之后在病区主要开展了健康教育工作，改炉改灶以群众自发行为为主，工作进展缓慢，截止2003年，病区户改炉改灶率仅为31.54%。2001年现况调查结果显示，病区村减少至666个，病区户减至38.70万户，病区人口减至140.56万人，儿童氟斑牙检出率降至51.05%。2004—2012年，在国家中转项目和医改重大专项的支持下，共完成改炉改灶28.28万户，受益人口数为115.52万人，加上群众自发改灶，重庆市燃煤型氟中毒病区全部落实了改炉改灶措施，中转项目炉灶合格率达到99.09%，炉灶正确使用率为99.18%。2012—2015年陆续开展的病区控制和消除评价结果显示，截止到2015年，重庆市13个县区661个燃煤型氟中毒病区村（由于行政区划调整，村数发生合并，但覆盖全部所有病区村）中，有637个村达到控制标准甚至消除标准，占总病区村的96.37%，防治工作取得显著成效。在13个病区县中，达到消除标准的县有5个，达到控制标准的县有4个，未控制县区也为4个。但是，在重庆市高海拔病区，清洁能源推广进展缓慢，炉灶的后期管理和健康教育工作有待加强。

Chapter 13

Prevalence and Control of Coal-burning Type of Endemic Fluorosis in Chongqing Municipality

In Chongqing municipality, the endemic areas of coal-burning fluorosis are mainly distributed in the northeastern and southeastern areas. According to the prevalence survey in 1985, 434 thousand households and 1.61 million residents living in 1591 villages, 13 counties were affected by coal-burning fluorosis, where the detectable rate of children dental fluorosis was more than 70%, and the prevalence of adult skeletal fluorosis in severe endemic areas was more than 20%. Wide affected areas, large population, severe ill situation, and not being effectively controlled are the characters of coal-burning fluorosis in Chongqing Municipality at this time. In the late 1980s, under the impetus of the Three Gorges Pilot Project, comprehensive measures of prevention and control mainly characterized by stove improvement were started to be implemented in the endemic areas of coal-burning fluorosis in Chongqing Municipality. During 3 years, the stoves in 115.7 thousand households were completed in the endemic areas, benefiting a population of about 400 thousand people. But due to economic limitation, subsequently, only health education and stove improvement by residents as a spontaneous behavior were taken, and the progress of stove improvement was very slow. As a result, the rate of stove improvement in households in the endemic areas was only 31.54% in 2003. Results of prevalence survey in 2001showed that the number of endemic villages reduced to 666, the number of households reduced to 387 thousand, the affected population reduced to 1.41 million, and the detectble rate of children dental fluorosis reduced to 51.05%. From 2004 to 2012, with the support of PCTL and MPMR, stove improvement was completed in 282.8 thousand households, and the beneficial population were 1.16 million. With people's spontaneous contribution all together, stove improvement covered all the endemic areas of coal-burning fluorosis in Chongqing Municipality, and the qualification rate of improved stoves installed by PTCL reached 99.09% and the correct usage rate reached 99.18%. The subsequent evaluation on the control and elimination of coal-burning fluorosis from 2012 to 2015 showed that among 661 endemic villages(due to the adjustment of administrative divisions and village merge, the number of villages decreased, but the evaluation covered all the endemic villages)in 13 counties in Chongqing Municipality, 637 villages reached the standard of control or even elimination, accounting for 96.37%. Remarkable achievements have been made in the prevention and control of coal-burning fluorosis in Chongqing Municipality. Among all the 13 endemic counties, 5 achieved elimination standard, 5 achieved control standard, and 4 were uncontrolled. However, in the high altitude areas of Chongqing Municipality, progress in the promotion of clean energy was slow, therefore later work of stove management and health education still need to be strengthened.

第一节　流行与危害

　　1982 年，重庆市在巫山县柳坪村首次发现燃煤型氟中毒（当时重庆市是四川省的一个单列市，巫山县为四川省万县地区所辖县）。1986 年，中国地方病防治研究中心成立专家组，与当时的四川省卫生防疫站的相关专业技术人员在长江三峡（巫山县、黔江区、武隆县为试点县）进行了燃煤型氟中毒病因研究。结果显示：病区主要是由于使用高氟煤煮食和取暖，氟化物污染食物（玉米、辣椒）和空气，经食物和空气进入人体，导致慢性氟中毒。同时，个别地区还存在高氟水和高氟盐的作用。

　　重庆市燃煤型氟中毒病区是全国重病区之一。根据 20 世纪 80 年代中期调查，重庆市共有 13 个县存在燃煤型氟中毒病区，见图 13-1。主要集中在巫山县、奉节县、彭水县和黔江县，有病区村 1591 个，病区户 43.40 万户，病区人口 160.50 万，儿童氟斑牙检出率在 70% 以上。彭水县、巫山县、黔江区等县区流行严重，如彭水县 1985 年全人群普查，氟斑牙检出率平均为 22%，其中特重病区小厂乡全人群检出率达到 94%，儿童氟斑牙检出率为 97%，有明显临床氟骨症表现的患者非常多，大部分为 I～Ⅱ度，有的已丧失劳动力。巫山县病区全人群有氟斑牙患者 128 595 人，占病区总人口的 79.9%，有典型临床氟骨症表现的患者 15 157 人，检出率为 9.39%，其中病情最严重的建坪乡，抽样调查 5 岁以上的 3321 人中，有氟斑牙患者 3046 人，检出率为 91.7%；有氟骨症患者 893 人，占被检查人数的 26.9%。黔江区普查人群氟斑牙检出率为 33.51%，临床氟骨症患者 7639 人，氟骨症检出率为 2.89%，其中重病区邻鄂乡 90% 的农户处于贫困线以下，7% 的成年人因氟中毒丧失劳动力。根据研究结果，提出了改灶降氟为主的综合性防治措施。据 2001 年现状调查，重庆市 13 个燃煤型氟中毒病区县涉及 101 个乡镇 666 个病区村，病区户数为 38.70 万户，病区人口 140.56 万人，儿童氟斑牙检出率降至 51.05%，成人氟骨症检出率为 1.29%，有 139 个病区村病情指标达到控制标准。但是，由于防治措施落实不足，氟中毒病情仍较严重，有的病区村儿童氟斑牙检出率仍高达 80%，有新的氟骨症病人发生，并有新的病区形成，燃煤型氟中毒成为致贫和因病返贫的重要因素，制约了当地经济的发展。

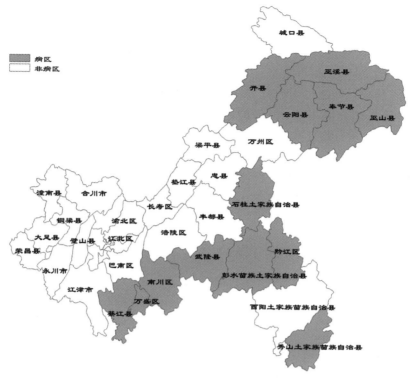

图 13-1　重庆市燃煤型氟中毒病区县分布

第二节　2004 年以前防治措施的落实

重庆市 2004 年以前燃煤型氟中毒的防治主要包括三个方面的工作：降氟炉灶研究、改炉改灶和病情监测。

一、降氟炉灶研究

1987 年 3 月至 1990 年 3 月，由中国地方病防治研究中心牵头成立的三峡燃煤型氟中毒防治试点降氟炉灶课题组，深入重庆市巫山县、黔江县、武隆县病区，历经 3 年，通过对病区居民采暖现状及供热方式的调查，以及对煤炭种类、房屋结构、生活习惯和生活方式的研究等，提出了以改炉改灶为主的防治燃煤型氟中毒的有效方法，以达到保证需要、安全卫生、节约煤炭、经济易行的目的。采取的改良改灶主要有以下几种类型。

（一）降氟炉

1. 组合式降氟节煤炉（JF020）（专利号 87214301）　本炉是根据高山、高寒重病区夏、秋、冬不同季节用热目的和用热量的不同而设计的，主要是燃烧室有基本节和附节，可以随需要而拆组。特点是燃烧室具有较高的温度，可燃而未燃的气体及其他可燃物在此与经预热的二次风混合得以进一步燃烧。该类型降氟炉综合热效率为 83.4%，适合在黔江县高山病区使用。

2. 回烟炉（JF025）（专利号 88220317.7）　本炉是一款既能保证炊事用火，又可满足烤火用热并符合卫生标准的家庭用燃煤炉具。优点是：①炉温高、燃烧完全、热效率高；②热损失少；③由于燃烧迅速、充分和炉圈等构造严密，大大降低有害气体在室内的排放。该类型降氟炉综合热效率为 82.63%，主要在黔江县高山病区使用。

3. 石煤炉　本炉根据石煤着火难，即须有较高的炉膛温度的特点，先是采用加强保温的办法，继而利用回烟结构以加强对燃烧室的保温而设计，其综合效率为 61.21%，适合在巫山县等使用石煤的病区使用,包括石煤炉JF0021、JF0031和JF039等。

4. 黔江回烟炉　本炉是简化设计的全铸铁回烟炉,能满足用户取火、烧水、煮饭、炒菜之需,并有较好的降氟作用,综合热效率为79.02%,适合在中、高山病区使用。

5. 武隆烤火炉　本炉由炉体、炉台、烟道、烟囱等部分组成。炉体由生铁铸造,为组合式,运输和安装方便,不择煤质,传热功能强,本炉型适宜于炉灶分开情况下烤火用。

6. 其他型炉　包括武隆降氟炉、彭水炉、半铸铁降氟炉(JF003)、巫山降氟烤火炉、蜂窝煤炉(JF0030)、回烟蜂窝煤炉(JF8902)、黔江回烟蜂窝煤炉等七种。

（二）降氟灶

降氟节煤灶包括蜂窝煤台灶(JF006)、台灶(JF0087)、台灶(JF004)、巫山台式降氟节能组合灶、巫山县堡式降氟节能炉灶等五种,适合在重庆市高中低山区使用,降氟、降硫、节煤效果显著。

（三）其他

包括炊事与供暖多用炉灶(JF8903、8904)、烘干室(JF0019)、火墙、火坑、炕等烤火取暖用设备,适合高中低山烤火、烘干粮食等。

二、改炉改灶

1985—1992年,在政府领导、部门配合的政策倡导下,重庆市在燃煤型氟中毒病区实施了以改炉改灶为主(主要为降氟回烟炉、地炉)的综合性防治措施,在巫山县、彭水县、黔江县、武隆县等重病区县的病区村完成改炉改灶115 737户,受益人口约40万人,有效降低了病区氟的危害。1993—2003年,重庆市在政府领导、部门配合、群众参与的政策倡导下,继续实施了以健康教育为先导,以改炉改灶为主(主要是新型降氟回烟炉)的综合性防治措施,通过病区居民的自发行为,共完成改炉改灶130 255户,炉灶改灶率达到31.54%。但是,这一时期降氟炉灶的正确使用率不高,仅为28.90%(37638/130255),占总户数9.11%。在改炉改灶的基础上,进行健康教育宣传,普及燃煤型氟中毒防治知识,提高防治知识知晓率和改善卫生行为习惯,同时改善生产生活方式,如玉米薄膜育苗、建设单独的烤烟房、自然晾晒玉米和辣椒等,也达到了逐步降低氟中毒危害的目的。

三、燃煤型氟中毒监测

重庆市1997年以前隶属于四川省管辖,1997年起成立为直辖市。1991年,根据原卫生部和国家地病中心的要求,重庆市被纳入国家燃煤型氟中毒监测点,这项工作一直持续到2007年,在黔江区(1991—2005年)、彭水县、巫山县(2006—2007年)陆续开展了监测工作。监测内容包括改炉改灶措施落实情况、病区居民卫生行为改变情况、室内外空气含氟量和儿童尿氟含量以及8～12岁儿童氟斑牙病情等。

监测结果显示,2004年以前,监测县改炉改灶率逐年增加,但进度较慢。炉灶抽查结果显示,由于使用方法等问题,炉子使用到5年左右就需要更换,炉灶不合格的主要原因是炉盖不严密、烟囱未出屋。20世纪90年代,病区居民以玉米为主食,进入21世纪后,改为以大米为主食。在2000年以前,监测点玉米含氟量普遍较高,主要是因为当时玉米在收获季节需要用煤火烘烤干燥。2000年以后,改为薄膜育苗,玉米收获季节提前,经自然晾晒干燥,玉米含氟量便大幅度下降。由于居民卫生习惯的改变,辣椒含氟量也有一定程度的下降。空气含氟量由于住房结构和卫生行为习惯的改变也呈逐年下降的趋势。8～12岁儿童氟斑牙和尿氟监测结果表明,随着改炉改灶的不断增加,尿氟几何均数、儿童氟斑牙检出率、缺损率、氟斑牙指数等指标均不断下降。

从监测结果来看,随着病区经济的发展、改炉改灶防治措施的不断落实和居民卫生行为习惯的改善,病区的儿童氟斑牙病情不断下降,防治效果显著。根据2006—2007年监测结果来看,在以后的防治工作中,应加强对病区居民的健康教育,动员病区居民自发采取防治措施,加大和加快改炉改灶的进程,以降低室内空气氟含量,推进重庆市燃煤型氟中毒防治工作上一个新的台阶,尽快使全市大部分燃煤型氟中毒病区达到病区控制标准。

第三节　2004—2012年度病区综合防治措施的落实

重庆市燃煤型氟中毒病区多为边远贫困山区,经济、文化、生活水平和交通运输较落后,经采取以改炉改灶为主的综合性防治措施,取得了显著成绩。但据2001年摸底调查后发现,还存在以下问题:一是部分病区村病情仍较重,儿童氟斑牙检出率高达90%;二是防治措施不巩固,有的居民炉灶损坏后未修复和更新,仍敞火用煤,改炉改灶率较低,仅为21.27%;三是未坚持开展健康教育,病区居民普遍缺乏防病意识,炉灶合格率和正确使用率均较低,仅为44%左右;四是巫山、彭水发现新病区,这些地区过去以柴草作为主要燃料,近10年来逐渐以烧煤为主,无防氟意识和措施,导致氟中毒。为加强重庆市燃煤型氟中毒防治工作,结合中转项目,2004—2012年,重庆市按照"政府领导,部门协作,群众积极参与"的原则,采取以政府投入为主,群众积极参与为辅,以健康教育为先导,以改炉改灶为主的综合性防治措施,取得显著成果。

一、项目目标

(一)总目标

全面完成燃煤型氟中毒防治任务,落实以健康教育为基础、以改炉改灶为主的综合性防治措施,保护群众健康,促进病区经济发展。

(二)具体目标

1. 项目期间燃煤型氟中毒病区共完成改炉改灶约28万户(包括清洁能源如电磁炉、电饭煲、烤火炉等),改炉改灶合格率达95%以上,炉灶正确使用率达95%以上。

2. 完成改炉改灶病区基本情况和病情调查。

3. 开展健康教育,提高居民防病意识。病区中小学生燃煤型氟中毒防治知识知晓率达95%以上,病区居民燃煤型氟中毒防治知识知晓率达80%以上。

4. 开展燃煤型氟中毒防治技术培训。培训病区县疾控中心专业人员和乡村防治人员,掌握防治知识与防治技术,合格率达100%;培训改炉改灶技术人员,掌握改炉改灶技术,合格率达100%。

二、项目内容与措施

1. 选点原则　①领导重视、群众有防治燃煤型氟中毒的积极性,能主动配合和参与防治工作的病区。②人口相对较集中、病情较重。③乡村有地方病防治的行政人员和技术人员。④村、乡逐级向县卫生行政申报,县级公共卫生项目领导小组审查确定后,报市卫生行政部门,同时以电子邮件抄送市疾控中心。

2. 基本情况调查　包括乡、村、户、人口、地理等情况。

3. 改炉改灶年度任务　见表13-1。

表13-1　重庆市各项目县历年中转项目改炉改灶任务表

县区名称	2004年	2005年	2006年	2007年	2008年	2012年	合计
奉节	13 124	6800	10 000	1000	30 000	11 459	72 383
开县	387	0	0	0	0	0	387
南川	87	0	0	0	1000	0	1087
綦江	1897	0	0	0	3000	241	5138
万盛	2314	0	3000	0	4000	0	9314
武隆	250	700	574	0	1000	0	2524
云阳	675	4000	2000	999	2000	1762	11 436

续表

县区名称	2004 年	2005 年	2006 年	2007 年	2008 年	2012 年	合计
巫山	16 894	5700	9426	5501	35 000	22 231	94 752
石柱	764	0	1000	0	0	0	1764
彭水	10 664	6000	6000	0	5000	0	27 664
黔江	20 743	5500	3000	0	0	151	29 394
巫溪	989	5500	5000	2500	6000	3156	23 145
秀山	2070	800	0	0	0	0	2870
合计	70 858	35 000	40 000	10 000	87 000	39 000	281 858

4. 降氟炉灶技术标准和基本要求　降氟炉灶的要求是保证需要、安全卫生、节约煤炭和经济易行。按照降氟炉灶的基本要求,重庆市制定降氟炉的技术标准。

5. 降氟炉灶正确使用　降氟炉在使用过程中,不敞盖燃烧,炉膛加煤高度不能超过烟道出口,定期清理烟道,发现破损及时修复,封火时不能将烟道封死。

6. 改炉改灶质量及炉灶使用情况验收　在进行改炉改灶后,调查燃煤型氟中毒病区居民户炉灶的质量和使用情况,计算炉灶的合格率和正确使用率。

7. 建立改炉登记表　降氟炉灶安装完成后,各县区要为改炉改灶户建立登记表,并妥善保存,报市卫生行政部门备案,同时抄送市疾控中心。

8. 健康教育

(1)在燃煤型氟中毒病区开展中小学生健康教育,把燃煤型氟中毒防治知识纳入健康教育课,并通过学生向家长宣传改炉改灶和正确使用炉灶等防氟降氟知识。

(2)各病区县、乡镇,利用电视、广播、VCD、报刊、宣传品以及会议、座谈等各种形式向干部、群众宣传燃煤型氟中毒防治知识,提高病区干部群众对本病的认识,自觉改变不健康生活行为,积极主动参与燃煤型氟中毒防治工作。宣传资料(氟中毒宣传年历、小册子、小学生课程表、宣传单)由市疾控中心统一印制。

(3)在健康教育前后,进行燃煤型氟中毒防治知识测试,每个项目村测试居民 30 人以上,8~12 岁小学生 50 人,计算居民与学生防治知识知晓率。

三、结果

(一)基本情况

重庆市在中转项目实施过程中,按照国家技术方案统一要求,2009 年对全市燃煤污染型氟中病区进行了本底及需求调查,确认有 13 个区县、101 个病区乡镇、662 个病区村,病区户数为 413 010户,病区人口数 149.55 万人。2004 年以前炉灶合格户数 130 255 户,正确使用户数 37 638 户,合格改炉改灶率和炉灶正确使用率分别为 31.54% 和 28.90%。本项目炉灶需求户数为 282 755 户,占68.46%。见表 13-2。

表 13-2　重庆市燃煤型氟中毒基本情况

县区名称	病区村数	病区户数	病区人口数(万)	2004 年以前炉灶合格户数	2004 年以前炉灶正确使用户数	炉灶需求户数
奉节	179	107 220	41.10	34 626	817	72 594
开县	12	10 506	3.50	10 119	0	387
南川	4	3305	1.09	2218	177	1087
綦江	19	13 046	4.66	7898	463	5148

县区名称	病区村数	病区户数	病区人口数（万）	2004年以前炉灶合格户数	2004年以前炉灶正确使用户数	炉灶需求户数
万盛	14	14 185	4.60	4871	0	9314
武隆	7	3585	1.16	1061	1061	2524
云阳	31	16 430	5.93	4993	0	11 437
巫山	177	94 921	32.87	0	0	94 921
石柱	7	2958	1.05	1194	200	1764
彭水	86	56 205	22.82	28 346	10 427	27 859
黔江	74	64 368	21.45	34 663	24 463	29 705
巫溪	44	23 145	8.17	0	0	23 145
秀山	8	3136	1.13	266	30	2870
合计	662	413 010	149.55	130 255	37 638	282 755

注：以合并后的行政村为准，户数与人口数来自2009年燃煤型氟中毒现状调查。

（二）改炉改灶情况

2004—2012年，重庆市的13个燃煤型氟中毒病区县参加了6个年度中转项目支持的改炉改灶工作。13个区县共完成改炉改灶282 755户，改炉改灶率为68.46%；炉灶合格户数为280 174户，改炉改灶合格率为99.09%；炉灶正确使用户数为277 878户，炉灶正确使用率为99.19%；改炉改灶受益人口数为103.37万人，占总人口数的69.12%。见表13-3、表13-4。

表13-3　2004—2011年度中转项目重庆市改炉改灶情况

县区名称	病区总户数	病区总人数	改炉改灶户数	改炉灶改灶率（%）	改炉改灶合格户数	改炉改灶合格率（%）	改炉改灶正确使用户数	改炉改灶正确使用率（%）	改炉改灶受益人数
奉节	107 220	411 007	72 594	67.71	71 716	98.79	70 940	98.92	277 395
开县	10 506	35 045	387	3.68	387	100.00	387	100.00	1485
南川	3305	10 908	1087	32.89	1087	100.00	1074	98.80	4165
綦江	13 046	46 582	5148	39.46	4996	97.05	4993	99.94	19 304
万盛	14 185	45 994	9314	65.66	9314	100.00	9314	100.00	31 500
武隆	3585	11 640	2524	70.40	2514	99.60	2474	98.41	9475
云阳	16 430	59 328	11 437	69.61	11 393	99.62	11 384	99.92	44 294
巫山	94 921	328 693	94 921	100.00	94 638	99.70	94 231	99.57	328 693
石柱	2958	10 506	1764	59.63	1764	100.00	1762	99.89	6127
彭水	56 205	228 239	27 859	49.57	27 636	99.20	27 269	98.67	114 187
黔江	64 368	214 486	29 705	46.15	29 182	98.24	28 727	98.44	105 009
巫溪	23 145	81 722	23 145	100.00	22 677	97.98	22 465	99.07	81 722
秀山	3136	11 336	2870	91.52	2870	100.00	2858	99.58	10 336
合计	413 010	1 495 486	282 755	68.46	280 174	99.09	277 878	99.18	1 033 692

注：户数与人口数来自2009年燃煤型氟中毒现状调查数据。

表 13-4　重庆市不同年度燃煤污染型氟中毒病区改炉改灶进展情况

县区名称	病区总户数	病区总人数	2004 年以前		2004 年度		2005 年度		2006 年度		2007 年度		2008 年度		2012 年度	
			改炉改灶户数	受益人口数	改炉改灶户数	受益人口数	改炉改灶户数	受益人口数	改炉改灶户数	受益人口数	改炉改灶户数	受益人口数	改炉改灶户数	受益人口数	改炉改灶户数	受益人口数
奉节	107 220	411 007	34 626	133 612	13 331	62 738	6800	23 610	10 004	36 398	1000	3750	30 000	110 551	11 459	40 348
开县	10 506	35 045	10 119	33 560	387	1485	0	0	0	0	0	0	0	0	0	0
南川	3305	10 908	2218	6743	87	264	0	0	0	0	0	0	1000	3901	0	0
綦江	13 046	46 582	7898	27 278	1863	6598	0	0	0	0	0	0	3044	11 712	241	994
万盛	14 185	45 994	4871	14 494	2314	5316	0	0	3000	11 541	0	0	4000	14 643	0	0
武隆	3585	11 640	1061	2165	250	873	700	2447	574	1997	0	0	1000	4158	0	0
云阳	16 430	59 328	4993	15 034	675	2032	4000	15 605	2000	8904	999	3359	2001	7743	1762	6651
巫山	94 921	328 693	0	0	16 894	52 048	5700	20 694	9499	33 373	5501	19 685	35 000	126 850	22 327	76 043
石柱	2958	10 506	1194	4379	764	2979	0	0	1000	3148	0	0	0	0	0	0
彭水	56 205	228 239	28 346	114 052	10 718	45 946	6060	24 296	6081	24 135	0	0	5000	19 810	0	0
黔江	64 368	214 486	34 663	109 477	20 813	73 468	5687	19 901	3054	11 055	0	0	0	0	151	585
巫溪	23 145	81 722	0	0	989	4120	5500	20 718	5000	16 691	2500	7838	6000	21 067	3156	11 288
秀山	3136	11 336	266	1000	2070	7402	800	2934	0	0	0	0	0	0	0	0
合计	413 010	1 495 486	130 255	461 794	71 155	265 269	35 247	130 205	40 212	147 242	10 000	34 632	87 045	320 435	39 096	135 909

（三）燃煤型氟中毒防治知识知晓情况

项目全部结束后评估显示，共调查居民 1158 人，居民燃煤型氟中毒防治知识知晓率为 95.81%；调查 8～12 岁小学生 455 人，学生防治知识知晓率为 88.79%。见表 13-5。

表 13-5　病区居民燃煤型氟中毒防治知识知晓情况

县区名称	调查居民人数	知晓率（%）	调查学生数	知晓率（%）
奉节	90	96.11	45	92.22
开县	90	100.00	30	98.33
南川	90	92.78	30	80.00
綦江	90	93.89	45	91.11
万盛	90	93.33	30	85.00
武隆	90	100.00	30	93.33
云阳	90	92.22	30	75.00
巫山	90	100.00	45	100.00
石柱	90	94.44	45	88.89
彭水	108	99.54	30	81.67
黔江	90	93.89	35	91.43
巫溪	90	90.00	30	78.33
秀山	60	100.00	30	90.00
合计	1158	95.81	455	88.79

四、取得的成绩

2004—2012 年，重庆市在燃煤型氟中毒病区共完成新改炉灶 282 755 户，占全部病区户数的 68.46%，加上病区居民自发改炉改灶，病区改炉改灶率达到 100%。新改炉灶合格户数为 280 174 户，改炉改灶合格率为 99.09%；合格炉灶正确使用户数为 277 878 户，合格炉灶正确使用率 99.19%。病区居民和小学生燃煤型氟中毒防治知识知晓率分别为 95.81% 和 88.79%。上述成绩的取得原因，一是各级政府高度重视地方病防治工作，加强了领导，统一思想和认识，把地方病防治工作列入政府的重要工作内容，发动了群众，组织了改炉改灶任务的实施，保障任务的落实；二是利用中转项目，结合本市实际情况，制定了重庆市地方病防治中长期规划；三是建立了专业队伍，健全了工作机制，加强专业技术人员的培训，进一步提高了燃煤型氟中毒防治工作能力，保障了改炉改灶的质量；四是充分利用新闻媒体在全市广泛深入开展健康教育和宣传活动，把健康教育纳入了全市中、小学校学生课程，提高了病区居民对燃煤型氟中毒的认识，增强了防病意识，有力地推进了重庆市燃煤型氟中毒防治工作进程。

第四节　防治效果抽样评估

根据国家地病中心《关于开展全国燃煤污染型地方性氟中毒防治效果评估的通知》（中疾控地病函〔2014〕2 号）文件精神，为了评价重庆市燃煤型氟中毒防治效果，明确重点病区防治措施落实情况、居民有关健康生活行为形成情况、食物氟污染情况以及氟中毒病情现状，为制定下一阶段全市燃煤型氟中毒防治策略、建立长效防治机制提供科学依据，重庆市于 2014 年 4～5 月制定了本市的燃煤型氟中毒防治效果抽样评估实施方案，并开展了效果评估的相关技术工作。

一、内容与方法

（一）调查点的选择

在 2001 年调查的重点县区巫山县、黔江区和彭水县，采用分层抽样的方法，在每个县区的历史轻、中、重病区村（由重庆市疾控中心提供数据）和非病区村分别采用单纯随机的方法抽取调查点。每层病区调查点的数量按该层病区村总数 5% 的比例确定，每个县区调查 2 个非病区村。各县区具体调查村数见表 13-6。

表 13-6　2014 年重庆市防治效果抽样评估调查点分布

县区名称	现病区村数	轻病区村数	中病区村数	重病区村数	非病区村数	合计
黔江区	74	2	1	1	2	6
彭水县	86	2	1	1	2	6
巫山县	177	4	2	2	2	10
合计	337	8	4	4	6	22

（二）调查内容

1. 病区县一般情况　包括调查县的病区范围、改炉改灶及改良炉灶的正确使用情况。

2. 病区村一般情况　包括做饭、取暖燃料变动情况、改炉改灶及改良炉灶的正确使用情况、与供人食用的玉米和辣椒有关的生活行为转变情况。

3. 病区和非病区村食物氟含量　采用非概率抽样方法按照隔户调查的原则在每个调查点采集 10 户用作主食的自产玉米和干辣椒测定含氟量，并注明干燥和保存方式。

4. 病情调查

（1）病区和非病区村儿童氟斑牙病情及尿氟含量调查：检查调查点所有当地出生居住的 8～12 周岁儿童氟斑牙患病情况。同时，每个年龄组采集 10 份尿样，男女各半，测定尿氟含量。

（2）病区村重度临床氟骨症病人数量：在调查点搜索 16 岁及以上重度临床氟骨症病人。

（三）调查方法

由项目县疾病预防控制中心专业技术人员，经过培训后，开展具体调查工作。可以通过项目乡、项目村的有关部门搜集调查表中的相关内容。以往调查中涉及过的内容，如病区村改良炉灶合格和正确使用情况、与玉米和辣椒有关的生活行为、8～12 周岁儿童氟斑牙患病及尿氟含量等，有不超过 1 年的现成数据可以直接利用，否则需要开展现场调查和采样工作，玉米和辣椒样品采集量不低于 50g。由村医搜索调查点 16 岁及以上具有严重的关节活动障碍、肢体变形甚至瘫痪的可疑病人，进一步按照《地方性氟骨症诊断标准》做出诊断。

氟斑牙诊断采用《氟斑牙诊断（WS/T 208—2011）》标准。氟骨症诊断采用《地方性氟骨症诊断标准（WS 192—2008）》。尿液中氟含量测定采用《尿中氟化物测定 - 离子选择电极法（WS/T 89—1996）》标准。食品中氟含量测定采用《食品中氟的测定（GB/T 5009.18—2003）》标准。

（四）质量控制

1. 组织领导　市疾病预防控制中心（地病所）制定本市的具体调查方案，组织项目县具体实施。

2. 调查人员组成　采取至上而下的方式下发并讲解调查方案，调查方案附有详细的填表说明。各调查县区疾病预防控制中心要明确至少 1～2 名专业技术人员负责此项调查。调查人员要认真阅读调查方案和填表说明，明确调查内容和调查方法，认真填写调查表。

3. 实验室检测　经国家地病中心质量控制考核合格的县级实验室，方可承担尿氟检测工作（巫山县）。未经质量控制考核的项目县的尿样需送到市疾病预防控制中心检测（黔江区、彭水县）。所有玉米和辣椒样品由各县区经过统一编号后送到国家地病中心检测。

（五）数据统计分析

按照国家地病中心统一制定的 EXCEL 表格，县区级疾病预防中心录入数据，并上报重庆市疾病预防控制中心。重庆市疾病预防控制中心负责县一级数据的审核、汇总和分析，将数据导入 SPSS17.0 进行统计。

二、结果

（一）项目县调查结果

3 个病区县共有 337 个病区村，户数 215 494 户，人口数 779 932 人。其中轻病区村 326 个，户数 210 817 户，人口为 762 925 人；中病区村 10 个，户数 4241 户，人口 15 649 户；重病区村 1 个，户数 436 户，人口 1358 人。截止 2014 年底，共完成改炉改灶 215 494 户，改炉改灶率为 100%，正确使用户数 195 843 户，炉灶正确使用率为 90.88%（195843/215494）。见表 13-7。

（二）项目村调查结果

共调查 3 个项目县 20 个乡镇 22 个村，均以大米为主食，占 100%。家庭户主或主妇防氟知识知晓率平均分为 74.36 分，范围为 37.78～97.80 分；学生防氟知识知晓率平均分为 82.70 分，范围为 45.56～97.00 分。

在 16 个病区村中，共投入资金 269.12 万元，其中政府投入 239.15 万元，群众自筹 29.97 万元，共完成改炉改灶 10 043 户，改炉改灶率为 100%。16 个病区村调查 160 户，玉米干燥方式中室外晾晒、烘房烘干、密闭炉灶烘干、敞炉灶烘干分别为 153 户、3 户、3 户、1 户，正确干燥率为 99.34%；玉米保存方式中炕笆堆放、屋檐挂放、箱存放分别为 10 户、9 户、141 户，正确保存率为 93.75%；辣椒干燥方式中室外晾晒、烘房烘干、密闭炉灶烘干、外购分别为 140 户、9 户、0 户、1 户，正确干燥率为 99.34%；辣椒保存方式中炕笆堆放、屋檐挂放、箱存放分别为 9 户、15 户、136 户，正确保存率为 94，38%。对照村调查 60 户，玉米干燥方式全部为室外晾晒，正确干燥率为 100%；玉米保存方式中炕笆堆放、屋檐挂放、箱存放分别为 4 户、20 户、36 户，正确保存率为 93.33%；辣椒干燥方式中室外晾晒、烘房烘干、密闭炉灶烘干、外购分别为 50 户、0 户、8 户、2 户，正确干燥率为 96.67%；辣椒保存方式中炕笆堆放、屋檐挂放、箱存放分别为 9 户、25 户、26 户，正确保存率为 100%。见表 13-8。

（三）食用玉米和辣椒氟含量

共调查 22 个项目村，其中病区村 16 个，对照村 6 个。病区村玉米检测 160 份，均值 1.31mg/kg，中位数 0.92mg/kg；辣椒检测 160 份，均值 13.81mg/kg，中位数 4.46mg/kg。对照村玉米检测 60 份，均值 0.99mg/kg，中位数 0.81mg/kg；辣椒检测 60 份，均值 9.42mg/kg，中位数 3.58mg/kg。见表 13-9。

（四）氟中毒病情

1. 儿童氟斑牙与尿氟　调查 22 个项目村，非病区儿童氟斑牙检出率为 5.29%，缺损率为 0.00%；轻、中、重病区儿童氟斑牙检出率分别为 18.09%、14.24%、29.06%，缺损率分别为 0.58%、0.65%、0.94%。非病区、轻病区、中病区、重病区村儿童尿氟几何均值分别为 0.52mg/L、0.56mg/L、0.44mg/L、0.53mg/L。见表 13-10、表 13-11。

2. 成人氟骨症　调查 22 个项目村，其中病区村 16 个，对照村 6 个，共有 4 个病区村检出氟骨症病人，共检出 Ⅱ 度、Ⅲ 度成人氟骨症 34 人，其中 Ⅱ 度 20 人，Ⅲ 度 14 人。男性 13 人，女性 21 人。平均年龄为 67.29 岁，范围 55～80 岁。在本村居住年限平均为 64.97 年，范围 42～74 年。残疾年限平均为 23.71 年，范围 3～41 年。34 人都未经过治疗。见表 13-12。

三、讨论

根据国家方案要求和重庆市燃煤型氟中毒病区实际情况，分片区（万州片区和渝东南片区）和不同病区类型，随机抽取非病区村 6 个、轻病区村 8 个、中病区村 4 个、重病区村 4 个，具有一定代表性。

2001 年，重庆市燃煤型氟中毒重点病区调查结果显示，当时的改炉改灶率为 60.33%。本次调查结果显示，病区村改炉改灶率大幅度提高，全部完成改炉改灶任务，改炉改灶率达到 100%，炉灶正确使用率为 90.88%。改炉改灶经费来自政府投入和群众自筹，以政府投入为主。病区与非病区均以大米为主食。病区食物（玉米、辣椒）正确干燥率和正确保存率都达到 90% 以上。

表 13-7　重庆市项目县区调查结果

县名	村数	户数	人口数	病区范围									改炉改灶及正常使用情况	
				轻病区			中病区			重病区			已改炉灶户数	正确使用户数
				村数	户数	人口数	村数	户数	人口数	村数	户数	人口数		
彭水县	86	56 205	228 239	85	55 802	226 693	1	403	1546	0	0	0	56 205	52 012
黔江区	74	64 368	223 000	74	64 368	223 000	0	0	0	0	0	0	64 368	57 931
巫山县	177	94 921	328 693	167	90 647	313 232	9	3838	14 103	1	436	1358	94 921	85 900
合计	337	215 494	779 932	326	210 817	762 925	10	4241	15 649	1	436	1358	215 494	195 843

表 13-8　重庆市项目村调查结果

病区类型	乡	村	调查户数	玉米干燥方式					玉米保存方式			辣椒干燥方式					辣椒保存方式		
				室外晾晒	烘房烘干	密闭炉灶烘干	敞炉灶烘干	外购	坑苞堆放	屋檐挂	箱（袋、仓）存放	室外晾晒	烘房烘干	密闭炉灶烘干	敞炉灶烘干	外购	坑苞堆放	屋檐挂	箱（袋、仓）存放
病区村	15	16	160	153	3	3	1	0	10	9	141	140	10	9	0	1	9	15	136
对照村	5	6	60	60	0	0	0	0	4	20	36	50	0	8	2	0	9	25	26
合计	20	22	220	213	3	3	1	0	14	29	177	190	10	17	2	1	18	40	162

表 13-9　重庆市项目村玉米与辣椒氟检测结果（mg/kg）

病区类型	玉米							辣椒						
	村数	样本数	均值	中位数	最大值	最小值	标准差	村数	样本数	均值	中位数	最大值	最小值	标准差
病区村	16	160	1.31	0.92	14.37	0.02	1.46	16	160	13.81	4.46	843.48	1.04	67.95
对照村	6	60	0.99	0.81	2.13	0.41	0.50	6	60	9.42	3.58	161.04	1.67	24.09
合计	22	220	1.22	0.86	14.37	0.02	1.28	22	220	12.61	4.28	843.48	1.04	59.26

表 13-10　重庆市项目村儿童氟斑牙检出结果

病区类型	检查儿童数	检出情况						检出数	检出率（%）	缺损人数	缺损率（%）	氟斑牙指数
		正常	可疑	极轻	轻	中	重					
非病区	397	374	2	21	0	0	0	21	5.29	0	0.00	0.06
轻病区	691	537	29	102	19	2	2	125	18.09	4	0.58	0.24
中病区	309	238	27	26	16	2	0	44	14.24	2	0.65	0.25
重病区	320	211	16	62	28	3	0	93	29.06	3	0.94	0.42
合计	1717	1360	74	211	63	7	2	283	16.48	9	0.52	0.23

表 13-11　重庆市项目村儿童尿氟含量（mg/L）检查结果

病区类型	检测份数	中位数	极小值	极大值
非病区	299	0.47	0.10	2.14
轻病区	392	0.56	0.11	5.20
中病区	200	0.48	0.03	1.94
重病区	199	0.50	0.02	45.00
总计	1090	0.52	0.02	45.00

表 13-12　重庆市项目村成人氟骨症检出结果

病区类型	乡	村	氟骨症人数	Ⅱ度检出数	Ⅲ度检出数
病区村	15	16	34	20	14
对照村	5	6	0	0	0
合计	20	22	34	20	14

2001 年重点病区调查结果显示，轻、中、重病区儿童氟斑牙检出率分别为 17.03%、29.87% 和 75.81%，儿童尿氟中位数分别为 1.14mg/L、1.03mg/L 和 1.30mg/L。本次调查，轻、中、重病区儿童氟斑牙检出率分别为 18.09%、14.24%、29.06%，与历史病情比较，中、重病区儿童氟斑牙检出率大幅度下降，与非病区儿童氟斑牙检出率（5.29%）比较相对较高，但都达到控制水平。本次调查，轻、中、重病区儿童尿氟中位数分别为 0.56mg/L、0.48mg/L、0.50mg/L，也显著低于 2001 年的调查结果，与非病区儿童尿氟中位数 0.47mg/L 基本一致。本次调查共有 4 个病区村检出氟骨症病人，均为老年病人，年龄都在 55 岁以上。以上结果表明，重庆市燃煤型氟中毒病区居民的氟源暴露已经得到有效控制，氟中毒病情明显减轻。

四、结论

重庆市在燃煤型氟中毒病区落实以健康教育为基础、以改炉改灶为主的综合性防治措施效果明显。病区改炉改灶率和正确使用率均较高，居民健康生活行为习惯得到改善，氟中毒病情得到有效控制。

第五节　考核验收

根据原卫生部《全国地方病防治"十二五"规划》和国家地病中心《关于印发 2012 年重大公共卫生服务地方病防治项目实施方案的通知》（中疾控地病发〔2012〕11 号）以及重庆市财政局、卫生局相关文件要求，为做好重庆市消除燃煤型氟中毒目标考核评估工作，于 2012—2015 年对全市 13 个燃煤型氟中毒县区进行了考核验收。

一、内容与方法

（一）目的

考核、评估 13 个燃煤型氟中毒县区落实《重庆市地方病防治"十二五"规划》（渝办发〔2012〕83 号）工作的进展及达到控制或消除燃煤型氟中毒目标情况。

（二）评价方式及程序

按照国家《重点地方病控制和消除评价办法》开展考核验收。

（三）评价内容、标准及结果判定

按照国家《燃煤污染型氟中毒控制和消除评价内容及判定标准》执行。

二、结果

（一）基本情况

通过 2012—2015 年的考核验收工作发现，由于行政村的调整以及病区人口的迁移，重庆市燃煤型氟中毒病区范围有所变化，覆盖人口数有所减少。本次考核验收，重庆市在 13 个县区 100 个乡镇 661 个病区村开展了调查，涉及病区户数 39.93 万户，病区人口 142.56 万人。病区 8～12 岁儿童共计 91 070 人，检查了其中 66 162 人的氟斑牙患病情况，受检率为 72.65%。

在 13 个县区管理指标自查中，组织领导、防治管理、监测与防治平均分分别为 32.69 分、33.69 分、29.85 分，总分平均分为 96.23 分，最高分 99 分，最低分 91 分，均达到要求。在市级复核中，组织领导、防治管理、监测与防治平均分分别为 32.69 分、33.69 分、29.85 分，总分平均分为 96.23 分，最高分 99 分，最低为 91 分，达到考验验收要求。见表 13-13。

表 13-13　重庆市燃煤型氟中毒县区考核验收管理指标考核结果

县区名称	县区自查结果				市级评估结果			
	组织领导	防治管理	监测与防治	小计	组织领导	防治管理	监测与防治	小计
奉节	35	30	30	95	33	32	30	95
彭水	34	35	30	99	34	34	30	95
綦江	27	34	30	91	33	33	30	96
黔江	28	33	30	91	28	33	30	91
万盛	35	33	30	98	33	33	30	96
巫山	34	35	30	99	34	35	30	99
巫溪	30	31	30	91	31	33	29	93
云阳	33	34	29	96	34	33	29	96
南川	34	33	29	96	35	33	30	98
秀山	34	35	30	99	28	33	30	91
石柱	34	35	30	99	32	35	30	97
开县	33	35	30	98	31	35	30	96
武隆	34	35	30	99	34	35	30	99

（二）县级自查情况

1. 改良炉灶防治情况　共自查 399 314 户，改良炉灶户数 399 314 户，改良炉灶率为 100%；改良合格炉灶户数为 394 613 户，合格改良炉灶率为 98.82%；正确使用户数 392 441 户，合格改良炉灶正确使用率为 99.45%，实际受益人口数为 142.57 万人。见表 13-14。

2. 玉米与辣椒干燥情况　玉米和辣椒正确干燥率≥95% 的村数分别为 341 个（食用村数为 344 个）、655 个（食用村数为 657 个），分别占食用总村数的 99.13%、99.70%。见表 13-14。

3. 8～12 岁儿童氟斑牙　共自查 8～12 岁儿童 66 162 人，检出氟斑牙患者 7464 人，氟斑牙检出率为 11.28%，氟斑牙指数为 0.14，氟斑牙缺损率为 0.29%。未达到控制标准（儿童氟斑牙检出率>30%）的村数有 19 个，占 2.87%；达到控制标准（15%≤儿童氟斑牙检出率<30%）的村数有 216 个，占 32.68%；达到消除标准（儿童氟斑牙检出率≤15%）的村数有 426 个，占 64.45%。见表 13-15。

（三）市级复核情况

共抽查 103 个行政村，其中自评结果为未控制村 8 个，市级复核结果为未控制村 7 个，控制村 1 个；自评结果为控制村 19 个，市级复核结果为控制村 19 个；自评结果为消除村 76 个，市级复核为未控制村 1 个，控制村 2 个，消除村 73 个。主要不符合情况的是秀山县。见表 13-16。

三、讨论

根据县区自查结果及市级复核，13 个县区 100 个乡镇 661 个行政村中，8～12 岁儿童氟斑牙患病率为 11.28%，改良炉灶率为 100%，合格改良炉灶率为 98.82%，合格改良炉灶正确使用率为 99.45%，玉米正确干燥率为 99.13%，辣椒正确干燥率为 99.70%。按行政村控制与消除评价标准来看，未控制、控制、消除村数分别为 24 个、225 个、412 个，控制村数占总病区村数的 34.04%，消除村数占总病区村数的 63.33%，

表 13-14　重庆市燃煤型氟中毒病区县防治措施自查结果

病区县名	病区乡数	病区村数	病区村户数	病区村人口数	防治措施落实情况							正确干燥率≥95%的村数	
					改良炉灶户数	改良炉灶率(%)	改良炉灶合格户数	改良炉灶合格率(%)	正确使用户数	合格改良炉灶正确使用率(%)	实际受益人口数(人)	玉米	辣椒
奉节	18	179	107314	392868	107314	100.00	104843	97.70	104712	99.88	392868	44	179
彭水	16	86	48621	204844	48621	100.00	48474	99.70	48454	99.96	204844	56	84
綦江	3	19	11731	40017	11731	100.00	11402	97.20	11354	99.58	40017	10	19
黔江	16	74	57042	200304	57042	100.00	56563	99.16	56451	99.80	200304	35	70
万盛	2	14	12697	44472	12697	100.00	12639	99.54	12620	99.85	44472	12	14
巫山	19	177	102280	336299	102280	100.00	101614	99.35	99849	98.26	336299	108	177
巫溪	8	44	22537	81076	22537	100.00	22069	97.92	22067	99.99	81076	40	44
云阳	5	31	15382	49355	15382	100.00	15374	99.95	15341	99.79	49355	19	31
南川	2	3	2328	8875	2328	100.00	2313	99.36	2303	99.57	8875	1	3
秀山	3	8	2190	8409	2190	100.00	2188	99.91	2188	100.00	8409	4	8
石柱	3	7	3141	10198	3141	100.00	3114	99.14	3083	99.00	10198	1	7
开县	2	12	10851	38867	10851	100.00	10823	99.74	10823	100.00	38867	9	12
武隆	3	7	3200	10121	3200	100.00	3197	99.91	3196	99.97	10121	2	7
合计	100	661	399314	1425705	399314	100.00	394613	98.82	392441	99.45	1425705	341	655

表 13-15　重庆市燃煤型氟中毒病区县儿童氟斑牙自查结果

县区名称	乡镇数	村数	检查人数	检出人数	检出率(%)	氟斑牙指数	缺损率(%)	儿童氟斑牙病情划分		
								病区村数	控制村数	消除村数
奉节	18	179	14978	2309	15.42	0.18	0.5	0	86	93
彭水	16	86	10953	346	3.16	0.04	0.22	0	1	85
綦江	3	19	1503	140	9.31	0.13	0.47	0	3	16
黔江	16	74	11410	471	4.13	0.05	0.16	1	5	68
万盛	2	14	1877	101	5.38	0.07	0.21	0	0	14
巫山	19	177	17410	3086	17.73	0.22	0.21	14	94	69
巫溪	8	44	3182	532	16.72	0.25	0.69	3	19	22
云阳	5	31	1226	52	4.24	0.06	0.08	0	0	31
南川	2	3	330	38	11.52	0.12	0.00	0	1	2
秀山	3	8	399	49	12.28	0.15	0.25	1	3	4
石柱	3	7	614	48	7.82	0.12	0.16	0	0	7
开县	2	12	1731	250	14.44	0.15	0.00	0	4	8
武隆	3	7	549	42	7.65	0.09	0.00	0	0	7
合计	100	661	66162	7464	11.28	0.14	0.29	19	216	426

表13-16　重庆市考核评估县级自查结果与市级复核情况对比

县	病区村数	县级自查结果				市级复核结果								省市级复核结果							
						自评结果为未控制村的抽查情况								自评结果为控制村的抽查情况				自评结果为消除村的抽查情况			
		调查村数	未控制村数	控制村数	消除村数	抽查村数	复核结果为未控制村数	复核结果为控制村数	复核结果为消除村数					抽查村数	复核结果为未控制村数	复核结果为控制村数	复核结果为消除村数	抽查村数	复核结果为未控制村数	复核结果为控制村数	复核结果为消除村数
奉节	179	179	1	87	91	0	0	0	0					5	0	5	0	4	0	0	4
彭水	86	86	0	1	85	0	0	0	0					0	0	0	0	9	0	0	9
綦江	19	19	0	3	16	0	0	0	0					2	0	2	0	7	0	0	7
黔江	74	74	4	6	64	0	0	0	0					0	0	0	0	9	0	0	9
万盛	14	14	0	0	14	0	0	0	0					0	0	0	0	9	0	0	9
巫山	177	177	15	101	61	4	4	0	0					5	0	5	0	0	0	0	0
巫溪	44	44	3	19	22	3	3	0	0					3	0	3	0	3	0	0	3
云阳	31	31	0	0	31	0	0	0	0					0	0	0	0	9	0	0	9
南川	3	3	0	1	2	0	0	0	0					1	0	1	0	2	0	0	2
秀山	8	8	1	3	4	1	1	0	0					0	0	0	0	7	1	2	4
石柱	7	7	0	0	7	0	0	0	0					0	0	0	0	7	0	0	7
开县	12	12	0	4	8	0	0	0	0					3	0	3	0	3	0	0	3
武隆	7	7	0	0	7	0	0	0	0					0	0	0	0	7	0	0	7
合计	661	661	24	225	412	8	7	1	0					19	0	19	0	76	1	2	73

二者合计占 96.37%。按县区控制与消除评价标准来看，未控制县区有 4 个，分别为黔江区、巫山县、巫溪县、秀山县；达到控制标准的县区有 4 个，分别是奉节县、綦江区、南川区、开县；达到消除标准的县区共 5 个，分别是彭水县、万盛经开区、云阳县、石柱县、武隆县。

总的来看，国家和重庆市各级政府高度重视燃煤型氟中毒防治工作，按照"政府领导，部门协作，群众积极参与"的原则，认真落实以改炉改灶为主的综合防治措施。一是各级政府加强了领导，统一思想，提高认识，把地方病防治工作列入政府的重要工作内容，作为为群众办好事、办实事来抓；二是利用中转项目，因地制宜，制定了重庆市地方病防治中长远规划，落实符合重庆实际的防治措施；三是建立了专业队伍，健全了工作机制，加强业务技术人员的培训，进一步提高了全市地方病防治工作能力；四是充分利用新闻媒体在全市广泛深入开展健康教育活动，把健康教育纳入了全市中、小学校课程，提高了病区居民的认识和防治知识；五是加强病情调查与监测，摸清全市燃煤型氟中毒本底数据，为制定防治策略与防治规划提供科学依据。现在可以明确地说，经过多年坚持不懈的防治，尤其 2004 年以来中转项目的实施，重庆市燃煤型氟中毒防治工作取得了显著成效，病情明显减轻，病区缩小，既保护了病区群众的身体健康，又有力地促进了病区的经济发展。

建议在巩固防治成果的基础上，继续加强领导和部门协作，保持适当的投入，加强监测和健康促进工作，完善后期管理长效防治机制，争取十三五期间全市以县区为单位全部达到消除目标。

四、结论

重庆市燃煤型氟中毒防治达到国家"十二五"规划目标。在 13 个县区 100 个乡镇 661 个行政村中，病区 8～12 周岁儿童氟斑牙患病率 11.28%，改良炉灶率为 100%，合格改良炉灶率 98.82%，合格改良炉灶正确使用率 99.45%，玉米正确干燥率 99.13%，辣椒正确干燥率 99.70%。初步建立起燃煤型氟中毒后期管理和长效防治机制。

在 13 个县区中，按行政村控制与消除评价标准来看，控制和消除村分别为 225 个和 412 个，控制和消除村占总病区村的 96.37%。按县区控制与消除评价标准来看，截止 2015 年，达到控制标准的县区有 4 个，达到消除标准的县区有 5 个，控制和消除县区占总病区县的 69.23%。今后，尚需巩固防治成果，建立持续控制和消除机制，针对未控制和未消除的病区，确认影响达标的薄弱环节，采取有的放矢的措施，争取在"十三五"期间实现全部病区县消除的目标。

（晏　维、周　爽、肖邦忠、谢　君、李心术、黄文利、陈亚林）

参 考 文 献

1. 孙殿军. 应加强地方性氟中毒防治中热点问题的研究. 中国地方病学杂志，2004，23（2）：4-6.

2. 孙玉富，于光前. 燃煤污染型地方性氟中毒防治研究进展及防治策略. 中华预防医学杂志，2007，26（3）：227-229.

3. 安冬. 燃煤污染型地方性氟中毒防治现况及展望. 国外医学（医学地理分册），2013，34（1）：1-3.

4. 谢长建. 燃煤型氟中毒的危害及社会防治对策. 中国农村卫生事业管理，1990，（7）：39-40.

5. 晏维，肖邦忠，罗兴建，等. 重庆市燃煤污染型地方性氟中毒防治调查结果分析. 热带医学杂志，2009，9（2）：202-205.

6. 晏维，谢君，罗兴建，等. 重庆市 1991-2007 年燃煤污染型地方性氟中毒重点监测结果分析. 公共卫生与预防医学，2010，21（2）：29-33.

7. 晏维，肖邦忠，罗兴建，等. 2001-2005 年黔江区燃煤污染型地方性氟中毒监测结果分析. 热带医学杂志，2007，7（2）：175-177.

8. 孙玉富，卢庆武. 长江三峡燃煤污染型氟中毒病区改灶巩固情况调查. 中国地方病防治杂志，1995，2（2）：109-110.

9. 张伯友，李达圣，梁音，等. 贵州省改良炉灶防治燃煤污染型氟中毒后续管理效果分析. 中国地方病防治杂志，2011，26（4）：273-275.

10. 肖邦忠，陈静，晏维，等. 重庆市燃煤型氟中毒流行因素及防治对策. 热带医学杂志，2009，9（8）：954-958.

湖北省燃煤污染型地方性氟中毒流行与控制

　　20 世纪 70 年代中期，湖北省恩施地区最早发现了燃煤型氟中毒。1983—1985 年，全省开展了流行病学调查，确认病区主要分布在鄂西山区，共有 15 个县（市）、812 个病区村，受危害人口 82.7 万余人。燃煤型氟中毒曾经流行较为严重，儿童氟斑牙和氟骨症患病率分别达 64.75% 和 12.39%，全省煤炭氟含量平均为 548.6mg/kg，煤火烘烤的玉米和辣椒氟含量最高达 2000mg/kg 和 1200mg/kg，是当时病区较严重的公共卫生问题之一。在查清病情分布的基础上，湖北省积极开展改炉改灶为主的防治工作，1987～1989 年，国务院在三峡地区开展燃煤型氟中毒防治试点工作，有力地推动了全省的防治工作。特别在 2004 年以后，在中转项目支持下，改炉 20.5 万户，加上群众自发改炉和清洁能源的使用，基本上实现病区防治措施全覆盖，极大地加快了全省燃煤型氟中毒的防治进程。2012—2015 年，按照国家卫计委制定和下发的项目方案，湖北省开展了防治效果评估和考核验收等工作。考核验收结果表明，湖北省 97.75% 的病区村达到控制或消除标准，氟中毒病情明显减轻，燃煤型氟中毒流行已得到完全控制。

Chapter 14

Prevalence and Control of Coal-burning Type of Endemic Fluorosis in Hubei Province

In the middle of 1970s, coal-burning fluorosis was firstly found in Enshi district of Hubei Province. From 1983 to 1985, epidemiological investigation had been carried out in the whole province, and confirmed that endemic areas mainly distributed in Erxi mountainous areas including 15 counties (cities) and 812 endemic villages. It was estimated that over 827 thousand people were affected by coal-burning fluorosis. The coal-burning fluorosis was ever seriously epidemic, and the prevalence of dental fluorosis and skeletal fluorosis in children was 64.75% and 12.39% respectively. The average content of fluoride in coal was 548.6mg/kg, and that in fire-baking corn and hot pepper were up to 2000mg/kg and 1200mg/kg, respectively. Coal-burning fluorosis was one of the serious public health problems in the endemic areas at that time. On the basis of investigations for disease distribution, the main prevention and control work based on stove improvement was actively carried out in Hubei Province. From 1987 to 1989, the State Council conducted a pilot project on coal-burning fluorosis in the Three Gorges Region, which effectively promoted the prevention and control work in the whole province. Especially after 2004, with the support of PCTL, the stoves improvemnet were finished in 205 thousand households. Coulped with the spontaneous use of improved stoves and clean enery in the local areas, full coverage of prevention and control measures was basically achieved in endemic areas and tremendously accelerated the process of prevention and control for coal burning fluorosis in the whole province. From 2012 to 2015, in accordance with the project formulated and issued by the National Health and Family Planning Commission, effect evaluation and assessment acceptance for the disease prevention and control had been carried out in Hubei province. The results showed that 97.75% of the endemic villages had reached control or elimination standards, and the prevalence of coal-burning fluorosis had been significantly alleviated and completely controlled.

第一节　流行与危害

一、病区的发现

20 世纪 70 年代中期，湖北省恩施地区许多地方的群众"黑牙齿"多，四十岁左右的人多数有骨骼疼痛、关节粗大僵直、弯腰驼背等症状，由于病因不明，一直未引起重视。1975—1977 年，恩施地区防疫站开展流行病学调查，发现饮水氟含量正常，粮食氟含量很高，发病原因与当地挖掘、燃烧石煤有关。由于粮食氟含量很高，当时就叫食物性氟中毒。

恩施地区属云贵高原的东部边缘，该地区平均海拔 600m 以上，区内河流充沛，沟壑纵横。恩施县沐抚公社地处大山顶脚下，三面环山，南面是悬崖，濒临清江，病情较严重的大庙、大壩、沐抚三个大队，海拔 1100～1300 公尺，土质为酸性土壤，树木较少，石煤蕴藏量极为丰富，广泛裸露地表，开采十分方便，是当地群众的主要燃料。当地主要农作物是玉米、土豆和红薯，其次是小麦、大豆、黄豆等。平均每年要吃玉米 6～7 个月，九、十月为玉米收获季节。由于常年雨量充沛，气候寒冷潮湿，为了防止霉变，当地居民都采用石煤烘烤的办法，将新收获的玉米棒放在密闭的烘房内离地面两米多高的屋梁上，在地面烧三、四堆石煤火直接烘烤，一般要烤 10～15 天。同时，群众还用来取暖、做饭、烧水，夏秋季一户一昼夜烧煤 20～30 斤，冬春季烧煤 40～50 斤，出工回来就围炉烤火，夜晚封炉后，煤气仍与卧房相通，居民长期生活在煤烟污染的环境中。

经调查，全公社除六个大队 6400 人居住在高山上以烧柴为主基本没有发病外，其余十六个大队 15 000 人左右均有不同程度发病。特别是大庙、大壩和沐抚三个大队（共 5650 人）燃用石煤较多，发病较为集中，共调查 1988 人，有明显氟中毒症状者 505 人（占 25.40%），其中 35 岁以上 349 人（占 69.10%），牙齿受损者占 92.80%。共拍摄 X 线片 207 人，氟骨症患者 161 人（占 77.78%）。轻者骨纹理增粗，骨质轻度增生，严重者全身骨骼的密度普遍增高，尤以肘、膝关节骨质增生、韧带和骨间膜骨化明显，造成脊柱弯曲变形，关节僵直不可恢复。当地尿氟水平也较高，共测定尿氟 245 份，均值 12.52mg/L，范围 1.8～40.8mg/L；非病区测定尿氟 44 例，均值 2.55mg/L。

二、病区成因

1978 年，经调查组多次测定，恩施县沐抚公社饮用水中含氟量平均为 0.21mg/L，95% 的水样氟含量在 0.5mg/L 以下，未超过国家水质标准。本地产石煤氟含量高达 717.3mg/kg，煤灰中含氟达 1327mg/kg，土壤中氟含量为 579.5～889.5mg/kg，但其中水溶性氟并不高仅 10mg/kg 左右。粮食作物中的氟含量，未烘烤的玉米为 10.4～18.0mg/kg，经过石煤烘烤后升高到 56.0mg/kg，未烘烤的大米、土豆氟含量仅 4.4～4.9mg/kg，可见土壤中虽然氟含量高，但多数不能直接被植物吸收利用。然而石煤燃烧后释放出的氟，可以被烘烤的玉米吸附而增加玉米的氟含量。用石煤烧开水，可以使开水中氟含量比水源水增加 2～10 倍。因此，高氟含量的石煤可能是氟中毒的主要来源。在 8 户居民家中煤火烘烤边测定空气氟化物的浓度为 0.12mg/m³，最高达 0.32mg/ m³，超过国家标准 0.5～15 倍。同时 SO_2 的浓度也很高，长期与这种高氟的空气接触，氟随着呼吸进入人体，造成慢性蓄积性中毒。用石煤烧水、做饭、烤玉米，人摄入氟污染食物而造成氟中毒。这是该地区氟摄入的主要途径。

1980 年，湖北省恩施地区卫生防疫站首次在公开出版物中指出粮食氟来源于土壤和石煤烘烤，该文提出了燃煤氟污染的途径。

1982—1983 年，建始县卫生防疫站对全县有代表性的病区和非病区的饮用水、粮食、蔬菜、土壤、煤和空气等进行了抽样调查，共调查水样 120 份，水氟均值 0.38mg/L，92.50% 的水样氟含量在 0.5mg/L

以下，99.17% 的水样氟含量在 1.0mg/L 以下，符合国家标准，病区水质的一般性状较好，pH 和硬度适中，总碱度不高。当地居民以煤为主要生活燃料，经 38 份煤样检测分析，煤的氟含量明显高于国内外报道资料。

病区和非病区新鲜粮食、蔬菜氟含量大多在正常范围内，但经过干燥和室内存放后，各类粮食、蔬菜氟含量均有升高，其中以玉米、白菜、萝卜菜、辣椒升高最为明显。见表 14-1。

表 14-1　1982—1983 年建始县土壤、粮食、蔬菜氟含量测定结果（mg/kg）

品名	分类	采样地点				
		罗家大队	海沟大队	国光大队	新华大队	杜家大队
土壤	总氟	518.7	—	—	813.83	—
	水溶性氟	26.58	—	—	37.28	—
玉米	新鲜	1.59	3.02	0.98	2.94	1.21
	烘干存放	9.85	78.39	23.03	52.58	—
大米	新鲜	1.80	—	—	—	1.15
	晒干存放	4.52	—	—	—	—
土豆	新鲜	1.62	1.93	1.09	3.09	1.11
	阴干存放	2.67	2.66	1.39	11.66	1.54
白菜	新鲜	—	8.96	5.02	2.58	3.58
	干	—	288.6	—	260.23	—
辣椒	新鲜	2.56	2.95	1.10	2.16	1.43
	干	170.71	274.98	109.15	778.82	—
萝卜菜	新鲜	—	—	3.80	5.09	1.15
	干			132.40	832.40	

罗家大队五户居民家厨房夏、冬两季空气氟监测的结果表明，氟化物（气态氟）浓度在 0.05～0.38mg/m³ 之间，平均氟浓度 0.15mg/m³±0.06mg/m³，夏季氟浓度均值为 0.08mg/m³±0.03mg/m³，冬季为 0.23mg/m³±0.10mg/m³。按照国家《居民区大气中有害物质最高容许溶度》（1973 年）标准要求（一次最高氟浓度 0.02mg/m³），居民家中空气氟浓度超标 1.5～1.8 倍，平均超标 6.73 倍。对厨房、客厅、卧室和室外的氟浓度进行了测定，按国家标准（日平均氟浓度 0.007mg/m³），室内厨房夏、冬季平均浓度超标 10.73 倍，客厅超标 2.7 倍，卧室超标 0.73 倍，室外超标 0.67 倍。

综上所述，恩施地区氟中毒的严重流行并非长期饮用高氟水引起，是由于该地煤的氟含量高，当地群众使用无排烟设施的地炉，煤在燃烧过程中释放出来的氟化物污染空气和存放室内的食物而致病。氟病流行的严重程度和波及范围与煤的使用年限、数量、质量有关，长期烧煤的地区病人多，烧石煤地区病情重。

三、流行病学

1983 年起，全省按照统一方案有组织有计划地开展了流行病学和环境氟源线索调查，于 1987 年完成了 60 多个县、市的 8～15 岁人群 558 万余人的氟斑牙检查，对 5867 名 16 岁以上成人进行氟骨症 X 射线拍片，采集检测居民饮用水样 1090 份，各类食物样 1870 份，居室内外空气样 5309 份，各类煤样 639 份，土壤及岩石样 434 份，完成了预期的调查任务，从而摸清了全省燃煤型氟中毒流行特征，确定了病区类型及分布范围，调查了高氟来源，并在此基础上初步开展了以改炉降氟为主的防治试点工作。

（一）地区分布

湖北省燃煤型氟中毒分布广泛，病区集中分布在鄂西山区。根据本省地方病防治工作统计资料记载，20 世纪 80 年代，湖北省燃煤型氟中毒病区范围包括 15 个县（市），分别是南漳县、阳新县、竹山县、竹溪县、秭归县、宜昌县（现夷陵区）、长阳县、五峰县、恩施市、利川市、建始县、巴东县、宣恩县、咸丰县、鹤峰县，涉及 203 个乡（镇）、812 个村，病区村人口 82.7 万余人。812 个病区村中，有轻病区 355 个

（占43.72%），中等病区205个（占25.26%），重病区252个（占31.03%）。各县具体情况见表14-2。在修建三峡大坝时期，宜昌县燃煤型氟中毒病区居民整体搬迁，宜昌县病区消失，但在后来的调查中又确认来凤县有4个村为燃煤型氟中毒病区。湖北省燃煤型氟中毒病区县分布见图14-1。

表14-2　湖北省燃煤型氟中毒病区村分布

县（市）	乡（镇）	村	病区划分		
			轻	中	重
南漳县	1	5	2	3	0
阳新县	1	1	1	0	0
竹山县	7	37	29	8	0
竹溪县	9	112	59	24	29
秭归县	5	20	10	7	3
宜昌县	1	2	1	1	0
长阳县	5	40	13	21	6
五峰县	3	14	6	8	0
恩施市	41	120	60	33	27
利川市	29	111	94	13	4
建始县	58	196	17	60	119
巴东县	11	62	34	11	17
宣恩县	5	15	2	5	8
咸丰县	12	41	5	4	32
鹤峰县	15	36	22	7	7
合计	203	812	355	205	252

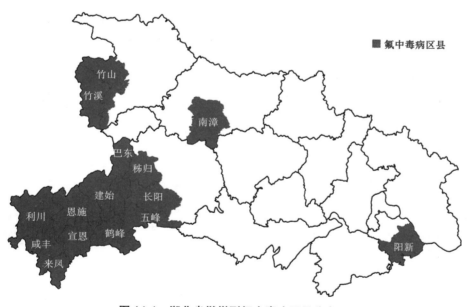

图14-1　湖北省燃煤型氟中毒病区县分布图

（二）人群分布

1. 氟斑牙　据湖北省燃煤型氟中毒防治工作统计资料记载，防治前按8～15岁儿童氟斑牙病情及分度构成统计，共调查8～15岁儿童125 338人，查出氟斑牙患者81 161人，平均氟斑牙患病率为64.75%，轻、中、重度氟斑牙患病率分别为38.53%、17.00%和9.22%，其构成比为59.50%、26.26%和14.24%。见表14-3。氟斑牙分布基本上无性别差异，男女氟斑牙患病率比值为1.03∶1.00。8～15岁人群氟斑牙患病率呈曲线上升，到14岁达到高峰。见表14-3、表14-4。

表14-3 湖北省燃煤燃型中毒病区氟斑牙病情调查结果

县(市)	病区村人口数	8~15岁人数	白垩			着色			缺损			合计	患病率(%)	各度氟斑牙构成比(%)		
			人数	患病率(%)		人数	患病率(%)		人数	患病率(%)				轻	中	重
南漳县	5346	700	137	19.57		185	26.43		47	6.71		369	52.71	37.13	50.14	12.74
阳新县	3880	281	113	40.21		22	7.83		14	4.98		149	53.02	75.84	14.77	9.40
竹山县	44396	7370	1638	22.23		1276	17.31		222	3.01		3136	42.55	52.23	40.69	7.08
竹溪县	108806	13253	7481	56.45		1508	11.38		343	2.59		9332	70.41	80.17	16.16	3.68
秭归县	17988	2251	717	31.85		495	21.99		87	3.86		1299	57.71	55.20	38.11	6.70
宜昌县	679	82	27	32.93		9	10.98		5	6.10		41	50.00	65.85	21.95	12.20
长阳县	26305	3660	956	26.12		684	18.69		478	13.06		2118	57.87	45.14	32.29	22.57
五峰县	6064	953	348	36.52		84	8.81		120	12.59		552	57.92	63.04	15.22	21.74
恩施市	137640	23191	8828	38.07		3714	16.01		1622	6.99		14164	61.08	62.33	26.22	11.45
利川市	126713	16275	7384	45.37		380	2.33		104	0.64		7868	48.34	93.85	4.83	1.32
建始县	208709	35374	12297	34.76		7123	20.14		5854	16.55		25274	71.45	48.65	28.18	23.16
巴东县	57581	6163	3230	52.41		425	6.90		330	5.35		3985	64.66	81.05	10.66	8.28
宣恩县	11459	2207	1215	55.05		438	19.85		93	4.21		1746	79.11	69.59	25.09	5.33
咸丰县	50024	10715	2767	25.82		4613	43.05		1963	18.32		9343	87.20	29.62	49.37	21.01
鹤峰县	21655	2863	1154	40.31		356	12.43		275	9.61		1785	62.35	64.65	19.94	15.41
合计	827245	125338	48292	38.53		21312	17.00		11557	9.22		81161	64.75	59.50	26.26	14.24

表 14-4 湖北省燃煤型氟中毒病区 8～15 岁氟斑牙患病率年龄性别分布

年龄组	男			女			合计		
	检查人数	患病人数	患病率（%）	检查人数	患病人数	患病率（%）	检查人数	患病人数	患病率（%）
8～	8460	5179	61.22	8069	4286	53.12	16 529	9465	57.26
9～	7980	4875	61.09	7433	4622	62.18	15 413	9497	61.62
10～	8487	5269	62.08	7680	4680	60.94	16 167	9949	61.54
11～	8288	5580	67.33	7799	4873	62.48	16 087	10 453	64.98
12～	8978	5808	64.69	8055	5153	63.97	17 033	10 961	64.35
13～	8225	5541	67.37	7697	5355	69.57	15 922	10 896	68.43
14～	7612	5627	73.92	6833	4923	72.05	14 445	10 550	73.04
15～16	6970	4797	68.82	6772	4593	67.82	13 742	9390	68.33
合计	65 000	42 676	65.66	60 338	38 485	63.78	125 338	81 161	64.75

2. 氟骨症　湖北省 1983—1986 年在 12 个燃煤型氟中毒县（市）的中、重病区，对 16 岁以上人群进行氟骨症 X 线拍片，共检查 5053 人，检出氟骨症患者 626 人，氟骨症 X 线检出率为 12.39%。氟骨症患者年龄都集中分布在 36 岁以上，性别构成比为男＞女，男女比例为 1∶0.47。氟骨症 X 线诊断以硬化型骨质损害为主，对骨关节的损害比较突出，患者的髋、肘、膝、腕关节出现损害的频次较高。患病程度较重的有恩施市、建始县、宣恩县、巴东县、利川市、竹溪县等县（市）。见表 14-5。

表 14-5 湖北省燃煤型氟中毒病区 16 岁以上人群氟骨症 X 射线诊断结果

县（市）	摄片人数	患病人数	患病率（%）	诊断分度及各度构成比							
				早期		I 度		II 度		III 度	
				人数	%	人数	%	人数	%	人数	%
恩施市	388	102	26.29	28	27.45	42	41.18	22	21.57		9.80
宣恩市	96	23	23.96	14	60.87	7	30.43	2	8.70	0	0.00
建始县	1422	319	22.43	184	57.68	93	29.15	33	10.34	9	2.82
巴东县	63	9	14.29	6	66.67	2	22.22	1	11.11	0	0.00
利川市	526	59	11.22	31	52.54	23	38.98	5	8.47	0	0.00
长阳县	261	23	8.81	14	60.87	8	34.78	1	4.35	0	0.00
竹溪县	680	33	4.85	22	66.67	7	21.21	1	3.03	3	9.09
咸丰县	84	4	4.76	2	50.00	2	50.00	0	0.00	0	0.00
秭归县	523	23	4.40	19	82.61	3	13.04	1	4.35	0	0.00
南漳县	355	13	3.66	4	30.77	5	38.46	3	23.08	1	7.69
五峰县	551	16	2.90	12	75.00	4	25.00	0	0.00	0	0.00
鹤峰县	104	2	1.92	2	100.00	0	0.00	0	0.00	0	0.00
合计	5053	626	12.39	338	53.99	196	31.31	69	11.02	23	3.67

（三）时间分布

燃煤型氟中毒的发生主要与氟摄入量、生长发育规律、个体易感性及生活习惯等有关，而与季节和年份没有明显关系。

（四）影响因素

1. 病区病情分布与地势、地貌的关系　燃煤型氟中毒从根本上说是由于人体摄入过量氟而引起的，但是地势、地貌、地层岩性、土壤、植被、气候及化学元素的迁移富集和分布乃至人类的生活习惯，都是影响地方性疾病形成的重要因素。

按湖北省 7 种主要地貌类型进行病区统计并按病区村数量由多到少排列，顺序为：高山（814 个），低山丘陵（58 个），中、低山（57 个），岗地（52 个），丘陵岗地（20 个），平原岗地（1 个），平原（0 个）。表 14-6 表明湖北省的燃煤型氟中毒病区主要集中分布在山地，尤其是高山区，其次是岗地。

表 14-6　湖北省不同地貌类型区地方性氟中毒病区村分布

地貌类型	县（市）数	病区			病区村划分		
		县（市）	乡（镇）	村	轻	中	重
高山类	16	14	207	814	357	205	252
中山低山类	11	8	24	57	37	18	2
低山丘陵类	12	8	34	58	52	6	0
丘陵岗地类	15	6	13	20	17	3	0
岗地类	5	3	7	52	43	8	1
岗地平原类	7	1	1	1	1	0	0
平原类	12	0	0	0	0	0	0
合计	78	40	286	1002	507	240	255

湖北省的山地地貌集中分布了全省 80% 以上的燃煤型氟中毒病区，而且均为燃煤污染型病区。山地地貌决定了当地的气候特点，使当地居民形成一些特殊的生活习惯，最终造成人群的燃煤型氟中毒。

燃煤型氟中毒病区主要集中分布于鄂西南山区。鄂西南山地，由于地势高，地形起伏大，其气候和全省其他地区有明显的不同，具体有如下两个特点：气温低、日照少，秋寒出现日早是鄂西南山原地貌区的气候特点之一（表 14-7）。全省年平均气温为 15～17℃，而该区为 11～16℃，年极端最低温度为 -12～14℃，年日最低气温（≤0℃）日数为 60～160 天，是湖北气温最低的地区。年平均日照时数为 1200～1600 小时，日照百分率低于 30%～50%，年总辐射量低于 4200MJ/m³，是湖北省总辐射量最低的地区，属全国闭合低值区的一部分。各个界限温度稳定通过的平均初日，鄂西南山区比鄂东北山区、江汉平原来得迟，而终日又去得早（表 14-8）。活动积温明显少于其他地貌区，致使地面温度也低。特别是影响农作物生长的秋寒出现的平均初日较其他地区平均早 20 天以上，10℃的界限温度终日一般在 9 月上旬，较其他地貌区提前 15～20 天，致使农作物生长期延长、收获期推迟到秋雨季节。

表 14-7　不同地貌区气候特征比较（温度等）

类型	地貌区	平均气温（℃/a）	日照		≥10℃累计积温（℃）	晴天日数（d/a）	阴天日数（d/a）	雾日数（d/a）	秋寒出现平均初日（日/月份）	平均地温（℃）
			时数（h/a）	百分率（%）						
病区	鄂西南山区	11～16	1200～1600	<30～35	3000～4500	10～40	180～240	30～60	5/9～20/9	15～18
非病区	鄂东北山区	14～16	2000～2100	>45	4500～5500	50～60	<160～180	10～30	15/9～25/9	17～20
	江汉平原	16～17	1800～2000	40～45	5000～5500	40～50	<160～200	20～40	25/9～30/9	18～19

注：a 表示年。

表 14-8　不同地貌区界限温度与积温比较

温度	日期	山地（病区）		平原（非病区）	丘陵岗地（非病区）
		五峰县	利川市	荆州	黄冈
3℃	初日（日/月份）	3/3	26/2	12/2	8/2
	终日（日/月份）	9/12	12/12	25/12	27/12
	持续天数（d）	282	291	320	325
	累计积温（℃）	4594	4501	5782	6049
10℃	初日（日/月份）	12/4	10/4	26/3	24/3
	终日（日/月份）	3/11	2/11	18/11	20/11
	持续天数（d）	207	207	239	242
	累计积温（℃）	3959	3858	5159	5390

温度	日期	山地（病区）		平原（非病区）	丘陵岗地（非病区）
		五峰县	利川市	荆州	黄冈
15℃	初日（日/月份）	3/5	11/5	22/4	20/4
	终日（日/月份）	30/9	29/9	23/10	27/10
	持续天数（d）	144	142	186	191
	累计积温（℃）	3070	2747	4419	4590
20℃	初日（日/月份）	24/6	23/6	18/5	16/5
	终日（日/月份）	3/9	1/9	22/9	27/9
	持续天数（d）	73	71	128	136
	累计积温（℃）	1706	1620	3323	3587

秋季降雨量多、湿度高是鄂西南山地地貌区气候的又一特点（表 14-9、表 14-10）。湖北省雨量充沛，全省年平均降雨量为 800～1600mm，其中鄂西南山地和鄂东南山地降雨量最多，年平均为 1400～1800mm。全省降雨量随地区和季节而变化，湖北省大部分地貌类型区均以夏季雨量大，但在鄂西南和鄂西山地，则以秋季的降雨量最大，尤其是 9～10 月份，阴雨连绵、持续时间长，降雨量占全年总量的 25%，7 天以上的连阴雨平均每年两遇，平均每年有一半的天气为降雨日。降雨多造成云多、雾多、湿度大，鄂西南山地不仅是湖北省相对湿度最高的地区，而且也是全国最高的湿度中心之一。

表 14-9　不同地貌区气候特征比较（降雨量等）

类型	地貌区	平均降雨日数（d/a）	降水量			年平均相对湿度（%）	年平均低云量（成）	年平均风速（m/s）	静风率（%）
			年平均（mm/a）	秋季占全年百分比（%）	秋季连阴雨连续 7 天以上（次/a）				
病区	鄂西南山地	150～200	1400～1800	25～27	1.6～2.5	80～84 以上	>4	<1～3	50～70
非病区	鄂东北山地	113～129	1200～1400	15～16	0.8～1.0	76 以下	1～3 以上	<2～3	22～51
	江汉平原	120～140	1000～1400	16～22	0.8～1.0	80 以下	<2	2～3 以上	15～22

注：a 表示年。

表 14-10　不同地貌区年、月降雨量比较（mm）

		1月	2月	3月	4月	5月	6月	7月	8月	9月	10月	11月	12月	全年
高山区（病区）	恩施市	24	34.4	73.9	128.6	190.1	220.1	236.5	172.6	196.3	124.5	68.1	30.5	1499.6
	绿葱坡	44.2	58.9	109.7	159.1	246.9	244.3	272.4	204	247.7	170.1	76.2	48.8	1882.3
平原区（非病区）	江陵县	23.5	40.4	81.8	115.6	146.7	157.6	132.3	128.7	99.6	88.1	59	25.4	1098.7
低山丘陵区（非病区）	麻城市	27.6	50.2	85.9	129.6	148.5	183.5	211.8	110.9	85.6	72.7	52.1	21.5	1179.6

鄂西南山地是湖北省风速最小的地区，年静风率高达 60%，低山河谷可达 60%～70%，这不利于气流运动，有害气体常聚集不散。由于鄂西南山地特定的气候条件，使当地居民形成就地取材，即用当地出产的高氟煤烤火取暖、做饭、烘烤食物和蔬菜的习惯，造成了居室空气及粮食、蔬菜的严重氟污染。1984—1985 年，湖北省卫生防疫站在鄂西南山地 10 个县（市）的 20 个病区（村）和南漳县 2 个病区（村），于夏、冬两季采集居室空气样品 1504 份进行氟含量测定，结果表明：室内空气氟含量冬季高于夏季，在所测定的各类数据中，冬季有 86.4% 的日平均值超过国家规定标准，最高日平均值全部高于国家

标准,而夏季日平均值和最高日平均值高出国家规定标准的只占 50% 和 85%。22 个病区(村)冬季日平均值为 0.0247mg/m³,最高日平均值为 0.0820mg/m³,分别超过国家规定标准的 2.5 倍和 11.4 倍。夏季日平均值和最高日平均值分别为 0.0120mg/m³ 和 0.0365mg/m³,也分别超过国家规定标准的 0.7 倍和 4.3 倍,严重的空气氟污染,使人体氟的吸入量大大增加(表 14-11)。

表 14-11　燃煤型氟中毒病区室内空气氟含量检测结果

县(市)	乡(镇)	村	样品数(个)	夏季氟含量(mg/m³)		冬季氟含量(mg/m³)	
				三日日平均	最高日平均	三日日平均	最高日平均
巴东	枣子	锦衣	72	0.0143	0.0738	0.0187	0.0437
利川	龙坊	金堰	36	—	—	0.0185	0.0204
	天上坪	天上	72	0.0084	0.0450	0.0079	0.0620
	安山	天星	72	0.0078	0.0240	0.0120	0.0750
	寒池	红岩	72	0.0272	0.0370	0.0440	0.1800
恩施	帅家垭	红土溪	72	0.0248	0.0330	0.0235	0.0357
	新圹镇	农科所	72	0.0566	0.0929	0.1397	0.3504
咸丰	甲马	冈车坝	72	0.0085	0.0215	0.0313	0.3027
鹤峰	留驾	二芋岩	72	0.0228	0.2110	0.0118	0.0681
建始	茅田	大毛田	72	0.0015	0.0024	0.0095	0.0124
竹溪	青坪	庆永	72	0.0116	0.0227	0.0870	0.1470
	青坪	双峰	72	0.0047	0.0151	0.0056	0.0140
	青山	青峰	64	0.0055	0.0305	0.0088	0.0290
	江堰	红庆	72	0.0067	0.0340	0.0310	0.0550
竹山	擂古	估城	36	—	—	0.0062	0.0140
	城关	桥东	72	0.0042	0.0280	0.0043	0.1460
秭归	天井	天井坪	72	0.0047	0.0046	0.0138	0.0171
	白沙	土地岭	72	0.0047	0.0063	0.0236	0.0629
	三台	三台	72	0.0047	0.0138	0.0171	0.1170
五峰	金山	5 村	72	0.0050	0.0105	0.0084	0.0242
南漳	大道	大道	72	0.0120	0.0175	0.0138	0.0175
	大道	新立	72	0.0039	0.0054	0.0067	0.0101
合计	22	22	1504	0.0120	0.0365	0.0247	0.0820

1990 年鄂西自治州卫生防疫站曾对该区燃煤型氟中毒病区与非病区的居民主食玉米、蔬菜、土豆进行氟含量对比检测,刚收获的玉米、土豆、蔬菜氟含量均不高,波动也小(表 14-12)。但用不同的方式干燥以后,氟含量则有显著差异。以玉米为例,病区经煤烟烘干的玉米氟含量最高,平均值为 86.58mg/kg,比新鲜玉米氟含量(1.26mg/kg)高 67.7 倍,比悬挂风干、晒干的玉米高出 3.4 倍和 43.2 倍,而且随着干燥和存放时间的延长,氟含量成倍增加,新鲜玉米存放 10 个月后,其氟含量由 1.26mg/kg 增加到 246.08mg/kg(表 14-13)。由于粮食、蔬菜的氟污染,增加了人体氟摄入量,成人每天膳食摄入的氟量一般都在 6mg以上,从而引起人群的燃煤型氟中毒。

表 14-12　病区和非病区新鲜粮食、蔬菜氟含量(mg/kg)

样品来源	玉米			土豆			蔬菜		
	N	$\bar{X}$	S	N	$\bar{X}$	S	N	$\bar{X}$	S
病区	11	1.54	0.71	17	1.19	0.45	25	1.04	0.38
非病区	24	1.47	0.58	29	1.38	0.48	36	0.74	0.56

表 14-13　各种方式干燥后的玉米氟含量（mg/kg）

样品来源	干燥方式	N	玉米氟含量		
			范围	$\overline{X}$	S
病区	悬挂风干	14	3.48～54.84	19.65	15.8
	煤火烘干	17	13.82～246.08	86.58	69.99
非病区	晒干	36	0.85～5.54	1.96	1.127

2. 病区病情分布与地层岩石的关系　地质环境中氟主要来源于地层岩石（矿物）的淋溶及火山喷发。土壤是岩石的风化产物，母岩氟含量的高低决定土壤氟含量的高低，水中的氟含量决定于岩石中氟的原始含量及水的性质。地层岩石中氟通过土壤、水、空气、动植物进入人体内。燃煤型氟中毒的发生、流行与含氟高的地层岩石区相关，而且与地层岩石类型有密切联系。

在全省含氟高的地层岩石中，如上震旦统、寒武系、二叠系、混合花岗岩的氟平均含量分别为895.4mg/kg、931.8mg/kg、1279.1mg/kg、816.7mg/kg，其中二叠系分布区是全省氟相对较高的主要地层区。该层石煤本不宜开采、利用，但当地居民由于缺少生活燃料，对其进行了挖掘、使用，造成了氟污染，形成的病区总数占全省病区的50%以上，病情也最为严重。如具有此地层特征的恩施沐抚地区，氟斑牙、氟骨症的患病率分别高达98.2%和25.4%。

3. 病区病情分布与土壤的关系　土壤是陆地生态系统的主要部分。各类土壤中生物必需元素的含量，不仅影响作物中元素的含量，还可以直接影响地表水和地下水的化学成分。土壤对人类健康的影响通过水和食物而起作用，土壤中活性氟，尤其是活性氟中的水溶氟是引起氟中毒的直接原因。地壳中土壤氟平均含量为200mg/kg，氟含量数值范围为20～700mg/kg，当土壤中氟含量大于600mg/kg时，水中氟含量大于1mg/kg时，便可产生氟中毒。一般来说，高氟土壤分布区也往往是燃煤型氟中毒病的易患区域。

20世纪80年代，湖北省在全省开展了煤炭氟含量调查，全省共采集216份煤样，平均氟含量为548.6mg/kg，范围在108～1744mg/kg，其中以石煤含氟量为最高。1990年湖北省按照不同的土壤类型采集的445份样品测试结果表明，全省土壤总氟背景值为652mg/kg，其中鄂西自治州为934mg/kg，居全省之首，该区8个县、市有燃煤型氟中毒病区（村）578个，其中重病区209个，中等病区230个，轻病区139个，病区总数占当时全省病区总数的57.4%。恩施市沐抚地区是湖北省最早发现的燃煤型氟中毒病区，该地表层土壤总氟量为579.5～889.5mg/kg，水溶氟7.0～25.0mg/kg，多数样品含氟在15mg/kg以上。土壤中的原生氟来自于当地的含氟岩层，但更多的氟是当地居民由于生产、生活而造成土壤的氟污染。沐抚分布有较多的含氟石煤，其氟含量为249～889mg/kg，平均为717.3mg/kg，当地居民普遍用此作燃料取暖、熏烘烤玉米及烟叶。石煤燃烧后的煤灰渣含氟高达999.5～1327.0mg/kg，水溶氟为4.0～35.0mg/kg，显著地高于原煤。煤灰渣作肥料是当地居民世代相传的习惯，从而加大了土壤的氟含量。在土壤剖面中，氟呈由下而上逐渐增高的趋势，土壤表层为氟的聚集层（表14-14）。植物体中的氟含量虽然和植物种类、空气中氟浓度有关，但表层土壤的氟含量则起着重大作用。沐抚地区高氟土壤和非高氟土壤上生长的植物氟含量相差十分悬殊，前者比后者高出几倍到上百倍，同一地区土壤上不同植物氟含量区别也较大，从几倍到几十倍不等（表14-15）。

表 14-14　恩施市沐抚几个旱地土壤剖面氟含量

地点	深度（cm）	总氟量（mg/kg）	水溶性氟（mg/kg）
沐抚村六组	<10	774.5	15.0
	10～30	769.5	12.5
	30～50	762.0	10.0
	>50	742.0	15.0
大堰村二组	<10	889.5	15.0
	10～30	839.0	12.5
	30～50	664.5	10.0
	>50	707.0	7.5

表 14-15　植物氟含量与土壤条件的关系

地点	大米 范围	大米 均值	玉米 范围	玉米 均值	小麦 范围	小麦 均值	高粱 范围	高粱 均值	洋芋 范围	洋芋 均值	黄豆 范围	黄豆 均值
病区（恩施市沐抚）	1.8~7.3	4.4	39.7~149.8	84.2	5.5~72.1	44.9	—	10.4	2.2~7.4	4.9	1.3~16.6	10.8
非病区（鄂西63个村）	0.12~2.39	0.84±0.47	0.19~2.83	0.84±0.47	0.41~3.83	1.98±0.89	1.04~2.62	1.67±0.64	0.04~0.96	0.29±0.28	0.48~3.50	1.84±0.90

沐抚地区燃煤型氟中毒发病和土壤氟含量高有一定的正相关关系，而且这种关系是通过粮食而起作用。

4.病区病情分布与某些社会因素的关系　燃煤型氟中毒病区病情分布，不仅受各种自然因素的制约，而且受各种社会因素的影响。

（1）不良的生活习惯的影响：如前所述，由于气候湿冷，日照少，秋雨多，山地居民为了御寒和防止粮食霉变，世代相袭，掘地坑为炉，将燃料堆放敞烧。20世纪50年代，人们一般以木材为燃料，随着林地面积的减少。从60年代起，当地产的含氟煤成了主要燃料，特别是80年代以来，长江流域防护林带的建立，封山育林，煤几乎成为山地居民唯一的生活燃料。由于煤质差，发热量低，居室结构不严密，烤火时间长，居民用煤量极大。寒冷季节，一般居民户每天煤的消耗量为20~30kg，高山居民每天烧煤量可达50kg以上，平均每户每年烧煤1000~3500kg，这种以含氟煤为燃料敞烧取暖、做饭方式，使居室空气、粮食、食物受到严重氟污染，每人每天的摄氟量达4~22mg，大大超过人体安全摄氟量的限量。一般来说，煤中氟含量愈高、煤用量愈多、烤火等燃用时间愈长，其燃煤型氟中毒病情愈重。据调查，鄂西山地，低山区（800m以下），习惯烤火时间为2~3个月，亚高山区（800~1200m）为3~5个月，高山区（200m以上）为5~7个月，以致长年不熄火。所以，高山区燃煤型氟中毒一般病情较重。

（2）地区经济发展水平的影响：经济发展水平的高低决定生活的富裕或贫穷，从而影响人群的饮食习惯、个体的营养水平和对疾病的抵抗力。省内燃煤型氟中毒重病区多分布在贫穷落后的边远山区，在同一地区，城镇经济水平优于山地，所以人群的发病率也明显地低于农村。如鄂西自治州的建始县城关镇和山地人群一样遭受含氟煤烟的影响，但该镇偶见氟斑牙患者，氟骨症患者迄今未见。湖北省大多数燃煤型氟中毒病区居民主食以玉米、土豆为主，并常以廉价的甘薯代替粮食食用，主食成分极单调，而蔬菜品种也较少，主要是萝卜、白菜、辣椒。豆类及动物性食品甚少，尤其在偏僻的高山区，由于交通不便，外来的主副食更少，常年习惯于食用咸菜、干菜。由于人们膳食极为单调，造成营养不良，使机体对高氟毒性作用的抵抗力降低，致使燃煤型氟中毒发生。

（3）燃煤型氟中毒发病与人口变动的关系：调查资料表明外来人群对氟侵害的敏感性较当地人群大。据鄂西自治州建始县苗坪、茅田、官店、龙坪等病区的调查，从非病区迁入的居民氟骨症患病率明显高于当地居民。在拍片的1302人中，当地出生的1124人，确诊氟骨症患者248例，患病率为22.06%，从外地迁入的178人，确诊为氟骨症患者65例，患病率占32.5%。而且外地迁入者患氟骨症的发病时间多在迁入病区5年以后，并有随着迁入病区居住的时间延长，氟骨症患病率逐年升高，病情逐渐加重的趋势（表14-16）。

表 14-16　迁入年限与氟骨症患病的关系

迁入年限（年）	拍片人数（人）	患病人数（人）	患病率（%）	早期	%	Ⅰ期	%	Ⅱ期	%	Ⅲ期	%
0~	52	8	15.38	7	87.50	1	12.50	—	—	—	—
10~	49	19	38.78	12	63.16	6	31.58	1	5.26	—	—
20~	38	15	39.47	9	60.00	5	33.33	1	6.67	—	—
30~	39	23	58.97	7	30.43	11	47.83	3	13.04	2	8.70
合计	178	65	36.52	35	53.85	23	35.38	5	7.69	2	3.08

第二节 长江三峡地区燃煤型氟中毒防治试点研究

1987—1989年，国务院在三峡地区开展燃煤型氟中毒防治试点工作，湖北省的巴东县、秭归县被列为试点县。3年间，两县推广了适用于不同海拔高度山区、不同煤种的优质炉型，共改炉6万户。同时，开展了与防治有关的应用科学研究，取得了大量科学数据。三峡地区改炉降氟试点工作，在组织管理、动员群众、科学研究等各个方面积累了许多好经验，对促进和指导全省今后改炉降氟工作提供了科学依据和借鉴。

一、试点地区燃煤型氟中毒流行状况

宜昌市秭归县确定了7个乡（镇）、204个自然村为燃煤型氟中毒病区，波及40587户的175217人。8～15岁人群氟斑牙患病率为57.60%。

鄂西州巴东县全县有大小煤矿269个，全县氟斑牙患病率在30%以上的氟中毒病区村有64个，覆盖16000户、6万多人，其中氟斑牙患病率高达80%以上的就有20个村，氟骨症检出率达14.29%，病情十分严重。

二、试点进度和安排

准备阶段：自1987年2～7月，有关专家到湖北现场考察，并提出防治氟中毒试点的统一具体实施技术方案；培训医疗卫生和改炉技术骨干；准备器材及改炉所需的物资与材料；开展对土、水、粮、空气的本底调查；选择对照点，开展监测。

实施阶段：自1987年8月至1989年7月，1987年改炉40000户，经卫生学评价，选好炉型，总结交流经验；1988年推广优选炉型，改炉60000户，进一步总结交流经验；1989年推广优选炉型，改炉50000户。

总结验收阶段：自1989年8～11月，验收三年改炉的数量、质量及降氟效果，选出优秀炉型，总结经验，为今后开展防治氟中毒工作提供科学依据。

三、改炉降氟试点完成情况

三年试点期间，秭归、巴东两县共改建降氟炉灶73276户，占规划任务72000户的101.77%，使病区30万人民受益。其中，秭归县共接受38000户改炉任务，实际完成38112户，巴东县共接受改炉降氟34000户的任务，实际完成35164户。共研制降氟炉灶11种，有9种在病区得到了推广和应用；共培训农村改炉技术员1935人，成为一支扎根病区的不脱产的改炉降氟技术队伍；省和试点地区的卫生防疫人员及地病办的同志，在现场进行了大量的调查研究，开展了以应用为主的科学研究，为推进全省的改炉降氟工作发挥了重要作用。

四、讨论

回顾三年试点工作的成功，主要得益于以下几点措施。

（一）加强对改炉降氟的领导

病区各级政府将改炉降氟当做为群众办实事、关心群众疾苦、密切党群关系的大事来抓，当作加强两个文明建设的重要内容。有关单位各尽其职，各负其责，在试点工作中发挥了重要作用。省财政每年安排全省燃煤型氟中毒防治经费200万元；省计划委员会将改炉降氟列入年度计划，三年间安排生铁258吨，有力地支持了改炉降氟工作开展；卫生、农业部门的领导和有关专业人员，跑遍了病区的崇山峻岭，为防治措施落实提供了第一手翔实的资料。

（二）大力开展宣传，发动群众

改炉降氟不仅有利于病区群众的身体健康，而且是一场移风易俗的斗争。三年期间，省及试点地、

州、县，采用了群众喜闻乐见的形式，召开了广播会，为中小学生上防氟知识课，印发防治氟中毒小册子、出黑板报等，广泛开展健康教育，省和试点县还拍摄了氟中毒防治录像片3部，起到了很好的宣传效果。

（三）不断改进炉型，提高降氟节煤效果

研制和推广降氟节煤能基本满足群众生活用热需要的新型炉灶，不仅是改炉降氟的重要环节，而且是试点工作成败的关键所在。两县地病办和能源办的人员，经过深入调查研究、不断探索，采取走出去、请进来等方式，在专家指导下和有关部门配合下，研制了秭归Ⅰ、Ⅱ号和巴东半铸铁炉等群众容易接受、适合当地推广的新炉型，有的已实行标准化批量生产，保证了改炉降氟任务的如期完成。

（四）加强经费的筹集管理，最大限度发挥改炉降氟的社会效益和经济效益

为了保证试点工作的顺利开展，湖北省在筹集经费时，坚持了国家专款、地方安排、群众集资的办法。三年期间，国家拨专款177万元，省拨经费98.8万元，县及群众集资252万元，总投资达527.8万元。试点县采取双线承包责任制，首先由地病办与有任务的乡镇签订合同，其次是地病办与各乡镇中心技术员签订合同，实行乡镇包组织发动，卫生院包运输、管理、发放、登记，对技术员定任务、定质量、定报酬、定奖惩，任务既落实到村组，也落实到个人，使有限的资金发挥较大的效益。1990年4月，原卫生部、农业部对两试点县工作进行了考核，绝大多数炉灶质量优良，改炉后室内空气氟含量已达到或接近大气卫生标准，每户炉灶节能三分之一到二分之一，一年省煤12万多吨，省钱700多万元，不仅一年就可收回三年试点的全部投资，而且保护了自然资源和生态平衡。试点工作的社会效益和经济效益十分显著。因此，受到了病区群众的普遍欢迎。

（五）以点带面，促进全省改炉降氟工作的开展

三年来，通过召开工作会、现场会，成立燃煤型氟中毒防治技术指导组，制定了改炉降氟技术方案，开展现场指导和考核验收等方式，大力推广秭归、巴东县试点工作的经验方法和研制炉灶的成果，有力地推动了全省改炉降氟工作的开展。据郧阳、宜昌、鄂西等地、州17个县（市）的统计，仅1989年就改建炉灶48 623口。

五、结论

三峡试点项目推动了湖北省燃煤型氟中毒的防治进程。三峡试点项目实施以前，湖北省虽然一直在开展改炉项目，但是投入人力、物力和经费有限，改良炉质量不高，对燃煤型氟中毒的防治缺乏系统深入的研究，三峡试点项目为湖北省今后的防治工作指明了方向和思路。三峡试点项目结束后，湖北省政府加大了对改炉项目的投入，充分利用三峡的研究成果，因地制宜地改进和推出新的炉型，巩固和推广了三峡试点项目的成功经验，为全省消除燃煤型氟中毒的危害奠定了初步基础。

第三节　2004年以前防治措施的落实

一、防治方法研究和措施落实

在查清燃煤型氟中毒病区的基础上，湖北省自1983年起，开始了改炉降氟的预防措施和方法研究。恩施州在原来地炉的基础上，加增盖板和烟囱，把高氟煤烟排出室外，减少室内氟污染水平，达到了防治氟中毒的目的。1984年，逐步在全省燃煤型氟中毒病区开展改炉降氟工作。1984年4月，中共湖北省委地方病防治领导小组召开会议决定，省财政厅每年拨款150万元，用于病区改炉改灶。同年5月，在东湖召开的领导小组扩大会议上，提出要尽快摸清病情，划分病区，在建始和竹溪县举办改炉试点。1985年省委、省政府《关于加强山区建设和扶贫工作的决定》第42条规定："争取在五年内完成全省改水、改炉、降氟任务，认真做好燃煤型氟中毒防治工作，每年由省里继续拨地方病防治费。"

1984年10月，省委地方病防治领导小组在鄂西自治州召开了改炉降氟现场会，推广改炉改灶降氟工作，参观了沐抚和建始苗坪改炉现场。1985年，中共巴东县委决定为全县人民办10件好事，改炉

是其中之一。秭归县在杨林区设立了改炉试点，筛选出了降氟效果好的灶型。鄂西自治州多次召开会议，研究防治工作，在州财政十分困难的情况下，两年拨改炉补助款 15 万元。竹溪县在病情严重的中峰区召开扶贫治病现场办公会，当场落实人钱物，仅 1984 年就由地方财政集资 27 500 元用于改炉降氟工作。

由于在防治初期，省财政投入经费较少，每户补助为 10～20 元，所以炉具质量不高，使用年限较短，报废率较高，存在重复改炉情况。1995 年，全省 15 个县累计改炉 341 312 户（次），实际正常使用户数仅为 227 312 户，正常使用率为 84.90%。见表 14-17。

三峡试点研制出半铸铁炉、全铸铁炉和台灶等近 10 种炉型，基本上适用不同煤种和不同海拔高度居民使用的需要，在全省推广使用。随着工作的进展，各地在半铸铁炉、全铸铁炉的基础上，还研制出了钢板炉、铝盘炉等经久耐用炉型，鹤峰县部分病区使用铝盘降氟炉，竹溪县部分病区使用铸铁降氟炉，其他各县市使用的均为煤柴两用的回风钢板炉。此种降氟炉灶使用寿命长，安装方便，质量符合降氟炉技术要求，深受病区群众的欢迎，已成为湖北省降氟炉的典型炉灶。许多病区县市还建有生产各种炉灶能力的加工厂，并向商品化发展。

表 14-17　湖北省 1984—1995 年燃煤型氟中毒病区改炉降氟措施落实情况

市（州）	县（市）	病区			已落实改炉		
		村数（个）	户数（户）	村人口数（万人）	户数（户）	正常使用户数（户）	受益人口数（万人）
襄樊市	南漳县	5	1473	0.71	1000	276	0.18
黄石市	阳新县	2	1336	0.67	1141	742	0.56
十堰市	竹山县	37	12 104	4.76	17 344	6938	2.01
	竹溪县	113	34 340	13.51	40 022	22 012	6.05
	秭归县	24	5148	2.06	51 081	29 286	15.82
宜昌市	宜昌县	1	284	0.12	1500	1500	0.45
	长阳县	30	6954	2.39	17 097	10 507	3.26
	五峰县	14	1546	0.62	7666	800	0.33
	恩施市	122	30 757	11.57	32 632	22 911	9.16
	利川市	138	47 250	17.06	41 013	33 425	13.04
	建始县	252	74 790	28.78	64 181	46 876	17.81
恩施州	巴东县	64	16 508	7.25	40 346	32 265	11.29
	宣恩县	47	12 408	4.63	3594	1663	0.63
	咸丰县	41	14 300	6.15	15 778	12 622	5.01
	鹤峰县	38	8517	2.95	6917	5489	2.03
合计		928	267 715	103.23	341 312	227 312	87.63

注：秭归、巴东为三峡试点县，改炉数有所扩大。

二、燃煤型氟中毒的治疗

氟骨症的治疗主要用药物对症治疗，改善临床症状，促进体内氟的代谢。所用药物主要有复方氟宁片、士的宁、苁蓉丸等。湖北省襄樊市卫生防疫站中医利用现代理论研制出"痹复康"中药片剂。1987 年，首先在南漳县对 46 例Ⅰ、Ⅱ度氟骨症患者进行现场治疗观察，疗效较好。近期 5 个月（一个疗程一个月）总有效率达 100%，随着疗程延长、效果更好。若以临床软组织僵硬、下蹲困难、肘关节弯残的程度四项指标评判，近期疗效中临床痊愈率占 37.0%，临床痊愈和显效占 78.3%，经 32 个月远期疗效与近期疗效比较，临床痊愈率提高 93.9%，临床痊愈和显效率提高 25%，现场应用中未发现明显的副作用。1989 年以后，湖北省相继在建始、恩施、宣恩、枣阳、谷城、随州等市、县的燃煤型氟中毒病区用"痹复康"药剂对氟骨症患者进行试验治疗，也收到较好的疗效。

总的来说，对氟中毒的治疗，目前尚无治本药物，已研制的药物只能改善临床症状和特征、减轻疼痛，不能从根本上解除由于氟中毒造成的全身骨质和骨关节的损害。

三、燃煤型氟中毒健康教育防治试点

为了加快西部地区燃煤污染型燃煤型氟中毒防治工作进程，原卫生部疾病控制司2003—2004年在湖北省开展燃煤型氟中毒健康教育防治试点。通过防治试点工作的开展，探索具有中国特色的不同地区、不同社会经济条件下燃煤型氟中毒防治工作策略与模式，并为湖北省防治工作起到示范作用。

（一）目标、内容和进度安排

通过对项目干预试点病区县人群的健康教育，使病区县目标人群对燃煤型氟中毒危害与防治知识的知晓率达到70%以上，试点病区村目标人群知晓率达到85%。项目干预病区村项目结束后，自觉改炉改灶户数达到10%～30%，炉灶合格率达90%以上，正确使用率达到95%。项目干预病区村玉米和辣椒等食物氟含量降到国家标准以下。项目干预病区村人群改变了原来不良的生活习惯，如不敞灶烧煤、不用敞灶熏烤粮食、辣椒等食物，形成玉米、辣椒自然干燥、密封保存和食用前淘洗等健康生活习惯。

通过健康教育和健康促进干预，以利提高病区人群的健康意识，改变贫困病区人群的不健康生活习惯，促使其主动参与预防控制燃煤型氟中毒工作。总结出适合不同经济状况、不同人群、不同地理条件病区的防治模式和经验，推动项目省份燃煤型氟中毒防治工作的发展。

湖北省疾控中心慢病所负责项目计划书、试点实施方案、基线调查方案的编制，以及项目培训、实施、督导和评估。湖北省疾控中心健康教育所负责健康教育与健康促进的策划，材料制作及项目培训、实施、督导和评估。恩施州、建始县疾控中心负责整个项目的实施。

（二）结果

1. 项目点的一般情况　建始县是湖北省燃煤型氟中毒最重的县，地处鄂西南边陲，是云贵高原的东延部分，属于武陵山余脉。气候潮湿多雨，煤矿藏资源丰富。全县行政村407个，总人口50.9万人，14.4万户，土地面积2859平方公里，平均海拔高度1152米，平均日照时间220天，年平均温度11.7度，农作物以玉米、土豆为主，年人均收入约3000元。全县有病区村252个，其中轻病区94个、中病区51个、重病区107个，病区户数73 800户，病区人口29万。该县花坪镇的刀背垭村和景阳镇的孙家坪村为防治试点村，两村总户数分别为158户和215户，总人口数分别为585人和817人。

2. 项目基线调查情况　按照《试点基线调查方案》的要求，2003年10月，在省、州、县、乡四级专业人员参与下，完成了该县两个试点村的项目启动、人员培训和基线调查工作，对两个村共计373户居民进行了入户调查，针对目标人群家庭主妇和小学生进行了燃煤型氟中毒防治知识调查，共计91人，其中家庭主妇38人，小学生53人，得分60分以上共68人，60分以下23人，两村家庭主妇和小学生燃煤型氟中毒知识知晓率分别为57%和72%。刀背垭村158户居民既烧柴又烧煤，已改炉48户（占25%），其中烟囱未出屋10户，无烟囱11户，有70户居民烘烤粮食，采集16户玉米和辣椒，其氟含量分别为1.97mg/kg、2.24mg/kg，8～12岁儿童氟斑牙检出率为32%。孙家坪村215户，其中100户烧煤，15户烧柴，另100户既烧煤又烧柴，已改炉80（占37%）户，其中烟囱未出屋40户，无烟囱30户。有125户居民烘烤粮食，采集20户玉米和辣椒，其氟含量分别为2.02mg/kg、2.30mg/kg，该村8～12岁儿童氟斑牙检出率为38.2%。

3. 项目实施的形式与方法　为完成该试点项目，省、州、县结合当地实际情况开展了系列健康教育活动。在2003年底到2005年初，省疾控中心制作印刷了6万张防治燃煤型氟中毒宣传年画，下发到两个试点村各家各户以及建始县其他氟中毒病区居民户；制作了9套防治燃煤型氟中毒宣传展板，每个试点村的村委会和卫生室各悬挂一套，以文字和图片的形式，宣传燃煤型氟中毒的发生、危害和防治措施。建始县卫生局利用各种机会先后培训乡村医生700余人次，培训乡村干部300余人次；在试点村及交通要道书写标语100多条，建立4处固定宣传栏，制作大型彩色宣传广告牌2幅，悬挂宣传横幅6条，编印宣传材料3种，共计2000余册；健康教育宣传员在两个试点村进行了3次入户宣传，在村小学集中上健康教育课4次，听课学生达1600人次；布置每个高年级学生结合自家烧煤和改灶情况写一

篇作文；建始县还结合当地的特殊活动开展燃煤型氟中毒健康教育，如在县人代会期间放置宣传牌，发放宣传材料300余份，在"三下乡活动"中将燃煤型氟中毒防治知识作为重要内容。

4．项目实施产生的效果　通过开展形式多样的健康教育活动，病区的居民健康意识显著增强，试点村家庭主妇和小学生燃煤型氟中毒防治知识知晓率分别达到80%和90%以上，比试点初期燃煤型氟中毒防治知识知晓率提高了近20个百分点。烧煤户主动要求改炉改灶的明显增多，孙家坪村和刀背垭村改炉率分别达到80%和60%以上，比试点初期分别提高了42%和35%，改炉合格率达到90%以上，比试点初期提高了近50个百分点。玉米和辣椒不再用燃煤烘烤，而采用自然晾晒。病区居民正在形成密封保存粮食和食用前淘洗的习惯，粮食正确保存率和食用前淘洗率均超过70%，比试点初期提高了近20个百分点。

（三）讨论

1．领导重视是做好健康教育工作的必要条件。领导重视尤为重要，健康教育工作首先应该将各级领导作为重要的开发对象，要让他们把地方病的健康教育工作纳入议事日程，大小会议提一下，与有关工作结合一下，视察工作督导一下，这些将会达到事半功倍效果。

2．部门配合是做好健康教育工作的重要条件。试点期间该县主要通过建立部门工作责任制，各司其职，相互配合，保证了试点工作的顺利进行。一方面充分利用广播、电视、报纸等大众化媒体宣传燃煤型氟中毒有关知识；另一方面抓学校健康教育，利用"教师——学生——家长"传播链，把燃煤型氟中毒相关知识纳入教育计划，做到"四个一"，即学校一堂课，学生传（播）一个，知识测（验）一次，心得写一篇。经过对试点村家庭主妇和小学生燃煤型氟中毒防治知识问卷调查，其知晓率分别达到80%和90%以上，比试点初期知识知晓率提高了近20个百分点。这些对落实防治措施无疑起到了积极的促进作用。与此同时，试点村发生的变化对全县特别是试点村周边地区居民产生了明显的示范辐射效应。

3．湖北省在推进燃煤型氟中毒健康教育防治试点工作的主要措施是坚持一个方针，带动两个效益，抓住三个不放：①坚持一个方针，就是坚持试点县改炉降氟的二十四字方针，即"健教先导，因地制宜，突出重点，数质并重，联片推广，巩固提高"。试点一年来，湖北省始终贯彻落实这一方针，实行重点突出，做到改一户带动一片，受益一片，巩固提高一片。②带动二个效益，一是环境效益，二是经济效益。通过试点实施改炉降氟措施以来，氟中毒危害与环境污染明显减轻，提高了病区居民的生活质量和文明程度。同时，通过改炉改变了以往病区居民以一种原始的烧煤、烧柴方式而长期造成生态资源的浪费，从而起到了省煤、省柴、省时的效果。③抓住三个不放，一是抓住宣传教育典型引路不放，二是抓住调动病区干部群众的积极性不放，三是抓住以改炉为主的阻断氟源主导措施不放，正确处理降氟与节能的辩证关系，大力提倡使用清洁能源，在有条件的地方使用电能、液化气，推广沼气，同时，改变用煤火烘烤粮食的旧习，采取自然干燥、密闭保存，减少氟污染。

4．健康教育是地方病防治工作的重要内容之一，应该持之以恒，不能只限于一次性或一时性的健康教育。各地开展了大量工作，积累了丰富经验，应该认真总结，加以推广。今后，我国燃煤型氟中毒防控及消除机制的建立，一定以健康教育和健康促进为基础，这一点必须清楚，并付诸行动。

第四节　2004—2012年度病区综合防治措施的落实

2004—2012年，在中转项目的支持下，湖北省在全省燃煤型氟中毒病区落实了以改炉降氟为主的综合防治措施，共改炉20.5万户，全面推动了湖北省消除燃煤型氟中毒危害的防治进程。

一、内容与方法

（一）基线调查
在项目实施地区，以自然村为单位组织开展基线调查，如果没有自然村，可以行政村或村民小组为单位。

（二）改炉降氟
在基线调查基础上，选定实施项目的病区范围，并严格按照"管理方案"要求完成改炉任务。项目的组织部门和实施单位要对参与项目的炉具生产厂家进行资质调查和论证,必须保证开展项目工作所需的炉具及烟囱等配件符合质量要求。各项目县依照《政府采购法》实行炉具政府采购,或经财政部门同意,项目执行部门对市场上不同档次的合格炉具进行限价,由项目户自行认购后,财政部门将政府补贴资金直接补给合格项目户。不论采取哪种方式,项目的组织和实施部门都要严格按规定的技术指标和质量要求组织实施,严把质量关。

改炉降氟工作要在当地技术指导组或技术人员指导下进行,由受过培训的技工按照技术参数实施改良炉具工程,确保降氟炉的质量。在改炉降氟的同时,要对炉具改良户进行正确使用和日常维护的技术培训,延长炉具的使用寿命,最大限度发挥改良炉具的防病作用。改良炉具工程完成后,要逐户验收。

(三)健康教育

因地制宜地采取群众喜闻乐见的形式,通过广播电视等新闻媒体、举办培训班、开设中小学健康教育课、发放宣传画、张贴标语、人际传播等形式开展针对性较强的健康教育活动,使病区广大干部、乡村医生、教师、学生及居民了解高氟对人体健康的危害及有效防治措施,广泛动员病区居民主动参与防治工作,自觉改变不利于健康的生活习惯。

通过健康教育,使病区中、小学校的学生燃煤型氟中毒防治知识的知晓率达到90%,家庭户主的知晓率达到80%,炉具的正确使用率达到95%。考核验收时,在每个项目村至少抽取15名成年人和30名儿童,进行防治知识知晓率测评。

(四)炉具基本技术要求

1. 炉具设计原则　必须符合"安全、卫生、节能、经济、实用"的要求:①保证对热量的需要。要保证做饭、饲料加工、取暖等热量需求。热效率要高于旧式炉具,节约燃料,上火快,可用火时间长。②符合安全卫生要求。降氟炉具的修建必须符合农村有关建筑安全规范,不影响其他建筑构件与设施的安全,特别要注意符合安全防火要求。降氟炉具能有效地将煤烟排出室外,避免煤烟所导致的室内空气污染。

2. 降氟炉具的结构要求　材质要坚固耐用、经济易得;炉体要严密不漏烟,有符合要求的排烟设施,烟囱一定要出屋,要有防雨、防倒风的烟囱帽。

3. 改变能源结构　在有条件的病区,提倡在非采暖季节采取改变能源结构的方式(如使用电、液化气等)进行改炉降氟,但必须保证项目户不再使用敞煤炉取暖、烹调、烘烤食物。

二、结果

(一)基线调查结果

本项目每年度在落实具体的改炉任务前,都要在病区村开展基线调查,查清氟中毒病情,从而使防治措施真正落实到病区。根据2007—2012年度项目的综合数据显示,项目病区村8~12周岁儿童氟斑牙检出率平均为15.85%(11847/74918),成人氟骨症检出率平均为0.35%(3220/921815)。各年度中,只有2007年儿童氟斑牙检出率超过30%。见表14-18。

表14-18　2005—2012年度项目村检出8~12周岁儿童氟斑牙病人和成人氟骨症病人数

年度	项目村数	检查8~12周岁儿童数	氟斑牙人数	儿童氟斑牙检出率(%)	检查成人数	氟骨症人数	成人氟骨症检出率(%)
2005	214	—	8342	—	—	1025	—
2006	257	—	11476	—	—	787	—
2007	82	10410	3709	35.63	152638	6	0.00
2008	380	37143	4357	11.73	495360	1777	0.36
2009	161	20346	2178	10.70	226534	1108	0.49
2012	47	7019	1603	22.84	47283	329	0.70
合计	1141	74918	31665	15.81	921815	5032	0.35

注:各年度间部分项目村有重复。

（二）各年度改炉任务量及完成情况

通过基线调查显示,随着病区的社会经济发展,以及早期落实的防治措施产生的防病作用,加之行政区划的调整,湖北省燃煤型氟中毒病区又发生了变化。本项目实施期间,全省病区主要分布在5个市(州)、15个病区县(市)、80个乡(镇)的731个病区村,病区总户数291 610户,2004—2012年度中转项目共安排改炉205 000户,实际完成改炉任务205 511户,占湖北省病区总户数的70.47%。各年度的具体情况见表14-19。

表14-19　2004—2012年度湖北省改炉完成情况

年度	计划改炉户数	实际改炉户数	完成率(%)	占病区总户数的比例(%)
2004	40 000	40 000	100.00	13.72
2005	40 000	40 000	100.00	13.72
2006	35 000	35 477	101.36	12.17
2007	7000	7034	100.49	2.41
2008	50 000	50 000	100.00	17.15
2009	23 000	23 000	100.00	7.89
2012	10 000	10 000	100.00	3.43
合计	205 000	205 511	100.25	70.47

（三）覆盖的项目县

2004—2012年度的改炉项目覆盖了全省所有15个病区县。恩施州共完成改炉任务143 689户,占恩施州病区总户数的76.04%(143689/188955);宜昌市共完成改炉23 000户,占病区总户数的69.04%(23000/33316);十堰市共完成改炉32 822户,占病区总户数的54.78%(32822/59913);黄石市阳新县和襄阳市南漳县各完成改炉3000户。各年度各县具体改炉情况详见表14-20。

表14-20　湖北省病区分布及2004—2012年度改炉情况

市(州)	县(市)	病区户数	改炉户数(户) 2004年	2005年	2006年	2007年	2008年	2009年	2012年	合计(户)
恩施	恩施市	49 082	5000	5500	5500	2000	10 000	4000	—	32 000
	巴东县	18 790	4000	4000	3000	—	3000	3000	—	17 000
	建始县	61 547	7000	7500	8955	4034	11 000	5000	2700	46 189
	利川市	29 913	6000	3000	2000	—	2000	1000	—	14 000
	宣恩县	2765	1000	1000	1000	—	2000	—	—	5000
	咸丰县	17 127	1000	2000	3000	1000	8000	2000	2500	19 500
	鹤峰县	7770	2000	300	1000	—	3000	2000	—	9000
	来凤县	1961	—	—	1000	—	—	—	—	1000
宜昌	长阳县	16 731	2000	2000	2000	—	2000	—	—	8000
	五峰县	4743	1000	1000	1000	—	1000	—	—	4000
	秭归县	11 842	3000	3000	2000	—	2000	1000	—	11 000
十堰	竹山县	29 596	2000	2000	2000	—	3000	2000	2200	13 200
	竹溪县	30 317	4000	4000	3022	—	4000	2000	2600	19 622
黄石	阳新县	6667	1000	1000	—	—	—	1000	—	3000
襄阳	南漳县	2759	1000	1000	—	—	—	1000	—	3000
合计		291 610	40 000	40 000	35 477	7034	50 000	23 000	10 000	205 511

（四）覆盖的项目村

2004—2012年度,湖北省改炉降氟项目共覆盖病区乡80个、病区村597个,覆盖全部的病区乡,占总病区村数的81.67%(597/731),覆盖的病区乡(镇)、村具体情况见表14-21。

表 14-21　湖北省 2004—2012 年度改炉覆盖乡镇数和村数

市(州)	县(市)	2004 年 乡镇数	2004 年 村数	2005 年 乡镇数	2005 年 村数	2006 年 乡镇数	2006 年 村数	2007 年 乡镇数	2007 年 村数	2008 年 乡镇数	2008 年 村数	2009 年 乡镇数	2009 年 村数	2012 年 乡镇数	2012 年 村数	合计 乡镇数	合计 村数
恩施	恩施市	5	32	8	51	8	50	4	32	9	51	4	15	0	0	9	51
	巴东县	4	42	5	25	5	26	0	0	10	90	4	33	0	0	8	90
	建始县	6	74	4	38	8	71	5	48	10	88	7	49	5	16	10	88
	利川市	5	60	2	8	3	33	0	0	3	30	3	7	0	0	9	60
	宣恩县	2	5	2	14	2	21	0	0	2	8	0	0	0	0	2	21
	咸丰县	3	23	3	3	1	7	2	2	4	19	1	4	3	17	5	41
	鹤峰县	2	12	4	21	1	9	0	0	3	13	3	11	0	0	5	35
	来凤县	0	0	0	0	2	4	0	0	0	0	0	0	0	0	2	4
宜昌	长阳县	3	15	4	4	4	4	0	0	4	26	0	0	0	0	4	26
	五峰县	2	7	3	5	2	9	0	0	3	9	0	0	0	0	2	9
	秭归县	4	10	5	11	4	10	0	0	1	7	2	6	0	0	7	20
十堰	竹山县	3	15	3	5	1	4	0	0	1	7	2	5	4	7	5	32
	竹溪县	7	62	5	13	4	9	0	0	8	20	4	10	3	7	8	92
黄石	阳新县	2	16	1	14	0	0	0	0	3	12	2	15	0	0	3	23
襄阳	南漳县	1	4	1	2	0	0	0	0	0	0	1	5	0	0	1	5
合计		49	377	50	214	45	257	11	82	61	380	33	160	15	47	80	597

注：除来凤县外，其他项目县的部分病区村年度间有重复。

（五）改炉验收情况

以县为单位，计算 2004—2012 年度累计改炉 205 511 户，合格 205 505 户，炉具合格率为 100.00%，合格炉具正确使用户数 204 996 户，合格炉具正确使用率为 99.75%，累计受益人口数 714 967 人。见表 14-22。

表 14-22　湖北省 2004—2012 年度累计改炉合格及正确使用情况

市(州)	县(市)	改炉户数	合格户数	合格率(%)	正确使用户数	正确使用率(%)	受益人口数
恩施	恩施市	32 000	32 000	100.00	31 980	99.94	118 181
	巴东县	17 000	17 000	100.00	16 938	99.64	61 740
	建始县	46 189	46 189	100.00	45 974	99.53	165 494
	利川市	14 000	13 994	99.96	13 994	100.00	49 302
	宣恩县	4000	4000	100.00	3998	99.95	13 839
	咸丰县	19 500	19 500	100.00	19 454	99.76	65 598
	鹤峰县	9000	9000	100.00	8982	99.80	30 096
	来凤县	1000	1000	100.00	1000	100.00	2289
宜昌	长阳县	8000	8000	100.00	7980	99.75	27 513
	五峰县	4000	4000	100.00	3992	99.80	12 348
	秭归县	11 000	11 000	100.00	10 978	99.80	34 654
十堰	竹山县	13 200	13 200	100.00	13 182	99.86	44 244
	竹溪县	19 622	19 622	100.00	19 578	99.78	60 545
黄石	阳新县	4000	4000	100.00	3976	99.40	18 565
襄阳	南漳县	3000	3000	100.00	2990	99.67	10 559
合计		205 511	205 505	100.00	204 996	99.75	714 967

（六）健康教育活动开展情况

1. 覆盖范围　各项目县（市）通过广播、电视、举办培训班、中小学生健康教育课、宣传画、标语等丰富多彩的形式，在项目实施地区进行了广泛的健康教育与健康促进工作。2005—2012 年，接受各种健康教育的学生总数达 101.19 万人次，接受各种健康教育的成人总数达 237.63 万人次。见表 14-23 和表 14-24。

表 14-23　健康教育形式覆盖的学生人次

年度	广播、电视、报纸	培训班、会议	入户访谈	中小学生健康教育课	作文比赛	宣传画、标语、黑板	文艺演出	其他	合计
2005				103 528	42 573	181 025			327 126
2006	116 656			116 656		116 656			349 968
2007	24 000		900	31 080		10 000			65 980
2008	80 728	7617	460	41 861	350	16 926	4300	75	152 317
2009	7655	3109	1569	81 929		2630		1000	97 892
2012	500	213	518	3757		13 602	50		18 640
合计	229 539	10 939	3447	378 811	42 923	340 839	4350	1075	1 011 923

表 14-24　健康教育形式覆盖的成人人次

年度	广播、电视、报纸	培训班、会议	入户访谈	中小学生健康教育课	作文比赛	宣传画、标语、黑板	文艺演出	其他	合计
2005						410 736			410 736
2006	192 432					192 432			384 864
2007	312 000	3050	7190	500		48 000			370 740
2008	156 264	70 687	48 243	10 038		152 917	14 000	9102	461 251
2009	151 074	70 264	26 411	102 896		29 645		6788	387 078
2012	634	1030	1397	285		358 105	200		361 651
合计	812 404	145 031	83 241	113 719	0	1 191 835	14 200	15 890	2 376 320

2. 健康教育前后燃煤型氟中毒防治知识知晓情况　项目实施前学生防治知晓率平均为 51.98%，成人防治知识知晓率平均为 68.92%。项目结束后，两类目标人群防治知识知晓率显著提高，分别为 92.86% 和 90.90%，达到项目 90% 和 80% 的目标要求。见表 14-25。

表 14-25　2005—2012 年度项目实施地区健康教育前后燃煤型氟中毒防治知识知晓情况

年度	健康教育前				健康教育后			
	抽查学生人数	学生防治知识知晓率（%）	抽查成人人数	成人防治知识知晓率（%）	抽查学生人数	学生防治知识知晓率（%）	抽查成人人数	成人防治知识知晓率（%）
2005	12 360	43.83	9903	50.43	14 669	90.89	9287	90.51
2006	11 664	45.87	14 884	71.98	8084	95.65	10 096	91.23
2007	3039	43.21	2355	64.78	3699	89.42	3451	90.37
2008	3775	75.72	1965	73.94	3947	92.70	2265	87.74
2009	2190	80.60	1269	81.45	2998	97.13	1795	94.23
2012	1259	88.89	6389	87.95	1410	97.80	880	94.71
合计	34 287	51.98	36 765	68.92	34 807	92.86	27 774	90.90

三、结论

湖北省2004—2012年期间共改炉205 511户,占病区总户数70.47%,合格炉灶率和正确使用率均在99%以上,炉具质量较好,正确使用的比例较高。

四、取得的成绩

(一)病区生态环境得到了很大改善

由于过去敞烧煤炭,用煤量较大,造成不同程度的环境污染,尤其是室内空气和粮食污染更为严重。通过改炉降氟,用煤量明显减少,有毒有害的气体被排除室外,室内氟含量及有毒有害气体明显降低,湖北省监测结果表明,改炉后室内空气氟含量已接近国家标准,病区生态环境得到了很大改善。

(二)节省了大量的能源和资金

改炉降氟前,敞开烧煤每年需要耗煤每户4000～8000kg,改炉降氟后烧煤量减少1/3～2/5,经测算每年全省要节省煤炭10万吨,以每吨300元计算,每年节省资金3000万元,每户年平均节约1000元,这对贫困山区农民来说是个不小的数字。

(三)减少了疾病的发生,加快了病区人民致富奔小康的步伐

由于环境污染得到了改善,病区居民氟中毒危害明显减轻,慢性呼吸系统疾病发病也明显减少,提高了身体健康水平。因燃煤型氟中毒致贫、返贫的现象不复存在,从而加快了病区群众致富奔小康的步伐。

(四)树立了政府的形象

在实施中转项目支持落实改炉降氟措施时,各病区县(市、区)政府提出把改炉降氟项目作为一项为群众办实事、办好事、带领群众致富奔小康的工作来抓。本项目受到病区群众居民的普遍欢迎,许多地方出现群众哄抢降氟炉情况。病区群众普遍反映政府为他们办了一件实事,感谢党和政府对他们身体健康的关心。

(五)加快了湖北省燃煤型氟中毒防治进程

在未实施中转项目以前,由于湖北省财政对地方病防治工作投入有限,尽管改炉降氟也在开展,但每年下达任务仅一万户,每户补助只有20元,连购买烟囱的经费都不够,结果导致各地积极性不高,任务完成差,炉灶质量低,不易巩固,重复改建严重。通过中转项目的实施,使全省降氟炉质量得到明显提升,全铸铁炉、钢板炉、铝盘炉已成为病区群众的首选降氟炉,这种降氟炉,不易损坏,使用寿命长,巩固程度大大提高,真正发挥了防病作用,病区政府和群众改炉降氟的积极性也被充分调动起来,各地纷纷要求增加改炉降氟任务,病区居民积极自筹资金要求改炉。由于病区居民积极参与,使湖北省超额完成了改炉降氟任务。

第五节 防治效果抽样评估

为了科学评价防治措施落实的效果,了解病区居民有关健康生活行为形成情况、食物氟污染水平以及控制氟中毒病情的效果,2014年湖北省按照国家统一部署,依照国家评估方案,在秭归县、竹溪县和建始县开展了此次防治效果抽样评估调查。

一、内容与方法

(一)调查点的选择

选择宜昌市秭归县、十堰市竹溪县和恩施州建始县作为调查县,按每个县历史轻、中、重病区村数5%的比例抽取调查村,每县选择1～2个非病区村作为对照组。

（二）调查内容和方法

1．病区一般情况调查　调查所抽查村的一般情况，包括改良炉灶及改良炉灶正确使用情况，供人食用的玉米、辣椒干燥有关的生活行为转变情况等。

2．8～12周岁儿童氟斑牙调查　采用 WHO 推荐的氟斑牙诊断方法 Dean 法（WS/T 208），在每个调查村所在的小学检查 8～12 周岁儿童氟斑牙患病情况。

3．粮食氟含量检测　按照隔户调查的原则，每个调查村采集 10 户玉米和干辣椒，按食品中氟的测定方法（GB/T 5009.18—1996）测定氟含量。

4．尿氟含量检测　在调查村随机采集 8～12 周岁每个年龄组尿样 10 份，男女各半，按照尿氟含量检测标准方法（WS/T 30）测定尿氟含量。

（三）质量控制和数据统计分析

由省、市、县地方病专业人员组成调查组，在调查实施前集中培训，理解调查方案及内容，掌握调查表格的使用，统一调查方法，现场培训氟斑牙诊断，统一诊断标准。

二、结果

（一）项目县调查结果

建始、竹溪和秭归 3 个县病区村总数 328 个，病区总户数 97 225 户，总人口 347 365 人，已改炉户数 96 800 户，改炉率为 99.56%，正确使用率为 100%。3 个县的病区范围和防治措施落实情况见表 14-26。

表 14-26　湖北省燃煤型氟中毒病区调查县一般情况

市（州）	县名	村数	户数	病区范围						改炉及正常使用情况			
				轻病区		中病区		重病区		已改户数	改炉率（%）	正常使用户数	正确使用率（%）
				村	户	村	户	村	户				
恩施	建始	196	59 781	5	1186	6	1302	185	57 293	59 772	99.98	59 772	100.00
十堰	竹溪	108	30 307	70	17 397	23	7876	15	5034	29 891	98.63	29 891	100.00
宜昌	秭归	24	7137	14	3413	7	2771	3	953	7137	100.00	7137	100.00
合计		328	97 225	89	21 996	36	11 949	203	63 280	96 800	99.56	96 800	100.00

（二）项目村调查结果

1．项目村改炉情况及使用情况　在 3 个病区县抽取调查村 23 个，其中非病区 4 个、历史轻病区 3 个、历史中病区 4 个、历史重病区 12 个，病区村所有居民户都采取了改炉降氟措施。共调查 8637 户的降氟炉使用情况，炉灶合格率和正确使用率分别为 97.28% 和 99.83%。见表 14-27。

2．儿童氟斑牙检查结果　本次共调查 8～12 周岁儿童 1084 人，儿童氟斑牙检出率为 15.04%，秭归县、竹溪县和建始县三县儿童氟斑牙检出率分别为 1.14%、26.57% 和 10.68%，非病区、轻病区、中病区和重病区儿童氟斑牙检出率分别为 0、20.37%、29.85% 和 15.12%。见表 14-28。

3．儿童尿氟检测结果　共采集儿童尿样 901 份，896 名儿童尿氟含量低于 1.0mg/L，占 99.44%。不同县、不同类型病区儿童尿氟几何均值均在正常范围内。见表 14-29。

4．玉米、辣椒氟含量检测结果　采集玉米、辣椒样品各 230 份，4 类调查地区玉米氟含量中位数范围在 0.62～1.21mg/kg 之间，辣椒氟含量中位数在 3.48～4.89mg/kg 之间，辣椒氟含量显著高于玉米氟含量。病区玉米氟含量略高于非病区水平，而辣椒氟含量与非病区基本一致。不同历史病区类型之间比较，轻病区玉米和辣椒氟含量略高于中、重病区，而后两种病区间基本一致。另外，与其他地区比较，建始县中病区采集的 10 份辣椒氟含量中位数偏高，达到 35.93mg/kg。见表 14-30。

表14-27 湖北省燃煤型氟中毒病区调查村改炉和使用情况

县(市)	轻病区					中病区					重病区					合计				
	病区户数	合格户数	炉灶合格率(%)	正确使用户数	正确使用率(%)	病区户数	合格户数	炉灶合格率(%)	正确使用户数	正确使用率(%)	病区户数	合格户数	炉灶合格率(%)	正确使用户数	正确使用率(%)	病区户数	合格户数	炉灶合格率(%)	正确使用户数	正确使用率(%)
建始	210	210	100.00	210	100.00	224	224	100.00	224	100.00	4267	4267	100.00	4267	100.00	4701	4701	100.00	4701	100.00
竹溪	247	181	73.28	176	97.24	738	705	95.53	703	99.72	1139	1076	94.47	1071	99.54	2124	1962	92.37	1950	99.39
秭归	793	750	94.58	748	99.73	650	620	95.38	620	100.00	369	369	100.00	369	100.00	1812	1739	95.97	1737	99.88
合计	1250	1141	91.28	1134	99.39	1612	1549	96.09	1547	99.87	5775	5712	98.91	5707	99.91	8637	8402	97.28	8388	99.83

表14-28 调查地区8~12周岁儿童氟斑牙检查结果

县	非病区			轻病区			中病区			重病区		
	检查人数	氟斑牙人数	检出率(%)	检查人数	氟斑牙人数	检出率(%)	检查人数	氟斑牙人数	检出率(%)	检查人数	氟斑牙人数	检出率(%)
秭归	30	0	0	30	1	3.33	17	0	0.00	11	0	0.00
竹溪	50	0	0	50	17	34.00	100	35	35.00	150	41	27.33
建始	94	0	0	28	4	14.29	17	5	29.41	507	60	11.83
合计	174	0	0	108	22	20.37	134	40	29.85	668	101	15.12

表14-29 调查地区儿童尿氟检测结果(mg/L)

县	非病区			轻病区			中病区			重病区		
	例数	几何均值	范围	例数	几何均值	范围	例数	几何均值	范围	例数	几何均值	范围
秭归	30	0.58	0.22-1.22	30	0.58	0.34-0.94	17	0.64	0.34-1.22	11	0.59	0.48-1.02
竹溪	50	0.35	0.12-0.70	50	0.50	0.24-0.97	100	0.49	0.20-1.23	147	0.50	0.15-1.60
建始	86	0.47	0.40-0.60	28	0.58	0.38-0.87	17	0.61	0.42-0.80	335	0.62	0.26-1.75
合计	166	0.42	0.12-1.22	108	0.54	0.24-0.94	134	0.51	0.20-1.23	493	0.58	0.15-1.75

表14-30 调查地区食物氟含量(中位数)(mg/kg)

县	非病区			轻病区			中病区			重病区		
	份数	玉米	辣椒	份数	玉米	辣椒	份数	玉米	辣椒	份数	玉米	辣椒
秭归	10	0.67	4.41	10	0.40	6.20	10	0.27	3.13	10	0.42	4.48
竹溪	10	0.72	3.01	10	1.66	3.81	20	0.76	3.22	30	0.82	3.93
建始	20	0.54	5.74	10	1.21	5.04	10	1.00	35.93	80	0.86	3.28
合计	40	0.62	4.08	30	1.21	4.89	40	0.76	3.48	120	0.82	3.82

三、讨论

（一）调查点的选择

本次防治效果抽样评估，湖北省选择竹溪、秭归和建始三个病区县，能够代表湖北省燃煤型氟中毒不同病情程度病区的实际情况。理由如下：第一，从历史病情来看，无论是从病区范围（总村数、总户数）还是病情严重程度，建始县都是湖北省燃煤型氟中毒病情最重的县，竹溪县是中病区，秭归县是轻病区，这三个县能代表湖北省重、中、轻三类病区病情控制情况；第二，按照国家抽样评估方案要求，必须是参加 2001 年全国地方性氟中毒重点病区调查的病区县，便于防治进展及效果的比较；第三，从病区地理分布来看，建始县位于恩施州，竹溪县位于十堰市，秭归县位于宜昌市，这三个市（州）都位于鄂西北产煤山区，也是湖北省燃煤型氟中毒主要病区，全省 15 个病区县（市）中 12 个集中在这三个市州，因此在这三个市州开展抽样调查能代表全省病区情况；第四，从是否达到病情控制和消除标准来看，竹溪县未达到控制标准，建始县达到控制标准，秭归县达到消除标准，可以代表湖北省达标情况。综上，这三个调查点可以代表湖北省的消除效果实际情况。

（二）针对调查结果的分析讨论

调查病区县改炉率达到 99.56%，正确使用率为 100%，而项目村降氟炉合格率和正确使用率均在 95% 以上，说明湖北省燃煤型氟中毒病区以改炉降氟为主的综合防治措施落实较好。8～12 周岁儿童氟斑牙检出率为 15.04%，尿氟均值在正常范围内，表明开展以改炉降氟为主的综合防治，燃煤型氟中毒防治效果已显现，病情达到控制水平，接近消除水平。

牙齿是机体对氟化物最为敏感的器官，氟斑牙是机体牙釉质发育时期摄氟量过多的一种表现，氟斑牙的流行强度与机体摄氟量呈明显的剂量——效应关系。据湖北省历史资料记载，防治措施落实前，秭归、竹溪和建始三个县儿童氟斑牙检出率分别为 57.71%、70.41% 和 71.45%，2001 年全国重点病区调查三个县儿童氟斑牙检出率分别为 34.65%、41.29% 和 38.93%，本次调查三个县儿童氟斑牙检出率分别为 1.14%、26.57% 和 10.68%，儿童氟斑牙病情显著下降，并降到病区控制标准以内。尿氟水平可以反映人体氟暴露状况，对于判定环境和食物氟污染水平及氟中毒病情有重要意义。从本次调查的儿童尿氟水平来看，与 2001 年全国重点病区调查结果相比下降约 1 倍，无论何种类型病区，其尿氟均值都在正常范围内。上述说明，调查地区 8～12 周岁儿童氟中毒病情明显减轻，摄氟量处于正常范围内。

室内潮湿的谷物和蔬菜（以玉米和辣椒为代表）可以强烈吸收富集空气中的氟，这是导致严重燃煤型氟中毒病区产生的关键过程。本次调查中，病区玉米氟含量略高于非病区水平，而辣椒氟含量与非病区基本一致，说明病区居民已放弃煤火烘干食物，改为自然晾晒，也意味着室内空气氟污染得到有效控制。但是，无论病区还是非病区的辣椒氟含量都轻微超过国家标准（1.0mg/kg），值得进一步研究。

四、结论

湖北省抽样调查的病区防治措施全覆盖，改炉合格率和正确使用率都达到 95% 以上，病区食物氟污染水平与非病区一致，燃煤型氟中毒病情总体达到控制水平。今后，防治工作重点应加强健康教育，继续做好降氟炉的巩固，大力推广沼气、液化气、电等清洁能源，同时应进一步完善病区综合防治的长效机制，尤其在一些历史中重病区，持续控制氟污染，彻底消除氟中毒的危害。

第六节　考核验收

经过 20 多年以改炉降氟为主的综合防治，尤其 2004 年中转项目的实施，湖北省改炉降氟任务已全部完成，氟中毒病情明显减轻。为了掌握湖北省燃煤型氟中毒病区能否如期实现《全国地方病防治"十二五"规划》目标，科学评价燃煤型氟中毒防治效果，2012 年 9 月至 2015 年 12 月，湖北省在 15 个病

中篇 中国南方地区燃煤污染型地方性氟中毒流行与控制

区县（市）进行了燃煤型氟中毒控制和消除考核验收工作。

一、内容与方法

（一）调查点的选择

首先，由病区县组织相关专业人员对本县全部病区村进行自查。市级和省级进行复核时在每个县按随机数字表法抽取 2 个乡镇，每个乡镇抽取 2 个村，每个病区村抽取 10 户居民进行复核调查，并将自查与复核结果进行比较，计算一致率，同时比较氟斑牙检出情况。

（二）调查内容与方法

县级入户调查辖区内所有病区村全部居民户改良炉落实及使用情况、供人食用的玉米和辣椒正确干燥情况，以及 Dean 法调查该村出生居住的 8～12 周岁儿童氟斑牙患病情况。

（三）诊断和判定标准和质量控制

经由培训合格的省、市（州）、县（市）疾病预防控制中心专业技术人员按《氟斑牙诊断》（WST 208—2011）标准进行儿童氟斑牙调查。病区控制和消除的判定按照《燃煤型氟中毒病区控制标准》（GB 17017—2010）和国家卫计委有关燃煤型氟中毒病区消除的技术文件要求进行。95% 的病区村达到控制或消除标准可判定该病区县达到控制或消除标准。

二、结果

（一）县级自评结果

调查 15 个县、80 个乡镇、731 个病区村 291 610 户居民，合格改良炉灶率为 98.69%，合格炉灶正确使用率为 99.25%；供人食用玉米辣椒正确干燥率为 99.39% 和 99.40%；8～12 周岁儿童氟斑牙患病率为 6.70%。见表 14-31、表 14-32。

以村为单位，15 个病区村未达到控制标准，占全部病区村的 2.05%；131 个村达到控制标准，占全部病区村的 17.92%；585 个病区村达到消除标准，占全部病区村的 80.03%。以县为单位，咸丰县未达到控制标准，占全部病区县的 6.67%；9 个县达到控制标准，分别是阳新县、五峰县、竹山县、竹溪县、南漳县、恩施市、建始县、巴东县和利川市，占全部病区县的 60.00%；5 个县达到消除标准，分别是秭归县、长阳县、宣恩县、来凤县和鹤峰县，占全部病区县的 33.33%。

（二）省市级复核结果

根据县级自查结果，市级进行复核，在每个县随机抽取 2 个乡镇，每个乡镇随机抽取 2 个村，每个病区村按照隔户抽样的原则抽取 10 户居民，共复核 30 个乡镇、60 个病区村的 600 户居民。复核结果显示：改炉改灶率为 99.50%，合格炉灶正确使用率 100%；玉米、辣椒正确干燥率均为 99.83%；8～12 周岁儿童氟斑牙患病率为 2.66%。市级复核结果确认，有 5% 病区村达到控制标准，95% 病区村达到消除标准。

根据县级自查和市级复核结果，省级开展了复核工作，在每个市州抽查 1 个县（市），每个县随机抽取 2 个乡镇，每个乡镇随机抽取 2 个村，每个病区村按照隔户抽样的原则抽取 10 户居民，共复核 30 个病区村及 300 户居民。复核结果显示，改良炉灶率为 99.00%，改良炉灶正确使用率和玉米、辣椒正确干燥率均为 100.00%；8～12 周岁儿童氟斑牙患病率为 4.38%。省级复核结果确认，有 13.33% 的病区村达到控制标准，86.67% 的病区村达到消除标准。

（三）省级复核与县级自查一致性比较

根据省市级复核和县级自查对 30 个病区村判定结果的比较，总体一致率为 76.67%，各县的一致率在 50.00%～100% 之间，县级自查结果虽与省级复核不完全相同，但具有较高的一致性。在 30 个病区村中，上报的未控制村为 0，上报的控制村为 7 个，上报的消除村为 23 个，分别占 0%、23.33%、76.67%。上报的 7 个控制村复核结果为，2 个达到控制标准，5 个达到消除标准，结果一致率为 28.57%；上报的23 个消除村复核结果为，2 个达到控制标准，21 个达到消除标准，结果一致率为 91.30%。可见，各地掌握考核验收标准过于偏严。结果列于表 14-33。

表14-31　湖北省燃煤型氟中毒病区控制和消除考评县级自查结果

市（州）	县（市）	病区乡（镇）数	病区村数	病区户数	防治措施落实情况		8~12周岁儿童氟斑牙患病率（%）	玉米辣椒干燥情况		控制村数	消除村数	未控制村数	县级自评结果
					改良炉灶率（%）	正确使用率（%）		玉米正确干燥率（%）	辣椒正确干燥率（%）				
黄石	阳新	3	23	6667	96.66	99.89	3.88	100.00	100.00	6	17	0	控制
宜昌	五峰	2	9	4743	95.74	98.35	0.92	100.00	100.00	3	6	0	控制
宜昌	秭归	7	20	11842	99.00	100.00	1.61	100.00	100.00	0	20	0	消除
宜昌	长阳	4	25	16731	99.46	99.84	3.95	99.59	99.68	0	25	0	消除
十堰	竹溪	8	108	30317	97.16	98.09	17.22	99.25	99.18	52	51	5	控制
十堰	竹山	5	32	29596	98.15	100.00	2.97	100.00	100.00	4	28	0	控制
襄阳	南漳	1	4	2759	97.64	100.00	3.78	100.00	100.00	1	3	0	控制
恩施	恩施	9	48	49082	98.17	98.67	10.11	97.41	97.41	14	34	0	控制
恩施	巴东	8	62	18790	99.84	96.50	0.37	99.60	99.59	6	56	0	控制
恩施	宣恩	2	15	2765	98.84	99.56	2.97	99.10	99.10	0	15	0	消除
恩施	来凤	2	4	1961	100.00	96.89	0.00	100.00	100.00	0	4	0	消除
恩施	鹤峰	5	35	7770	99.68	99.75	0.52	99.42	100.00	0	35	0	消除
恩施	建始	10	196	61547	99.96	99.92	5.61	99.92	99.87	18	171	7	控制
恩施	咸丰	5	41	17127	99.02	100.00	14.79	99.02	100.00	17	21	3	未控制
恩施	利川	9	109	29913	98.68	99.80	1.55	100.00	100.00	10	99	0	控制
合计		80	731	291610	98.69	99.25	6.70	99.39	99.40	131	585	15	

表 14-32　湖北省燃煤型氟中毒病区 8~12 周岁儿童氟斑牙患病情况

市	县	8~12 周岁儿童氟斑牙检查结果								氟斑牙指数	流行情况
		检查人数	正常人数	可疑人数	极轻人数	轻度人数	中度人数	重度人数	氟斑牙患病率(%)		
黄石	阳新	2269	2181	0	53	35	0	0	3.88	0.05	阴性
宜昌	五峰	217	215	0	2	0	0	0	0.92	0.01	阴性
宜昌	秭归	621	577	34	10	0	0	0	1.61	0.04	阴性
宜昌	长阳	1418	1361	1	33	23	0	0	3.95	0.06	阴性
十堰	竹溪	5919	4468	282	445	440	121	13	17.22	0.32	阴性
十堰	竹山	3162	3060	8	71	21	2	0	2.97	0.04	阴性
襄阳	南漳	291	268	12	7	4	0	0	3.78	0.07	阴性
恩施	恩施	6538	5283	594	404	221	36	0	10.11	0.19	阴性
恩施	巴东	3269	3235	22	12	0	0	0	0.37	0.01	阴性
恩施	宣恩	706	685	0	12	7	2	0	2.97	0.05	阴性
恩施	来凤	161	155	6	0	0	0	0	0.00	0.02	阴性
恩施	鹤峰	773	758	11	4	0	0	0	0.52	0.01	阴性
恩施	建始	7630	6537	625	308	117	3	0	5.61	0.11	阴性
恩施	咸丰	2515	2042	101	228	120	23	1	14.79	0.24	阴性
恩施	利川	7792	7464	207	30	87	4	0	1.55	0.04	阴性
合计		43 281	38 289	1903	1619	1075	191	14	6.70	0.12	阴性

表 14-33　省级复核与县级自查一致性比较

市	县(市)	抽查村数	评价结果一致村数	一致率(%)	自评为未控制的村数				自评为控制的村数				自评为消除的村数			
					抽查村数	复核为未控制村数	复核为控制村数	复核为消除村数	抽查村数	复核为未控制村数	复核为控制村数	复核为消除村数	抽查村数	复核为未控制村数	复核为控制村数	复核为消除村数
黄石	阳新	4	3	75.00	0	0	0	0	1	0	1	0	3	0	1	2
宜昌	秭归	4	3	75.00	0	0	0	0	0	0	0	0	4	0	1	3
	长阳	4	4	100.00	0	0	0	0	0	0	0	0	4	0	0	4
恩施	利川	4	4	100.00	0	0	0	0	0	0	0	0	4	0	0	4
	恩施	4	2	50.00	0	0	0	0	2	0	0	2	2	0	0	2
襄阳	南漳	2	1	50.00	0	0	0	0	1	0	0	1	1	0	0	1
十堰	竹溪	4	2	50.00	0	0	0	0	3	0	1	2	1	0	0	1
	竹山	4	4	100.00	0	0	0	0	0	0	0	0	4	0	0	4
合计		30	23	76.67	0	0	0	0	7	0	2	5	23	0	2	21

三、讨论

改炉改灶是燃煤型氟中毒病区预防氟中毒流行的有效措施,能有效降低病区氟中毒流行状况。随着改炉降氟措施的全面落实,湖北省燃煤型氟中毒流行趋势已经得到控制,氟中毒病情总体上达到消除水平。

对湖北省彻底消除燃煤型氟中毒病区而言，最重要的是病区居民生活水平的提高及健康生活方式的形成。据2009年湖北省病区现况调查结果显示，病区群众的主食结构发生了根本变化，绝大部分居民以大米为主食，很少使用煤烟烘烤干燥粮食，90%以上的居民户都有独立的厨房。结合本次考核验收结果，改良炉灶率、炉灶正确使用率以及玉米、辣椒正确干燥率都在98%以上，说明随着社会经济的发展，居民生活水平的提高，能源结构和生活方式的改变，导致燃煤型氟中毒发生的致病因素正在快速减弱，甚至消失，这是消除湖北省燃煤型氟中毒危害最根本的保障。

湖北省的燃煤型氟中毒防治虽已取得显著成效，但仍存在一些问题。在调查的病区县中，少数病区户的降氟炉具损坏或报废、使用方法不正确，还存在2000多名儿童氟斑牙患者，上万名病区居民仍生活在氟中毒的威胁中。为此，提出如下建议：

1. 认真总结工作经验，巩固防治成果　全省燃煤型氟中毒防治工作通过多年的努力，已取得了显著的成绩，要认真总结多年的防治工作经验，充分认识地方病防治工作的重要性、长期性、艰巨性，进一步加强领导，建立和完善燃煤型氟中毒防治的领导机制和协调机制。加强燃煤型氟中毒病区改炉降氟的后期管理工作，切实做好降氟炉灶的维修与管理。积极引导病区群众主动维修维护损害炉灶，引入市场化维修机制，使降氟炉的完好率和正确使用率稳定在95%以上，持续消除氟中毒的危害。

2. 加强健康教育工作，普及防治知识　结合燃煤型氟中毒病区防治工作实际，根据当地人群的构成、受教育程度、生活习惯等情况，采取群众喜闻乐见的形式开展健康教育工作，普及氟中毒防治知识，改变病区群众不健康的生产、生活方式，提高群众自我防病能力，引导群众主动参与防治工作，有效预防氟中毒的危害。

3. 认真做好监测，科学指导防治　结合公共卫生体系和公共卫生信息网络建设，在全省建立燃煤型氟中毒监测点，了解防治措施落实情况及防治效果，分析和预测燃煤型氟中毒病情和流行趋势，为完善防控策略、制订防治规划、评估防治效果提供科学依据。

四、结论

湖北省30余年的燃煤型氟中毒防治工作成效显著，尤其是三峡地区试点工作推动了全省燃煤型氟中毒防治，2004年开始实施的中央转移支付项目，加快了燃煤型氟中毒的防治步伐。降氟炉的质量不断改进和提高，2004—2012年期间，湖北省完成20.5万户（占病区总户数的70.47%）改炉降氟任务。通过健康教育，群众防病意识增强，自觉参与防治工作，病区居民自发改炉和清洁能源（包括太阳能、沼气、电能、液化气等）的使用，病区累计改炉改灶率达到100.00%，实现了全省病区防治措施全覆盖。本次考核验收调查结果显示，15个县（市）儿童氟斑牙病情明显减轻，降至6.70%，有14个县（占93.33%）达到控制或消除标准；97.75%的病区村达到控制或消除标准，病区村范围大幅减小，未控制病区村仅有15个。

（熊培生、张碧云、严本武）

参 考 文 献

1. 塞曾山. 湖北省恩施地区卫生防疫站. 食物型燃煤型氟中毒的调查. 中华预防医学杂志, 1980, 14(3): 164-167.

2. 丁宗洲, 唐圣智, 黄少农, 等. 湖北省主要地方病行成环境及分布规律. 武汉: 中国地质大学出版社, 1998.

3. 孙玉富, 于光前. 燃煤污染型燃煤型氟中毒防治研究进展及防治策略. 中华预防医学杂志, 2007, 41(3): 227.

4. 孙殿军. 地方病学. 北京: 人民卫生出版社, 2011.

5. 李明健, 熊培生, 陈致泽, 等. 湖北省燃煤型氟中毒区改炉降氟后16年监测结果分析与评价. 公共卫生与预防医学, 2009, 20(1): 21-24.

6. 孙殿军, 赵新华, 陈贤义. 全国燃煤型氟中毒重点病区调查. 北京: 人民卫生出版社, 2005.

7. 于光前, 孙殿军. 尿氟在燃煤型氟中毒防治中的意义. 中国地方病学杂志, 2003, 22(1): 78-80.

8. 郑宝山,吴代赦,王滨滨,等.导致燃煤型氟中毒流行的主要地球化学过程.中国地方病学杂志,2005,24(4):468-471.

9. 李波,李社红,刘晓静,等.我国西南地区新鲜辣椒氟含量分布状况调查.中国地方病学杂志,2008,27(2):180-182.

10. 张碧云,李明健,熊培生,等.湖北省燃煤污染型燃煤型氟中毒病区防治现况调查结果分析.中国地方病防治杂志,2013,28(1):39-42.

第十五章

湖南省燃煤污染型地方性氟中毒流行与控制

　　湖南省是我国的主要产煤省份之一，境内煤矿主要分布于中部和东南部地区。早在 20 世纪中期，在煤矿周边地区居民中有黄牙病患者出现，但未引起重视。1983 年，为了摸清全省地方性氟中毒流行情况，采用线索调查和抽样调查方法，在产煤区和烧煤村开展流行病学调查，确认了湖南省存在燃煤型氟中毒病区。经过多年流行病学调查，最终确认湖南省燃煤型氟中毒病区有 28 个县（市、区）、182 个乡（镇）、2123 村，受威胁人口 276.4 万，氟斑牙患病率为 43.53%，临床氟骨症患病率为 1.29%。2004—2012 年，在全省所有病区县落实了以健康教育为基础以改炉改灶为主的综合防治措施，完成改炉改灶任务 54.14 万户，病区防治措施全面得到落实，学生和家庭主妇燃煤型氟中毒防治知识知晓率显著提高。2012—2015 年，在全省全部病区县开展了燃煤型氟中毒控制和消除考核验收工作，全省 61.75% 的病区村达到了消除标准，36.27% 的病区村达到了控制标准，两者合计占全部病区村数的 98.02%，这充分显示近 10 年湖南省在病区采取以健康教育为基础以改炉改灶为主的综合防治措施效果明显，燃煤型氟中毒病情已得到有效控制。

Chapter 15

Prevalence and Control of Coal-burning Type of Endemic Fluorosis in Hunan Province

Hunan Province is one of the main coal producing provinces in China, and coal mines are mainly distributed in the central and southeastern regions. As early as the mid-twentieth Century, residents in the surrounding area of the coal mines suffered from yellow tooth disease, which, however, did not cause attention. In order to find out the provincial epidemic situation of endemic fluorosis, clue investigation and sample survey were carried out in coal mining areas and coal burning villages in 1983, which confirmed the presence of coal burning fluorosis areas in Hunan Province. After years of epidemiological investigation, the coal-burning fluorosis areas in Hunan Province were finally confirmed to be 28 counties(cities and districts), 182 townships, and 2, 123 villages, including 2.764 million affected population. The prevalence of dental fluorosis was 43.53%, and that for clinical skeletal fluorosis was 1.29%. From 2004 to 2012, comprehensive measures of prevention and control based on health education and characterized mainly by stove improvement were taken in all the fluorosis counties. A total of 541.4 thousand improved stoves were installed, and all the endemic areas in Hunan Province were covered by prevention and control measures. The health knowledge rates on coal-burning fluorosis of students and housewives increased significantly. From 2012 to 2015, all coal burning fluorosis areas carried out the provincial assessment and acceptance work. Assessment results showed that 61.75% of the coal burning fluorosis villages reached the elimination standard and 36.27%

reached the control standard, which accounting for 98.02% of all the coal burning fluorosis villages. The results indicated that ten years'comprehensive measures of prevention and control implemented in coal-burning fluorosisi areas in Hunan Province had achieved remarkable effects. The epidemic of coal burning fluorosis has been effectively controlled.

第一节　流行与危害

湖南省是我国燃煤型氟中毒主要流行省份之一。1983 年至今，在全省产煤、燃煤地区进行了多次流行病学调查，确认燃煤型氟中毒病区县 28 个、病区村 2123 个，受威胁的人口 276.4 万人，氟斑牙患病率为 43.53%，临床氟骨症检出率为 1.29%。

一、燃煤型氟中毒病区确认

湖南省是我国的主要产煤省份之一，境内有涟邵矿务局、资兴矿务局、白沙矿务局，还有其他小型煤矿。早在 20 世纪中期，在这些煤矿周边县市，居民均用煤作为生活主要燃料。居民户的每日烧煤量较大，一般在 30 到 50 斤，多的在 100 斤以上，特别是冬天烤火，烧煤量更大。由于常年烧煤，当地人群出现黄牙病，但当时并不知道原因。

1983 年，为了摸清湖南省地方性氟中毒流行情况，省地方病防治领导小组和省卫生防疫站按照全国的调查方案和中地办 1981 年制定的《地方性氟中毒防治工作标准（试行）》精神，制定了全省地方性氟中毒流行病学调查方案。各市、县组织调查队伍在产煤和烧煤村小学校对 3～5 年级学生开展线索调查，对氟斑牙患病率在 30% 以上的村进行普查，重点开展了饮用水源含氟量、烧煤量及煤氟含量、大米和辣椒含氟量、室内空气含氟量等病因流行病学调查，查找地方性氟中毒病因。同年，娄底市卫生防疫站苏士峡等人在娄底地区调查发现，当地居民使用简陋的无烟囱的土炉灶烧煤，水氟含量在 0.6mg/L 以下，煤氟含量为 276.4mg/kg，尿氟几何均值为 3.52mg/L，确认了涟源市、新化县、冷水江市的 40 个乡、541 个村存在燃煤型氟中毒。

1985 年底，全省进行地方性氟中毒的抽样调查，调查了 89 个乡镇 225 个村，检诊 151 855 人，检出氟斑牙人患者 82 760 名，氟斑牙患病率为 54.50%，其中 8～15 岁学生的氟斑牙患病率最高为 67.26%；X 线拍片 3288 人，检出氟骨症患者 156 人，患病率为 4.7%。8093 份居民尿氟含量范围为 0.00～40.2mg/L，2054 份饮用水含氟量范围为 0.003～8.66mg/L，266 份燃煤含氟量范围为 65.2～2822.2mg/kg，238 份土壤含氟量范围为 12.7～8536.0mg/kg，454 份大米等主食含氟量范围为 0.37～13.8mg/kg，524 份辣椒等蔬菜含氟量范围为 0.05～803.34mg/kg，672 份空气样含氟量范围为 0.0000～1.6810mg/m³。各县居民尿样、水样、环境样品氟含量平均水平见表 15-1。

截至 1985 年底，确定全省燃煤型氟中毒病区分布在耒阳、嘉禾、临武、宜章、资兴、永兴、桂阳、安仁、北湖、新邵、隆回、溆浦、新化、冷水江、涟源、保靖、桑植、桃江、赫山、安化、攸县、湘潭市郊、长沙市郊等 23 个县（市、区）的 141 个乡、1242 个村，饮水型氟中毒病区分布在湘潭雨湖区、醴陵、宁乡县、临湘市、平江县、岳阳县、资兴市、汝城县、邵阳北塔区等 9 个县的 15 个乡、23 个村。各县的燃煤污染型氟中毒流行情况见表 15-1。

二、重点流行病学调查

2001 年在安化县、新化县、耒阳市开展了燃煤型氟中毒重点病区流行病学调查。检诊了 39 个村 8～12 岁学生 4718 名，患氟斑牙人数为 2807 人，氟斑牙患病率为 59.50%。其中，新化县最高为 74.72%，耒阳市为 66.60%，安化县最低为 31.89%；缺损型氟斑牙患病率为 12.00%，缺损型氟斑牙占中重度的比例为 72.19%；三个县氟斑牙指数结果显示，安化县 0.56 属边缘流行，新化县和耒阳市分别为 1.60 和 1.49 属中度流行。1278 份 8～12 岁学生尿样氟含量中位数为 1.11mg/L。368 份大米氟含量中位数为 0.97mg/kg，其中耒阳市为 1.58mg/kg，安化县为 0.98mg/kg，新化县为 0.73mg/kg（最大值为

表 15-1　1983—1985 年湖南省燃煤型氟中毒调查结果

县名	病区村数	氟斑牙调查人数	氟斑牙患者人数	氟斑牙患病率 (%)	尿氟含量 (mg/L)	饮用水氟含量 (mg/L)	煤氟含量 (mg/kg)	土壤氟含量 (mg/kg)	大米氟含量 (mg/kg)	辣椒氟含量 (mg/kg)	室内空气氟含量 (mg/m³)
未阳	506	9594	8847	92.21	3.19	0.24	335.5	821.0	2.76	89.30	0.0474
嘉禾	25	4004	2167	54.12	2.12	0.24	449.1	1607.7	2.52	303.90	0.0875
临武	37	2251	1018	45.22	2.24	0.24	244.7	420.9			
宜章	66	14 699	13 061	88.66	2.20	0.31	564.0	499.0			
资兴	9	3051	1059	34.71	2.77	0.27	320.2	811.7			
桂阳	50	6890	4458	64.70	1.18	0.13			2.06	308.87	
永兴	3	4355	1440	33.03	1.92	0.13	182.6	751.9			
安仁	4	2730	1884	89.01	1.91	0.33	232.1	535.0			
北湖	38	2534	1662	65.59	1.20	0.13	302.6	672.8			
新邵	6	3998	2411	60.31	3.62	0.28	269.1	978.8	3.10	10.16	0.0273
隆回	3	188	98	52.13							
溆浦	6	1228	527	42.92	1.41	0.42	748.7	550.8	1.96		0.0601
新化	123	8109	5898	72.73	2.79	0.44	356.7	538.8	1.89		0.0180
冷水江	9	1793	963	53.71		0.18	103.7	426.8			
涟源	217	6931	4531	65.37	2.70	0.27	229.3	479.9	0.60		0.0186
保靖	3	1622	734	45.25	2.98	0.18	1425.7	1413.4		81.21	
桑植	3	526	79	44.49			1091.0				
桃江	19	22 703	2448	18.27	1.34	0.25	404.0	218.3			
赫山	15	14 403	2343	16.27		0.25	561.0	712.0			
安化	82	25 943	21 450	82.60	2.41	0.19	300.7	800.0	0.42	21.21	0.0171
长沙市郊	14	2278	856	37.58		0.09					
湘潭市郊	2	1107	456	41.19	2.17	0.47	360.1	315.0		1.30	
攸县	2	160	55	34.38							
合计	1242	141 097	78 445	56.50							

5.02mg/kg）。345 份辣椒氟含量均值为 30.22mg/kg，其中新化县为 60.93mg/kg（最大值为 441.57mg/kg），耒阳市为 47.5mg/kg，安化县最低为 15.16mg/kg。此外，发现部分村饮用的茶水含氟量较高，而其饮用水氟含量不高的现象。

为了解和掌握全省燃煤型氟中毒病区炉灶使用情况，为下一步防治工作提供决策依据，2009 年根据原卫生部的要求开展了未改灶地区燃煤型氟中毒病区的调查。调查地区分为两类，一类是耒阳市、苏仙区、北湖区、新邵县、新化县等 25 个未进行改灶病区县（市、区）；另一类为产煤和烧煤的可疑病区县（市、区），包括宁乡县、湘潭县、石门县、慈利县、武冈市等 14 个县（市、区）。主要调查内容有 8～12 岁学生氟斑牙患病情况；氟斑牙检出率大于 30% 的病区村家庭生活燃煤情况、燃烧方式、主食及辣椒干燥和储存方式等信息。县（市、区）调查后，由省级复核和原卫生部抽查。原病区中的攸县、桑植县、溆浦县、武陵源区、资兴市、安仁县等病区县，8～12 岁学生氟斑牙低于 30%，确认为非病区，不需要改灶。而原非病区湘潭县、武冈市、邵东县、邵阳县、常宁市、龙山县、凤凰县、衡阳县等县 8～12 岁学生氟斑牙检出率大于 30%，且家庭燃料以煤为主，确认为新的病区县，需落实降氟改炉改灶措施。

三、流行现况

到 2010 年底，全省燃煤型氟中毒病区主要分布在安化县、保靖县、北湖区、常宁市、凤凰县、桂阳县、赫山区、衡南县、衡阳县、嘉禾县、耒阳市、冷水江、涟源市、临武县、龙山县、隆回县、娄星区、邵东县、邵阳县、双峰县、苏仙区、桃江县、武冈市、湘潭县、新化县、新邵县、宜章县、永兴县等 28 个县（市、区）、182 个乡镇、2123 村，氟斑牙患病率为 43.53%，临床氟骨症检出率为 1.29%。湖南省燃煤型氟中毒病区分布见图 15-1。

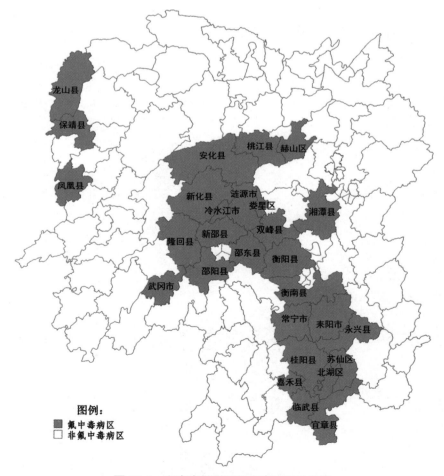

图例：
■ 氟中毒病区
□ 非氟中毒病区

图 15-1　湖南省燃煤型氟中毒病区分布图

第二节　2004 年以前防治措施的落实

一、防治试点工作

燃煤型氟中毒是由于居民敞炉敞灶燃用高氟煤，造成室内空气和食物污染而引起的氟中毒。改良炉灶是降低室内污氟染预防氟中毒的有效方法之一。省卫生防疫站于 1985 年在安化、耒阳燃煤型氟中毒病区开展降氟改灶试点工作，由省地病办给予一定经费支持，在每个县选择一个较严重的村，根据当地居民生活习惯，设计能满足居民生活需要的改良炉灶或地灶，取得了较好的效果。1986 年 1 月，省地病办和省卫生防疫站在安化县清塘镇召开全省降氟改灶试点和推广工作现场会。此后至 1988 年间，新化、溆浦、安仁等 21 个县（市、区）相继在燃煤型氟中毒病区开展了降氟改灶试点工作。但是到 1989 年以后，由于经费不足，试点工作没有全面推广。十年后，1999 年保靖县开始改良炉灶试点工作并召开了现场会议。2003～2004 年，耒阳县开展燃煤型氟中毒综合防治试点，除了改灶 250 户，还在居民和中小学生中开展了氟中毒防治健康教育活动。1985—2004 年，全省燃煤型氟中毒共有 21 个病区县进行了改灶降氟试点，完成 16 555 户改灶，受益人口 4.854 万人。各县的具体情况见表 15-2。

二、改灶效果观察

随着降氟改灶试点工作的开展，各地市同时进行了改灶效果观察。1987 年，省卫生防疫站在溆浦县虎岗村烧石煤的居民户进行改灶降氟效果观察，改灶后室内空气含氟量比改灶前降低了 5 倍，达到了国家卫生许可标准；主食大米含氟量改灶后明显低于改灶前；病区人群尿氟也明显低于改灶前。1988 年，娄底市卫生防疫站苏士峡等在新化县严塘村进行改灶降氟效果观察，结果表明改良炉灶将烟尘排到室外，可以减少和控制室内煤烟尘的氟污染。上述调查结果说明，有烟囱且密封盖板的改良炉灶是预防燃煤型氟中毒流行的有效措施。

1991 年，中国地方病防治研究中心孙玉富教授受原卫生部委托来湖南省防氟试点考察，确认安化县清塘镇久泽坪村为全国改灶降氟效果监测村。1991—2007 年连续 17 年的监测结果显示：学生氟斑牙患病率呈波动式逐年下降，患病程度明显减轻，氟斑牙指数从 1.1 下降到 0.55 以下，尿氟含量稳定在 1.00mg/L 以下。表明病区通过改灶后，人群总摄氟量减少，氟中毒有一定程度减轻，改灶降氟能有效的预防燃煤型氟中毒，但不能完全消除氟的危害。

1997 年，全省开展了燃煤型氟中毒病区降氟炉灶使用情况调查。主要调查降氟炉灶的使用、破损及完好情况、破损原因等。在安化县、耒阳市、溆浦县、保靖县共调查了 1812 口炉灶的炉体、烟囱、封火等指标，全部指标合格的占 53.36%，全部不合格为 11.83%。溆浦县和保靖县的炉灶全部损坏，不能使用。在能使用的炉灶中，合格率最低的是炉盖、炉膛、烟囱，表明在改炉改灶中炉盖、烟囱是易损坏的部件，其质量的好坏是改灶成功的关键点。

第三节　2004—2012 年度病区综合防治措施的落实

从 2005 年开始，为了实现原卫生部、财政部和国家发改委联合制定并由国务院办公厅转发的《全国重点地方病防治规划（2004—2010 年）》和《全国地方病"十二五"防治规划》提出的燃煤型氟中毒防治目标，湖南省在 2004—2012 年度中转项目支持下，按照国家统一的年度项目技术方案和管理方案的要求，在耒阳、新邵、双峰、安化、新化、涟源等 28 个燃煤型氟中毒病区县（市、区）落实了以健康教育为基础以改炉改灶为主的综合防治措施。到 2012 年底，全省共完成 54.14 万户改炉改灶任务，覆盖了全省 2123 个病区村。

表 15-2 1985—2004 年湖南省燃煤型氟中毒改灶降氟情况

县名	县人口数（万人）	病区村数（个）				病区户数（户）				病区村人口数（万人）	氟斑牙人数（人）	氟骨症人数（人）	改灶户数	实际受益人口（万人）
		合计	轻病区	中病区	重病区	合计	轻病区	中病区	重病区					
攸县	75.39	2	2	0	0	270	270	0	0	0.2	200	0	0	0.00
岳塘区	33.20	2	2	0	0	630	630	0	0	0.21	167	0	627	0.21
耒阳市	124.80	634	212	204	218	318331	106110	105801	106420	101.02	623090	73000	1187	0.32
新邵县	73.30	36	3	33	0	12630	1100	11530	0	6	9800	0	1023	0.34
隆回县	111.57	3	3	0	0	1180	1180	0	0	0.39	0	0	0	0.00
桑植县	43.26	147	147	0	0	33108	33108	0	0	12.42	4510	0	10	0.01
武陵源	4.52	4	4	0	0	1180	1180	0	0	0.41	85	0	0	0.00
赫山区	86.03	16	16	0	0	4650	4650	0	0	2.26	1800	0	50	0.02
桃江县	82.65	19	19	0	0	5888	5888	0	0	3.48	4231	0	900	0.36
安化县	95.80	84	31	43	10	20515	7760	10215	2540	13.02	45170	6	5988	1.57
冷水江	35.26	9	0	9	0	2800	0	2800	0	2.2	11000	0	1236	0.29
涟源市	108.85	450	150	220	80	97000	32000	45100	19900	53	200000	130	1520	0.52
双峰县	89.86	190	131	59	0	62550	41281	21270	0	22.81	72100	0	0	0.00
新化县	129.87	140	42	55	43	26000	7800	10300	7900	17	70000	20	337	0.12
北湖区	30.00	18	9	9	0	5232	2616	2616	0	2.1	17296	0	25	0.01
资兴市	36.82	10	10	0	0	2723	2723	0	0	1.41	6042	0	60	0.02
苏仙区	34.75	20	10	10	0	5962	2481	2481	0	2.38	19706	1	35	0.01
桂阳县	78.70	50	10	30	10	18379	3500	11379	3500	7.55	44308	2	520	0.20
永兴县	64.12	3	3	0	0	1705	1705	0	0	0.91	3021	0	10	0.004
宜章县	55.82	64	23	35	6	18593	6682	10168	1743	9.77	77539	2	1184	0.38
嘉禾县	34.91	24	10	14	0	6645	2769	3876	0	2.82	14098	0	258	0.09
临武县	31.66	37	10	27	0	10443	2823	7620	0	4.63	18126	0	2	0.00
安仁县	40.06	4	4	0	0	1564	1564	0	0	0.81	1564	0	550	0.18
溆浦县	85.49	6	0	6	0	1880	0	1880	0	0.79	3815	0	300	0.10
保靖县	27.54	4	0	4	0	674	674	674	0	0.21	762	0	733	0.10
合计	1614.23	1976	851	758	367	660532	269820	247710	142003	267.8	1248430	73161	16555	4.854

一、内容与方法

（一）项目目标

在燃煤型氟中毒病区，实施以健康教育为基础以改炉改灶为主的综合防治措施。完成国家交给的改炉改灶任务。新改降氟炉灶合格率达到95%以上，正确使用率达到95%以上；在病区居民中普及燃煤型氟中毒防治知识，中小学生防治知识知晓率达到90%以上，居民防治知识知晓率达到80%以上。

（二）项目范围及历年任务

各年度各项目县改炉改灶任务见表15-3。

表15-3　湖南省2004—2012年度燃煤型氟中毒项目县历年改炉改灶任务数（户）

县名	2005年	2006年	2007年	2008年	2009年	2010年	2011年	2012年	合计
安化县	8000	4000	5000	6000					23 000
保靖县				2000					2000
北湖区					6000				6000
常宁市						5000	4200		9200
凤凰县						1000			1000
桂阳县	10 000	3000	4000	8000	4000	3000			32 000
赫山区					5000				5000
衡南县				3000	5000	6000	13 000		27 000
衡阳县						3000			3000
嘉禾县					6000	5000			11 000
耒阳市		2000	4000	5000	20 000	9000	25 000	25 500	90 500
冷水江	4000					6000	5300	7700	23 000
涟源市	7000	4000	3000		20 000	9000		7500	50 500
临武县					10 000	5000			15 000
龙山县						2000			2000
隆回县		3000	3000	8000	4000				18 000
娄星区		2000		5000	4000				11 000
邵东县						3000			3000
邵阳县						3000			3000
双峰县	7000	3000	4000	10 000	20 000	8000			52 000
苏仙区					6000	5000			11 000
桃江县					6000				6000
武冈市						3000			3000
湘潭县						3000			3000
新化县	8000	5000	4000	12 000	4000	8000		9000	50 000
新邵县	6000	5000	3000	11 000	10 000	6000	3000	300	44 300
宜章县	10 000	4000							14 000
永兴县						7000	9500		16 500
合计	60 000	35 000	30 000	70 000	130 000	100 000	60 000	50 000	535 000

注：2009年，湖南省在国家10万户任务上的基础上，本省增加改炉改灶3万户。

（三）工作内容

1. 项目村病情调查　调查项目村8～12岁学生氟斑牙、成人临床氟骨症。氟斑牙调查以小学为单位；临床氟骨症调查以村为单位，每个村调查16岁以上居民100人以上。

2. 项目村一般情况调查　人口数、户数、受教育程度、居民燃煤型氟中毒防治知识知晓情况等。

3. 健康教育与健康促进　主要通过标语、宣传栏、广播、电视、宣传画、中小学健康教育课等形式开展健康教育，宣教对象包括乡村干部、村民小组长、村小学 3 年级至初中 3 年级学生和 20～50 岁家庭主妇，了解有关燃煤型氟中毒危害、发病原因及防治办法，树立正确的氟中毒防治意识，主动改良炉灶和自觉改变不健康卫生习惯，以达到降氟防病的目的。在落实改良炉灶降氟措施及实施健康教育活动前后，对中小学生及家庭主妇进行有关燃煤型氟中毒危害及防治知识的摸底调查和评估，每村调查30～50 名学生和 30 位居民。

二、结果

（一）项目县氟中毒病情调查结果

1. 8～12 岁儿童氟斑牙调查结果　28 个项目县（市）共调查 2123 村，调查 8～12 岁学生 96 685 人，检出 42 090 名氟斑牙患者，氟斑牙检出率为 43.53%，其中极轻度 23 947 人、轻度 12 874 人、中度 4412人和重度 857 人。见表 15-4。

表 15-4　湖南省 2004—2012 年燃煤型氟中毒病情调查结果

县名	村数	8～12 岁学生氟斑牙								16 岁成人临床氟骨症					
		调查人数	可疑	极轻	轻	中	重	合计	患病率(%)	调查人数	轻度	中度	重度	合计	患病率(%)
安化县	133	3962	520	997	601	173	23	1794	45.28	10 700	203	0	0	203	1.90
保靖县	4	184	53	14	42	43	3	102	55.43	400	0	0	0	0	0.00
北湖区	35	1552	0	0	543	8	10	561	36.15	3500	0	0	0	0	0.00
常宁市	39	1462	32	281	319	19	0	619	42.34	3900	0	0	0	0	0.00
凤凰县	4	415	0	20	116	6	0	142	34.22	1001	0	0	0	0	0.00
桂阳县	87	4223	577	646	1013	388	74	2121	50.22	9364	274	84	40	398	4.25
赫山区	10	820	0	17	95	12	0	124	15.12	1000	0	0	0	0	0.00
衡南县	116	4580	922	1714	367	56	2	2139	46.70	11 500	260	0	0	260	2.26
衡阳县	11	813	59	152	104	31	3	290	35.67	1700	0	0	0	0	0.00
嘉禾县	47	2467	378	791	602	215	48	1656	67.13	3920	14	4	0	18	0.46
耒阳市	371	24 235	126	6823	2188	898	203	10 112	41.72	35 700	380	274	42	696	1.95
冷水江	72	3881	785	544	393	314	168	1419	36.56	7190	20	13	0	33	0.46
涟源市	180	7043	425	1410	999	514	112	3035	43.09	18 000	270	25	7	302	1.68
临武县	77	4124	320	1206	558	278	0	2042	49.52	7700	14	1	0	15	0.19
龙山县	16	1151	134	252	76	41	3	372	32.32	16 615	0	0	0	0	0.00
隆回县	111	4414	0	953	565	68	0	1586	35.93	11 100	173	0	0	173	1.56
娄星区	50	1210	105	319	158	67	20	564	46.61	5000	34	0	0	34	0.68
邵东县	9	439	27	101	62	3	0	166	37.81	898	0	0	0	0	0.00
邵阳县	18	1514	382	351	222	61	3	637	42.07	1680	13	6	0	19	1.13
双峰县	273	10 314	362	2472	1542	258	29	4301	41.70	27 100	590	75	9	674	2.49
苏仙区	38	1684	221	225	196	140	13	574	34.09	3915	0	0	0	0	0.00
桃江县	8	451	23	114	31	3	0	148	32.82	1268	0	0	0	0	0.00
武冈市	7	408	54	61	74	31	0	166	40.69	700	0	0	0	0	0.00
湘潭县	9	381	69	92	34	0	0	126	33.07	900	0	0	0	0	0.00
新化县	191	6971	430	1275	1056	558	118	3007	43.14	19 552	169	58	8	235	1.20
新邵县	131	4596	656	2304	299	0	0	2603	56.64	26 200	3	0	0	3	0.01
宜章县	39	2411	734	638	416	105	20	1179	48.90	4035	10	0	0	10	0.25
永兴县	37	980	133	175	203	122	5	505	51.53	4140	0	0	0	0	0.00
总计	2123	96 685	7527	23 947	12 874	4412	857	42 090	43.53	238 678	2427	540	106	3073	1.29

2. 氟骨症调查结果　在 2123 个村共调查 238 678 人，检出 3073 名氟骨症患者，患病率为 1.29%，其中轻度 2427 人、中度 50 人和重度 106 人。见表 15-4。

（二）改良炉灶结果

从 2005 年到 2012 年，国家给湖南省下达改良炉灶任务为 50.50 万户，实际湖南省完成 54.14 万户，其中，改炉 22.70 万户，改灶 31.44 万户，覆盖全省 28 个病区县的 2123 个病区村。此外，居民自行改用清洁能源电炊具 314 478 户、液化气 450 735 户、沼气 10 329 户。见表 15-5。

表 15-5　2005—2012 年度湖南省燃煤型氟中毒病区综合防治情况表

县名	村数	户数	人口数	合计改炉改灶数	国家改炉改灶			居民使用清洁能源数		
					总数	改炉数	改灶数	电炊具	液化气	沼气
安化县	133	31 606	118 433	30 517	23 000	0	23 000	0	8606	0
保靖县	4	2000	8083	2000	2000	2000	0	967	236	725
北湖区	35	11 495	43 062	11 287	6000	0	6000	5829	11 287	61
常宁市	39	10 297	40 594	9952	9200	9200	0	1197	1142	9
凤凰县	4	1000	4195	1000	1000	1000	0	432	90	0
桂阳县	93	33 900	133 651	33 121	32 000	13 000	19 000	20 988	12 793	92
赫山区	10	6987	24 482	6987	5000	2436	2564	726	1577	100
衡南县	129	46 573	192 749	45 778	31 133	23 120	8013	36 361	45 402	0
衡阳县	11	3278	14 408	3278	3000	0	3000	1731	2077	0
嘉禾县	47	15 255	55 944	14 895	11 000	5000	6000	8421	3008	0
耒阳市	371	152 135	626 717	147 274	90 502	59 500	31 002	64 825	46 130	0
冷水江	73	24 224	82 306	23 928	23 146	20 187	2959	2918	21 547	594
涟源市	183	53 455	208 416	52 963	50 500	16 500	34 000	8144	48 943	0
临武县	79	24 823	101 639	24 478	15 000	5478	9522	12 591	18 364	65
龙山县	16	4216	18 663	4159	4005	4005	0	183	823	38
隆回县	111	31 222	124 858	30 667	18 100	0	18 100	7197	23 234	532
娄星区	50	17 956	53 182	17 872	11 000	0	11 000	5431	13 036	528
邵东县	9	3000	10 764	3000	3000	0	3000	1943	2801	21
邵阳县	18	5654	23 825	5654	3000	3000	0	4634	978	0
双峰县	275	71 707	270 006	70 393	52 018	10 500	41 518	69 427	69 872	203
苏仙区	38	11 505	40 277	11 000	11 000	0	11 000	2377	1489	152
桃江县	8	7833	28 050	7618	6000	3200	2800	5890	6232	14
武冈市	7	3000	12 390	3000	3000	3000	0	104	1989	566
湘潭县	9	3147	11 081	3000	3000	3000	0	2176	1554	758
新化县	191	60 009	227 135	60 009	50 000	17 000	33 000	19 173	46 980	2828
新邵县	138	45 454	159 193	45 177	44 300	9300	35 000	19 285	41 186	2685
宜章县	39	17 001	69 087	16 319	14 000	0	14 000	8720	8606	344
永兴县	37	18 012	60 900	17 637	16 501	16 501	0	2968	10 753	14
合计	2157	716 744	2 764 090	702 963	541 405	226 927	314 478	314 638	450 735	10 329

注：因部分县个别村重复改了两次，故总村数大于 2123 个。

（三）健康教育实施及其效果

1. 健康教育基线调查　在开展健康教育工作之前，28 个县的每个村按照要求对学生和 20～50 岁家庭主妇进行了有关氟中毒防治知识问卷调查。在 2075 个项目村中，调查学生 64 705 人，知晓率为 34.31%；调查家庭主妇 47 825 人，知晓率为 37.33%。见表 15-6。

2. 健康教育开展情况　全省 28 个项目县（市）均按省下达的项目方案要求开展工作。经统计，通过广播、电视、报纸受教育人数为 990.65 万人次；开展培训班、会议 1362 次，受教育人数为 8.31 万人次；开设中小学生健康教育课 4535 次，受教育人数为 34.04 万人次；开展作文比赛 4768 次，受教育人数 33 万人次；散发宣传单、册 210.43 万份，受教育人数为 227.70 万人次；下发宣传挂历 28.22 万份，受教育人数为 70.43 万人次；书写永久标语 1.52 万条，受教育人数为 163.51 万人次；张贴宣传画 4 万幅，受教育人数为 7.75 万人次。见表 15-7。

表 15-6　健康教育基线调查结果

县名	村数	学生知晓率				家庭主妇知晓率			
		调查人数	调查题数	正确数	知晓率（%）	调查人数	调查题数	正确数	知晓率（%）
安化县	133	3650	18 251	8255	45.23	2990	14 931	5446	36.47
保靖县	4	120	600	196	32.67	60	240	98	40.83
北湖区	35	240	1200	480	40.00	120	600	281	46.83
常宁市	33	500	2500	495	19.80	710	3550	657	18.51
凤凰县	4	1136	3408	767	22.51	120	360	106	29.44
桂阳县	93	2249	6747	2633	39.02	1296	3886	1756	45.19
赫山区	10	300	1500	189	12.60	300	1500	201	13.40
衡南县	128	3870	15 480	6440	41.60	3870	15 480	5760	37.21
衡阳县	11	1310	6550	485	7.40	330	1650	198	12.00
嘉禾县	47	1478	4434	1533	34.57	615	1845	858	46.50
耒阳市	357	21 022	63 066	2571	4.08	10 710	32 130	2864	8.91
冷水江	72	1520	9120	5318	58.31	800	4800	2680	55.83
涟源市	126	2520	12 700	6329	49.83	3780	18 900	8425	44.58
临武县	79	480	1440	642	44.58	240	720	279	38.75
龙山县	16	90	270	91	33.70	225	675	373	55.26
隆回县	111	1324	7070	908	12.84	1925	10 075	2268	22.51
娄星区	50	1527	7635	1792	23.47	1359	6795	1671	24.59
邵东县	9	222	1110	301	27.12	289	1445	246	17.02
邵阳县	18	1514	7570	3403	44.95	540	2700	1014	37.56
双峰县	275	8250	33 390	16 006	47.94	8250	33 390	14 488	43.39
苏仙区	38	1007	3021	986	32.64	793	2379	841	35.35
桃江县	8	90	270	136	50.37	45	135	45	33.33
武冈市	7	476	2380	862	36.22	210	1050	313	29.81
湘潭县	9	381	1905	635	33.33	270	1350	365	27.04
新化县	187	6789	40 734	24 429	59.97	6052	32 712	18 630	56.95
新邵县	139	960	2880	1969	68.37	640	1920	1320	68.75
宜章县	39	700	7000	1642	23.46	157	1570	669	42.61
永兴县	37	980	5880	2500	42.52	1129	6774	4134	61.03
合计	2075	64 705	268 111	91 993	34.31	47 825	203 562	75 985	37.33

3. 健康教育效果评估　各项目县（市）均开展了多种形式的健康教育。在开展健康教育工作之后，28 个县对每个项目村小学生和 20～50 岁家庭主妇进行了有关健康教育活动效果评估。在 2056 个村中，调查学生 62 181 人，知晓率为 91.89%，较健康教育活动之前的知晓率（34.31%）提高了近 58 个百分点；调查家庭主妇 42 572 人，知晓率为 87.94%，较健康教育活动之前的知晓率（37.33%）提高了近 51 个百分点。见表 15-8。

表 15-7 健康教育活动情况汇总

县名	乡数	村数	广播、电视、报纸		培训班、会议		中小学生健康教育课		作文		宣传单、册		宣传挂历		标语		宣专画	
			次数	人数	次数	人数	次数	人数	次数	人数	份数	人数	份数	人数	份数	人数	份数	人数
安化县	13	133	125	—	15	480	280	11835	6	1260	117000	117000	20000	20000	850	0	0	0
保靖县	1	4	6	30000	2	81	3	450	1	40	5500	1839	0	0	25	8083	0	0
北湖区	4	35	4	11000	4	150	12	550	2	400	30000	30000	0	0	210	26500	0	0
常宁市	4	39	5	147440	8	392	10	608	2	608	30000	30000	5000	20000	222	32000	0	0
凤凰县	2	4	6	16000	4	48	32	1280	1	1280	5	5000	1	1100	4	5000	0	0
桂阳县	17	93	25	985000	45	785	80	28120	14	28788	165000	178000	0	0	402	161000	0	0
赫山区	4	10	3	20000	4	1254	42	2351	1	864	10000	10000	0	0	58	24482	0	0
衡南县	18	129	15	1580000	36	1800	36	3600	18	3540	60000	60000	1500	135000	1500	136000	0	0
衡阳县	1	11	5	173000	6	127	3	3930	1	1310	18000	19430	236	1000	65	19430	0	0
嘉禾县	5	47	50	48639	31	1920	201	10100	90	4600	38000	34350	0	0	264	9722	0	0
耒阳市	30	357	95	2000000	80	4529	1120	9019	1272	7258	219000	215067	5382	13169	2082	111028	0	0
冷水江	16	72	67	106300	16	1200	141	6320	54	4900	67600	72500	29000	73450	490	87000	0	0
涟源市	25	126	780	1129320	74	1625	602	95878	30	219861	356000	156000	120000	20000	1172	135000	20000	20000
临武县	16	79	12	119154	18	1142	162	8073	74	3670	45000	45000	0	0	395	27900	0	0
龙山县	3	16	14	100000	3	332	24	1254	2	121	40000	40000	0	0	94	30000	0	0
隆回县	10	111	78	772000	12	914	20	16351	4	9367	50100	50100	0	0	630	48759	0	0
娄星区	5	89	180	100000	81	2360	108	6684	158	4808	29450	29450	11000	44000	252	24000	0	0
邵东县	6	9	7	10764	12	495	91	4650	10	540	20140	10764	0	0	57	10764	0	0
邵阳县	2	18	12	16000	12	4153	50	1514	15	634	20000	25830	5000	16285	90	23825	0	0
双峰县	26	275	315	1546663	708	40970	708	33859	2703	15800	129500	170200	0	0	2743	285900	0	0
苏仙区	5	38	4	168081	6	192	67	2668	55	2206	13000	166702	11000	166701	233	19627	0	0
桃江县	3	14	3	180000	3	182	9	8235	1	1351	41000	38596	0	0	52	12580	0	0
武冈市	1	7	1	77000	3	108	11	476	6	241	6300	5700	3100	9000	44	9960	0	0
湘潭县	4	18	3	120000	6	163	4	381	0	0	50000	50000	0	0	18	506	0	0
新化县	36	191	234	206219	44	2118	424	60708	123	10480	245000	213265	0	0	1418	192000	0	0
新邵县	31	140	27	84000	102	3060	93	2790	93	2790	155000	71820	31000	84000	840	84000	0	0
宜章县	8	39	108	69534	14	12100	13	9953	2	2000	25000	69037	30000	69862	105	40443	0	0
永兴县	24	74	32	90420	13	397	189	8752	30	1219	118701	361313	10000	30704	877	69548	0	0
合计	320	2178	2216	9906534	1362	83077	4535	340389	4768	329936	2104296	2276963	282219	704271	15192	1635057	20000	57474
															40000		77474	

表 15-8 健康教育后评估结果

县名	村数	学生知晓率				家庭主妇知晓率			
		调查人数	调查题数	正确数	知晓率(%)	调查人数	调查题数	正确数	知晓率(%)
安化县	133	3650	18 251	13 465	73.78	2990	14 931	10 490	70.26
保靖县	4	120	600	574	95.67	60	240	215	89.58
北湖区	35	240	1200	1105	92.08	120	600	528	88.00
常宁市	33	500	2500	2344	93.76	710	3550	3263	91.92
凤凰县	4	120	360	323	89.72	60	180	155	86.11
桂阳县	93	2189	6567	6229	94.85	906	2718	2457	90.40
赫山区	3	300	1500	1445	96.33	300	1500	1360	90.67
衡南县	129	3870	15 480	14 070	90.89	3870	15 480	13 738	88.75
衡阳县	11	440	2200	2031	92.32	330	1650	1424	86.30
嘉禾县	47	1413	4239	3860	91.06	470	1410	1247	88.44
耒阳市	357	21 022	63 066	59 806	94.83	10 710	32 130	29 868	92.96
冷水江	72	1944	11 664	11 296	96.84	900	5400	5115	94.72
涟源市	126	5607	31 155	29 025	93.16	4046	21 006	19 044	90.66
临武县	79	480	1440	1321	91.74	240	720	642	89.17
龙山县	16	90	270	249	92.22	165	495	456	92.12
隆回县	111	1034	6865	6539	95.25	1505	9950	8533	85.76
娄星区	50	1558	7790	7124	91.45	1400	7000	6573	93.90
邵东县	9	174	870	803	92.30	113	565	472	83.54
邵阳县	18	1514	7570	6922	91.44	540	2700	2514	93.11
双峰县	275	5840	21 312	19 652	92.21	6615	25 215	22 035	87.39
苏仙区	38	1140	3420	3255	95.18	380	1140	1086	95.26
桃江县	8	90	270	248	91.85	45	135	115	85.19
武冈市	7	84	420	387	92.14	70	350	301	86.00
湘潭县	9	398	1990	1860	93.47	270	1350	1130	83.70
新化县	174	6081	36 486	33 176	90.93	4590	27 540	23 544	85.49
新邵县	139	960	2880	2737	95.03	640	1920	1715	89.32
宜章县	39	700	7000	6538	93.40	157	1570	1429	91.02
永兴县	37	623	3738	3533	94.52	370	2220	2064	92.97
合计	2056	62 181	261 103	239 917	91.89	42 572	183 665	161 513	87.94

（四）经费投入

中央下达湖南省的改良炉灶项目经费共计 1.63 亿元,全部按时到位。地方配套 420 万元,其中耒阳市配套经费最多,为 128 万。全省部分村居民出资 226 万元。

（五）已完成改炉改灶地区的后期管理

在完成国家改炉任务的基础上,湖南省利用 2009 年剩余资金招标采购了 12 120 个炉灶,在衡南、龙山、冷水江、双峰、新邵进行了原改炉灶的维修、维护和未完成户的新改工作。

三、讨论

1. 湖南省在实施本项目时,对改炉改灶病区村进行了氟斑牙和临床氟骨症调查。在 28 个项目县（市、区）共调查 2123 村,调查 8~12 岁学生 96 685 人,氟斑牙检出率为 43.53%;调查 16 岁以上成人 238 678 人,患病率为 1.29%。以上数据表明湖南省燃煤型氟中毒仍在流行且范围较广。

2. 湖南省是第一批被纳入中央补助地方公共卫生专项资金燃煤型氟中毒综合防治项目的省份。自 2005 年开始实施以来,一直按照国家年度管理方案和技术方案要求,落实以健康教育为基础以改炉改灶为主的综合防治措施,按照"政府领导,部门配合,群众参与"的工作机制,结合本省社会主义新农村建设规划,通过提高燃煤型氟中毒病区居民健康意识以达到动员群众主动参与改炉改灶降氟工作的目的,有力地保证了全省改良炉灶降氟任务的完成。到2012年底,全省在耒阳、新邵、双峰、安化、新化、涟源等28个燃煤型氟中毒病区县(市、区)共完成54.14万户改炉改灶任务,覆盖了全省2123个病区村。另外,最可喜的是,随着病区的社会经济发展,病区居民自行使用电炊具和液化气越来越多,占病区居民户数的半数多,这为病区的消除创造了条件。

3. 湖南省燃煤型氟中毒病区防治措施全覆盖式的落实,主要得益于国家中转项目。中央下达湖南省的改炉改灶项目经费1.63亿元全部按时到位。除北湖、常宁、凤凰、隆回、桃江、武冈等病区县外,其他县(市、区)均给予了一定配套经费,县级配套420余万元,乡镇配套57.5万元,作为炉灶安装、运输经费。

4. 湖南省在购买降氟炉灶过程中,坚持依据国家法规实行公开招投标采购的原则。基于各病区所需炉灶种类及型号的不同,为了提高工作效率,除2009年由省级招标外,其他年份均由各项目县(市、区)按照省卫生厅提供的图纸和当地群众的生活习惯,进行公开招标采购。因为符合当地居民的生活习惯,所以新改炉灶受到病区居民的普遍欢迎,炉灶的使用率和正确使用率均较高。

5. 燃煤型氟中毒是由于不健康的生活方式引起的疾病,通过开展健康教育活动,使居民了解和认识氟中毒发生的原因、危害及防治方法对于防治本病是非常重要的,只有这样,才能让病区居民自发参与到燃煤型氟中毒防治工作中,改变不健康的生活习惯、使用清洁能源作为生活燃料,从而摆脱高氟的危害,达到消除氟中毒的目的。所以,在本项目实施过程中,湖南省非常重视健康教育工作,通过广播、电视、报纸等大众传媒工具,开设中小学生健康教育课,举办培训班,散发宣传单(册),入户发宣传挂历、张贴宣传画和书写永久标语等多种形式展开宣传攻势。在开展健康教育活动前后,病区村中学生的氟中毒防治知识知晓率从34.31%上升为91.89%,家庭主妇氟中毒防治知识知晓率从37.33%上升为87.94%,效果非常明显,有力配合了改炉改灶防治措施的落实及其正确使用,并最大限度发挥防病作用。

6. 总之,全省消除燃煤型氟中毒危害项目县(市、区)均能按照国家和省级技术方案的要求,认真做好项目工作,按质、按量、按时地完成了全部改良炉灶任务,省市每年按照任务要求对项目县的工作进行了评估验收。

四、结论

1. 通过2004—2012年度中转项目的实施,湖南省在全省28个燃煤型氟中毒病区县(市、区)共完成了54.14万户改炉改灶任务,覆盖全省2123个病区村,覆盖人口276.4万。

2. 病区居民自行改用清洁能源,使用电炊具314 478户,使用液化气450 735户,使用沼气10 329户,这有利于病区的彻底消除。

3. 健康教育效果明显。与项目实施前比较,项目实施后,无论学生还是家庭主妇的燃煤型氟中毒防治知识知晓率均有大幅度提升,达50多个百分点。

第四节　防治效果抽样评估

2004—2012年,湖南省对全省所有病区采取了以健康教育为基础、以改炉改灶为主的综合防治措施。为了解湖南省燃煤型氟中毒病区落实中转项目的防治效果,于2014年5月,按照国家地病中心制订的统一的技术方案,在耒阳市等三个病区县开展了燃煤型氟中毒病区防治效果的抽样调查评估工作。

一、内容与方法

(一)调查范围

按照2001年全国地方性氟中毒重点病区调查的范围,确定安化县、耒阳市、新化县三个县为本次的调查县,按国家地病中心确定的调查病区村数和非病区村数,在原来调查村和村数基础上,按照轻、中、重病区分层随机抽取所需要的村数进行调查。最终确定耒阳市调查21个村(含2个非病区村),新化县调查 14 个村（含 2 个非病区村）和安化县调查 12 个村（含 2 个非病区村）。

（二）调查指标

1．氟斑牙患病率　调查项目村出生的在校 8～12 岁学生氟斑牙患病情况，按照 Dean 法分度，计算氟斑牙指数，检查率要求在 95% 以上。

2．尿氟含量　在每个调查村，按 30% 的比例随机抽取 8～12 岁学生，用塑料瓶取 24 小时任意一次尿样 20ml 左右，送实验室检测。含氟量检测均采用氟离子选择电极法。

3．残疾氟骨症病人数量　对Ⅲ度氟骨症病人按调查表要求进行调查。

4．粮食含氟量　在每个调查村采集 10 户用作主食的大米和冬藏的辣椒，并注明干燥方式、保存方式及时间，送国家地病中心检测。

二、结果

（一）燃煤型氟中毒病区改灶情况

本次共调查了三个县 47 个村，其中病区村 41 个，包括历史轻病区村 8 个、中病区村 22 个、重病区村 11 个，非病区村 6 个。见表 15-9。三个县应改炉灶为 243 750 户，已改炉灶 237 800 户，改炉改灶率为 97.56%，新化县最高为 100%。正确使用率为 97.26%。见表 15-10。

表 15-9　湖南省燃煤型氟中毒调查县调查村数

调查县	病区村数	非病区数
耒阳市	19	2
新化县	12	2
安化县	10	2
合计	41	6

表 15-10　湖南省燃煤型氟中毒调查县改炉改灶情况

调查县	户数	已改炉灶户数	改炉改灶率（%）	正确使用户数	正确使用率（%）
耒阳市	152 135	147 274	96.80	142 728	96.91
新化县	60 009	60 009	100.00	58 079	96.78
安化县	31 606	30 517	96.55	30 487	99.90
合计	243 750	237 800	97.56	231 294	97.26

（二）各县 8～12 岁学生氟斑牙患病率

本次共调查三个县 47 个村 2748 名 8～12 岁学生，患氟斑牙人数 844 人，氟斑牙患病率为 30.71%，其中新化县最高为 45.37%，安化县最低为 9.41%。非病区、轻病区、中病区、重病区氟斑牙患病率分别为 17.14%、24.24%、26.20%、49.39%。从氟斑牙指数看，三县合计为 0.45，其中安化为 0.11，属阴性流行，新化和耒阳分别为 0.68 和 0.53。见表 15-11。本次调查，安化县的氟中毒病区达到消除标准，见表 15-12。从不同年龄氟斑牙患病率看，病区 8 岁组学生低于 30%，其他年龄组仍超过 30%，表明在儿童生长发育阶段，随着暴露时间增加，其氟斑牙患病率也增加。见表 15-13。表 15-14 显示，本次（2014年）调查学生氟斑牙患病率显著低于 1984 年和 2001 年。

表 15-11　湖南省燃煤型氟中毒调查县 8～12 岁学生氟斑牙患病率

县	调查人数	正常	可疑	极轻（%）	轻度（%）	中度（%）	重度（%）	病例合计	患病率（%）	氟斑牙指数	缺损
安化	723	650	5	63（92.65）	4（5.88）	0（0）	1（1.47）	67	9.28	0.11	0
耒阳	1207	665	218	372（78.81）	75（15.89）	19（4.03）	6（1.27）	432	35.63	0.53	0
新化	670	300	66	222（73.03）	54（17.76）	21（6.91）	7（2.3）	302	45.35	0.68	0
合计	2748	1615	289	657（77.84）	133（15.76）	40（4.74）	14（1.66）	799	30.71	0.45	0

表 15-12　湖南省燃煤型氟中毒调查县不同病区氟斑牙病情调查结果

调查县	非病区			轻病区			中病区			重病区			合计		
	检查人数	氟斑牙人数	检出率(%)	检查人数	氟斑牙人数	检出率(%)	检查人数	氟斑牙人数	检出率(%)	检查人数	氟斑牙人数	检出率(%)	检查人数	氟斑牙人数	检出率(%)
安化	50	0	0.00	133	15	11.28	540	53	9.81	0	0	—	723	68	9.41
耒阳	236	51	21.61	223	49	21.97	514	194	37.74	382	178	46.60	1355	472	34.83
新化	64	9	14.06	102	47	46.08	175	75	42.86	329	173	52.58	670	304	45.37
合计	350	60	17.14	458	111	24.24	1229	322	26.20	711	351	49.37	2748	844	30.71

表 15-13　不同年龄组氟斑牙病情调查结果

年龄组	病区										非病区									
	检查人数	可疑人数	氟斑牙患病					检出率%	缺损人数	氟斑牙指数	检查人数	可疑人数	氟斑牙患病					检出率%	缺损人数	氟斑牙指数
			极轻	轻度	中度	重度	合计						极轻	轻度	中度	重度	合计			
8岁	461	37	111	9	0	0	120	26.03	0	0.32	93	17	7	1	0	0	8	8.60	0	0.19
9岁	401	43	107	18	4	2	131	32.67	0	0.46	82	13	11	1	0	0	12	14.63	0	0.24
10岁	503	50	129	22	12	2	165	32.80	0	0.48	74	19	15	2	0	0	17	22.97	0	0.39
11岁	526	41	137	38	12	5	192	36.50	0	0.55	52	8	12	4	1	0	17	32.69	0	0.52
12岁	507	47	125	37	9	5	176	34.71	0	0.53	49	14	3	1	2	0	6	12.24	0	0.37
合计	2398	218	609	124	37	14	784	32.69	0	0.47	350	71	48	9	3	0	60	17.14	0	0.32

表 15-14　病区村不同时期氟斑牙检出率（%）结果比较

县名	行政村	1984 年	2001 年	2014 年	病区
安化	驿市村	60.26	17.65	11.28	轻病区
安化	马路溪村	—	—	0.00	非病区
安化	岳溪村	—	—	0.00	非病区
安化	八里村	60.70	37.03	7.45	中病区
安化	曾桥村	75.60	40.54	5.93	中病区
安化	洞天村	90.30	51.66	8.05	中病区
安化	回春居委	93.75	58.33	7.25	中病区
安化	里鱼村	97.83	60.00	22.22	中病区
安化	龙坳村	40.79	32.11	27.27	中病区
安化	清塘居委	84.01	38.07	10.53	中病区
安化	夏桥村	68.50	33.61	11.11	中病区
安化	中沙村	97.20	61.22	13.33	中病区
耒阳	关帝	88.90	96.10	31.30	重病区
耒阳	利群	88.93	—	33.93	重病区
耒阳	泉星	92.19	—	49.06	重病区
耒阳	上堂	87.10	90.06	33.33	中病区
耒阳	鱼石	33.33	62.96	50.00	中病区
耒阳	坳山	85.9	79.12	74.07	重病区
耒阳	湖塘	93.10	91.14	42.65	中病区
耒阳	上中	86.19	—	51.02	中病区
耒阳	石堰	86.92	—	38.46	中病区
耒阳	飞跃	46.67	—	48.84	轻病区
耒阳	红光	39.13	—	17.24	轻病区
耒阳	同心	46.75	—	32.26	轻病区
耒阳	五泉	48.84	77.94	34.38	中病区
耒阳	严丰	73.98	44.63	38.64	中病区
耒阳	江头	88.70	97.09	34.00	重病区
耒阳	江里	—	42.41	25.27	非病区
耒阳	南京	—	45.93	8.00	非病区
耒阳	牛口	95.10	61.54	33.33	中病区
耒阳	东洲	78.50	57.25	25.84	中病区
耒阳	江坡	81.50	40.21	33.33	中病区
耒阳	火田	45.42	57.32	10.83	轻病区
新化	红阳	—	—	17.65	非病区
新化	桃林	—	—	10.00	非病区
新化	稠木	45.71	88.33	38.10	中病区
新化	化溪	84.88	50.71	19.23	重病区
新化	民主	34.09	85.26	41.38	中病区
新化	潘家湾	46.88	91.26	50.00	中病区
新化	下温	58.97	59.20	20.69	轻病区
新化	发龙	90.00	88.64	40.91	轻病区
新化	枧冲	90.91	—	16.67	重病区
新化	美华	61.90	91.30	42.42	重病区
新化	大坪里	98.89	—	62.75	轻病区
新化	大兴	100.00	—	67.24	重病区
新化	共升	89.62	62.20	68.83	重病区
新化	祥星	66.67	83.33	81.36	重病区

（三）8～12岁学生尿氟水平

本次共检测8～12岁学生尿样2064份，尿氟含量中位数为0.52mg/L。其中，新化县均值最高为0.78mg/L，耒阳市最低为0.30mg/L，三个县8～12岁学生尿氟含量均值不高，均在正常范围。见表15-15。按病区划分，非病区、轻病区、中病区、重病区分别为0.37、0.48、0.52、0.56mg/L，已看不出不同病区的差别；病区学生尿氟均值与非病区相比几乎一致。可见，在人体氟暴露水平上，病区之间、病区与非病区之间均无差异。见表15-16。

表15-15　湖南省燃煤型氟中毒调查县8～12岁学生尿氟含量结果（mg/L）

调查县	调查人数	中位数	范围值
安化县	520	0.59	0.16～1.92
耒阳市	968	0.30	0.18～1.38
新化县	576	0.78	0.37～2.13
合计	2064	0.52	0.16～2.13

表15-16　湖南省燃煤型氟中毒不同病区儿童尿氟含量（中位数）（mg/L）

调查县	非病区	轻病区	中病区	重病区
安化县	0.35	0.46	0.64	—
耒阳市	0.29	0.28	0.33	0.38
新化县	0.84	0.82	0.66	0.83
合计	0.37	0.48	0.52	0.56

（四）残废氟骨症病人数量

各病区村对Ⅲ度氟骨症病人进行了调查，未发现Ⅲ度氟骨症病人存在。

（五）食物含氟量检测结果及干燥、保存方式

在3个县47个调查村，共采集大米470份、辣椒470份。470份大米含氟量的中位数为0.97mg/kg（2001年均值为0.97mg/kg），其中非病区、轻病区、中病区、重病区分别为0.85mg/kg、1.09mg/kg、0.99mg/kg、0.89mg/kg。见表15-17。470份辣椒含氟量的中位数为7.79mg/kg，其中非病区、轻病区、中病区、重病区分别为8.68mg/kg、7.79mg/kg、7.22mg/kg、9.67mg/kg，与2001年调查结果（中位数为30.22mg/kg）比较，呈明显的下降。见表15-18。大米正确干燥469份，正确干燥率为99.79%；辣椒正确干燥441份，正确干燥率为93.83%，由于耒阳市有23份辣椒仍用敞炉煤火烘烤进行干燥，导致辣椒正确干燥率较低。大米和辣椒的正确保存方式为100%。见表15-19。

表15-17　不同病区大米含氟量检测结果（中位数）（mg/kg）

县	非病区		轻病区		中病区		重病区		合计	
	份数	含氟量	份数	含氟量	份数	含氟量	份数	含氟量	份数	含氟量
安化	20	0.92	10	1.19	90	0.65	0	—		0.80
耒阳	20	0.98	40	0.94	100	1.14	50	0.83		1.01
新化	20	0.75	30	1.24	30	1.06	60	0.96		1.00
合计	60	0.85	80	1.09	220	0.99	110	0.89		0.97

表15-18　不同病区辣椒含氟量检测结果（中位数）（mg/kg）

县	非病区		轻病区		中病区		重病区		合计	
	份数	含氟量	份数	含氟量	份数	含氟量	份数	含氟量	份数	含氟量
安化	20	3.88	10	3.33	90	7.85	0	—	120	6.57
耒阳	20	13.60	40	7.98	100	6.12	50	6.73	210	7.40
新化	20	11.40	30	8.61	30	8.43	60	13.59	140	9.96
合计	60	8.68	80	7.79	220	7.22	110	9.67	470	7.79

表 15-19　不同病区玉米和辣椒干燥、保存方式调查结果

县名	样品数	玉米				辣椒			
		干燥方式		保存方式		干燥方式		保存方式	
		正确	正确率(%)	正确	正确率(%)	正确	正确率(%)	正确	正确率(%)
安化	120	120	100.00	120	100.00	117	97.50	120	100.00
耒阳	210	210	100.00	210	100.00	187	89.05	210	100.00
新化	140	139	99.29	140	100.00	137	97.86	140	100.00
合计	470	469	99.79	470	100.00	441	93.83	470	100.00

三、讨论

湖南省燃煤型氟中毒主要分布在湘中、湘南一带产煤区,分布较广,危害较严重。有 28 个县、2123 个村存在燃煤型氟中毒,受危害人群达 270 多万。从 2005 年开始,湖南省在全省燃煤型氟中毒病区实施了以健康教育为基础、以改炉改灶为主的综合防治措施,到 2012 年底,全部病区完成了改炉改灶任务。本次抽样调查,3 个病区县改炉改灶率达到 97.56%,而 2001 年,这三个县的改炉改灶率还不到 20%。另外,随着病区社会经济发展,加之健康教育宣传,居民自发改良炉灶和使用清洁能源的日益增多,从根本上为消除燃煤型氟中毒提供了有力保障。

本次调查的安化、耒阳和新化三个县的 47 个村,能够代表湖南省的燃煤型氟中毒病情、防治现状及防治措施的累计效应。首先,安化县、耒阳市和新化县学生氟斑牙患病率分别为 9.41%、34.84% 和 45.37%,较 2001 年调查的结果(31.89%、59.50%、74.72%)均有明显的下降。轻病区和中病区氟斑牙患病率分别为 24.24% 和 26.20%,低于 30%,达到控制标准。本次抽样调查的三个县学生氟斑牙指数为 0.47,较 2001 年(1.26)显著下降,由中度流行下降到边缘流行,安化县更是达到了消除标准。其次,从学生尿氟检测结果看,本次抽样检测结果与 2001 年相比,也明显降低,不同病区之间、病区与非病区之间学生尿氟无明显差异,这表明改良炉灶后,居民减少了氟化物摄入量。虽然本次调查部分村学生氟斑牙患病率有上升趋势,但整体患病率明显下降,特别是国家近些年在氟中毒病区开展以健康教育为基础、以改炉改灶为主的综合防治措施项目,有力地促进了病区改良炉灶防治措施的落实和群众了解氟中毒防治知识,自我防病能力增强,使氟中毒防治工作取得了明显效果。最令人欣喜的是,近 1 多年,随着社会经济高速发展,病区大量年轻人员外出打工,其子女在外地成长和生活,脱离了高氟环境,减少了氟暴露危害,这也是导致氟中毒病情下降的因素之一。

从三个县采集的食物含氟量和干燥方式调查结果来看,大米含氟量中位数为 0.97mg/kg,与 2001 年(0.97mg/kg)一致,辣椒含氟量中位数为 7.79mg/kg,比 2001 年(30.22mg/kg)明显下降。三个县总的辣椒正确干燥率为 93.83%,正确保管率为 100%。但是,耒阳市有 23 份辣椒干燥方式是敞开炉灶烘烤,正确干燥率只有 89.05%,表明还有部分病区居民仍未形成健康生活方式,需要不断进行健康教育。

总的来看,通过十多年对燃煤型氟中毒的综合防治,以及社会经济的进步促进病区居民自发地采取防治措施和普遍使用清洁能源,居民通过食物摄氟量明显下降,氟中毒病情明显减轻,说明通过改良灶炉、健康教育以及使用清洁能源对湖南省燃煤型氟中毒的防治起到了非常明显的效果。但也必须认识到改良炉灶使用寿命有限,同时还有部分居民不能正确使用炉灶。因此,今后在燃煤型氟中毒病区必须加强炉灶的后期维护管理和健康教育宣传,大力推广清洁能源,使广大居民不使用煤作为生活燃料,彻底摆脱高氟的危害。

四、结论

1. 本次抽样调查结果显示,湖南省燃煤型氟中毒病区改炉改灶率达到 97.56%,正确使用率达到 97.26%;主食以大米为主,病区与非病区大米含氟量没有差异;辣椒含氟量与 2001 年调查结果相比明显下降,轻、中病区辣椒含氟量均值与非病区几乎没有差异。

2. 与2001年调查结果比较,本次调查的儿童氟斑牙患病率明显下降,约下降20个百分点,其中安化县病情达到消除标准;用氟斑牙指数衡量,氟中毒流行由2001年的中度流行下降到边缘流行。病区儿童尿氟水平降到非病区水平。

3. 各病区村均未发现Ⅲ度氟骨症患者。

第五节 考 核 验 收

根据《全国地方病防治"十二五"规划》规定的任务和国家卫计委关于《燃煤型氟中毒防制考核验收实施方案》的要求,以及《湖南省燃煤型氟中毒县级防制考核验收实施方案》的具体方法,为了解全省燃煤型氟中毒病区落实中转项目后的防治效果,掌握全省燃煤型氟中毒病区控制和消除状况,于2012—2015年对全省28个燃煤型氟中毒病区县的防治工作进行了全面的考核验收。

一、内容与方法

评价方式及程序按照国家《重点地方病控制和消除评价办法》,评价内容、标准及结果判定按照国家《燃煤污染型氟中毒控制和消除评价内容及判定标准》。

二、考评结果

(一)县级自评

1. 基本情况　全省28个病区县(市、区)有180个病区乡(镇)、2123个病区村,病区户数为716 744户,受危害人群为2 764 090人,改良炉灶(包括居民自发改用液化气、电炊具、沼气等清洁能源)702 963户,改炉改灶率为98.08%,正确使用户数为689 638户,正确使用率为98.10%,受益人口数为2 708 380人。见表15-20。

表 15-20　县级自评基本情况

县名	病区乡数	病区村	户数	人口数	改良炉灶户数	炉灶正确使用户数	受益人口数
北湖区	4	35	11 495	43 062	11 287	11 282	42 254
桂阳县	11	87	33 900	133 651	33 121	32 961	130 482
嘉禾县	5	47	15 255	55 944	14 895	14 810	54 626
临武县	9	77	24 823	101 639	24 478	24 388	100 183
苏仙区	5	38	11 505	40 277	11 000	10 885	38 498
宜章县	3	39	17 001	69 087	16 319	16 265	66 375
永兴县	8	37	18 012	60 900	17 637	17 350	59 629
常宁市	4	39	10 297	40 594	9952	9860	39 233
衡南县	7	116	46 573	192 749	45 778	45 258	189 394
衡阳县	1	11	3278	14 408	3278	3238	14 408
耒阳市	26	371	152 135	626 717	147 274	142 728	607 250
冷江市	11	72	24 224	82 306	23 928	22 507	80 100
涟源市	14	180	53 455	208 416	52 963	51 992	206 208
娄星区	3	50	17 956	53 182	17 872	17 357	52 965
双峰县	12	273	71 707	270 006	70 393	69 349	264 847
新化县	12	191	60 009	227 135	60 009	58 079	227 132
隆回县	8	111	31 222	124 858	30 667	30 667	122 634
邵东县	6	9	3000	10 764	3000	2880	10 764
邵阳县	2	18	5654	23 825	5654	5654	23 825
武冈市	1	7	3000	12 390	3000	2892	12 390

续表

县名	病区乡数	病区村	户数	人口数	改良炉灶户数	炉灶正确使用户数	受益人口数
新邵县	12	131	45 454	159 193	45 177	43 985	158 208
湘潭县	1	9	3147	11 081	3000	3000	10 559
保靖县	1	4	2000	8083	2000	2000	8083
凤凰县	2	4	1000	4195	1000	1000	4195
龙山县	2	16	4216	18 663	4159	4159	18 217
安化县	5	133	31 606	118 433	30 517	30 487	114 261
赫山区	4	10	6987	24 482	6987	6987	24 482
桃江县	1	8	7833	28 050	7618	7618	27 178
总计	180	2123	716 744	2 764 090	702 963	689 638	2 708 380

2. 县级自评结果　28个县一共自评了2123个氟中毒病区村。在2123个病区村中，有1311个村达到消除标准，占61.75%；有770个村达到控制标准，占36.27%；未达到控制标准的村有42个，占1.98%。从全省看，达到控制标准的村有2081个，占98%以上。见表15-21。在42个未达到控制标准的村中，氟斑牙患病率超过30%的有22个，最高的为52.27%，其他20个村是合格改良炉灶率（包括使用清洁能源，如电能、液化气、沼气等）和合格改良炉灶正确使用率未达到标准，改炉改灶率最低的村是76.63%，合格改良炉灶正确使用率最低的村是69.72%。

从县级水平来看，安化县、赫山区、双峰县、北湖区、嘉禾县、宜章县、临武县、隆回县、保靖县、凤凰县、衡阳县、邵东县等12个县（市、区）有95%的病区村达到消除标准，县级达到消除水平；苏仙区、桂阳县、常宁市、永兴县、耒阳市、衡南县、涟源市、娄星区、新化县、武冈市、桃江县、湘潭县、邵阳县等13个县（市、区）有95%的病区村达到控制标准，县级达到控制水平；冷水江市、新邵县、龙山县等3个县未达到控制标准。见表15-21。

表15-21　县级自评结果

县名	病区乡数	病区村数	未控制村数	控制村数	消除村数	结果判定
北湖区	4	35	0	2	33	消除
桂阳县	11	87	4	14	69	控制
嘉禾县	5	47	0	1	46	消除
临武县	9	77	0	0	77	消除
苏仙区	5	38	0	10	28	控制
宜章县	3	39	0	0	39	消除
永兴县	8	37	0	6	31	控制
常宁市	4	39	0	16	23	控制
衡南县	7	116	0	115	1	控制
衡阳县	1	11	0	0	11	消除
耒阳市	26	371	0	368	3	控制
冷江市	11	72	10	61	1	未控制
涟源市	14	180	4	60	116	控制
娄星区	3	50	0	4	46	控制
双峰县	12	273	0	15	258	消除
新化县	12	191	12	36	143	控制
隆回县	8	111	0	1	110	消除
邵东县	6	9	0	0	9	消除
邵阳县	2	18	0	6	12	控制
武冈市	1	7	0	5	2	控制

续表

县名	病区乡数	病区村数	未控制村数	控制村数	消除村数	结果判定
新邵县	12	131	11	40	80	未控制
湘潭县	1	9	0	5	4	控制
保靖县	1	4	0	0	4	消除
凤凰县	2	4	0	0	4	消除
龙山县	2	16	1	4	11	未控制
安化县	5	133	0	0	133	消除
赫山区	4	10	0	0	10	消除
桃江县	1	8	0	1	7	控制
合计	180	2123	42	770	1311	

（二）省级考评结果

1. 省级考评抽查村　按照考评方案要求，在28个县共抽查208个病区村进行考评。

2. 8～12岁儿童氟斑牙调查　本次考核验收共调查了237个病区村的学生氟斑牙患病情况（由于在考评时，有29个病区村的学生也在考评村上学，故一并进行了调查，并统计到一起），有232个村学生氟斑牙患病率低于30%，其中低于15%的有187个；有5个村学生氟斑牙患病率超过30%，位于娄星区（1个）、临武县（2个）和新化县（2个）。调查学生10 540人，检出氟斑牙患病人数1052人，氟斑牙患病率仅为9.98%，最高的为临武县，达20.79%，而桂阳县仅2.68%。根据氟斑牙患病率结果进行判定，临武县、娄星区和新化县未达到控制标准。见表15-22。

表15-22　省级考评8～12岁儿童氟斑牙复查结果

县名	调查村数	调查人数	患病人数	氟斑牙患病率（%）	大于30%村数	低于30%村数	低于15%村数	结果判断
北湖区	9	311	33	10.61	0	9	9	消除
桂阳县	9	298	8	2.68	0	9	8	控制
嘉禾县	9	680	67	9.85	0	9	8	控制
临武县	9	356	74	20.79	2	7	4	未控制
苏仙区	9	310	29	9.35	0	9	9	消除
宜章县	9	638	72	11.29	0	9	6	控制
永兴县	9	215	14	6.51	0	9	9	消除
常宁市	9	315	45	14.29	0	9	5	控制
衡南县	9	255	9	3.53	0	9	9	消除
衡阳县	11	674	4	0.59	0	11	11	消除
耒阳市	9	343	16	4.66	0	9	9	消除
冷水江市	9	431	48	11.14	0	9	6	控制
涟源市	9	232	34	14.66	0	9	5	控制
娄星区	9	234	33	14.10	1	8	7	未控制
双峰县	9	294	53	18.03	0	9	5	控制
新化县	9	260	36	13.85	2	7	6	未控制
隆回县	9	436	24	5.50	0	9	9	消除
邵东县	9	499	45	9.02	0	9	8	控制
邵阳县	18	1253	152	12.13	0	18	12	控制
武冈市	7	443	48	10.84	0	7	7	消除
新邵县	9	373	45	12.06	0	9	7	控制
湘潭县	9	381	55	14.44	0	9	5	控制
保靖县	4	128	21	16.41	0	4	1	控制

续表

县名	调查村数	调查人数	患病人数	氟斑牙患病率（%）	大于30%村数	低于30%村数	低于15%村数	结果判断
凤凰县	2	201	10	4.98	0	2	2	消除
龙山县	9	215	23	10.70	0	9	5	控制
安化县	9	403	29	7.20	0	9	9	消除
赫山区	3	237	16	6.75	0	3	3	消除
桃江县	3	125	9	7.20	0	3	3	消除
合计	237	10 540	1052	9.98	5	232	187	

3. 病区村炉灶情况调查　本次调查28个县207个村2084户居民。其中中央财政转移支付专项支持改灶2076户，占99.90%。根据改炉灶率要达到95%的结果判定，28个县均达到消除标准。在调查中发现，随着社会经济发展，外出务工人员日渐增多，居民生活水平不断提高，卫生意识不断加强，条件较好的居民已基本不烧煤，全部改为烧电（如电磁炉、电饭煲）、液化气、柴等清洁能源。几乎所有调查家庭都使用清洁能源，其中有电炊具的1952户，占93.66%；有液化气的1706户，占81.86%；有沼气的户44户，占2.11%；有柴灶352户，占16.89%。见表15-23。

表 15-23　省级复查改炉改灶情况

县名	调查村数	调查户数	改炉改灶户数	使用清洁能源数				
				电	沼气	液化气	柴	合计
北湖区	9	90	90	90	3	86	0	90
桂阳县	9	90	90	90	2	88	2	90
嘉禾县	9	90	90	83	0	89	0	89
临武县	9	90	90	77	0	87	2	90
苏仙区	9	90	89	83	1	84	1	89
宜章县	9	90	90	89	0	86	4	90
永兴县	9	90	90	81	0	58	2	90
常宁市	9	90	90	90		90	0	90
衡南县	9	90	90	90	0	75	0	90
衡阳县	9	90	89	79	2	81	26	90
耒阳市	9	90	90	75	0	78	6	90
冷水江市	9	90	90	90	3	33	5	90
涟源市	9	90	90	89	0	87	21	90
娄星区	9	90	90	90	0	90	0	90
双峰县	9	90	90	90	0	90	0	90
新化县	9	90	90	89	2	46	12	90
隆回县	9	90	90	87	0	70	50	90
邵东县	4	40	37	38	0	36	20	40
邵阳县	6	60	60	60	1	56	10	60
武冈市	5	50	50	47	0	40	12	50
新邵县	9	90	90	89	0	60	27	90
湘潭县	2	34	34	30	17	15	11	34
保靖县	3	30	28	18	3	20	27	30
凤凰县	2	20	20	16	1	7	15	20
龙山县	6	60	60	35	2	7	45	60
安化县	9	90	90	87	0	80	46	90
赫山区	5	50	50	40	7	37	30	50
桃江县	3	30	29	30	0	30	8	30
合计	207	2084	2076	1952	44	1706	382	2082

4. 食物干燥情况调查　湖南省是大米主产区,各地居民以种一季稻为主。稻谷收获季节日照比较适宜,均以晒干为主,雨天放在室内晾干,没有烘烤的习惯。本地种植玉米较少,居民食用玉米也较少,即使食用也是作为蔬菜煲汤,不作为主食,而且收获时温度较高,不需要烘烤。从 20 世纪 90 年代开始,随着社会经济的发展,市场干、鲜辣椒供应增加,居民自种辣椒不断减少,一般在温度较高时晒一点或在市场购买,烘烤辣椒的习惯基本没有了。因此玉米和辣椒的正确干燥率为 100%。

5. 对病区县达到控制或消除的判定　省级复核判定认为永兴县、苏仙区、桃江县、武冈市、耒阳市、衡南县、安化县、赫山区、北湖区、隆回县、凤凰县、衡阳县等 12 个县(市、区)达到消除标准;双峰县、桂阳县、保靖县、嘉禾县、常宁市、邵东县、宜章县、涟源市、冷水江市、新邵县、龙山县、湘潭县、邵阳县等 13 个县(市、区)达到控制标准;娄星区、新化县和临武县等 3 个县未达到控制标准。省级考评结果与县级考评结果略有出入,经省市级综合认定,将省级和县级考评一致并达到消除标准的 6 个县,分别是安化县、赫山区、北湖区、隆回县、凤凰县和衡阳县等判定为消除县(市、区);双峰县、桂阳县、保靖县、嘉禾县、常宁市、邵东县、宜章县、涟源市、龙山县、湘潭县、邵阳县、永兴县、苏仙区、桃江县、武冈市、耒阳市和衡南县等 17 个县(市、区)判定为达到控制标准;娄星区、新化县、临武县、冷水江市和新邵县等 5 个县(市、区)判定为未达到控制标准。在 5 个未控制县中,娄星区、新化县、临武县 3 个县是由于省级考评中,有 1～2 个村氟斑牙患病率超过 30%;而冷水江市和新邵县是由于自评中有少数村的氟斑牙患病率和改灶率没有达到控制标准。龙山县在县级自评时有一个村的改炉灶率达不到标准,但省级考评改炉灶率为 100%,故改为达到控制标准。

三、讨论

(一)中转项目(医改重大专项)消除燃煤型氟中毒危害项目的实施情况

2005—2012 年,各县开展了全县范围的病情调查。以行政村为单位,8～12 岁儿童氟斑牙患病率大于 30% 的村作为病区村判定标准,28 个县确定 170 个乡 2123 个村为燃煤型氟中毒病区,被省卫生厅纳入中央补助公共卫生专项资金燃煤型氟中毒防治项目县。按照国家消除燃煤污染型氟中毒危害技术方案及相关文件要求,各县成立了以分管副县长为组长的燃煤型氟中毒防治项目工作领导小组,县人民政府制订了"中央财政支持燃煤污染型氟中毒防治项目实施方案",开展病情及防治措施落实与使用现状基线调查工作,采用广播电视、开设健康教育课、办培训班、印发宣传单与宣传册、书写宣传标语、健康教育咨询等各种方式进行健康教育活动,各县病区村整体推进,落实了改炉改灶降氟措施。

(二)防治工作成效

1. 炉灶使用调查情况　全省燃煤型氟中毒病区改炉改灶户数(包括清洁能源)为 702 963 户,改炉改灶率为 98.08%,正确使用率为 98.10%,受益人口为 270 余万人。在达标考核验收中发现,由于当地煤炭涨价,除个别养猪户用煤火煮猪食外,居民家庭已基本不烧煤,全部改为用电(如电磁炉、电饭煲)、液化气、柴等清洁能源,这为燃煤型氟中毒病区的消除创造了必要、充分的条件。

2. 主要食物干燥、储存方式调查　湖南省居民以种一季稻为主,粮食不需要烘烤,干辣椒以外来为主。故全部调查户的辣椒、玉米的干燥和储存方式均视为正确。大米含氟量低于国家标准,辣椒含氟量虽然稍高,但病区与非病区几乎没有差别。可见,食物已不再是氟进入人体的主要载体。

3. 学生氟斑牙患病率调查　本次考核全省 28 个县 8～12 岁儿童氟斑牙患病率为 9.98%,总体处于较低水平。但是,仍有 5 个村 8～12 岁学生氟斑牙患病率大于 30%,45 个村在 15%～30% 之间。这说明,湖南省全部病区均达到消除标准还需要一段时间,但不会太长。

(三)县级考评主要做法及经验

1. 领导重视,责任明确　病区县委县政府十分重视燃煤型氟中毒控制和消除达标验收工作,成立了以分管副县长为组长,其他相关部门主要负责人为成员的领导小组,由疾控中心具体负责燃煤型氟中毒防治达标考核验收工作。各项目乡镇、行政村也成立相应的工作小组,负责落实辖区内的燃煤型氟中毒防治自评调查工作。领导小组和工作小组的成立为考核验收工作提供了组织保障。县人民政府制订了"消除燃煤污染型氟中毒达标验收实施方案"下发到病区乡镇和有关部门,明确各单位和部门的职责，积极稳妥推进达标验收工作有序地进行。

2. 组建专业队伍，加强技术培训　完成全县病区村达标验收工作，抽调中心及相关卫生院骨干力量组建了现场调查组、学生氟斑牙调查组和资料组，并按照国家和省的方案进行培训。

3. 认真开展达标验收工作　各县对病区村的每一户进行生活能源、食物干燥方式、炉灶质量和使用方法、8～12岁学生氟斑牙病情进行全面调查，并且对村民进行燃煤型氟中毒知识知晓率调查。

4. 资料收集整理　县级按照"燃煤型氟中毒防治考核验收方案"的要求，对2004—2012年中央补助消除燃煤型氟中毒危害项目的所有资料进行了全面的收集和整理。

（四）今后防治工作建议

1. 加强病区炉灶维护和维修　由于炉灶是商品，本身是有一定的寿命，用的好的可以延长其使用寿命，不爱惜和不会使用均会缩短其寿命。因此，应加强对已改炉灶后期维修和维护，延长炉灶的使用寿命，使改良炉灶达到防病效果。

2. 加强病区健康教育活动　持续不断开展健康教育活动，使病区目标人群中学生和家庭主妇了解氟中毒的危害，增强防氟意识，自觉接受改良炉灶和改变不良卫生习惯，自觉改用清洁能源，并世代形成健康生活习惯，才能彻底消除氟中毒的危害，拔掉产生燃煤型氟中毒病区的根源。

四、结论

1. 截止到2015年底，湖南省2123个燃煤型氟中毒病区村，有1311个村达到消除标准，占病区村总数的61.75%；有770个村达到控制标准，占36.27%；未达到控制标准的村有42个，占1.98%。

2. 经省市级综合认定，达到消除标准的县（市、区）有6个，分别是安化县、赫山区、北湖区、隆回县、凤凰县和衡阳县；达到控制标准的县（市、区）有17个，分别是双峰县、桂阳县、保靖县、嘉禾县、常宁市、邵东县、宜章县、涟源市、龙山县、湘潭县、邵阳县、永兴县、苏仙区、桃江县、武冈市、耒阳市和衡南县；未达到控制标准的县（市、区）有5个，分别是娄星区、新化县、临武县、冷水江市和新邵县。

3. 从全省汇总结果来看，湖南省燃煤型氟中毒防治工作取得显著效果，基本上达到控制标准。随着经济发展和社会进步，再经过一段时间，防治效果会更加明显，最终实现病区消除的目标。

（郭先驰、李正祥、唐　阳）

参 考 文 献

1. 黄赛菊，唐益，吴细谋. 宁乡县灰汤公社地方性氟中毒流行病学调查报告. 湖南预防医学杂志，1993，5（增刊2号）：23-25.

2. 伍孝敬，郭先驰，成赐福. 湖南省地方性氟中毒流行病学调查报告. 湖南预防医学杂志，1993，5（增刊2号）：7-9.

3. 孙殿军，赵新华，陈贤义. 全国地方性氟中毒重点病区调查. 人民卫生出版社，2005.

4. 郭先驰，王仁禹，吴景云. 湖南省燃煤污染型氟病区降氟炉灶使用现状分析. 中国地方病学杂志，2000，19（5）：363-364.

江西省燃煤污染型地方性氟中毒流行与控制

　　20世纪80年代中、后期开展的燃煤型氟中毒病区线索调查和2009年燃煤型氟中毒病区现况调查结果证实，江西省燃煤型氟中毒病区分布于萍乡市安源区、湘东区、芦溪县、上栗县和宜春市袁州区、万载县和景德镇市乐平市等7个县（市、区）、54个乡（镇）的406个病区村，病区户28.76万，病区村人口114.58万。居民长年在室外燃煤烧制砖瓦形成室外空气污染和生活燃煤导致室内空气污染是造成江西省燃煤型氟中毒危害的主要原因。针对造成危害的原因，从1991年起，江西省曾探索推行"砖瓦烧制工厂化"及改良台灶等干预措施，取得了一定的成效，但由于受到诸多因素的制约，干预措施未能得到进一步规范和完善，使得江西省燃煤型氟中毒防治工作一度处于停滞状态。

　　2007—2015年，在国家中转项目和医改重大专项的资助下，江西省开展了较大规模的防治工作，相继完成了病区现况调查、推行以"改良炉灶为主同时强化健康教育"的综合性防治措施、防治效果抽样评估、控制或消除的考核验收评价等。通过实施有效的干预措施，并经各级考核验收，结果显示：综合性防治措施覆盖全省所有病区村，病区户合格改良炉灶率达94.71%，合格改良炉灶正确使用率达95.85%，8～12岁小学生氟斑牙检出率降至30%以下；全省406个病区村中有18.72%的病区村实现消除燃煤型氟中毒危害目标，有79.56%的病区村实现控制目标；7个病区县（市、区）中，乐平市和万载县实现消除燃煤型氟中毒目标，上栗县、芦溪县、湘东区、安源区和袁州区实现控制燃煤型氟中毒危害目标。江西省燃煤型氟中毒防治工作取得了巨大成效。

Chapter 16

Prevalence and Control of Coal-burning Type of Endemic Fluorosis in Jiangxi Province

According to the clue investigation in late 1980s and the prevalence survey in 2009, areas of coal-burning fluorosis in Jiangxi Province were mainly located in Anyuan Didtrict, Xiangdong Didtrict, Luxi County, Pingxiang City, Yuanzhou Didtrict, Wanzai County of Yichun City, and Leping County of Jingdezhen City, which included 406 endemic villages in 54 towns. The total households were 287.6 thousand and the population of endemic villages was 1.16 million. Long-time air pollution by burning coal outside for brick production and inside for daily life is the main reason of coal-burning fluorosis in Jiangxi Province. Since 1991, certain achievements have been made by adopting intervention measures such as brick production in factory and installing improved stoves. Intervention measures hadn't been further standardized and continued because of many limiting factors, which ever caused the prevention and control of coal-burning fluorosis being stagnated in Jiangxi Province.

With the support of PCTL and MPMR, large scale prevention and control was continuously conducted from 2007 to 2015, including prevalence investigation, comprehensive measures of improving stoves and health education, sampling assessment, and assessment of examination and acceptance. The results of assessment indicated that comprehensive measures had covered all the endemic villages, the qualified rate of improved stoves was 94.71%, the correct usage rate of qualified stoves was 95.85%, and the prevalence rate of dental fluorosis of children aged 8-12 decreased below 30%. Among all the 406 endemic villages, 18.72 % had met elimination standard and 79.56 % met control standard. Wanzai County and Leping County achieved the goal of fluorosis elimination, other 5 counties achieved the goal of fluorosis control. Great progress has been achieved in the prevention and control of coal-burning fluorosis in Jiangxi Province.

第一节　流行与危害

江西省位于长江中下游南岸鄱阳湖盆地，地处东经 113°35′~118°29′，北纬 24°29′~30°05′，东连浙江、福建，西邻湖南，南接广东，北毗湖北、安徽，总面积近 17 万平方公里，其中山区占总面积的 36%，丘陵占 18%，低丘岗地及平原占 43%，水域占 3%，境内主要有鄱阳湖及赣、抚、信、饶、修等五大水系，其支流分布于全省各地，形成了密布全省的水网。江西省地处亚热带湿润季风区，气候温和，雨量充沛，全年平均气温 16.4~19.8℃，年平均降水量 1300~2000mm，年平均相对湿度 80%。

全省辖南昌、赣州、吉安、抚州、九江、上饶、宜春、萍乡、新余、景德镇和鹰潭等 11 个设区市，有 100 个县（市、区）、1935 个乡（镇、街道），2014 年末总人口为 4500 余万人。江西省矿产资源极为丰富，其中煤炭主要分布于萍乐煤田、九江煤田等五大煤田，以地处赣西的萍乐煤田储量最大，开采时间最长。全省煤炭产量约 2400 多万吨，其中，地方小煤矿和小煤窑产煤量约占 5 成以上，且小煤窑产煤多数用作生活燃料。长期以来，江西省广大群众多以燃煤方式烹饪和取暖。

1984—1986 年，根据中共中央地方病防治领导小组和原卫生部的要求，江西省相继于萍乡市上栗县（原为上栗区，以下同）、湘东区、安源区（原为城关区，以下同）和芦溪县（原为芦溪区，以下同），宜春市袁州区（原为县级宜春市，以下同）、万载县，吉安市莲花县和九江市瑞昌市（原为瑞昌县）开展了燃煤型氟中毒病区分布的线索调查工作。由于受到经费等因素的制约，工作仅局限于上述地区的 18 个乡镇。共调查当地居民 10.52 万人，氟斑牙检出率为 54.18%。其中，以萍乡市受燃煤型氟中毒危害较重，该市个别乡镇人群氟斑牙患病率高达 95.13%。

1987 年，为进一步查清萍乡市燃煤型氟中毒的危害及病区分布状况，该市地方病防治领导小组办公室在 1884—1986 年线索调查的基础上，组织当地市、县卫生防疫站专业人员在所辖的上栗县、湘东区、安源区和芦溪县等 4 个县（区）的全部 41 个乡、镇开展抽样调查工作，4 个县（区）共抽取了 120 个行政村，占当年全市行政村总数的 29.27%，调查 7 周岁以上的居民 166 233 人，占总人口的 12.27%，查出氟斑牙患者 78 063 例，全市平均氟斑牙检出率达 46.96%，其中以上栗县最高（54.85%），芦溪县最低（32.14%）。查出的氟斑牙患者中，轻度患者占 65.77%，中度患者占 25.56%，重度患者占 8.67%，且多见着色型（63.59%）。其中，上栗县长平乡 7~14 岁儿童氟斑牙检出率达 64.50%，平均尿氟含量 1.65mg/L±0.64mg/L。通过本次调查初步查清了萍乡市燃煤型氟中毒病区乡、镇的分布情况，结果再次证实了燃煤型氟中毒对萍乡市广大群众的身体健康危害较重。

此后，省卫生防疫站、省劳动卫生职业病防治研究所、省地矿局赣西地质调查大队先后在江西省的萍乡市、宜春市开展了一系列饮水、燃煤、土壤、食物及空气等介质对氟中毒影响的调查研究，基本证实了江西省燃煤型氟中毒危害主要是通过长年在室外燃煤烧制砖瓦对大气污染和生活燃煤导致室内空气污染所造成的，尤其是烧窑时空气中氟含量可高达 37.59mg/m³±14.86mg/m³。居民燃煤及拌煤泥土的氟含量分别为 572.37mg/m³±863.02mg/kg 和 703.31mg/m³±398.78mg/kg；部分食物中氟含量高于对照的非病区，经调查研究表明主要是在贮存过程中受煤烟污染所致。

1984—1989 年的调查结果显示，江西省的萍乡市上栗县、芦溪县、湘东区和安源区，宜春市的袁州区和万载县等6个县(市、区)21个乡、镇有71 335户、30.39万人受到燃煤型氟中毒的危害。

2009年,江西省依托中转项目在萍乡市上栗县、安源区、湘东区、芦溪县和宜春市袁州区、万载县等6个燃煤型氟中毒病区尚未开展防治工作的乡、村以及宜春市丰城市和景德镇市乐平市等2个重点产煤区的所有乡、村开展了燃煤型氟中毒病区现况调查工作。本次调查在丰城市未查出燃煤型氟中毒病区村,在景德镇市的乐平市查出镇桥和双田等2个乡(镇)的17个行政村为病区村,上栗县等6个原病区县(区)共查出347个病区村,分布于44个乡(镇)。

综合20世纪80年代线索调查及2009年的调查结果可见,江西省燃煤型氟中毒病区主要分布于萍乡市的安源区、湘东区、芦溪县、上栗县,宜春市的袁州区、万载县和景德镇市乐平市等7个县(市、区)、54个乡(镇)、406个病区村,病区有287 641户,病区村人口为114.58万。见图16-1。

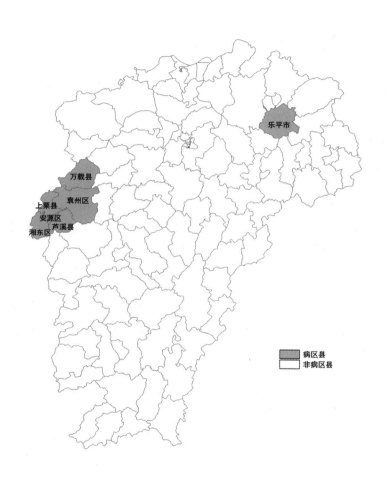

图16-1　江西省燃煤型氟中毒病区县分布

第二节　2006—2012年度病区综合防治措施的落实

20世纪80年代的线索调查证实了江西省燃煤型氟中毒危害后,通过加大健康教育宣传力度,在萍乡市和宜春市的病区县(区)逐步推行"砖瓦烧制工厂化"措施,至20世纪90年代末期,各病县(区)基本摒弃了室外燃煤烧制砖瓦的不良习惯,居民受氟中毒危害程度大大降低。1991—1995年,省劳动卫生职业病防治研究所有关专家分别在萍乡市上栗县、芦溪县试点推行"萍乡Ⅰ型台灶"以降低室内煤烟污染,预防燃煤型氟中毒危害。两个县共完成9260户居民家中的敞灶燃煤台灶改建,取得了较好的防治效果,为江西省开展燃煤型氟中毒防治进行了有益的探索。但是,因后期管理维护措施不完善,所改建台灶至 2004 年全部损毁。此后至 2006 年,由于受到经济发展、居民居住条件和接受程度等诸多因素影响,江西省的燃煤型氟中毒病区未能进一步推广改灶降氟的防治措施。为了消除燃煤型氟中毒的危害,依托国家中转项目和医改重大专项 2006 年度、2007 年度、2008 年度和 2012 年度项目,江西省分别在萍乡市安源区、上栗县、湘东区、芦溪县,宜春市袁州区、万载县和景德镇市乐平市等 7 个县(市、区)开展了燃煤型氟中毒病区综合防治工作。

一、内容与方法

1. 为具体落实燃煤型氟中毒病区综合防治工作,在项目实施前期,各病区县(市、区)采用 Dean 法对所有病区村进行 8~12 岁儿童氟斑牙患病率基线调查,根据调查结果确定实施范围和顺序。

2. 在进行病情基线调查基础上,在 7 个病区县(市、区)的所有病区乡、村居民户落实改良炉灶防治措施。

3. 开展健康教育和健康促进工作,利用多种形式广泛宣传燃煤型氟中毒对人体的危害、预防知识和降氟炉(灶)使用技能,促进病区居民逐渐改变不良生活习惯。

4. 在干预措施落实前后,分别选择一定数量的学生和成人进行燃煤型氟中毒防治知识知晓率调查,以评价健康教育效果。

二、干预措施落实情况

(一)病情基线调查

按照江西省下发的技术方案要求,病区改良炉灶工作的实施应遵循"先重后轻、整村推进,集中连片"的原则,为保证这一原则的落实,在各年度干预措施实施前期,病区县(市、区)根据已确定的病区,先期开展以村为单位的基线调查工作。7 个病区县(市、区)共调查 406 个病区村,检查 8~12 岁儿童51 824 名,查出氟斑牙患者 18 097 名,平均氟斑牙检出率为 34.92%(见表 16-1);对 154 093 名 16 岁以上居民进行临床氟骨症检查,查出氟骨症患者 3 人,平均检出率为 0.002%。

(二)健康教育

实施干预措施过程中,省疾病预防控制中心制作了科普宣教影碟《燃煤型氟中毒危害及防治》并下发至各病区县(市、区),通过电视媒体开展了广泛的宣传教育。7 个病区县(市、区)疾控中心分别在所辖项目村书写永久性宣传标语共计 2786 余条,向病区居民发放地方性氟中毒防治知识宣传单达 30 万余份。同时,各地分别举办病区村委会干部、村民组长、乡村医生、小学教师和降氟炉(灶)安装技工等各类培训班,通过受训人员对病区小学生和居民进行燃煤型氟中毒防治知识、炉(灶)安装和使用技能宣传。据统计,7 个病区县(市、区)受教育群众达 160 余万人次。

表 16-1 全省燃煤型氟中毒病区氟斑牙病情调查结果

年度	调查村数	调查人数	氟斑牙患者数	氟斑牙检出率(%)
2006	18	540	214	39.63
2007	28	3280	1101	33.56
2008	72	9275	3111	33.54
2012	288	38 729	13 671	35.30
合计	406	51 824	18 097	34.92

(三)防治知识知晓率评价

各县(市、区)分别于实施干预措施前在每个项目村开展了学生及成人燃煤型氟中毒防治知识知晓率调查,不同年份各地学生防治知识知晓率在 38.78%~55.71% 之间,平均为 45.73%,成人防治知识知晓率在 43.54%~51.68% 之间,平均为 47.44%。项目实施后,各地学生和成人防治知识知晓率得到大幅度提高,学生知晓率平均达到 92.57%,成人知晓率平均达到 95.16%。结果见表 16-2。

表16-2　全省燃煤型氟中毒病区健康教育前后防治知识知晓率情况

年份	健康教育前				健康教育后			
	抽查学生人数	学生防治知识知晓率(%)	抽查成人数	成人防治知识知晓率(%)	抽查学生人数	学生防治知识知晓率(%)	抽查成人数	成人防治知识知晓率(%)
2006	1080	38.78	720	43.54	960	87.82	680	89.65
2007	1680	41.09	1120	51.68	1534	95.26	1078	97.69
2008	4320	55.71	2880	48.96	4413	96.1	2932	96.33
2012	17 280	51.34	11 520	49.56	16 372	95.1	11 462	94.32
合计	24 360	45.73	16 240	47.44	23 234	92.57	16 152	95.16

（四）落实改良炉灶措施

2006—2012 年，江西省燃煤型氟中毒病区改良炉灶干预措施共涉及 7 个县（市、区）、54 个乡（镇）的 406 个病区村，通过各县（市、区）自行验收和省级复核验收显示，全省共计 280 800 户病区居民采取了改良炉灶防治措施，基本上覆盖了全省所有病区乡村和病区户，各年度合格改良炉灶率在 98.82%～99.75% 之间，平均合格率为 99.69%，仍有 0.31% 的改良炉灶由于安装等原因导致不合格。见表16-3。

（五）合格改良炉灶正确使用情况

各县（市、区）在项目实施期间始终将如何正确使用改良炉灶作为健康教育宣传的一项重点内容，以推动病区居民能够掌握正确使用降氟炉（灶）的基本常识。通过各项目县（市、区）的自行验收和省级复核评估验收，结果表明，全省病区居民合格改良炉灶正确使用率平均达到98.08%。见表16-3。

表16-3　全省病区改良炉灶情况

年度	改良炉灶村数	改良炉灶户数	合格改良炉灶户数	合格改良炉灶率(%)	合格改良炉灶正确使用户数	合格改良炉灶正确使用率(%)
2006	18	10 000	9955	99.55	9511	95.54
2007	28	15 000	14 973	98.82	14 884	99.41
2008	72	58 800	58 482	99.46	57 873	98.96
2012	288	197 000	196 507	99.75	192 282	97.85
合计	406	280 800	279 917	99.69	274 550	98.08

注：1. 2008 年度中转项目下达改良炉灶计划任务数为 37 000 户，江西省利用项目节余资金增加改良炉灶 21 800 户。

2. 2012 年江西省共在 404 个村中实施改良炉灶，其中 288 个村为历年未落实改良炉灶措施的村，另外 116 个村的部分居民分别于2006—2008 年完成了改良炉灶。

三、取得的成绩和存在的问题

1. 2006—2012 年，江西省本着病情先重后轻、集中联片、全覆盖的原则，在萍乡市安源区、上栗县、湘东区、芦溪县，宜春市袁州区、万载县和景德镇市乐平市等 7 个病区县（市、区）落实了改良炉灶降低氟中毒危害的干预措施，7 个县（市、区）相继完成了 54 个乡（镇）406 个病区村 280 800 户居民降氟改良炉灶工作。其中，国家中转项目和医改重大专项下达改良炉灶计划任务数为 25.9 万户，江西省利用项目节余资金增加改良炉灶 21 800 户。干预措施基本覆盖了全省已查清的所有病区村及病区户，全省合格改良炉灶率达 99.69%，为江西省实现消除燃煤型氟中毒危害目标起到了关键作用。

2. 江西省在实施消除燃煤型氟中毒危害过程中，将健康教育宣传贯穿始终，通过各种形式广泛开展健康教育并取得了良好的效果，病区学生和成人对燃煤型氟中毒防治知识知晓率分别由防治前的45.73% 和 47.44% 上升至 92.57% 和 95.16%。通过健康教育宣传使得广大病区居民认识到燃煤型氟中毒的危害，同时帮助病区居民了解和掌握改良炉灶的正确使用方法，促使他们逐步摒弃以往不良生活习惯，使全省合格改良炉灶正确使用率达到98.08%。

3. 燃煤型氟中毒防治工作是一项长期的复杂的系统工程,江西省历经数年,投入巨额资金,完成了病区综合防治措施干预工作,并取得了较好成效。但是,在整个项目实施过程中仍存在一定的问题。首先,一部分年龄较大的病区居民因各种原因,拒绝使用改良炉灶或未能正确掌握改良炉灶使用方法;其次,病区居民不注重改良炉灶的维护保养,导致炉灶在使用一段时期后损毁而影响干预效果。如何持续做好干预措施的后期管理,保证改良炉灶的长期正确使用;不断强化健康教育工作,促进病区居民彻底改变不良生活习惯;同时结合新农村建设,大力推动居民住宅科学合理的设计和推广使用清洁能源等,是消除燃煤型氟中毒危害的根本措施。

第三节　防治效果抽样评估

从 2007 年开始,江西省在中转项目支持下开展了改炉改灶工作。2014 年,按照《关于开展全国燃煤污染型地方性氟中毒防治效果评估的通知》要求,对全省燃煤型氟中毒防治效果进行了一次抽样评估,以便为江西省燃煤型氟中毒防治长效机制的建立提供科学依据

一、内容与方法

(一)调查点的选择

采用单纯随机抽样方法在萍乡市芦溪和上栗两个重点县按病区村总数的 5% 分别抽取 5 个和 7 个病区村,同时各抽取两个非病区村。

(二)调查内容

1. 病区村炉灶使用情况及行为转变情况。

2. 病区和非病区环境氟含量　在两个县的所有调查点分别采集大米和辣椒各 10 份,测定氟含量。

3. 病情调查　对所有调查村当地出生并居住的 8~12 岁儿童进行氟斑牙病情调查,同时每个年龄组采集 10 份尿样。村医负责搜索本村 16 岁以上重度氟骨症的可疑病例。

(三)调查方法

由经过培训的县级疾控中心人员负责调查工作。氟斑牙诊断采用《氟斑牙诊断(WS/T 208—2011)》标准;氟骨症诊断采用《地方性氟骨症诊断标(WS 192—2008)》;尿液氟含量测定采用《尿中氟化物测定 - 离子选择电极法(WS/T 89—1996)》;食品氟含量测定采用《食品中氟的测定(GB/T 5009.18—2003)》标准。

(四)质量控制

尿氟检测由经过国家地病中心考核合格的实验室承担,辣椒和大米氟含量由国家地病中心检测,省级督导调查工作。

(五)数据统计分析

数据核对后用 excel 数据库录入,统计采用 spss17.0 软件分析。

二、结果

(一)项目县调查结果

两县共有病区村 236 个,全部为轻病区,病区共有 143 662 户、60.87 万人。病区已改灶 142 836 户,改灶率为 99.42%;改良灶正确使用户数为 132 502 户,正确使用率为 92.77%。两县均成立了项目后期管理小组,并在小学开展了健康教育课,但没有建立炉灶配件维修点。

(二)项目村调查结果

本次共调查病区村 12 个,自改灶以来政府共投入资金 324.32 万,群众自筹资金 107.7 万,累计改灶 11 748 户,其中台灶 8158 户,电炊具等其他清洁能源 3590 户。改良灶使用户数为 9025 户,其中改良灶合格户数为 8730 户、损坏 145 户、报废 150 户,改良灶合格率为 96.73%(8730/9025),合格改良灶正确使用户数为 8483 户,合格改良灶正确使用率为 97.17%(8483/8730)。见表 16-4。

表 16-4　项目村改灶情况及改良灶使用情况调查结果

县名	项目村数	改灶资金来源（万）		改灶类型		改良灶质量及使用方法						
		政府	自筹	台灶	电炊具及其他	使用	合格	方法		损坏	报废
								正确	不正确		
上栗	7	209.40	56.40	5235	1880	6098	5866	5674	192	136	96
芦溪	5	114.92	51.30	2923	1710	2927	2864	2809	55	9	54
合计	12	324.32	107.70	8158	3590	9025	8730	8483	247	145	150

（三）食用大米和辣椒氟含量

两县共采集 160 份大米和 160 份辣椒样品测定氟含量，结果见表 16-5。上栗县病区大米氟含量中位数为 0.56mg/kg，泸溪县为 1.49mg/kg，两县病区和非病区大米氟含量水平基本一致。上栗县病区辣椒氟含量中位数为 4.16mg/kg，泸溪县为 7.50mg/kg，两县病区辣椒氟含量均高于非病区。

表 16-5　项目村食物氟含量检测结果（mg/kg）

县名	病区类型	样品份数	大米			辣椒		
			最小值	最大值	中位数	最小值	最大值	中位数
上栗	病区	70	0.01	2.33	0.56	0.28	162.36	4.16
	非病区	20	0.11	0.74	0.35	0.11	5.92	0.87
芦溪	病区	50	0.02	118.48	1.49	0.17	136.33	7.50
	非病区	20	0.21	4.01	1.33	0.18	13.56	2.22

（四）氟中毒病情

两县共调查了 2809 名 8～12 岁儿童的氟斑牙患病情况，其中检出可疑 86 人、极轻 497 人、轻度 158 人、中度 10 人、重度 0 人，氟斑牙检出率为 23.67%。见表 16-6。两县未检出重度氟骨症病人。

表 16-6　两县儿童氟斑牙调查结果

县名	检查人数	儿童氟斑牙检查情况						检出人数	检出率（%）
		正常	可疑	极轻	轻度	中度	重度		
上栗	2126	1579	57	357	108	9	0	474	22.30
芦溪	683	463	29	140	50	1	0	191	27.96
合计	2809	2042	86	497	158	10	0	665	23.67

三、讨论

（一）调查点的选择

江西省共有燃煤型氟中毒病区村 406 个，芦溪和上栗县共有病区村 236 个，占全省病区村的 58.13%（236/406）。本调查在这两个病区县采取随机抽样方法选取的病区村，能较好地代表江西省落实燃煤型氟中毒防治措施后所产生的防治效果。

（二）取得的成绩

自中央转移支付"消除燃煤型氟中毒危害"项目实施以来，各级政府高度重视，对改灶资金都进行了相应的配套，并在病区大力开展燃煤型氟中毒的健康教育。项目实施前，两县燃料结构几乎全部以煤为主，燃煤户数占全部居民户数的 98.36%（126089/128191），而且几乎均为敞灶燃烧。项目实施后，两县燃料结构也发生了相应的改变，清洁能源已占 29.42%（3590/12204），病区改良炉灶率和正确使用率分别上升至 99.42% 和 92.77%。

在抽样调查的病区村中，正在使用的合格改良炉灶占 96.73%，合格改良炉灶正确使用率为

97.17%。病区大米和辣椒的干燥、保存和淘洗都能采用正确方式。可见,通过项目的实施,病区村民防病意识提高,生活方式已发生了明显变化。

在病区生活方式发生转变的同时,病区氟中毒病情也得到明显控制。2009年燃煤型氟中毒现况调查显示,两县学生氟斑牙平均检出率为33.69%。本次调查结果显示,儿童氟斑牙检出率仅为19.71%,病例以极轻和轻度为主。说明随着燃煤型氟中毒干预措施的不断落实,病区群众生活方式发生了显著的改变,导致燃煤型氟中毒发生的致病因素正在逐渐减弱,病区学生氟斑牙病情已经降到控制水平。

(三)存在的问题及建议

通过落实改炉改灶综合防治措施,江西省燃煤型氟中毒防治已取得明显效果。但仍存在一些问题,如有3.27%(295/9025)的病区户炉灶损坏或报废;2.82%(247/8730)的病区户降氟炉灶使用不正确,炉灶后期维护工作没有跟进,两地均无炉灶维修点;病区辣椒氟含量相比于非病区仍较高,等等。今后,应进一步加强健康教育,提高病区群众的防病意识,主动维护炉灶,及时更换损坏部件或重新购置降氟炉具;大力推广清洁能源使用;继续加强病区的监测工作和做好对基层人员的培训,不断提高监测水平和监测质量。

四、结论

江西省燃煤型氟中毒流行趋势得到明显控制,防治取得显著成效,加强健康教育和病情监测是今后的工作重点。

第四节　考核验收

经过30多年的防治,特别是近年来中转项目的投入,进一步加快了江西省燃煤型氟中毒防治工作的进程。燃煤型氟中毒病情明显降低,防治效果明显。为了科学评价防治效果,按照国家地病中心制定的《燃煤污染型地方性氟中毒防治考核验收实施方案》,江西省对7个燃煤型氟中毒病区县开展了控制和消除的考核验收评价工作。

一、内容与方法

(一)考核验收范围

对7个病区县(市、区)分批次开展考核验收评价工作,2013年为上栗县、袁州区,2014年为芦溪县、湘东区,2015年为安源区、乐平市、万载县。

(二)考核验收内容

入户调查所有病区村全部居民改良炉灶和炉灶使用情况,供人食用玉米和辣椒正确干燥情况,采用Dean法调查病区村所有8～12岁儿童氟斑牙患病情况。

(三)考核验收方法

各县(市、区)分别对所辖全部病区村进行自评,自评达到控制或消除后,由省级复核组根据各县(市、区)自评情况,分别随机抽取3个病区乡镇(不足3个乡镇的全部抽取),每个乡镇各随机抽取3个病区村进行现场抽查复核,最后确认各县(市、区)是否达到控制或消除标准。

二、结果

(一)县级自评情况

1.病情调查　共调查8～12岁儿童60 696人,检出氟斑牙患者10 636人,氟斑牙检出率为17.52%。其中,极轻度患者6104人,占57.38%(6104/10636);轻度3809人,占35.81%(3809/10636);中度636人,占5.98%(636/10636);重度87人,仅占0.81%(87/10636)。患者以极轻度和轻度为主。以县(市、区)为单位氟斑牙检出率最高为20.25%,最低仅为1.59%。结果见表16-7。7个县(市、区)406

个病区村的儿童氟斑牙检出率均≤30%，其中≤15%的村86个，占病区村总村的21.18%。各县结果详见表16-7。

表 16-7　全省病区县（市、区）自评儿童氟斑牙检出情况

县名	检查人数	儿童氟斑牙检查情况						检出人数	检出率（%）
		正常	可疑	极轻	轻度	中度	重度		
上栗	24 482	18 435	906	2629	2005	423	84	4861	19.86
袁州	4290	3255	166	618	219	32	0	869	20.25
安源	2049	1570	165	178	115	21	0	314	15.32
芦溪	10 783	7795	711	1524	651	100	2	2277	21.12
湘东	8742	6397	654	854	777	59	1	1691	19.34
万载	8844	8600	103	98	42	1	0	141	1.59
乐平	1506	1301	2	203	0	0	0	203	13.48
合计	60 696	47 353	2707	6104	3809	636	87	10 636	17.52

2．防治措施落实情况　在7个县（市、区）的406个病区村共调查居民283 795户，其中合格改良炉灶户数为268 786户，合格改良炉灶正确使用户数为257 639户，合格改良灶使用率为94.71%，合格改良炉灶正确使用率为95.85%。结果见表16-8。

3．病区村供人食用的玉米和辣椒正确干燥情况　江西本地主食以大米为主，辣椒均以自然晾晒方式干燥。

4．自评结果　按照《重点地方病控制和消除评价办法》（国卫疾控发〔2014〕79号），7个县（市、区）406个病区村中，达到控制标准的有323个村，占病区村总数的79.56%；达到消除标准的村为76个，占病区村总数的18.72%。各县之中，万载和乐平2个县（市）病区村消除达标率100%。结果见表16-8。

（二）省级抽查复核结果

1．抽查复核情况　按要求对7个县（市、区）抽查复核了58个病区村，每个村抽取10户，共复核580户。其中合格改良炉灶使用户数为579户，合格改良炉灶率为99.83%，合格改良炉灶正确使用户数为577户，合格改良炉灶正确使用率为99.65%。7个县（市、区）共调查8~12岁儿童3243人，检出氟斑牙患者464人，平均氟斑牙检出率14.31%。其中，以县为单位氟斑牙检出率最高为20.50%，最低的仅为3.56%。结果见表16-9。

表 16-8　全省各病区县（市、区）自评结果

县名	病区村数	调查户数	改良炉灶使用情况				氟斑牙检出率≤15%村数	氟斑牙检出率≤30%村数	达到控制病区村数	达到消除病区村数
			合格改良炉灶户数	合格改良炉灶率（%）	合格改良炉灶正确使用户数	合格炉灶正确使用率（%）				
上栗	145	110 443	102 109	92.45	95 427	93.46	0	145	138	0
袁州	32	20 280	19 932	98.28	19 627	98.47	0	32	32	0
安源	19	13 004	12 234	94.08	11 979	97.92	11	19	13	6
芦溪	91	51 852	49 498	95.46	48 266	97.71	0	91	91	0
湘东	70	53 301	51 033	95.70	49 001	96.00	26	70	49	21
万载	32	24 403	23 791	97.49	23 425	98.46	32	32	0	32
乐平	17	10 512	10 189	96.93	9914	97.30	17	17	0	17
合计	406	283 795	268 786	94.71	257 639	95.85	86	406	323	76

表 16-9 全省各病区县（市、区）省级抽查复核结果

县名	村数	户数	合格改良炉灶户数	合格改良炉灶率(%)	合格改良炉灶正确使用户数	合格改良炉灶正确使用率(%)	调查儿童数	氟斑牙人数	氟斑牙患病率(%)
上栗	9	90	89	98.90	89	100	371	70	18.90
袁州	9	90	90	100	88	97.78	434	69	15.90
安源	7	70	70	100	70	100	323	26	8.05
芦溪	9	90	90	100	90	100	927	190	20.50
湘东	9	90	90	100	90	100	498	65	13.05
万载	9	90	90	100	90	100	450	16	3.56
乐平	6	60	60	100	60	100	240	28	11.67
合计	58	580	579	99.83	577	99.65	3243	464	14.31

2. 县级自评和省级复核结果比较　抽查复核的 58 个病区村中，有 1 个村自评结果和复核结果均为未控制，有 21 个村自评结果和复核结果均为消除，其余 36 个自评结果为控制的村中，复核结果为未控制的村有 1 个，复核结果为控制的村有 25 个，复核结果为消除的村有 10 个。县级自评和省级复核结果的一致率为 81.03%（47/58），见表 16-10。

表 16-10 全省县级自评和省级复核判定结果一致性比较

县名	抽查村数	自评结果为未控制村的抽查情况				自评结果为控制村的抽查情况				自评结果为消除村的抽查情况			
		抽查村数	复核结果为未控制村数	复核结果为控制村数	复核结果为消除村数	抽查村数	复核结果为未控制村数	复核结果为控制村数	复核结果为消除村数	抽查村数	复核结果为未控制村数	复核结果为控制村数	复核结果为消除村数
上栗	9	1	1	0	0	8	0	8	0	0	0	0	0
袁州	9	0	0	0	0	9	1	7	1	0	0	0	0
安源	7	0	0	0	0	3	0	1	2	4	0	0	4
芦溪	9	0	0	0	0	9	0	6	3	0	0	0	0
湘东	9	0	0	0	0	7	0	3	4	2	0	0	2
万载	9	0	0	0	0	0	0	0	0	9	0	0	9
乐平	6	0	0	0	0	0	0	0	0	6	0	0	6
合计	58	1	1	0	0	36	1	25	10	21	0	0	21

三、讨论

自 20 世纪 80 年代，江西省开展燃煤型氟中毒调查及防治工作，特别是在中转项目支持下，积极开展以"降氟改灶"为主的综合防治措施以来，全省防治工作取得了显著的成效，病区已实现防治措施全覆盖。考核验收结果显示：全省 7 个病区县（市、区）406 个病区村共调查 283 795 户居民，其中改良炉灶合格户数达 268 786 户，占调查总户数的 94.71%，正确使用合格改良炉灶的达到 257 639 户，合格改良炉灶正确使用率为 95.85%，7 个病区县（市、区）合格改良炉灶率、合格改良炉灶正确使用率均在90% 以上。

7 个病区县（市、区）中，袁州、湘东、万载、乐平等 4 个县（市、区）的合格改良炉灶率和合格改良炉灶正确使用率均达到 95% 以上，提示经过多年项目实施，在病区开展燃煤型氟中毒防治健康教育，推广并落实干预措施，降氟炉灶使用率大幅增加，且随着当地经济水平的提高，自觉使用清洁能源的病区户亦逐渐增多，病区群众敞灶烧煤的生活习性已发生了明显改变。

调查发现，除袁州区儿童氟斑牙患病率大于 20% 外，其他县（市、区）儿童氟斑牙患病率均低于

20%，其中万载和乐平 2 个县（市、区）已低于 15%，查出的氟斑牙患者中极轻和轻度占总数的 96.29%。分析认为，通过落实"降氟改灶"的干预措施，室内空气氟污染对人体的危害状况得到彻底改变。另外，江西省病区群众以大米为主食，且大米、辣椒都是通过自然晾晒，几乎不采用烘烤方式，通过食物摄入的氟含量甚微，因此，与贵州等以食物摄入方式为主的病区比较，儿童氟斑牙患病率相对较轻。

在考核验收过程中，发现县级自评结果和省级抽查复核结果存在轻微不符，尤其在儿童氟斑牙检查中，两者氟斑牙诊断符合率存在一定的差距。因此，定期对基层专业技术人员开展相关技术培训和督导，仍然是今后防治与监测工作不可忽视的环节。

通过多年努力，江西省燃煤型氟中毒防治工作已取得明显成效，但是全省 406 个病区村中达到消除标准的病区村仅占病区村总数的 18.72%。究其原因，首先，由于江西省实施干预措施时间较短，病区儿童氟斑牙患病率下降需要一个过程；其次，有一部分病区村居民户因炉灶损毁、未掌握正确使用方法等原因，合格改良炉灶率和 / 或合格炉灶正确使用率未能达到 95%；第三，少数病区村尚未达到控制标准，说明在这些病区村仍然存在燃煤氟暴露危害的隐患。因此，在今后的工作中仍需进一步强化可持续的防控措施，建立和健全后期管理维护机制，最终实现消除燃煤型氟中毒危害的目标。

四、结论

江西省 7 个燃煤型氟中毒病区县中，乐平市和万载县达到消除标准，其他 5 个县区达到控制标准。全省燃煤型氟中毒危害已得到有效控制，但今后仍需巩固防治效果，争取早日实现消除目标，彻底消除燃煤型氟中毒危害。

（李志宏、上官俊）

参 考 文 献

1. 江西省卫生志编纂委员会. 江西省卫生志. 合肥：黄山书社，1997.

2. 雒昆利，李玲，张湜溪，等. 云南、贵州燃煤型氟中毒重病区人群摄氟途径及氟斑牙患病情况. 卫生研究，2011，40（4）：474-477.

3. 晏维，罗兴建，陈静，等. 重庆市燃煤污染型地方性氟中毒流行因素分析. 现代预防医学，2009，36（16）：3006-3008.

4. 李达圣，安冬，何平. 贵州省燃煤型地方性氟中毒流行现状调查分析. 中国地方病学杂志，2005，24（6）：651-654.

5. 高瑞萍，许颖. 2008 年北京市延庆县地方性氟中毒病情监测分析. 中国地方病学杂志，2008，29（2）：176-178.

6. 陈玉红，黄秋艳，刘雪莲. 江西省宜春市燃煤污染型氟中毒流行病学调查及分析. 中国地方病学杂志，2010，11（12）：1274-1276.

7. 熊小玲，刘玮，李志宏，等. 江西省 2009 年燃煤污染型氟中毒病区现状调查. 现代预防医学，2013，40（13）：2408-2409.

8. 李志宏，刘玮，熊小玲，等. 江西省燃煤污染型氟中毒病区氟化物来源调查分析. 中华疾病控制杂志，2013，17（9）：800-802.

9. 晏维，罗新建，陈静，等. 重庆市燃煤污染型地方性氟中毒流行因素分析. 现代预防医学，2009，36（16）：3006-3008.

10. 李达圣，安东，何平，等. 贵州省燃煤型地方性氟中毒流行现状调查分析. 中国地方病学杂志，2005，24（6）：652-654.

11. 张伯友，安东，李达圣，等. 2014 年贵州省 11 个燃煤污染型氟中毒历史轻病区县防治效果评估. 中华地方病学杂志，2015，34（7）：513.

第十七章

广西壮族自治区燃煤污染型地方性氟中毒流行与控制

1983年，广西首次发现地方性氟中毒病区。1989年，全区开展全面系统的地方性氟中毒流行病学摸底调查，基本摸清了病区分布及流行规律。燃煤型氟中毒病区主要分布于河池市的罗城县和来宾市的合山市。病区覆盖8个乡镇、55个行政村、518个自然村，病区居民4.3万户，人口22.96万人。1993年对病区实施改炉改灶工程，累计改良炉灶12 011户，实际受益人口5.56万人。2007、2008两个年度，广西利用中央补助资金在罗城县、合山市的燃煤型氟中毒病区村开展综合防治工作，覆盖两地所有的病区村。对氟病区3.1万户居民实施改炉改灶，完成31 003户，改炉改灶率100.01%，炉灶合格率100.00%。综合防治措施相关指标均达到国家"十一五"《规划》目标要求，为广西控制乃至消除燃煤型氟中毒的危害奠定了坚实基础。2012—2013年，对合山市和罗城县开展考核验收工作。2015年，按照国家地方病防治"十二五"规划终期考核评估方案，对病区县再次复核。结果显示，广西燃煤型氟中毒病区全部达到控制标准，绝大部分病区村达到消除标准。病区居民基本不再受燃煤型氟中毒的危害。

Chapter 17

Prevalence and Control of Coal-burning Type of Endemic Fluorosis in Guangnxi Zhuang Autonomous Region

Endemic fluorosis was first discovered in Guangxi Zhuang Autonomous Region in 1983. In 1989, a comprehensive epidemiological investigation for endemic fluorosis was carried out in the whole autonomous region, and the distribution of edemic areas and the epidemic pattern were found out. Coal-burning fluorosis was mainly distributed in Luocheng Mulao Autonomous County of Hechi City and Heshan County of Laibin City, and the endemic areas covered 518 natural villages, 55 administrative villages and 8 townships, involving 43 thousand households and 229.6 thousand people. In 1993, the stove improvent project was conducted, which covered 12, 011 households and benefited 55.6 thousand people. In 2007 and 2008, comprehensive measures of prevention and control were carried out in the endemic areas of coal-burning fluorosis in Guangxi Autonomous Region by the support of PCTL, covering all the endemic villages in Luocheng County and Heshan City. The project aimed to improve the stoves in 31, 000 households and finally completed in 31, 003 households, the stove improvement rate was 100.01% and the qualification rate was 100.00%. The correlative indexes of the comprehensive prevention and control reached the requirement of the national Eleventh Five-Year Plan, which laid a solid foundation for the control and elimination of coal-burning fluorosis in Guangxi. In 2012 and 2013, the assessment and acceptance work were carried out in Luocheng County and Heshan City. In 2015, review investigations were conducted in these endemic areas according to the final evaluation plan of the national Twelfth Five-Year Plan for endemic disease prevention and control. The results showed that all the endemic areas in Guangxi reached the control criteria of coal-burning fluorosis and majority of the endemic areas reached the elimination criteria. The residents living in the endemic areas were basically no longer endangered by the coal-burning fluorosis.

第一节　流行与危害

1983 年，广西壮族自治区在罗城、合山、贺州八步 3 个县（区）首次发现地方性氟中毒。1989 年后，全区开展了全面系统的地方性氟中毒流行病学摸底调查，基本摸清了病区分布及流行规律。广西存在燃煤型、饮水型两种类型的地方性氟中毒，其中，燃煤型氟中毒分布在河池市罗城仫佬族自治县和来宾市合山市。当时，确定病区覆盖 8 个乡镇、55 个行政村、518 个自然村，病区居民 4.3 万户，涉及人口 22.96 万人。2008 年度地方病统计年报显示，病区有氟斑牙患者 83 734 人，氟骨症患者 5846 人。

罗城县是仫佬族少数民族县，位于广西北部，云贵高原苗岭山脉九万大山南沿地带，已探明的煤炭储量 1.01 亿吨，被称为"广西煤炭之乡"。病区主要分布在 5 个乡（镇），34 个行政村，病区居民 29 534 户，涉及人口 159 709 人，病区人均年收入 3938 元。合山市地处桂中腹地，红水河之滨，以盛产煤炭而被称为广西"煤都"，煤田储量约 7 亿多吨，占广西煤炭储量的三分之一。病区分布在 3 个乡（镇）的 21 个行政村，病区居民 13 466 户，涉及人口 69 890 人，人均年收入 4094 元。广西各产煤区中煤的氟含量均很高（120～1890mg/kg），但仅在罗城、合山存在燃煤型氟中毒流行，究其主要原因与病区居民生活用煤固有的不良习惯有关。当地居民长年使用没有烟囱的地炉做饭、取暖和烘烤粮食，燃煤过程中排放的大量氟化物造成室内空气和食物污染。

20 世纪 90 年代初期，经对燃煤型氟中毒病区的调查、采样分析，结果显示：存放于室内 5 个月的玉米氟含量为 29.68～105.00mg/kg，平均值为 69.84mg/kg；而未经污染的新鲜玉米氟含量仅为 0.7mg/kg。罗城县室内空气氟含量为 0.011～0.287mg/m³，日平均浓度为 0.032mg/m³，超标 45 倍；合山市室内空气氟含量为 0.037～1.79mg/m³，日平均浓度为 0.30mg/m³，超标 43 倍。要解决好燃煤型氟中毒的问题，关键还在于解决农民合理使用燃煤的问题。

第二节　2007 年以前防治措施的落实

1983—1993 年，先后组织人员对两县（市）的燃煤型氟中毒病区开展调查和防治工作。1993 年开始，为做好广西地方性氟中毒防治工作，原自治区卫生厅和原自治区卫生防疫站多次邀请相关部门参加全区地氟病防治工作年会，共同商讨实施改炉改灶防治措施，落实项目资金。1993 年调查结果显示，病区改炉改灶工程顺利实施，通过推广使用高效节能型炉灶等综合治理措施，取得了明显防治效果。累计落实降氟炉灶 12 011 户（轻病区 1038 户、中病区 5403 户、重病区 5570 户），实际受益人口 5.56 万人。其中罗城仫佬族自治县累计落实降氟炉灶 7811 户（轻病区 100 户、中病区 3711 户、重病区 4000 户），实际受益人口 3.33 万人；合山市累计落实降氟炉灶 4200 户（轻病区 938 户、中病区 1692 户、重病区 1570 户），实际受益人口 2.23 万人。通过对罗城县四把、桥头、东门乡及合山市东矿小学、中学 517 名在校学生氟斑牙患病情况进行调查显示，两地儿童氟斑牙检出率比未改炉灶前分别下降了 25.43% 和 43.68%，说明改灶降氟的效果明显。

1994—2006 年，由于缺乏经费支持，两县（市）燃煤型氟中毒病区的改炉改灶工作基本处于停滞状态，病区仍有 31 048 户、16.69 万人受燃煤型氟中毒的危害。

第三节　2007—2008 年度病区综合防治措施的落实

根据 2007 年度、2008 年度《中央补助公共卫生专项资金地方病防治项目管理方案》和《中央补助地方公共卫生专项资金地方病防治项目技术方案》，中央财政安排专项资金用于开展燃煤型氟中毒病区综合防治工作。防治项目内容包括基线调查、改炉改灶和健康教育，旨在通过落实以改炉改灶为主的综合防治措施，加快防治工作进程，有效控制燃煤型氟中毒危害，保障病区居民健康。广西根据实际情况，分批在罗城县和合山市病区开展综合防治工作。两地基线调查共入户 41 091 户，确定项目实施范围；调查 8～12 岁儿童 7881 人，检出极轻度及以上氟斑牙 3305 人，氟斑牙检出率为 41.94%；检查成人 48 770 人，未发现氟骨症患者。共完成 3.1 万户居民的改炉改灶工作。开展形式多样的健康教育活动，病区居民健康知识知晓率显著提高。

一、内容与方法

（一）基线调查

了解病区村人口学资料、历史防治措施落实情况、儿童氟斑牙患病情况。确定实施改炉改灶范围及项目户，2007 年度改炉改灶任务数为罗城县 6000 户、合山市 4000 户，2008 年度改炉改灶任务数为罗城县 15 734 户、合山市 5266 户。

（二）改炉改灶

在基线调查基础上，选定实施项目的病区范围，在当地技术指导组或技术人员指导下进行改炉改灶工作。由受过培训的技工按照《降氟炉灶基本技术要求》实施降氟炉灶工程，确保降氟炉灶的质量。在改炉改灶的同时，对炉灶改良户进行正确使用和日常维护的技术培训，延长炉灶的使用寿命，最大限度地发挥降氟炉灶的防病作用。改炉改灶工程完成后，逐户进行验收。

（三）健康教育

因地制宜地采取群众喜闻乐见的形式，通过广播、电视新闻媒体、举办培训班、开设中小学健康教育课、发放宣传画、张贴标语、人际传播等形式开展健康教育活动，使病区广大干部、乡村医生、教师、学生及居民了解高氟对人体健康的危害及有效防治措施，广泛动员病区居民主动参与防治工作，自觉改变不利于健康的生活习惯。

二、结果

（一）基线调查

了解病区县（市）和病区村的基本情况，明确改炉改灶实施范围，分别开展了两次基线调查工作。

1. 入户调查 2007—2008 年，在两个病区县（市）共调查 41 091 户，其中 2007 年入户调查 16 313 户，包括罗城县的 2 个乡镇 7 个行政村及合山市的 3 个乡镇和 1 个社区共 8 个行政村；2008 年入户调查 24 778 户，包括罗城县的 5 个乡镇 33 个行政村，涵盖 15 734 户居民以及合山市的 3 个乡镇 13 个行政村，涵盖 5266 户居民，明确了项目实施范围。见表 17-1。2008 年入户调查的行政村包含了 2007 年入户调查的行政村。

表 17-1　2007—2008 年度广西燃煤型氟中毒项目县病区村范围

地区	项目县数	项目县总村数	项目县总户数	项目县总人口数	病区村数	改炉改灶户数	受益人口数
罗城	1	141	110 000	370 000	33	21 734	90 246
合山	1	29	24 427	135 399	13	9269	42 823
合计	2	170	134 427	505 399	46	31 003	133 069

2. 病情调查 2007—2008 年，共对 7881 名 8～12 岁儿童进行氟斑牙患病情况调查，检出氟斑牙患者 3305 名，患病率为 41.94%，其中罗城 49.53%（742/1498）、合山 31.20%（317/1016）。2007 年，对 16 岁以上 48 770 名成人进行氟骨症检查，其中罗城县检查 21 725 人，合山市检查 27 045 人，均未检出临床氟骨症患者。见表 17-2。

表 17-2　2007—2008 年度广西燃煤型氟中毒项目村氟中毒病情调查结果

年度	地区	项目村数*	8～12岁儿童数	氟斑牙人数	氟斑牙检出率(%)	成人数	氟骨症人数	成人氟骨症检出率(%)
2007	罗城	7	1498	742	49.53	21 725	0	0
	合山	8	1016	317	31.20	27 045	0	0
	合计	15	2514	1059	42.12	48 770	0	0
2008	罗城	33	3987	1822	45.70	0	0	0
	合山	13	1380	424	30.72	0	0	0
	合计	46	5367	2246	41.85	0	0	0
合计	罗城	33	5485	2564	46.75	21 725	0	0
	合山	13	2396	741	30.93	27 045	0	0
	合计	46	7811	3305	42.31	48 770	0	0

注：* 项目村为行政村，2008 年的项目村包含了 2007 年的 15 个项目村。

3. 人群尿氟检测　2007 年，在两个病区县（市）共采集儿童尿样 261 份，尿氟检出范围为 0.14～4.14mg/L，几何平均值为 0.52mg/L。其中，罗城县检测 171 人，尿氟检出范围为 0.15～1.64mg/L，几何平均值为 0.45mg/L；合山市检测 90 人，尿氟检出范围为 0.14～4.14mg/L，几何平均值为 0.69mg/L。此外，罗城县检测育龄妇女 45 人，尿氟检出范围为 0.10～2.83mg/L，几何平均值为 0.48mg/L。

4. 环境样品氟含量检测　2007 年，罗城县采集饮用水 17 份，水氟均值为 0.10mg/L；灌溉水 12 份，水氟均值为 0.15mg/L。室内空气 13 份，空气氟均值为 0.08mg/m³。采集玉米 14 份，氟含量检出范围为 1.08～14.07mg/kg，含氟量均值为 6.33mg/kg，超标率 100%。

（二）健康教育

罗城县和合山市重视燃煤型氟中毒病区健康教育工作，通过播放宣传片、刷写永久性宣传标语、印制发放宣传单、宣传画、挂历及作业本、出板报以及现场咨询等多种形式（见表 17-3），全面提高了病区群众的燃煤型氟中毒防治知识。两县病区小学地方病防治健康教育开课率 100%。通过大力宣传，两县燃煤型氟中毒防治知识知晓率显著提高。

表 17-3　2007—2008 年度广西燃煤型氟中毒病区健康教育形式汇总

采取的方式	年度	县	乡	村	学生数	成人数
1. 广播、电视、报纸	2007	2	14	167	17 794	270 813
	2008	2	13	79	23 474	97 672
2. 培训班、会议	2007	2	6	35	300	595
	2008	2	10	72	0	505
3. 入户访谈	2007	1	3	6	360	180
	2008	2	18	145	19 129	95 970
4. 中小学生健康教育课	2007	2	6	35	8026	153
	2008	2	13	79	7130	50
5. 作文比赛	2007	0	0	0	0	0
	2008	1	3	13	500	0
6. 宣传画、标语、黑板	2007	2	6	18	8583	118 976
	2008	2	10	72	750	88 298
7. 文艺演出	2007	0	0	0	0	0
	2008	0	0	0	0	0
8. 其他	2007	1	11	6	2536	8526
	2008	0	0	0	0	0

2007 年，学生的燃煤型氟中毒防治知识知晓率，罗城县从 82.51% 提高到 94.17%，合山市从 63.73% 提高到 97.06%；2008 年，罗城县从 70.27% 提高到 91.18%，合山市从 17.55% 提高到 85.58%。成人的燃煤型氟中毒防治知识知晓率，2007 年罗城县从 74.91% 提高到 90%，合山市从 65.83% 提高到 87.50%；2008 年，罗城县从 29.16% 提高到 76.19%，合山市从 65.83% 提高到 87.50%。见表 17-4。

表 17-4　2007—2008 年广西燃煤型氟中毒病区健康教育前后防治知识知晓情况

| 年度 | 地区 | 接受健康教育学生人数 | 接受健康教育成人人数 | 健康教育前 | | | | 健康教育后 | | | |
				抽查学生人数	学生防治知识知晓率（%）	抽查成人人数	成人防治知识知晓率（%）	抽查学生人数	学生防治知识知晓率（%）	抽查成人人数	成人防治知识知晓率（%）
2007	罗城	6000	280 000	120	82.51	60	74.91	120	94.17	60	90.00
	合山	4500	130 000	102	63.73	60	65.83	102	97.06	60	87.50
	合计	10 500	410 000	222	73.87	120	70.37	222	95.50	120	88.75
2008	罗城	5644	71 175	240	70.27	240	29.16	780	91.18	780	76.19
	合山	5000	25 000	750	17.55	60	65.83	509	85.58	60	87.50
	合计	10 644	96 175	990	30.33	300	36.44	1289	88.98	840	77.02
合计	罗城	11 644	351 175	360	74.44	300	38.31	900	91.56	840	77.14
	合山	9500	155 000	852	23.12	120	65.00	611	87.56	120	88.33
	合计	21 144	506 175	1212	38.37	420	45.94	1511	89.44	960	78.54

（三）改炉改灶

2007—2008 年，共完成 3.1 万户改炉改灶工作，占任务量的 100.01%（31003/31000），受益人口 13.218 万人，新改炉灶验收合格率和正确使用率均为 100%。

其中，2007 年度共完成 10 003 户改炉改灶工作，占任务量的 100.03%，受益人口 42 180 人，新改炉灶验收合格率和正确使用率均为 100%。罗城县完成 6000 户改炉改灶指标，完成率 100%；其中，新改炉 3590 户、新改灶 2410 户，受益人口 25 246 人；新改炉灶验收户数 6000 户，合格户数 6000 户、合格率为 100%，正确使用户数 6000 户、正确使用率为 100%。合山市完成 4003 户的改炉改灶工作，占任务指标 100.08%（4003/4000）；其中，新改炉 16 户、新改灶 1715 户、新建烟囱 291 户，维修 645 户、改灶且同时建烟囱 1305 户、改灶和维修 26 户、建烟囱和维修 5 户，受益人口 16 934 人；新改炉灶验收户数 4003 户，合格户数 4003 户，合格率为 100%；正确使用户数 4003 户，正确使用率为 100%。见表 17-5。

表 17-5　2007—2008 年度广西改炉改灶完成比例和验收情况

年度	地区	任务数（万）	完成改炉改灶户数	完成率（%）	改炉户数	改灶户数	检查验收户数	合格户数	合格率（%）	正确使用户数	正确使用率（%）
2007	罗城	0.6	6000	100.00	3590	2410	6000	6000	100.00	6000	100.00
	合山	0.4	4003	100.08	16	3987	4003	4003	100.00	4003	100.00
	合计	1.0	10 003	100.03	3606	6397	10 003	10 003	100.00	10 003	100.00
2008	罗城	1.5734	15 734	100.00	9000	6734	15 734	15 734	100.00	15 734	100.00
	合山	0.5266	5266	100.00	0	5266	5266	5266	100.00	5266	100.00
	合计	2.1	21 000	100.00	9000	12 000	21 000	21 000	100.00	21 000	100.00
合计	罗城	2.1734	21 734	100.00	12 590	9144	21 734	21 734	100.00	21 734	100.00
	合山	0.9266	9269	100.03	16	9253	9269	9269	100.00	9269	100.00
	合计	3.1	31 003	100.01	12 606	18 397	31 003	31 003	100.00	31 003	100.00

2008年，共完成改炉改灶2.1万户、受益人口9.09万人，任务完成率100%；其中，新改炉9000户、新改灶7915户、新建烟囱2724户、新改灶且同时新建烟囱1361户；项目验收21 000户，合格户数21 000户，合格率为100%；正确使用21 000户，正确使用率达100%。河池市罗城县完成改炉改灶15 734户，任务完成率100%；其中新改炉9000户、新改灶6734户，受益人口65 000人；新改炉灶验收户数15 734户，合格户数15 734户，合格率100%；正确使用户数15 734户，正确使用率100%。来宾市合山市完成改炉改灶5266户，任务完成率100%；其中，新改灶1181户、新建烟囱2724、新改灶且同时新建烟囱1361户，受益人口25 889人；新改炉灶验收户数5266户，合格户数5266户，合格率100%；正确使用户数5266户，正确使用率100%。见表17-5。

三、讨论

燃煤型氟中毒的流行，究其主要原因与病区居民生活用煤固有的不良习惯有关。当地燃煤含氟量均很高（120～1890mg/kg），居民长年使用没有烟囱的地炉做饭、取暖和烘烤粮食，燃煤过程中排放的大量氟化物造成空气和食物的污染，引发了慢性氟中毒。

2007—2008两个年度，两个县（市）共调查8～12岁儿童7881人，检出氟斑牙患者3305人，氟斑牙检出率为41.94%。其中罗城县共调查5485人，检出氟斑牙患者2564人，氟斑牙检出率为46.75%；合山市共调查2396人，检出氟斑牙患者741人，氟斑牙检出率为30.93%。根据《地方性氟中毒病区划分》标准（GB 17018）：当地出生居住的8～12周岁儿童氟斑牙检出率>30%，达到病区判定标准。基线调查结果表明，调查地区仍然有相当数量的居民受到燃煤型氟中毒的危害，急需采取针对性的防治措施控制乃至消除氟中毒危害。

尿氟含量可在一定程度上反映人群接触环境氟水平，可作为一个地区人群近期摄氟水平和人体内氟蓄积水平的参考指标之一。两个病区儿童尿氟几何平均值为0.52mg/L，成人尿氟几何平均值为0.48mg/L，均未超过《人群尿氟正常值》（WS/T 256—2005）有关标准。这可能与采集检测尿样时间为当年的8～9月份，并非当地居民燃煤做饭、取暖和烘烤食物的高峰季节有关。

采集居民饮用水17份、灌溉水12份，水氟均值分别为0.10和0.15mg/L，所有水样含氟量均未超过《生活饮用水卫生标准》（GB 5749—2006），说明调查地区氟中毒病区形成的原因不是高氟饮用水引起。而采集室内空气13份，空气氟含量均值为0.08mg/m³，对照《环境空气质量标准》（GB 3095—2012）环境空气中氟化物1小时平均浓度限值为0.02mg/m³，本次监测的空气氟化物含量超标4倍。分析原因主要是居民户炉灶烟囱不出屋，煤烟不能排放到屋外所致。

燃煤型氟中毒是典型的与行为生活方式密切相关的疾病。健康教育在地氟病防治中发挥着越来越重要的作用，在病区的广大群众中宣传普及防治氟中毒健康教育知识，帮助他们培养自我防氟保健意识和建立健康的生活行为方式，才能主动有效、可持续地控制地氟病的发生，直至根本消除。两个年度的病区综合防治工作均开展了健康教育工作，通过开展形式多种多样且针对性较强的健康教育活动，使病区广大干部、乡村医生、教师、学生及居民了解高氟对人体健康的危害及有效防治措施，广泛动员病区居民主动参与防治工作，自觉改变不利于健康的生活习惯。通过宣传教育，病区居民地氟病防治知识知晓率上升了11～68个百分点，为促进病区居民不良生活行为改变打下了坚实基础。

从改炉改灶项目验收情况看，炉灶合格率和正确使用率均为100%，达到《地方性氟中毒病区控制标准》（GB 17017—2010）相关指标要求。

四、结论

2007年、2008年两个年度，广西利用中转项目资金在罗城县、合山市的燃煤型氟中毒病区村开展综合防治工作。对燃煤型氟中毒病区3.1万户居民实施改炉改灶，使防治措施全覆盖，完成了31 003户，改炉改灶率为100.01%，炉灶合格率和正确使用率均为100.00%。通过项目的实施，为广西控制乃至消除燃煤型氟中毒的危害奠定了坚实基础。

第四节 考 核 验 收

为按期实现《全国地方病防治"十二五"规划》目标,全面推进燃煤型氟中毒防治工作进程,建立和完善防治工作绩效考核制度,客观、准确和全面地评价燃煤型氟中毒在落实综合防治措施后的防治效果,从2012年开始,原卫生部有计划地组织各燃煤型氟中毒病区省份开展防治考核验收工作。广西制定了《广西燃煤污染型地方性氟中毒防制考核验收方案》,2012—2013年分别组织合山市和罗城县开展考核验收工作,2015年对罗城县考核验收进行再一次复核。

一、内容与方法

(一)县级自评

1．调查对象 以病区自然村为单位,调查辖区内全部病区村所有居民户以及该村出生居住的8～12周岁儿童。

2．调查内容 居民户降氟炉灶落实情况(包括使用清洁能源,如电能、液化气、沼气等)和使用情况、供人食用的玉米和辣椒正确干燥情况,以及儿童氟斑牙患病情况。

3．调查方法及判断标准 儿童氟斑牙检查采用《氟斑牙诊断》(WS/T 208—2011)、病区防治措施落实效果评估按照《地方性氟中毒病区控制标准》(GB 17017—2010)和《燃煤污染型地方性氟中毒病区消除标准》进行判定。

(二)省市级复核

1．调查对象 每个县(市)随机抽取3个燃煤型氟中毒流行乡镇(不足3个乡镇的全部调查),每个乡镇随机抽取3个病区村(不足3个病区村的全部调查),每个病区村随机抽取1个自然村,从调查的第1户开始,依据隔户抽查的原则抽取10户家庭;调查被抽取病区村出生居住的8～12周岁儿童氟斑牙患病情况。

2．调查内容 同县级自评。

3．调查方法及判定标准 同县级自评。

二、结果

(一)县级自评

1．合山市

(1)基本情况:合山市人民政府将地方病防治工作纳入国民经济和社会发展规划,成立了由市政府领导,卫计、财政、工商、教育科技、广播电视、发改委、农业、林业、民政、残联等多部门组成的地方病防治工作领导小组,从2012年11月开始启动燃煤型氟中毒考核验收工作,制定了《合山市地氟病防治项目后期管理方案》,明确了工作目标和职责分工。投入资金72万元,用于项目后期管理工作,开展健康教育,对损坏炉灶、烟囱进行维修。

(2)入户调查:对3个乡镇、1个社区共21个行政村、76个自然村所有居民户开展调查。调查发现,合山市居民生活用煤已被其他清洁能源取代,已经不存在燃煤造成的空气氟污染,粮食干燥以日晒为主。共调查13 457户,均已落实降氟炉灶防治措施且炉灶均合格,合格降氟炉灶率为100%。其中13 378户能正确使用炉灶,合格降氟炉灶正确使用率为99.41%。13 457户通过日晒方式干燥玉米、辣椒,玉米、辣椒正确干燥率为100%。

(3)儿童氟斑牙检查:共调查病区出生居住的8～12周岁儿童2391人,其中,正常2363人、占98.83%,可疑11人、占0.46%,极轻度17人、占0.71%。氟斑牙检出率为0.71%,氟斑牙指数为0.009,流行强度属于阴性。与2009年调查结果相比,氟斑牙检出率显著降低(χ^2=763.255,P<0.01),已达到消除水平。

2．罗城县

（1）基本情况：罗城县政府成立了县地方病防治领导小组，由分管卫生工作的副县长任组长。制定下发了《罗城仫佬族自治县"十二五"地方病防治规划》和《罗城仫佬族自治县"十二五"地方病防治目标实施方案》，将地氟病防治工作纳入重要议事日程，落实目标责任制，县政府与卫生、教育等有关部门签订了地氟病防治工作责任书。于2013年4月启动考核评估工作，成立了县考核评估领导小组和评估组，负责本次考核评估事宜。投入资金106.5万元，用于项目后期管理工作，开展健康教育，对损坏炉灶、烟囱进行维修。

（2）入户调查：对5个乡镇、34个行政村、354个自然村所有居民户开展调查。共调查34 864户居民，均已落实降氟炉灶防治措施且炉灶均合格，合格降氟炉灶率为100%。其中，34 640户能正确使用炉灶，合格降氟炉灶正确使用率为99.37%。34 746户通过日晒方式干燥玉米、辣椒，玉米、辣椒正确干燥率为99.66%。

（3）儿童氟斑牙检查：共调查病区出生居住的8～12周岁儿童4526人，其中，正常4319人、占95.43%，可疑24人、占0.53%，极轻度95人、占2.10%，轻度88人、占1.94%，共检出氟斑牙病例183人，儿童氟斑牙检出率为4.04%，氟斑牙指数为0.06，流行强度属于阴性。与2009年调查结果相比，氟斑牙检出率显著降低（χ^2=2042.774，P<0.01），已达到消除水平。

（二）省市级复核

1．合山市

（1）基本情况：复核合山市自评材料，有关材料及数据基本完备，存档规范、管理完善。按照国家方案要求，随机抽取合山市燃煤型氟中毒病区3个乡（镇）的9个病区村进行现场调查，9个病区村分别是北泗乡的灵台村、在勤村、东亭村，河里乡的马安村、长模村、环山村，岭南镇的古城村、溯河村、思光村。

（2）入户调查：共调查91户居民户，病区居民的生活能源主要以电能、液化气、沼气、柴火为主，已无居民使用煤作为生活能源。合格降氟炉灶率为100%、合格降氟炉灶正确使用率为100%、玉米辣椒正确干燥率为100%。

（3）儿童氟斑牙检查：共检查9个病区村当地出生居住的8～12岁儿童752人其中正常710人、占94.41%，可疑29人、占3.86%，极轻度9人、占1.20%，轻度4人、占0.53%，检出氟斑牙患者13人，氟斑牙检出率为1.73%，氟斑牙指数为0.04，流行强度为阴性，已达到消除水平。

2．罗城县

（1）基本情况：复核罗城县自评材料，有关材料及数据基本完备，存档规范、管理完善。按照国家方案要求，随机抽取罗城县燃煤型氟中毒病区3个乡（镇）的9个病区村进行现场调查，9个病区村分别是东门镇的凤梧村、勒俄村、古耀村，四把镇的里宁村、长春村、龙马村，小长安乡的龙腾村、归安村、小长安村。

（2）入户调查：共调查93户居民户，病区居民的生活能源主要以电能、液化气、沼气、柴火为主，仍有少部分居民使用燃煤作为生活能源。其中，合格降氟炉灶居民家庭89户，且均能正确使用，合格降氟炉灶率和合格降氟炉灶正确使用率均为95.70%；有2户居民仍使用燃煤熏烤干燥玉米，病区供人食用的玉米辣椒正确干燥率为97.85%。

（3）儿童氟斑牙检查：检查9个病区村当地出生居住的8～12岁儿童共894人，其中，正常705人、占78.86%，可疑120人、占13.42%，极轻度63人、占7.05%，轻度5人、占0.56%，中度1人、占0.11%，检出氟斑牙患者69人，氟斑牙检出率为7.72%，氟斑牙指数为0.15，流行强度为阴性，已达到消除水平。

三、讨论

推广降氟炉灶是控制燃煤型氟中毒的主要措施。自1993年以来，广西壮族自治区逐步在病区开展综合防治工作，推广改炉改灶项目，取得了一定成效。尤其2008年以来，在中转项目的支持下，在全区病区范围内开展以健康教育为基础、改炉改灶为主的综合防治措施。至 2009 年年底，两个病区县（市）均实现了防治措施全覆盖。

经县级自评，罗城县的儿童氟斑牙检出率由 45.70% 降至 4.04%，氟斑牙检出率显著降低（χ^2=2042.774，P<0.01）；合山市则由 30.72% 降至 0.71%，氟斑牙检出率显著降低（χ^2=763.255，P<0.01）。

考评结果表明，病区居民生活水平有了极大提高，病区居民的生活能源主要以电能、液化气、沼气、柴火为主，已不使用或基本不使用燃煤作为生活能源，较 2009 年调查的 84.86% 家庭仍以煤作为主要燃料的情况发生了根本性的变化。合山市合格降氟炉灶率为 100%，合格降氟炉灶正确使用率为 99.41%；罗城县合格降氟炉灶率为 100%，合格降氟炉灶正确使用率为 99.37%。导致病区形成的致病因素已经消除。

健康教育是持续控制燃煤型氟中毒的重要措施。多年来，通过开展有针对性的健康教育活动，合山市和罗城县的玉米、辣椒正确干燥率分别为 100% 和 99.66%，较 2009 年调查的 55.59%～75.30% 的正确干燥率有了大幅度提高。

在本次考核过程中，也发现了一些问题。如部分居民炉灶存在老化、零部件损坏等现象。多年防治实践证明，降氟炉灶合格率和正确使用率是提高防治效果的重要保证。针对上述问题，为持续巩固防治成果，确保 90% 新建炉灶 10 年后性能良好，居民合格炉灶正确使用率达 95% 以上，建议保留燃煤型氟中毒防治项目，持续投入专项资金，开展病区防治项目后期管理工作。如定期开展普查，了解病区村已改炉灶损坏情况，对损坏部件进行更新或维修；因地制宜地开展多种形式的健康教育活动，促进病区居民健康行为的形成。

四、结论

根据国家《地方性氟中毒病区控制标准》（GB 17017—2010）和《燃煤污染型地方性氟中毒病区消除标准》，结合县级自评和省市级复核情况，得出以下结论。

1. 广西合山市燃煤型氟中毒病区复核结果与自查自评结果一致，21 个病区村均已达到消除标准，合山市病区居民已不再受到燃煤型氟中毒的危害，达到病区消除标准。

2. 广西罗城县燃煤型氟中毒病区复核结果与自查自评结果基本一致，总体上罗城县病区居民已基本不再受燃煤型氟中毒的危害，达到病区控制标准；以病区行政村为单位，33.33% 的病区村达到控制标准，66.67% 的病区村达到消除标准。

综合上述情况分析，广西燃煤型氟中毒病区已全部达到控制标准以上，病区居民已不再受燃煤型氟中毒的危害。

（廖　敏、刘　军）

参 考 文 献

1. 晏吉英，宁锐军，马利民，等. 广西地方性氟中毒病区类型、成因及预防措施的效果观察. 广西预防医学，995，1（5）：290-293.

2. 高瑞萍，许颖. 2008 年北京市延庆县地方性氟中毒病情监测分析. 中国地方病学杂志，2010，29（2）：176-178.

3. 陈玉红，黄秋艳，刘雪莲. 江西省宜春市燃煤污染型氟中毒流行病学调查及分析. 中国预防医学杂志，2010，11（12）：1274-1276.

4. 邓承凯，田茂英. 地方性燃煤污染型氟中毒防治项目健康教育策略和工作方法探讨. 疾病预防控制通报，2012，27（4）：67-69.

5. 李达圣，安冬，何平. 贵州省燃煤型地方性氟中毒重病区成因与控制对策. 中国地方病学杂志，2010，29（2）：212-214.

6. 肖邦忠，陈静，晏维，等. 重庆市燃煤型氟中毒流行因素及防治对策. 热带医学杂志，2009，9（8）：954-958.

7. 白学信. 地方性氟中毒防制对策新思考. 中国地方病学杂志，2001，20（2）：146-147.

8. 孙殿军，孙玉富，张兆军，等.贵州省地方性氟中毒防治情况的考察报告.中国地方病学杂志，2003，22（2）：168-169.

9. 张伯友，李达圣，梁音，等.贵州省改良炉灶防治燃煤污染型氟中毒后续管理效果分析.中国地方病防治杂志，2011，26（4）：273-275.

10. 孙玉富，赵丽军，孙殿军.地方性氟中毒病区控制评价指标及标准研究.中国地方病学杂志，2009，28（2）：225-227.

下篇

中国北方地区燃煤污染型地方性氟中毒流行与控制

第十八章

陕西省燃煤污染型地方性氟中毒流行与控制

陕西省燃煤型氟中毒病区主要分布于安康市。1980、1994 和 2001 年，陕西省分别进行了 3 次病情调查，结果显示儿童氟斑牙及成人氟骨症患病率一直处于上升态势，病区面积不断扩大，受危害人口持续增长，病情蔓延趋势始终未得到有效控制。陕西省燃煤型氟中毒病区以改炉改灶为主的防治工作始于 20 世纪 80 年代初，但由于受经济条件限制，工作进展缓慢。2005—2007 年开展的中转项目，中央和省级共投资 3677.1 万元，安康和汉中两市 3 年共完成降氟炉具改炉改灶 260 432 套（个），其中传统炉具 179 441 套，成品炉具 80 991 个，受益居民 197 271 户、75.18 万人。连续 17 年的全国重点监测结果显示，4 个监测点室内空气和食物氟含量、儿童氟斑牙和成人氟骨症患病率均出现不同程度的下降，防氟改灶取得一定成效。氟骨症患者药物治疗总有效率在 76%～100% 之间，明显缓解了患者病痛，深受病区群众的欢迎。2009 年开展的病区改灶需求调查显示，病区燃料结构发生了变化，燃煤地区在逐渐减少，居民住房质量提高，室内结构较为合理，居民防病意识增强。病区防治效果评估表明，病区已全面落实防氟措施，病区氟斑牙病情达到控制或消除标准，儿童尿氟含量低于国家标准，无新发成人临床重度氟骨症患者，病区健康教育效果明显。开展病区考核验收的 8 个病区县中，镇巴县达到国家消除标准，石泉县达到国家控制标准，各病区县儿童氟斑牙病情在县级层面均达到控制水平，全省达到消除或控制标准的病区村 1085 个，占总病区村的 72.92%，防治工作取得显著成效。

Chapter 18

Prevalence and Control of Coal-burning Type of Endemic Fluorosis in Shaanxi Province

Ankang City is the main coal-burning fluorosis area in Shaanxi Province. Epidemiological investigation was carried out three times in 1980, 1994 and 2001, respectively, which showed that the rates of children's dental fluorosis and adult skeletal fluorosis were on constant rise, the endemic area was expanding and the affected population continued to increase, indicating that the spread of fluorosis was not effectivley controled. The prevention and control of coal-burning fluorosis mainly by improving stoves was started in the early 1980s. But due to the limitation of fund, the progress of preventing fluorosis was slow. From 2005 to 2007, supported by PCTL, a total of 36.771 million RMB invested by the governments at both the central and provincial level was used to install 260, 432 sets of improved stoves for 3 consecutive years, including 179, 441 sets of traditional stoves and 80, 991 ready-made stoves in Ankang City and Hanzhong City, which brought great benefit to 19, 7271 households and 751.8 thousand people living in the endemic areas. According to the data analysis of four monitoring sites over 17 consecutive years, the fluoride concentrations in the indoor air and the food, the rates of children's dental fluorosis and adult skeletal fluorosis decreased respectively. Certain effects have been achieved in stove improvement. The total effective rate of drug treatment for the patients of skeletal fluorosis was between 76% and 100%, which significantly relieved the pain of patients and was well accepted by the residents in the endemic area. Investigation on the requirement of improved stoves in 2009 suggested that the fuel structure of the endemic area had changed, and the coal burning area decreased gradually. The quality of house has improved and the structure of house has become reasonable. The residents'awareness of disease prevention increased than before. The evaluation on the effect of prevention and control showed that effective measures had been fully implemented in the endemic areas. The prevalence of dental fluorosis in the endemic villages had reached the standard of control or elimination, the urinary fluoride level was significantly lower than the national standard, and there were no new cases of serious skeletal fluorosis. Preventive effect of health education for coal-burning fluorosis was obvious. The results of assessment and acceptance of coal-burning fluorosis confirmed that among 8 endemic counties, Zhenba County has reached the national standard of elimination, and Shiquan County has reached the national standard of control. Rates of children's dental fluorosis for all the endemic counties have reached the level of control. In the province, 1, 085 villages reached the control or elimination standards, accounting for 72.92% of the total endemic villages, which suggested that the prevention and control of coal-burning fluorosis in Shaanxi had made remarkable achievements.

第一节　流行与危害

燃煤型氟中毒的流行与病区地理特征及人文环境密切相关。陕西省燃煤型氟中毒流行于陕南秦巴山区，病区集中分布在安康市及与其相邻的汉中市镇巴县。陕南秦巴山区由秦岭和巴山组成，海拔1500～3000米，长江第一大支流——汉江自西向东横贯而过。巴山蕴藏着丰富的石煤资源，且有埋藏较浅、易于开采、呈灶状分布等特点。石煤是一种生成于古生代寒武系地层中的特殊煤炭，因成矿年代久远及成矿材料特殊，其燃烧值较小，而且氟含量非常高。紫阳县蒿坪镇石煤氟含量达520.8～3756.6mg/kg，平均达2158.3mg/kg，远高于中国及世界煤氟含量的平均值。在病区封山育林以及居民点周边柴源枯竭后，石煤成为当地的主要生活燃料。陕南群山毗连，雨量充沛，秋季阴雨连绵，收获的农作物以煤火烘烤。冬季气候寒冷，居民家中煤炉日夜不息。由于地处山区，经济和文化相对落后，居民健康保护知识和意识缺乏，长期以堆煤或敞炉敞灶方式燃烧煤炭，造成室内空气、粮食、蔬菜受到氟污染，导致燃煤型氟中毒发生和流行。

一、地方性氟中毒普查

1980年陕西省首次开展地方性氟中毒调查，结果表明，全省10个地级市中，9个有地方性氟中毒流行，其中安康、汉中地区以燃煤型氟中毒为主。病区与高氟石煤带相伴随，集中分布在两处。一处起于镇巴县巴庙，向北和东南方向延伸，与紫阳县、安康市（现汉滨区）、岚皋县西北部大面积病区连接。这一流行区以紫阳县为中心，辐射2个地区6个县（区）。另一处起于岚皋县茨平、西河一带，止于镇坪县上竹，自西北向东南穿过3个县。上述病区共涉及2个地区、8个县（区）、48个乡镇、259个行政村，受危害人口14.85万人。其中，轻病区112个、中病区116个、重病区31个。查出各年龄段氟斑牙患者10.63万，氟骨症患者5131例。见表18-1。陕西省燃煤型氟中毒病区分布见图18-1。

表 18-1　1980 年燃煤型氟中毒调查结果

地区	病区				氟骨症		氟斑牙	
	县数	乡镇数	村数	人数（万）	人数	患病率（%）	人数	患病率（%）
汉中	1	5	57	2.70	2177	8.38	18 758	72.19
安康	7	43	202	12.15	2954	2.69	87 544	78.31
总计	8	48	259	14.85	5131	3.76	106 302	77.16

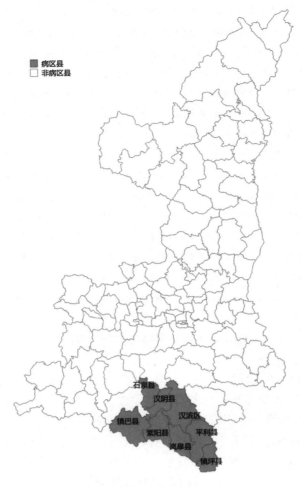

图 18-1　陕西省燃煤型氟中毒病区分布图

二、燃煤型氟中毒现况调查

1994 年 12 月至 1996 年 12 月，陕南燃煤型氟中毒现况调查在安康、汉中和商洛 3 个地区展开。调查以 1980 年确认的病区县为基础，增加后续发现的商洛地区商州区，共 3 个地区 9 个县（区）。每县（区）随机抽取 3 个乡、镇，每乡镇随机抽取 3 个自然村。每村随机抽取 20 户常住居民，检查 16 岁以上人群氟中毒症状和体征，从中随机抽取 20 名进行 X 线拍片。每村所有 8～12 周岁儿童作氟斑牙检查，以 TF 标准诊断，从中采集 20 名儿童尿样测定氟含量。采集每村不同矿点的石煤、室内空气和室内存放的玉米、辣椒样品，测定氟含量。本次调查共涉及 67 个乡（镇）、205 个行政村，检查 8～12 周岁儿童 13 120 名，16 岁以上成人 9761 人，X 线拍片 104 人，检测饮水 124 份、儿童尿样 140 份、煤炭 49 份、室内空气 78 份、玉米 226 份、辣椒 149 份。

在 13 120 名 8～12 周岁儿童中，检出氟斑牙患者 5970 例，患病率为 45.50%。氟斑牙患者主要分布在石煤资源丰富、矿点较多的安康、岚皋、平利、紫阳、镇坪、镇巴 6 个县。汉阴县虽然不产石煤，但距离煤矿较近，燃用石煤的人口多，导致患者较多。石泉县、商州区病情很轻，石泉不产石煤，商州只有一处矿点，且储量小、难开采、成本高，燃用人口有限。镇巴县只有 5 个病区乡（镇），总人口 2.7 万，但盛产石煤，TF5～9 级的患者多达 31.35%。各县儿童尿样的氟含量均值在 0.40～4.68mg/L 之间，140 份尿样平均氟含量为 1.43mg/L±2.71mg/L，其中紫阳县最高。尿氟的群体水平与氟斑牙患病情况基本一致。见表 18-2。

调查的 9761 名 16 岁以上人群中，氟骨症症状、体征阳性者 1397 例，患病率 14.31%（表 18-3）。平利县和紫阳县患病率最高，检出的中度以上患者也最多。资料分析还发现，女性患病率高于男性

(χ^2=36.98, p<0.05)，男女之比为1:1.23；从非病区迁入病区者与病区出生者比较，前者发病早、病情重 (p<0.01)；从年龄分组来看，患病率随着年龄增长而增高的趋势非常明显 (p<0.01)。104例X射线拍片对象中，阳性征象者51人，检出率为49.04%。骨质改变表现为骨纹理粗密、细疏、模糊等，部位以骨盆髂骨体部多见。骨周改变为骨膜和骨间膜呈幼芽状、花边状、刺状骨化，四肢管状骨多见。关节改变为肘和膝部肌腱、韧带附着处粗糙、骨化或出现唇刺状增生等。患者以硬化型为主，占86.27%，疏松型占13.73%，未检出其它类型。轻度占80.39%，中度占19.61%，未检出重度患者。

表18-2　1995年儿童氟斑牙调查结果及尿氟含量

县区	调查人数	患病人数	患病率(%)	TF1-4		TF5-9		尿氟含量(mg/L)
				n	%	n	%	
镇巴	453	254	56.07	112	24.72	142	31.35	2.38±1.67
汉阴	3368	973	28.89	921	27.35	52	1.54	—
石泉	1125	141	12.53	135	12.00	6	0.53	—
安康	3151	1218	38.65	1173	37.23	45	1.43	1.17±2.07
岚皋	1151	647	56.21	588	51.09	59	5.13	1.82±2.08
平利	1529	1346	88.03	852	55.72	494	32.31	1.57±2.34
紫阳	1305	862	66.05	641	49.12	221	16.93	4.68±1.48
镇坪	913	514	56.30	498	54.55	16	1.75	0.40±2.43
商州	125	15	12.00	15	12.00	0	0.00	0.81±1.64
合计	13 120	5970	45.50	4935	37.61	1035	7.89	1.43±2.71

注："—"表示数据缺失。

表18-3　1995年16岁以上人群氟骨症调查结果

县区	调查人数	患病人数	患病率(%)	轻度	中度	重度	极重度
镇巴	731	83	11.35	75	8	0	0
汉阴	1259	41	3.26	38	2	1	0
石泉	611	72	11.78	72	0	0	0
安康	1692	136	8.04	130	6	0	0
岚皋	1472	222	15.08	203	10	9	0
平利	1404	344	24.50	274	48	21	1
紫阳	1373	316	23.02	253	37	26	0
镇坪	1178	178	15.11	158	13	7	0
商州	41	5	12.20	5	0	0	0
合计	9761	1397	14.31	1208	124	64	1

　　检测井水、泉水、河水、沟溪水及自来水等饮用水源124份，氟含量均低于国家卫生标准，表明当地氟中毒流行与饮水关系不密切。

　　49份石煤样品氟含量在140～4688mg/kg之间，平均639.27mg/kg（表18-4）。6个采样县、区中，平利、岚皋、紫阳煤氟含量较高，镇坪、镇巴次之，商州最低。78份室内空气样品一次最大浓度范围为0.001～0.541mg/m³，平均氟浓度0.0384mg/m³。其中50份样品超过国家卫生标准，超标率64.10%。紫阳县室内空气氟污染最重，其次为镇巴、平利和岚皋。商州区石煤已被优质煤和柴草、秸秆等取代，排放浓度已符合国家卫生标准。测定玉米样品226份，氟含量为0.46～256.68mg/kg，均值4.56mg/kg，超过国家卫生标准的152份，超标率67.26%。测定辣椒样品149份，氟含量均值28.86mg/kg，为国家卫生标准的28.86倍，149份样品全部超标。辣椒的氟污染程度明显高于玉米，是病区居民习惯将辣椒悬挂于灶炉周围，使其长期受到污染所致。见表18-4。

　　本次调查为1980年全省地方性氟中毒普查之后，燃煤型氟中毒病区又一次较大规模的调查。通过调查摸清了 9 县区燃煤型氟中毒的流行范围及病情现况；掌握了石煤资源的分布及其氟含量波动特点；124 份饮水氟含量均低于国家卫生标准，从侧面证明高氟石煤是当地氟中毒的主要流行介质；本次调查的受危害人口为 109 万，是 1980 年的 7.3 倍。成人氟骨症 10.6 万，是 1980 年的 20.3 倍（氟斑牙因两次调查人群不同无法比较）。其主要原因是随着山区经济状况和交通运输条件的好转，石煤外销量不断增加，燃用石煤的地区及人口迅速增长，导致氟中毒病区面积随之扩大。此外，居民点周边柴源枯竭以及封山育林、退耕还林政策推行，使大量居民改用石煤，也是病区面积扩大的原因之一。

表 18-4　1995 年环境氟含量检测结果

县区	石煤		空气		玉米		辣椒	
	n	$\bar{x}\pm s$	n	$\bar{x}\pm s$	n	$\bar{x}\pm s$	n	$\bar{x}\pm s$
镇巴	10	422.08±1.83	8	0.0678±1.98	28	3.44±5.93	25	27.01±5.14
平利	9	1281.9±1.84	17	0.0584±0.06	54	14.05±4.69	32	114.61±7.46
紫阳	11	867.39±2.21	18	0.1419±0.15	42	5.25±4.17	31	45.12±4.82
岚皋	9	872.13±1.19	19	0.0537±0.06	52	2.33±3.68	32	16.06±4.08
镇坪	9	436.28±1.59	15	0.0305±0.03	48	3.13±4.46	27	9.10±6.93
商州	1	273.00	1	0.0185	2	4.40±3.43	2	2.52±2.08
合计	49	639.27±2.03	78	0.0384±3.43	226	4.56±5.20	149	28.85±6.99

三、燃煤型氟中毒病区的进一步调查及改炉改灶进展调查

为了掌握全省燃煤型氟中毒病区的变化情况，了解病区改炉改灶防治措施落实进度，2001 年，再一次在安康市和汉中市开展了燃煤型氟中毒病区及改炉改灶进展现况调查。本次调查的范围是以行政村为单位，对陕南秦巴山区所有燃用石煤的地区开展调查。检查内容为 8～12 岁在校学生氟斑牙患病情况，用 Dean 法分度记录，调查率不低于 90%。根据儿童氟斑牙患病率，按地方性氟中毒病区划分标准（GB17018-1997）对调查村进行病区划分。同时了解调查村的总户数、总人口数、燃用石煤的户数和人口数、燃用石煤的年限、已改炉灶户数和人口数等资料。

在安康、汉中两市，共调查 9 个县（区）124 个乡（镇）1666 个行政村（表 18-5），应调查 8～12 岁儿童 144 547 人，实际调查 140 179 人，调查率 96.98%。共检出儿童氟斑牙患者 79 263 例，总患病率 56.54%。

紫阳、平利、岚皋、石泉 4 县 8～12 周岁儿童氟斑牙患病率均超过 60%，汉滨区（原安康县）、汉阴、镇巴 3 县（区）患病率达到 50% 以上，其中石泉县患病率大幅升高，由 1995 年的 12.53% 上升到 60.25%。镇坪县 8～12 周岁儿童氟斑牙患病率，由 1995 年的 56.30% 下降到 24.19%，低于病区 30% 的划分标准。新增的宁陕县 8～12 周岁儿童氟斑牙患病率刚刚超过病区划分标准。

表 18-5　2001 年儿童氟斑调查结果

县（区）	乡镇数	行政村数	儿童总数	调查人数	调查率（%）	患病人数	患病率（%）
镇巴	4	85	2797	2762	98.75	1411	51.09
宁陕	6	21	988	947	95.85	290	30.62
石泉	10	190	10 001	9560	95.59	5760	60.25
汉阴	15	144	19 404	18 630	96.01	10 060	54.00
汉滨	26	555	58 231	56 874	97.67	31 586	55.54
紫阳	18	173	22 816	21 772	95.42	13 417	61.63
岚皋	19	175	10 547	10 329	97.93	6298	60.97
平利	16	256	15 947	15 580	97.70	9540	61.23
镇坪	10	67	3816	3725	97.62	901	24.19
合计	124	1666	144 547	140 179	96.98	79 263	56.54

由表 18-6 可见,在调查的 1666 个村中,燃用石煤的居民户达到 29.16 万户,受危害人口高达 113 万。与 1995 年比较,受危害人口增加了 4 万,是 1980 年受危害人口的 7.53 倍。调查统计结果显示,陕南燃煤型氟中毒地区共划定轻、中、重病区村 1309 个,有病区居民户 250 642 户,病区人口 977 863 人。另有 152 174 人、40 962 户石煤燃用户(表 18-7),未能划入病区及病区人口,但不排除这些人群及其所在的地区是潜在的病区人口及病区。改炉改灶进度调查结果显示,截止 2000 年底,9 县(区)已改炉灶的病区村 126 个,受益户数 3.48 万户,受益人口 13.75 万人。已改炉灶村数占病区村数 9.63%,已改炉灶户数占病区户数 13.90%,已改炉灶人口数占病区人口数 14.06%。有 21.58 万户、84.04 万人尚未改炉灶。

本次调查表明,镇坪县 8~12 周岁儿童氟斑牙患病率明显下降,达到了非病区标准,但 9 县(区)的平均患病率仍然高达 56.54%,比 1995 年增高了 11.04 个百分点。原非病区县宁陕县出现了病区。病区总人口增加了 4 万。到 2000 年底,防氟改灶总共完成病区户的 13.90%,进度十分缓慢。还有 21.58 万户、84.04 万人需要炉灶,后续任务十分艰巨。

表 18-6　2001 年燃煤型氟中毒病区分布

| 县区 | 燃用石煤 | | 病区村划分 | | | | 病区 | |
	户数	人数	轻病区	中病区	重病区	合计	户数	人数
镇巴	10 045	39 700	24	11	24	59	7337	28 825
宁陕	1417	5287	15	0	0	15	1051	3822
石泉	13 202	49 880	69	53	40	162	12 156	46 224
汉阴	40 343	146 748	42	54	6	102	35 365	130 113
汉滨	89 274	366 080	157	98	159	414	75 427	310 147
紫阳	55 408	215 773	44	64	47	155	51 758	201 759
岚皋	31 407	117 391	55	54	50	159	26 479	100 227
平利	39 909	151 859	62	44	114	220	38 489	146 293
镇坪	10 599	37 319	11	5	7	23	2580	10 453
合计	291 604	1 130 037	479	383	447	1309	250 642	977 863

表 18-7　2001 年燃煤型氟中毒病区人口统计结果

| 县区 | 非病区 | | 轻病区 | | 中病区 | | 重病区 | |
	户数	人数	户数	人数	户数	人数	户数	人数
镇巴	2708	10 875	2880	10 823	1434	5600	3023	12 402
宁陕	366	1465	1051	3822	0	0	0	0
石泉	1046	3656	3656	14 219	4156	18 140	4344	13 865
汉阴	4978	16 635	14 546	52 001	19 268	71 824	1551	6288
汉滨	13 847	55 933	24 417	104 764	19 881	76 007	31 129	129 376
紫阳	3650	14 014	12 252	49 410	21 669	80 382	17 837	71 967
岚皋	4928	17 164	8997	32 423	8857	34 354	8625	33 450
平利	1420	5566	9345	36 543	9676	35 642	19 468	74 108
镇坪	8019	26 866	818	3524	601	2450	1161	4479
合计	40 962	152 174	77 962	307 529	85 542	324 399	87 138	345 935

纵观上述 3 次病情调查,1980—2000 年之间,陕南燃煤型氟中毒一直处于严重流行状态。儿童氟斑牙及成人氟骨症患病率持续上升,病区面积不断扩大,病区受危害人口迅速增长,病情蔓延的趋势始终未得到有效控制。原国家重点监测点紫阳县蒿坪镇同心村 8~12 周岁儿童氟斑牙患病率高达 98.25%,氟斑牙指数为 3.14,是具有代表性的重病区之一。

石煤氟污染不仅对病区居民健康造成严重危害,而且对秦巴山区桑蚕养殖以及茶叶、烤烟等经济支柱产业也造成影响和巨大经济损失。试验观察发现,燃用石煤村组中 39 份桑叶氟含量达 13.1~

70.0mg/kg，其中石煤产区最高。蚕接触高氟后，出现发育迟滞，不做茧，甚至死亡。生产的蚕茧因白度下降、出现黄斑等，导致优质率降低。用未受氟污染和受氟污染的桑叶养蚕比较，每张桑蚕的产量、质量及价格，前者分别为42kg、420个茧/kg、5.20元/kg，而后者分别为22.5kg、860个茧/kg、4.40元/kg，差别十分明显。

第二节 2004年以前防治措施的落实

一、防氟改灶

在陕南秦巴山区，居民家中普遍既有地炉又有灶炉。地炉设置在卧室或客厅，主要用于取暖、烧水等。灶炉设置在厨房，主要用于炊饭。因此，陕南防氟改灶包括改炉、改灶两部分。

1980年开始的全省地方性氟中毒普查结束之后，陕南燃煤型氟中毒的防治工作列入议事日程。1984年在省地病办资助下，安康地区在紫阳县蒿坪镇开展改炉改灶降氟试点。试点人员先后赴湖北、贵州等病区考察学习，在此基础上结合本地独特的煤质特点，设计制作了一种新型炉灶。通过观察和测试分析，80户试点居民室内空气氟浓度平均下降94.40%，模拟环境中粮菜氟含量分别下降80.08%和93.02%，节省煤炭47.18%，试点取得初步成功。1986年省地病办在紫阳县蒿坪镇召开改灶降氟现场会，总结、推广改灶降氟试点经验，推出通过试点研制的第三代炉具，防氟改灶工作正式启动。

由于病区地处欠发达的秦巴山区，病区县多为国定、省定贫困县，加之省上财力有限，现场会结束后，改炉改灶工作时断时续，进展缓慢。1990—1991年，紫阳县蒿坪、城关、汉城等乡镇推广第三代降氟炉灶2000户。到1997年底，紫阳、岚皋、镇巴等病区县累计完成改炉改灶3180户。

"九五"期间，陕西省加大地方病防治力度。1997—1999年，投入专项资金340万元，在镇巴、岚皋、安康、紫阳4个县完成改炉改灶2.33万户。2000年，采取以奖代补办法，投入专项资金60万元，在安康市平利、紫阳、镇坪、汉阴、石泉县和汉滨区改炉改灶12281户。1997—2000年，陕西省累计完成病区改炉改灶35581户，受益人口13.79万。

2002年6月28日，省扶贫开发领导小组办公室、省政府地方病防治领导小组办公室联合下发通知，将12.5万户、49万人口的防氟改灶任务，分解下达到安康、汉中市9个病区县，涉及91个乡镇、799个行政村。项目所需资金1250万元由扶贫部门从财政扶贫资金中列支。截至2005年11月，实际完成改炉改灶120538户，受益47.71万人。

2004年，省财政地方病防治专项经费投入安康市100万元，完成14700套炉具、12065户改炉改灶任务。其中，汉滨区4611户、紫阳县4500户、平利县2954户，共受益4.68万人。

二、现症病人治疗

陕西省地方性氟骨症治疗始于20世纪80年代，治疗的病区仅限于病情较重的陕北和关中饮水型氟中毒病区。"九五"期间，按照《陕西省1997—1999年地方病重病县防治计划总体实施方案》要求，首次将安康、汉中市燃煤型氟中毒病区纳入省级治疗计划之中。从1998—2010年，两市共治疗氟骨症患者4449例次，超额完成了原计划4400例次的治疗任务。

每年治疗项目开始后，专业人员在以往划定的病区中经查体筛选治疗对象，一般为Ⅱ度以上氟骨症患者，并为选定的治疗对象建立治疗病历。治疗药物为四川蜀阳制药厂的骨苓通痹丸和天津达仁堂的抗骨质增生丸，两种药物疗程均为90天。专业人员分3次送药到户，询问、记录患者服药期间的病情变化，解答患者问题。疗程期满，以卫生部地方病防治司编印的《地方性氟中毒防治手册》中的有关标准判定疗效。

安康市将治疗任务安排在紫阳、汉滨、岚皋、平利等病情重、病人多的县区，共治疗患者3849例次，其中紫阳县1452例次、汉滨区1147例次、岚皋县750例次、平利县500例次。汉中市镇巴县600例次。

在上述治疗对象中，服用骨苓通痹丸3949例次，总有效率在76%～100%之间。服用抗骨质增生丸500例次，总有效率达99%。两种药物在缓解症状、体征，恢复生活、劳动能力方面都有非常满意的效果。安康市汉滨区双龙镇新华村患者潘先荣，女，58 岁，患氟骨症多年，在当地医疗机构治疗始终未见明显效果。1999 年服用骨苓通痹丸 60 天后，肢体麻木、抽搐、下蹲困难、颈项强直等症状明显减轻，并恢复了劳动能力。同村另一男性氟骨症患者潘先乐，49 岁，双下肢疼痛、麻木、抽搐，腰部疼痛，不能行走，长期卧床，服用骨苓通痹丸 60 天后，恢复了下床活动。持续多年的氟骨症免费治疗项目，不但减轻和治愈了患者的病痛，而且把党和政府的温暖送到了千家万户，深受病区群众的欢迎。

第三节　2004—2012 年病区综合防治措施的落实

一、2004—2007 年度重点病区综合防治

2004 年下半年，国家实施中转项目，陕西省被列入首批防氟改灶项目省份。陕西省 9 个燃煤型氟中毒病区县中，宁陕县由于病区范围较小，儿童氟斑牙病情较轻，在以后的调查中又发现病区村已不再燃用高氟石煤，因此没有列入项目县。从 2005—2007 年，国家和陕西省向安康、汉中市病区改炉改灶项目投资 3677.1 万元，其中国家投资 3600 万元，省级配套资金 77.1 万元。2005—2006 年，国家每年下达改炉改灶任务 7 万户，每年投资 1400 万元。2007 年国家下达改炉改灶任务 4 万户，投资 800 万元，陕西省实际安排改炉改灶 3.2 万户，使用资金 640 万元。安康、汉中市 3 年共完成改炉改灶 260 432 套（个），其中传统炉具 179 441 套（表 18-8），成品炉具 80 991 个。两市 3 年完成病区居民户改炉改灶 197 271 户，受益 75.18 万人。

表 18-8　2005—2007 年改炉改灶项目完成情况统计表

县区	2005 年			2006 年			2007 年		
	传统炉具（套）	成品炉具（个）	改灶户数	传统炉具（套）	成品炉具（个）	改灶户数	传统炉具（套）	成品炉具（个）	改灶户数
汉滨	66 000	0	41 129	20 000	5000	16 679	0	0	0
紫阳	26 536	8732	24 426	19 480	5260	18 462	11 700	5150	12 487
平利	12 000	4000	13 596	3000	6500	9055	0	0	0
汉阴	10 000	0	5985	5000	10 000	13 370	0	5000	5000
岚皋	0	0	0	2000	9000	11 000	0	4000	4000
镇坪	0	0	0	0	4500	4500	0	7000	7000
石泉	0	0	0	0	0	0	0	5000	5000
镇巴	0	0	0	3725	1849	5582	0	0	0
合计	114 536	12 732	85 136	53 205	42 109	78 648	11 700	26 150	33 487

注：传统炉具是指陕南燃用石煤地区居民室内使用的地炉和灶炉，其炉体用砖块砌成；成品炉是指由工厂用铁皮生产的生活用炉。

截至 2007 年末，陕西省中转项目防氟改灶项目全面结束，历年来国家和陕西省用于陕南防氟改灶的资金累计达 5427.1 万元。从 1997—2007 年，全省完成改炉改灶 365 455 户，受益 141.36 万人，全省已查明的燃煤型氟中毒病区全部完成改炉改灶任务。

以往病区改炉改灶是统一组织，集中施工。在炉灶使用过程中，群众无处购买配件，炉灶自然损毁无法更换、修复，造成已改炉灶逐年减少。2007 年国家下达陕西省 4 万户改炉改灶任务，投资 800 万元。陕西省给安康市分配改炉改灶任务 3.2 万户，拨付专项资金 640 万元，余下的 0.8 万户改灶补助费 160 万元作为周转资金，用于建立以炉具配售为依托，以提高炉灶完好率为目的的长效工作机制，使病区防氟改灶进入可持续发展阶段。安康市建立了病区炉具配售网，成立"安康市防氟炉具配售中心"，负责炉具招标采购和配售；病区县成立"防氟炉具配售站"，向病区乡镇配售；病区乡镇卫生院成立"防氟炉具配售点"，向病区居民户销售。汉中市也在病区县、乡两级建立了防氟炉具配售网络。

陕南燃煤型氟中毒病区面积大，改炉改灶任务重。中转项目为陕西省完成病区改炉改灶任务提供了难得的机遇。项目实施后，省、市、县三级成立了项目领导小组、技术指导小组和督导小组。2005—2007 年，省级项目领导小组负责人及领导小组成员等 13 次深入病区和炉具生产厂家，检查项目进度，

查看炉具质量，解决存在问题。市、县两级成立炉具招标小组、验收小组和发放小组，严格按程序招标，检查验收炉具质量，做到炉具发放、保管专人负责，记录完整、账物相符。3 年培训改炉改灶技工 4527 人，项目改良的传统炉灶规格一致、外形美观、排烟通畅、质量优良。

在项目实施期间，按照实施方案和验收办法，由省项目领导小组、技术指导小组和督导小组成员等组成的省考核验收组，每年对项目县完成的防氟改炉改灶任务开展考核验收工作。考核验收采取听汇报、查资料、看现场等方法进行，从制定的实施方案、签订的目标责任书、改炉改灶完成数量、炉体密闭性、排烟通畅性、居民能否正确使用炉灶、健康教育知晓率、资金使用情况、项目资料整理保存及开展督导等共 10 个方面进行综合评定。经省考核验收组检查，各项目县均完成了上级下达的改炉改灶任务和健康教育工作，改成的炉具质量良好，改灶工作资料完整，并实现了档案化管理，健康教育取得明显成效。

二、改炉改灶项目结束后病区现况及对策

2007 年安康市完成了最后一批改炉改灶任务，标志着陕西省持续 3 年的大规模改炉改灶已告结束，防治工作转入新阶段。但是近几年防治工作表明，病区存在亟待解决的问题，必须引起高度重视。

（一）病区现况

1. 炉灶出现自然损毁　陕南病区改炉改灶虽然起步早，但受病区生活习惯影响，改良炉灶在技术上、外形上并无大的突破，尤其是地炉。炉灶使用年限也比较短，通常 3～5 年就会出现炉圈、炉盖断裂、烟囱裂缝等自然损毁，使防氟效果下降甚至完全丧失。从病区实际情况看，"前改后损"现象较为普遍。近几年地方性砷中毒监测结果显示，4 个监测村传统炉具炉盘、炉盖和烟囱等设施全部处于良好状态的占 34.21%，部分设施损坏的占 63.16%，完全损毁不能使用的占 2.63%。上述监测点均为 2005—2007 年实施中央公共卫生项目期间改良的炉灶，使用时间只有 2～4 年。在此之前改良的炉灶损毁更多。

2. 炉灶正确使用率有待提高　由于受到冬季气候寒冷、生活习惯等影响，陕南病区炉灶正确使用率一直不能达到理想程度。虽然开展了技术指导及健康教育示范等活动，但居民炉灶正确使用率始终未能明显提高。病区监测结果显示，传统炉具正确使用率平均为 46.67%，成品炉平均为 75.00%。监测发现的主要问题是病区居民在使用防氟炉灶时，无论是传统炉灶还是成品炉灶，都存在敞炉、敞灶燃煤、加煤过多、炉盖漏烟等不规范行为，这与以前的监测结果是一致的。

3. 高氟煤矿监管缺位　秦巴山区小煤矿分布广、数量多、产量低、煤质差，煤炭氟含量高。由于开采方便，煤价较低，目前仍存在私挖乱采现象，急需出台严格的限制性措施。

4. 健康行为正在形成　燃煤型氟中毒是与生产生活方式密切相关的疾病，除了改炉改灶切断氟进入人体途径外，改变不健康的生产生活方式，形成科学、文明的生活习惯，对控制氟中毒流行十分重要。陕南病区经过大规模改炉改灶后，居民与氟中毒有关的生产生活方式出现较大变化。80% 以上居民户玉米、辣椒等农作物收获后，采取自然晾晒方式，不再用炉火烘烤；82% 以上的居民户玉米储存改变悬挂、裸露方式为容器收储；95% 以上的居民户加工、烹饪玉米、辣椒等食物前能淘洗以清除表面污染物。但一些地方辣椒仍然裸露存放，甚至把辣椒悬挂在靠近灶台的地方，辣椒正确储存的居民户仅有 65.33%。

（二）防治对策

陕南燃煤型氟中毒病区改炉改灶已持续了 20 余年，国家和省里投入经费累计超过 5400 万元，以改炉改灶为主的防控措施在病区得到推广和应用。但是病区病情现状仍不容乐观，相关部门仍要加大防治工作力度。

1. 加强煤矿管理，调整能源结构　陕南广泛分布的高氟煤矿增加了病区防治工作难度，也是改灶多年儿童氟斑牙患病率居高不下的主要原因。为了彻底切断高氟来源，必须在大力推广其它替代能源的条件下，逐步关停高氟煤矿，尤其是煤氟含量高、开采量大、销售范围广的煤矿。近几年，陕南病区能源结构单一的状况已经发生变化，沼气、太阳能、小水电、液化气、节柴灶等新型清洁能源正在逐步

推广使用,有关部门应加快推广步伐,并将推广重心向病区适当倾斜。

2．进一步推进、完善长效机制　2007 年陕西省从中央补助地方公共卫生专项资金地方病防氟改灶项目中,拿出 160 万元作为周转资金,建立以炉具配售为依托,以提高炉灶完好率为目的的长效工作机制。但是工作启动以来,一直未能有效运行,销往病区的炉具、配件并不多。目前,中央补助地方公共卫生专项资金地方病防氟改灶项目改良的炉灶已进入自然损毁期,以提高炉灶完好率为目的的长效工作机制亟待完善和推进,否则国家投巨资完成的改炉改灶项目将前功尽弃。

3．深化健康教育及相关行为干预　以往的健康教育主要是印发宣传品,在广播、电视、报刊等媒体上刊播节目和专题文章等,且多数是传播地方性氟中毒基本知识,针对性不强,缺少行为干预。在病区全面实施防治措施后,健康教育应把重心放在提高炉灶正确使用率和相关健康行为干预上,采用多种形式指导群众改变传统观念及习惯,正确使用防氟炉灶。在收获季节深入病区农户,现场指导群众放弃煤炉烘烤食品,采用日晒、自然风干等方法干燥粮食和辣椒,并把已干燥的食物收储好,避免因裸露存放受到煤烟污染。

4．做好病区病情监测　在中转项目安排下,陕南燃煤型氟中毒监测正在进行。受到县级条件限制,监测质量未能完全达到方案要求。上级有关部门应加强监测的技术指导,突出对防治措施和病情的监测。在合理布点的基础上,要准确掌握炉灶完好状况、炉灶正确使用情况、群众相关健康行为变化等监测信息,同时要掌控好反映病情的监测指标,使监测的核心信息与病区实际情况相一致,并及时向有关部门反馈监测结果。

5．抓住机遇,实施病区移民搬迁　陕南避灾移民搬迁工作正在进行,这是省委、省政府为消除重大自然灾害对陕南群众生命财产安全威胁而实施的重大惠民工程和战略举措,计划 2011 年起,用 10年时间搬迁 240 万人,总投资达到 1100 亿元,超过三峡移民规模。陕南移民为病区群众脱离致病环境提供了良好的机遇,各级地方病防治机构应抓住机遇,统筹安排,根据省委、省政府关于实施陕南移民搬迁安置总体部署,积极争取将辖区内相关地方病病区列入同级移民搬迁整体安置实施规划,使病区同其他地区一样享受到党和政府的关怀,彻底摆脱地方病的危害。

第四节　防治效果抽样评估

陕西省燃煤型氟中毒通过 1980 年地方病病情普查被确认之后,病区防治措施落实成为陕西省地方病防治工作的重点之一。在借鉴长江三峡等病区防治经验的基础上,以改炉改灶为主的防治工作逐渐展开。多年来,在卫生、扶贫等部门的共同努力下,防治工作取得了一定的成效。尤其是国家实施中央补助地方公共卫生专项资金地方病防治项目后,经过 3 年改炉改灶项目实施,陕西省全部完成了燃煤型氟中毒病区的改炉改灶工作。为了解病区病情现况,评价防治效果,为今后防治工作提供科学依据,按照《陕西省燃煤污染型地方性氟中毒防治效果评估实施方案》的要求,2014 年开展了病区防治效果抽样评估调查。

一、内容与方法

(一)调查点的选择

在安康市的岚皋、紫阳两县,采用分层抽样的方法,在每个县的历史轻、中、重病区村按每层 5% 的比例抽取调查村,最少为 1 个,最多为 30 个。每个县抽取非病区调查村 1～3 个。

(二)一般情况

对全部居民进行入户问卷调查,询问做饭、取暖燃料变动情况,改炉改灶及改良炉灶的正确使用情况、与供人食用的玉米和辣椒有关的生活行为转变情况,防治工作后期管理的开展情况。

(三)调查指标

1．病区和非病区食物氟含量调查　按照隔户原则,每村采集 10 户用作主食的自产玉米和干辣椒测定氟含量,采用《食品中氟的测定》(GB/T 5009.18—2003)标准。

2. 病区和非病区儿童氟斑牙病情及尿氟含量调查　对所有调查点出生居住的 8～12 周岁儿童氟斑牙患病情况进行调查。同时，每个年龄组采集 10 份尿样，男女各半，共计 50 份，测定尿氟含量，不足部分由其他年龄组儿童补齐。氟斑牙诊断采用《氟斑牙诊断标准》（WS/T 208—2011），尿氟测定采用《尿中氟的离子选择电极法》（WS/T 89—1996）。

3. 病区村重度临床氟骨症病人调查　在调查村由村医搜索 16 岁及以上可疑重度临床氟骨症病人，由县疾控中心专业人员进行确诊。氟骨症诊断采用《地方性氟骨症诊断标准》（WS192—2008）。

4. 病区村家庭主妇和学生防氟知识知晓情况发放统一调查问卷答题，以分数形式统计问卷调查结果。

（四）质量控制与资料分析

现场调查人员由经统一培训后的地方病专业人员担当。

二、结果

（一）一般情况

2 个县共调查 7998 个居民户，调查人口 3.08 万人。人均年纯收入为 5554 元。在调查的居民户中，改良炉灶损坏能够主动维修或更换的有 49 户，自主更换率为 0.61%。厨房和卧室分开 7439 户，厨卧分开率 93.01%。敞炉使用户数 1327 户，敞炉使用率 16.59%。敞灶使用户数 688 户，敞灶使用率 8.6%（表 18-9）。

表 18-9　调查村一般情况

项目 县	村数	户数	常住人口数	人均年纯收入（元）	主动维修或更换 户数	%	厨房和卧室分开 户数	%	敞炉 户数	%	敞灶 户数	%
紫阳	15	5713	23 401	5325	0	0.00	5154	90.22	970	16.98	649	11.36
岚皋	8	2285	7446	5983	49	2.14	2285	100.00	357	15.62	39	1.71
合计	23	7998	30 847	5554	49	0.61	7439	93.01	1327	16.59	688	8.60

（二）防氟炉灶使用、健康行为形成及防治知识知晓情况

1. 改良炉灶类型　调查村总改炉改灶 7998 户，其中改铁炉 3895 户，占 48.70%。改台灶 3520 户，占 44.01%。改烟管 0 户。改电热器 3649 户，占 45.62%。改电炊具等其他灶具 5915 户，占 73.96%（表 18-10）。

表 18-10　调查县改良炉灶类型汇总

项目县	改良炉灶总户数	铁炉 户数	%	台灶 户数	%	烟管 户数	%	电热器 户数	%	电炊具等其他灶具 户数	%
紫阳	5713	1925	33.70	3457	60.51	0	0.00	1753	30.68	2026	35.46
岚皋	2285	1970	86.21	63	2.76	0	0.00	1896	82.98	3889	170.20
合计	7998	3895	48.70	3520	44.01	0	0.00	3649	45.62	5915	73.96

2. 防氟炉具合格和正确使用情况　23 个调查村 7998 户居民中，使用改良炉 5687 户，改良炉合格户数 3302 户，合格率为 58.06%。合格改良炉正确使用户数 3019 户，正确使用率 91.43%。使用改良灶 6153 户，改良灶合格户数 3738 户，合格率 60.75%。合格改良灶正确使用户数 3578 户，正确使用率 95.72%。

3. 食用玉米和辣椒相关行为形成情况　共调查以玉米为主食的农户 300 户，玉米正确干燥、正确保管和加工前淘洗户数均为 300 户，玉米正确干燥率、正确保管率和加工前淘洗率均为 100%。共调查食用辣椒农户 7998 户，辣椒正确干燥、正确保管、加工前淘洗户数均为 7863 户，辣椒正确干燥率、正确保管率和加工前淘洗率均为 98.3%。

4. 家庭主妇和学生防治知识知晓情况　23 个调查村家庭主妇燃煤型氟中毒防治知识知晓率范围

为 72%～100%，平均知晓率达 81.27%，知晓率超过 80% 的村 15 个，占调查村数 65.22%。学生防治知识知晓率范围为 86.66%～98%，平均知晓率达到 90.32%，知晓率超过 90% 的村 14 个，占调查村数的60.87%。

（三）主食结构

调查的 7998 户中，以玉米为主食 300 户，占 3.8%。以大米为主食 6953 户，占 86.9%。其他则以小麦为主，有 745 户，占 9.3%。

（四）防治项目后期管理工作开展情况

从地氟病项目后期管理领导小组、技术指导员的聘用和技术指导员定期开展指导等 3 个方面评价项目村防治地氟病项目后期的管理情况。在 23 个调查村中，采取了 3 项措施的村 15 个，占 65.22%；采取 1 项措施的村 5 个，占 21.74%；有 3 个村未采取任何措施，占 13.04%。

（五）病区和非病区食物氟含量

本次共检测样品 472 份，其中病区玉米 212 份、辣椒 220 份，非病区玉米 20 份、辣椒 20 份。病区玉米、辣椒氟含量中位数为 0.80mg/kg、2.86mg/kg，非病区玉米、辣椒氟含量中位数为 0.44mg/kg、4.07mg/kg。以村为单位，病区玉米的中位数范围为 0.30～1.70mg/kg，病区辣椒的中位数范围为 1.10～4.46mg/kg。

（六）氟中毒病情

1. 儿童氟斑牙病情　病区村 8～12 周岁儿童氟斑牙总体检出率为 12.52%，氟斑牙指数为 0.24。在 23 个病区村中，有 4 个村氟斑牙检出率在 15%～30% 之间，达到控制标准，有 17 个村氟斑牙检出率≤15%，达到消除标准。非病区村未检出氟斑牙患者（表 18-11）。

2. 儿童尿氟水平　由于病区村居住儿童少，仅对两县 23 个病区村和 2 个非病区村的 763 名 8～12 岁儿童尿氟含量进行了检测。其中病区村 687 份，单份样品的尿氟含量范围为 0.04～7.00mg/L，几何均值为 0.61mg/L。非病区村 71 份，尿氟范围为 0.08～0.86mg/L，几何均值为 0.27mg/L。病区儿童尿氟水平虽然高于非病区的水平，但两类地区尿氟含量均符合国家标准<1.4mg/L（WS/T 256—2005）。

3. 重度临床氟骨症病情　岚皋县搜索到 6 名重度临床氟骨症患者，年龄在 45～76 岁，残废年限达4～25 年，绝大部分伴有不同程度的疼痛、活动受限、肢体变形和生活能力下降等表现。紫阳县未检出重度氟骨症病例。两县均无新发重度氟骨症病例。

表 18-11　病区村儿童氟斑牙检出情况

调查县	检查人数	正常人数	可疑		极轻		轻度		中度		重度		病例合计	检出率（%）	氟斑牙指数
			例数	%	例数	%	例数	%	例数	%	例数	%			
紫阳	472	397	8	1.69	30	6.36	15	3.18	18	3.81	4	0.85	67	14.19	0.28
岚皋	223	198	5	2.24	9	4.04	11	4.93	0	0.00	0	0.00	20	8.97	0.15
合计	695	595	13	1.87	39	5.61	26	3.74	18	2.59	4	0.58	87	12.52	0.24

三、讨论

（一）调查结果显示，近年来由于病区经济加速发展，居民家庭收入大幅度增加，居民住房质量明显提高，绝大多数家庭厨房、卧室能够分离。病区能源结构呈现多元化，传统单一灶具逐渐被新型节能环保灶具替代，其中电炊具等其他灶具使用率接近 80%。

（二）病区已全面落实防氟措施，氟中毒病情得到明显遏制。氟斑牙病情达到病区控制标准或消除标准，与 2013 年相比，氟斑牙指数下降 0.12。病区 8～12 岁儿童平均尿氟含量低于国家标准，成人临床重度氟骨症的发生得到有效控制，无新发临床重度氟骨症病人。

（三）病区的健康教育效果明显。通过各种形式的健康教育，目前改良炉灶正确使用率已达 90% 以上。玉米辣椒储存、干燥和食用前淘洗等相关行为较为规范。在防氟知识知晓率方面，家庭主妇和学生知晓率较高。但在未来的健康教育中，宣传材料应尽量做到通俗易懂，让老百姓看得清楚、听得明白，使他们了解氟中毒的危害及其有效的防治方法。

（四）调查发现，少数居民仍然有敞炉敞灶烤火、做饭的习惯，以及由于改良炉灶后期管理不到位等原因，致使改良炉灶的合格率、自主维修率偏低等问题，应引起有关部门高度重视。要尽快建立病区改炉改灶工作长效机制，加强防氟炉具后期管理，提高防氟炉具的防氟效果，防止氟中毒病情反弹。同时要加强和改进健康教育工作，对病区仍存在的不良生活习惯及行为进行干预。积极引导病区群众使用沼气、液化气、太阳灶、节柴灶、电饭煲和电磁炉等清洁、环保能源，以彻底切断氟源。

第五节　考核验收

为如期实现《陕西省地方病防治"十二五"规划》目标，按照国家《2008年度中央补助地方公共卫生专项资金地方病防治项目技术方案》和《陕西省燃煤污染型氟中毒防制考核验收实施方案》的要求，2012—2015年在安康、汉中市开展了病区控制和消除考核验收工作，以全面评价燃煤型氟中毒病区防治措施落实的成效。

一、考核办法

（一）县级自查

1. 调查点选择　对2市8县（区）已查明的燃煤型氟中毒病区全部进行考核验收，其中包括安康市的紫阳、岚皋、平利、汉阴、石泉、镇坪县、汉滨区，汉中市的镇巴县。

2. 调查内容及病区判定标准　县级自查时由专业人员入户调查辖区内所有病区村居民户改良炉灶现况、炉灶使用情况、供人食用的玉米辣椒的正确干燥和储存情况及病区村出生居住的8～12周岁儿童氟斑牙患病情况，要求普查率在90%以上。儿童氟斑牙诊断采用WS/T 208—2011标准，病区村控制执行《地方性氟中毒病区控制标准》（GB 17017—2010），病区村消除以《燃煤污染型氟中毒病区消除标准》进行。当病区县95%的病区村达到控制或消除标准时，可判定该县达到控制或消除标准。

（二）省市级复核

省、市级复核按照考核方案要求，查阅近3年燃煤型氟中毒组织领导及防治管理工作形成的资料，每县随机抽查3个乡镇，每乡镇随机抽查3个村，每村隔户抽查10户家庭，复核居民改良炉灶和炉灶使用情况、供人食用的玉米和辣椒的正确干燥情况及病区村出生居住的8～12周岁儿童氟斑牙患病情况，复核结果与自查结果逐村进行比对，判定考评结果。

（三）质量控制

对各级参与考评工作的人员进行专项培训，确保考评方法、标准统一、操作规范、协调有序。制定下发实施方案，通过QQ群和电话对市、县两级提出的问题进行解答。

（四）数据处理

采用SPSS16.0软件进行数据统计分析。

二、结果

（一）县级自查

1. 资料查阅情况　各县（区）近三年的组织领导和防治管理工作资料比较系统、完整、规范。

2. 防氟炉灶使用现状　2012—2015年，抽取紫阳、岚皋、平利、汉阴和汉滨5县（区）进行防氟炉灶使用现状调查，共调查315 126户，其中使用柴草灶150 045户，占47.61%；电器灶127 995户，占40.62%；传统炉107 264户，占34.04%。液化气灶82 012户，占26.03%；成品炉55 119户，占17.49%；沼气灶13 232户，占4.20%；节柴灶3714，占1.18%。改良炉灶使用由多到少依次为，柴草灶>电器炉>传统炉>液化气灶>成品炉>沼气灶>节柴灶。可以看出，病区防氟炉灶呈现多样化，平均每户都有1个以上的改良炉灶，高氟石煤已不再是病区群众唯一取暖做饭的主要燃料，成品炉和传统改良炉也不再是主要的防氟炉具（表18-12）。

表 18-12 病区炉灶使用现状调查

县区	调查户数	柴草灶		传统炉		电器灶		成品炉		液化气灶		节柴灶		沼气灶	
		户数	%	户数	%	户数	%	户数	%	户数	%	户数	%	户数	%
紫阳	68 079	40 080	58.87	29 445	43.25	21 165	31.09	17 414	25.58	19 354	28.43	0	0.00	2238	3.29
岚皋	31 038	17 425	56.14	11 820	38.08	10 595	34.14	7213	23.24	8259	26.61	3714	11.97	2099	6.76
平利	48 620	24 468	50.33	31 782	65.37	14 737	30.31	9433	19.40	14 925	30.70	0	0.00	6518	13.41
汉阴	64 655	19 586	30.29	10 015	15.49	15 347	23.74	6565	10.15	9217	14.26	0	0.00	281	0.43
汉滨	102 734	48 486	47.20	24 202	23.56	66 151	64.39	14 494	14.11	30 257	29.45	0	0.00	2096	2.04
合计	315 126	150 045	47.61	107 264	34.04	127 995	40.62	55 119	17.49	82 012	26.03	3714	1.18	13 232	4.20

3. 防氟炉灶的质量及健康行为的形成情况 2012—2015 年, 8 县区 1488 个病区村共调查 378 033
户,其中合格改良炉灶户数 330 828 户,合格率 87.51%,紫阳和岚皋两县较低,其余 6 县均高于 90%。
合格炉灶正确使用户数 319 321 户,正确使用率 96.52%,除汉阴和岚皋县略大于 90% 外,其余 6 县均大
于 95%。供人食用的玉米辣椒正确干燥户数 370 350 户,正确干燥率 97.97%,除镇坪、岚皋略大于 90%
以外,其余 6 县均大于 95%(表 18-13)。

表 18-13 病区炉灶质量及健康行为调查结果

县区	病区村数	调查户数	合格改良炉灶户数	合格改良炉灶率(%)	合格炉灶正确使用户数	正确使用率(%)	玉米辣椒正确干燥户数	正确干燥率(%)
镇巴	42	12 866	12 866	100.00	12 300	95.60	12 295	95.56
石泉	132	25 131	24 618	97.96	24 139	98.05	24 009	95.54
紫阳	212	68 079	39 992	58.74	38 149	95.39	67 609	99.31
岚皋	175	31 038	24 619	79.32	23 123	93.92	28 034	90.32
平利	182	48 620	45 330	93.23	43 146	95.18	48 106	98.94
汉阴	166	64 655	61 011	94.36	56 871	93.21	64 169	99.25
汉滨	501	115 600	110 716	95.78	109 940	99.30	114 856	99.36
镇坪	78	12 044	11 676	96.94	11 653	99.80	11 272	93.59
合计	1488	378 033	330 828	87.51	319 321	96.52	370 350	97.97

4. 儿童氟斑牙调查情况 2012—2015 年,共检查 8~12 周岁儿童 56 132 人,其中正常 47 351 人,
占 84.36%,检出氟斑牙患者 5253 例,检出率为 9.36%,检出可疑 3528 人,占 6.29%,极轻度 2462 例,占
4.39%,轻度 2057 例,占 3.66%,中度 632 例,占 1.13%,重度 102 例,占 0.18%。氟斑牙指数均小于 0.4,
流行状态属无氟斑牙流行(表 18-14)。8 县(区)儿童氟斑牙检出率除平利县大于 15% 以外,其余 7 县
均小于 15%,中、重度氟斑牙患者检出率均小于 20%,重度氟斑牙患者仅在紫阳、平利和汉滨 3 个盛产
高氟石煤的县区检出。

表 18-14 病区 8~12 岁儿童氟斑牙调查结果

县名	检查人数	正常人数	可疑		极轻度		轻度		中度		重度		病例总数	检出率(%)	氟斑牙指数
			例数	%	例数	%	例数	%	例数	%	例数	%			
岚皋	4168	3643	112	2.69	138	3.31	252	6.05	23	0.55	0	0.00	413	9.91	0.18
紫阳	11 914	9957	757	6.35	477	4.00	527	4.42	179	1.50	17	0.14	1200	10.07	0.21
平利	5827	4451	357	6.13	381	6.54	356	6.11	211	3.62	71	1.22	1019	17.49	0.38
汉阴	8686	7636	571	6.57	229	2.64	225	2.59	25	0.29	0	0.00	479	5.51	0.12
石泉	1153	1053	66	5.72	24	2.08	9	0.78	1	0.09	0	0.00	34	2.95	0.07
镇坪	1731	1404	212	12.25	92	5.31	21	1.21	2	0.12	0	0.00	115	6.64	0.14
汉滨	20 994	17 700	1378	6.56	1103	5.25	611	2.91	188	0.90	14	0.07	1916	9.13	0.17
镇巴	1659	1507	75	4.52	18	1.08	56	3.38	3	0.18	0	0.00	77	4.64	0.11
合计	56 132	47 351	3528	6.29	2462	4.39	2057	3.66	632	1.13	102	0.18	5253	9.36	0.19

依据病区控制与消除标准判定，除镇巴县达到消除、石泉县达到控制标准外，其余6县（区）均未达到控制标准。全省达到消除或控制的病区村1085个，占72.92%，其中达到消除标准的675个，占45.36%，达病区控制标准的410个，占27.08%。此外，未控制的村403个，占27.08%。紫阳县达到控制及消除的村仅占21.70%，岚皋、平利、汉阴、镇坪和汉滨基本在70%以上（表18-15）。

表 18-15　县级自评考核验收结果

项目县	病区村数	消除		控制		未控制		消除及控制		自评结果
		村数	构成比（%）	村数	构成比（%）	村数	构成比（%）	村数	构成比（%）	
紫阳	212	17	8.02	29	13.68	166	78.30	46	21.70	未控制
岚皋	175	35	20.00	93	53.14	47	26.86	128	73.14	未控制
平利	182	66	36.26	60	32.97	56	30.77	126	69.23	未控制
汉阴	166	65	39.16	61	36.75	40	24.10	126	75.90	未控制
石泉	132	92	69.70	40	30.30	0	0.00	132	100.00	控制
镇坪	78	16	20.51	51	65.38	11	14.10	67	85.90	未控制
汉滨	501	344	68.66	74	14.77	83	16.57	418	83.43	未控制
镇巴	42	40	95.24	2	4.76	0	0.00	42	100.00	消除
合计	1488	675	45.36	410	27.55	403	27.08	1085	72.92	未控制

（二）省市级复核结果

共抽查24个乡镇72个村720户（表18-16），对炉灶使用现状、质量、正确使用及玉米、辣椒的正确干燥情况进行了复核，检查儿童氟斑牙2650人。按照方案要求对资料逐项核对。复核结果显示，省市级复核与县级自评结果比较，72个村中，完全符合的有62个村，符合率为86.11%。氟斑牙检出率与县级资料比对基本吻合，在极轻和可疑的诊断上略有差异。病区防制工作资料较为系统、完整、规范，但未能实行归档管理。综上所述，8县（区）自查结果客观、真实、准确，能反映病区防治现状，可通过省市级复核验收。

表 18-16　省市级复核与县级自评结果的比较

县区	病区村数	自评结果为未控制的村				自评结果为控制的村				自评结果为消除的村			
		抽查村数	复核为未控制村数	复核为控制村数	复核为消除村数	抽查村数	复核为未控制村数	复核为控制村数	复核为消除村数	抽查村数	复核为未控制村数	复核为控制村数	复核为消除村数
镇巴	42	0	0	0	0	0	0	0	0	9	0	0	9
石泉	132	0	0	0	0	4	0	0	4	5	0	0	5
镇坪	78	0	0	0	0	0	0	0	0	9	0	0	9
汉阴	166	3	2	0	1	3	0	3	0	3	0	0	3
平利	182	3	3	0	0	5	0	4	1	1	0	1	0
岚皋	175	3	3	0	0	1	0	1	0	5	0	0	5
汉滨	501	5	3	2	0	4	0	3	1	0	0	0	0
紫阳	212	2	2	0	0	1	0	1	0	6	0	0	6
合计	1488	16	13	2	1	18	0	12	6	38	0	1	37

三、讨论

本次考核验收从防氟炉灶使用现状、炉灶质量、病区群众健康行为变化、儿童氟斑牙病情、组织领导及其工作资料管理等方面，全面评估了陕西省燃煤型氟中毒病区的防治工作和防治成效。由于是地方性氟中毒病区的首次考核验收，考核工作扎实认真，省市对县级自评结果复核，符合率达到86.11%。

从县级自查结果看，陕西省燃煤型氟中毒经过多年防治取得了显著成效。镇巴县达到国家消除标准，石泉县达到国家控制标准。各病区县儿童氟斑牙病情在县级层面除平利县外均达到消除水平。全省达到消除或控制标准的病区村 1085 个，占总病区村的 72.92%。病区居民使用的炉灶呈现多样化，新型清洁能源正在取代高氟石煤。病区居民的自我防护意识明显增强，炉灶正确使用率和玉米、辣椒正确干燥率均达到 90% 以上。病情大幅度下降、高氟石煤被其它能源替代以及病区居民健康意识的提高等，为尚未达标的病区县达到国家控制或消除标准奠定了基础。

在县级自查和省市复核中发现，一些病区新型清洁能源推广工作进展缓慢，部分居民户依然燃用高氟石煤，且可见到敞炉敞灶燃烧，在历史上病情重、病人多、盛产石煤的病区尤为多见。在紫阳、岚皋、平利、汉阴和汉滨 5 县区，虽然防氟炉灶呈现多样化，但燃用高氟石煤的居民户占调查户的51.53%。一些病区改良炉灶使用不当、维修不及时，导致炉灶合格率、正确使用率偏低。这些问题的存在直接影响了 6 个病区县的考核结果。

鉴于上述问题，未达标的病区县应加强以下几方面工作：①首先要因地制宜，大力推广新型清洁能源，加强替代高氟石煤的工作力度，使病区群众从根本上摆脱高氟的危害；②其次要加强健康教育和健康促进工作，让群众真正认识高氟的危害，提高他们使用新型清洁能源的主动性，在不具备更换能源条件的病区，要引导群众正确使用、自觉维护防氟炉具，加强防氟炉具的后期管理工作；③宣传教育群众修建房屋时做到厨卧分离，通风良好；④指导群众正确干燥、储存粮食和辣椒，尽量减少氟的摄入量。通过强化防治工作，力争在"十三五"末使未达标的 6 个病区县 403 个病区村全部实现控制或消除目标，使病区居民彻底摆脱高氟危害。

（在本文编写过程中，周蓉同志提供了部分资料，在此表示感谢。）

（白广禄、范中学）

参 考 文 献

1. 田兆顺，王琨，郑来义，等. 地方性氟中毒与环境含氟量关系的研究. 中国地方病学杂志，1985，4（3）：310-313.

2. 陈宝群，李彦林，白广禄，等. 陕西省燃煤型氟中毒病区及改炉改灶进展调查. 中国地方病学杂志，2003，22（5）：434-436.

3. 陕西地方病防治60年编委会. 陕西地方病防治60年. 西安：陕西出版集团、陕西科学技术出版社，2011.

4. 白广禄. 陕西省燃煤污染型氟砷中毒病区现况及防治对策. 中国地方病学杂志，2012，31（5）：583-585.

5. 范中学，冯清华，李平安，等. 2005 年陕西省防氟改灶及健康教育效果评价. 中国地方病学杂志，2008，27（2）：220-222.

6. 范中学，霍玉福，冯清华，等. 2006 年度陕西省安康市防氟改灶省级考核验收评估报告. 中国地方病学杂志，2008，27（6）：668-670.

7. 李晓茜，李跃，范中学，等. 2009-2013 年陕西省燃煤污染型氟中毒监测结果分析. 微量元素与健康研究，31（5）：75-76.

8. 范中学，李跃，李晓茜，等. 2010年陕西省燃煤污染型氟中毒监测结果分析. 中国地方病学杂志，31（2）：194-198.

9. 范中学，李晓茜，李平安. 陕西省燃煤型氟、砷中毒病区健康行为形成情况调查分析. 中华地方病学杂志，2013，32（6）：702.

第十九章

河南省燃煤污染型地方性氟中毒流行与控制

　　在 20 世纪 80 年代中期河南省燃煤型氟中毒病区被发现并得到确认。病区分布在 12 个县，其中 9 个位于河南省西部山区。2006 年和 2009 年分别进行了两次流行病学调查，结果显示病区县在 2006 年减少到 5 个，到 2009 年减少到 3 个。病区的自然消除是伴随着当地经济发展和生活水平的提高而发生的，放弃旧的、不良的生活和燃煤习惯已成为病区居民的自觉行为，过去那些能够导致燃煤型氟中毒流行的因素正在逐渐减弱和消失。为了加快燃煤型氟中毒防治进程，2008 年和 2009 年，中央下达专项资金共 1785 万元，支持河南省落实燃煤型氟中毒综合防治措施。经过 2 年工作，河南省完成了全部 3 个病区县（市）、40 230 户炉灶改良任务。2013 年和 2014 年，对上述 3 个病区县全部病区村开展了病区控制和消除考核工作。结果显示，3 个病区县在 2009—2010 年期间完成了本地全部病区户炉灶改良任务，健康教育工作富有成效，电磁炉、液化气灶普遍使用，已取代煤炉成为主要生活灶具，厨房与卧室分开得到普及，导致病区形成的危险因素已经消除；8～12 周岁儿童氟斑牙患病率和农户炉灶正确使用率均达到了燃煤型氟中毒病区消除标准。通过县级自评和省级复核验收，3 个病区县综合指标均达到了病区消除水平。

Chapter 19

Prevalence and Control of Coal-burning Type of Endemic Fluorosis in Henan Province

Coal-burning fluorosis in Henan Province was discovered and confirmed in mid-1980s. The endemic areas were distributed in 12 counties, 9 of which were located in the west mountain areas of Henan Province. Two epidemiological investigations were conducted in 2006 and 2009 respectively, which showed that the number of endemic counties was reduced to 5 in 2006 and 3 in 2009. The natural elimination of endemic areas was accompanied by the development of local economy and improvement of people's living status. Abandoning the old and wrong habits of living and coal-burning had become the conscious behavior of the residents in endemic areas. The factors resulting in coal-burning fluorosis were gradually weakened and disappeared. In order to accelerate the process of prevention and control of coal-burning fluorosis, the central government issued 17.85 million RMB as special funds to support the comprehensive prevention and control in 2008 and 2009. After two years of efforts, stove improvement project for 40.23 thousand farming households had been completed in three endemic counties of Henan Province. The assessment for the control and elimination of coal-burning fluorosis in these three counties was conducted in 2013 and 2014, which showed that stove improvement in the three counties was completed from 2009 to 2010, and the health education was effective. Induction cookers and liquidized gas stoves were commonly used and became the main cookers instead of coal-burning stoves, and the separation of kitchens from living rooms were popularized. The risk factors resulting in coal-buring fluorosis had been eliminated. The detection rate of dental fluorosis in children aged 8-12 and the correct usage rate of improved stoves in farming households reached the elimination standard for coal-burning fluorosis. After self-assessment and provincial acceptance review, the comprehensive indexes of the three endemic counties had reached the elimination standards.

第一节　流行与危害

一、历史病区情况

　　河南省燃煤型氟中毒最早发现于豫西山区。1984 年，首先在洛阳市新安县发现燃煤型氟中毒病区的存在。该病区煤炭资源丰富、易开采，但煤质低劣、煤中氟含量高，当地居民以此煤为生活燃料长期使用，室内空气污染严重，尤以无烟煤和石煤为重。煤在燃烧时释放大量"氟化物"及"有害气体"，导致室内空气、粮食、蔬菜等受到氟污染。原国家卫生部地方病专家咨询委员会、中国地方病防治研究中心地氟病防治研究所、中国预防医学科学院环境卫生与卫生工程研究所等有关专家为进一步证实河南省燃煤型氟中毒病区情况，到病区进行了为期十天的现场调查及实验分析，对河南省燃煤型氟中毒病区进行了确认。根据《河南省地方性氟中毒防治研究概要》（中国环境出版社，1994 年）和 2005 年以前的河南省地方病防治工作年报表等历史病区资料，河南省燃煤型氟中毒病区分布在偃师市、孟津县、新安县、栾川县、吉利区、陕县、卢氏县、渑池县、义马市、湖滨区、巩义市、禹县（今禹州市）、固始县等 13 个县（市、区），共有 2290 个病区村、人口 120 余万、户数约 30 万，氟中毒人数 60 余万人。河南省燃煤型氟中毒历史病区分布情况见图 19-1。

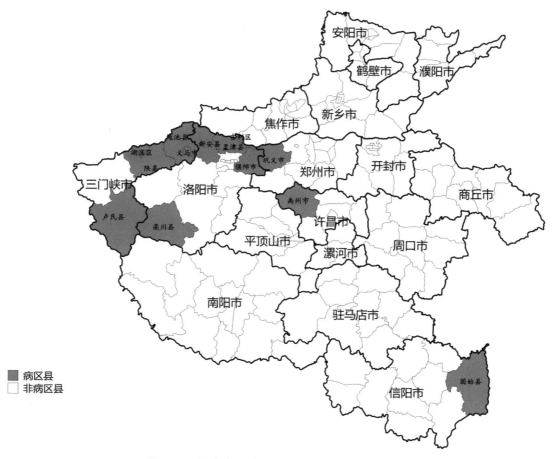

图 19-1　河南省燃煤型氟中毒历史病区分布情况

二、2006 年全省燃煤型氟中毒流行病学调查

2006 年，河南省疾病预防控制中心以普查形式对全省燃煤型氟中毒历史病区开展了流行病学调查。调查主要内容包括：居民饮水氟含量、住房结构、厨房和炉灶使用情况、主要生活燃料及来源、主要食物及来源和主要农作物干燥方法等。对仍在使用高氟煤的重点病区村 8～12 周岁儿童进行氟斑牙检查和尿氟水平检测。调查结果显示：①病区经济生活水平已经极大提高，93.7% 的居民户有独立的厨房，41.9% 有排烟设施，70% 以上的居民户生活做饭和冬季取暖不再使用当地的高氟煤，病区居民均不使用炉灶干燥粮食，多数病区导致地氟病的流行因素已经不存在；②在 13 个病区县（市、区）中，有 8 个县（市、区）的历史病区村 8～12 周岁儿童氟斑牙检出率<30%，另外 5 个县（市、区）仍存在 8～12 周岁儿童氟斑牙检出率>30% 的村；③ 70.1% 的被调查村 8～12 周岁儿童尿氟水平在 1.50mg/L 以下；④由于煤炭资源加强了管理，当地居民获得这种廉价或免费的劣质燃料相对不容易，高氟煤的使用已经大大减少。在病区，大量外出务工人员不仅促进了当地经济的发展和生活水平的提高，也带回了新的生活方式。随着经济水平的提升和不同生活方式潜移默化的影响，病区居民的住房结构、生活条件和习惯得到了极大的改善，放弃旧的、不良的燃煤习惯和生活习惯已成为病区居民的自觉行为，过去那些能够导致燃煤型氟中毒流行的因素正在逐渐减弱和消失，病情逐渐减轻，燃煤型氟中毒病区范围正在逐渐缩小。根据重点调查结果推算，河南省燃煤型氟中毒病区村总数不足 500 个，覆盖病区约 8 万余户，分布在洛阳市辖区的偃师市、孟津县、新安县、栾川县和吉利区。

三、2009 年中转项目燃煤型氟中毒防治现状调查

按照国家有关方案要求，2009 年对偃师市、孟津县、新安县、栾川县和吉利区 5 个县（市、区）开展了防治现状普查。共调查 52 个乡镇、1010 个行政村、988 所学校和 8～12 周岁儿童 101 501 人。采集、测定病区玉米样品 325 份、辣椒样品 175 份。结果显示，病区住房结构、燃料结构等已发生较大变化，厨房与卧室分开已成为主流，液化气炉、电磁炉普遍使用，病区群众卫生意识极大提高；在大部分病区，造成燃煤型氟中毒流行的致病因素已不存在，8～12 周岁儿童氟斑牙检出率明显下降，约 85% 的历史病区村病情下降到非病区水平。

通过调查，结合 2006 年的第二次流行病学调查结果，重新确定了河南省燃煤型氟中毒病区范围。病区村全部分布在豫西洛阳市辖区的偃师市、孟津县和新安县 3 个县（市），病区行政村 85 个、自然村 175 个，病区村人口 15.6 万人，涉及 40 230 个农户，患氟斑牙人数 6 万人，未发现氟骨症患者。调查结果表明，与 2006 年调查结果比较，上述 5 个燃煤型氟中毒病区县（市、区）病情显著下降，病区县从 5 个减少到 3 个，病区户数从 8 万余户减少到约 4 万户。病区范围缩小和病情下降与病区居民住房结构的改善和生活燃料的多样化有直接关系。

第二节　2007 年以前防治措施的落实

洛阳市是河南省燃煤型氟中毒主要病区，也是最早发现燃煤型氟中毒流行的地区。20 世纪 80 年代，洛阳市地方病防治研究所是独立专业机构，人员齐备，技术力量较强，承担了河南省主要的燃煤型氟中毒防治工作，在病区开展了大量的流行病学调查、科研和防治工作。在原河南省地病办引导和支持下，从 1985 年开始，每年投入约 5 万元在病区开展改良炉灶工作，一直持续到 1997 年，先后在病区完成了 1 万余户居民改灶工作，受益人口约 4 万人。

一、降氟炉灶的设计与研制

1985 年，先后在栾川县城关镇七里坪村、新安县仓头乡云水村和孟津县麻屯乡北麻屯村进行试点改灶降氟。刚开始研制的降氟炉灶在降低室内空气氟含量方面起到了一定作用，但炉灶质量低、成本高、密闭性能差，群众使用不方便，改灶工作受到影响。1991 年，在新安县江庄村被确定为全国燃煤型

氟中毒重点防治监测点后,按照全国监测方案要求全面落实行之有效的防治措施。为此,在原有基础上对炉灶重新进行了设计和改造,进一步完善了炉灶的各项性能,使之充分发挥降氟、节能的作用,通过在病区反复试验,直至炉灶定型、批量生产,在燃煤型氟中毒病区全面推广,推动了改灶降氟工作的开展。

根据密闭抽风原理,对降氟炉灶的设计本着结构简单、煤炭燃烧充分、排烟效果理想、造价低廉实用、便于在病区推广的原则,研制了"洛新 JF－Ⅰ、Ⅱ、Ⅲ－Ⅰ、Ⅱ、Ⅲ号炉灶"(降氟节能炉)。此炉灶是在原有旧式炉灶结构或新起炉灶基础上,将灶膛及灶面进行整理,把铸造好的"炉火芯"装进灶膛内,再将灶面修饰平整,把铸造好的"炉火圈"放在灶面上,靠墙一面设置排烟道,在排烟道终端装上烟囱,通过烟囱的抽吸作用,使燃烧释放的氟化物及各种有害气体经"炉火圈"内的三个孔进入圆形回火烟道,再经烟囱排出室外,达到密封彻底、干净卫生、良好除烟的效果。封火时,可在"炉火圈"上面以锅代盖密封或用铸铁"圆铁盖"予以密封。实验证明,降氟炉能明显降低室内空气中氟化物含量,使人群总摄氟量减少,而且节约燃料,改善环境卫生。1997 年"洛新 JF－Ⅰ、Ⅱ、Ⅲ－Ⅰ、Ⅱ、Ⅲ号炉灶",定名为"降氟节能炉",获得国家技术专利。

二、降氟效果观察

新安县城关镇江庄村位于新安县城西,距县城 5 公里,交通方便,建点初期无工业污染,属浅山丘陵区。主要农作物有玉米、小麦、红薯等;经济作物有苹果、红果、蔬菜、瓜果等。人均年收入为 930 元,属中等生活水平。有 229 户,人口 694 人。食用粮食、蔬菜全部为本地自产,无外购习惯。该村煤炭资源丰富,居民长期用烟煤作为生活燃料,煮饭、烤火取暖。烟煤氟含量均值为 470mg/kg。1991 年实施改灶,98.5% 的村民用上了密封降氟灶。1991 年至 2000 年监测证实,降氟炉灶不仅能使煤炭在炉灶中充分燃烧、做饭时间缩短、用煤量减少,而更重要的是将敞开式燃烧炉灶改为密闭式燃烧炉灶后,煤炭在炉灶中释放的氟化物及有害气体可通过烟道从烟囱排出,降低了室内空气氟含量,减少了大量有害气体在室内滞留,净化了室内空气,达到降氟防病目的。监测数据显示,改灶后病区居民室内空气氟含量明显下降,低于国家允许标准;8～12 周岁儿童氟斑牙检出率由改灶前的 53.93% 下降到改灶后的 25.56%,达到病区控制标准;8～12 周岁儿童尿氟含量也趋于正常,粮食、蔬菜氟含量也降至正常值范围。同时亦表明,降氟炉灶具有设计合理、安全卫生、密闭坚固、抽烟彻底、节约煤炭、降氟效果好等优点。

三、经验体会

(一)领导重视是落实改良炉灶措施的保证

改良炉灶工作可以说是传统厨房的一场革命,困难多、阻力大。没有各级领导的高度重视和支持,工作难以推进。为了控制燃煤型氟中毒的流行,原河南省地病办每年调剂数万元支持改良炉灶工作。只要病区县、乡领导能够积极支持,村领导带头,改灶从自家开始,群众改灶的积极性就高,改灶进度就快。

(二)加强管理,改管并重

改灶容易管理难,管理工作在改灶降氟中起着决定性作用,是改灶降氟的重中之重。为了保证改灶质量的长期性、持久性,充分发挥其效益,达到改灶降氟的目的,每年都组织专业技术人员数次到病区检查降氟炉使用情况,发现炉灶在使用中出现的技术问题并及时解决,保证炉灶正确使用率达到95% 以上。

(三)加强健康宣教,改变不健康生活习惯

加强宣教,充分调动病区群众的防病意识,是落实改灶降氟措施的关键。改灶前,病区群众不注意厨房卫生,粮、菜随意乱放。为此,一方面组织专业技术人员给群众集中上课,讲解燃煤型氟中毒常识、使用旧式炉灶的弊端及使用降氟炉的好处;另一方面,我们采用发放书籍、宣传品等形式向病区群众普及地氟病防治科普知识,使病区群众充分认识到使用降氟炉灶是防治燃煤型氟中毒的有效措施。厨、

卧分开，从源头上防治地氟病的发生。多数群众在新建房屋时，注意厨、卧分开，粮、菜单独存放，对厨房卫生也很重视，改变了过去不卫生的状况。

（四）坚持多项措施并举，达到降氟防病目的

随着病区群众生活水平的不断提高，生活环境的不断改善，改灶降氟这种单一的模式已不能适应病区群众的需要。在防治实践中，我们一方面加大改灶力度，一方面鼓励有条件的群众购买液化气灶替代旧式炉灶，提高生活质量。另外，在病区推广使用沼气也是降氟防病的措施之一。

第三节　2007—2008 年度病区综合防治措施的落实

2008 年和 2009 年，河南省利用中转项目（2007—2008 年度）下达专项资金共计 1785 万元，落实了燃煤型氟中毒综合防治措施。经过 2 年项目实施，河南省完成了全部 3 个病区县（市）、40 230 户病区户改良炉灶任务。

一、内容与方法

（一）建立项目管理组织

执行项目的市、县（市、区）建立由卫生部门主导，财政、教育和项目乡镇等有关部门负责人为成员的项目领导小组，负责组织领导、检查督促项目工作。各级卫生行政部门和省、市、县疾控中心专人负责项目实施的日常工作和协调工作。省项目领导小组与技术指导组负责统筹、协调项目的实施，组织制定相关的管理措施和实施方案，组织开展项目工作的督导检查、考核评估、项目资料收集、汇总及上报。市项目办负责组织所辖县（市、区）开展项目工作，制定本级项目实施方案，对项目工作进行督导检查和指导，合理制定降氟炉灶规格及数量，制定降氟炉灶技术参数，在此基础上，形成降氟炉灶验收标准；负责制定项目炉灶招标计划，编制招标文件，负责对生产厂家资质审查、技术审核、价格评估、质量抽验等工作，并负责制作项目户标牌；在卫生、财政、纪检、监察、审计等部门的监督下进行政府采购；负责本地项目县（市、区）资料的收集、整理、审核、管理、总结及上报工作。县（市、区）项目办和乡镇组织本地项目的实施，根据基线调查结果，组织实施健康教育和改炉改灶工作，负责本地项目资料的收集、整理、核查、管理、总结及上报工作。

在省、市、县（市、区）项目领导小组的领导下，分别召开项目启动会。安排项目的各项工作，对有关方案进行培训，使培训对象了解项目的目的、意义、目标和要求，理解和掌握项目实施方案，明确各部门的职责。采取省、市、县、乡、村层层培训的方式进行项目培训工作。培训对象是项目办成员、疾控中心技术人员、乡村干部、教师和乡（镇）有关卫生工作人员。培训内容包括项目实施方案、基线调查、健康教育、改炉改灶、督导检查及评估验收等内容。

（二）防治现状调查

1. 调查范围　在 2006 年全省燃煤型氟中毒流行病学调查的基础上，对洛阳市辖区的 5 个燃煤型氟中毒病区县（市、区）开展防治现况调查。

2. 调查内容

（1）氟斑牙检查：对所调查县（市、区）的全部历史燃煤型氟中毒病区乡（镇）、村小学的 8～12 周岁（周岁）在读学生进行氟斑牙患病情况检查，并将学生按照所属村（自然村）进行分类统计，计算各村的儿童氟斑牙检出率，掌握病情现况。氟斑牙调查由县（市、区）疾控中心和乡（镇）卫生院受过培训的业务人员组成调查组进行。氟斑牙诊断采用 Dean 法。

（2）临床氟骨症检查：由经过培训的村医根据平时村民就诊情况，统计根据氟斑牙检出率确定的项目村成人临床氟骨症病例。必要时对临床氟骨症患者加拍 X 射线片，拍片部位为小腿加膝关节和前臂加肘关节，阅片工作由省级技术指导组统一完成。

（3）病区村基本情况调查及样品采集：根据氟斑牙检查结果，对氟斑牙检出率大于 30% 的病区村，由经过培训的调查员组织村委会干部，逐户调查病区居民家庭生活燃煤情况、房屋结构、燃烧方式、主食构成、主食及辣椒干燥、储存方式等信息。每村随机采集 5 户供人食用的玉米、辣椒存品进行氟含量测定，其氟含量检测由市疾控中心进行。食物氟含量测定采用食物中氟化物测定方法（GB/T 5009.18）。

（4）地氟病防治知识知晓率调查：由乡（镇）卫生员在每个病区村随机抽取 15 名成人和 30 名五年级 1 个班学生（人数不足时，可从邻近班级或上年级学生中补足），分别进行问卷调查。

3．确定综合防治项目村和改炉农户

（1）选择项目村的要求：一是必须选择 8～12 周岁儿童氟斑牙患病率 >30% 的村；二是要本着病情重的村优先安排的原则，选择人口相对集中的病区，以村为单位，整村实施降氟炉灶工程；三是选择领导重视，群众有改善健康水平要求并能主动配合防治工作的病区乡（镇）、村作为优先实施项目村。

（2）选择项目户的要求：一是项目村敞烧煤炉和煤灶且烟囱未出屋的农村家庭；二是每年在当地居住时间超过 6 个月以上的住户；三是通过健康教育，自愿接受降氟炉灶，并能够积极主动参与、配合项目工作的家庭。由村委会组织人员对所有改炉改灶家庭逐户调查登记。

（三）健康教育

1．工作内容

（1）省级：省疾病预防控制中心负责项目健康教育的技术指导、监测评估、质量控制。

（2）市级：市疾病预防控制中心负责所属项目县（市、区）健康教育的技术指导、监测评估、质量控制和县级人员培训和健康教育资料的制作、发放。

（3）县级：县（市、区）疾病预防控制中心负责本辖区健康教育工作的技术指导、监测评估、质量控制和乡（镇）、村级健教人员的培训；教育局负责组织项目乡（镇）、村中小学校开展学校健康教育；宣传部门负责电视台、电台和报纸等大众媒体开展地氟病防治知识的宣传，在项目县辖区播放有关地方病防治知识的科普片和公益广告，宣传报道防治地方病的知识、策略和措施等信息。

（4）乡级：乡（镇）卫生院负责组织实施辖区内的健教干预工作；乡（镇）卫生院指导村委会开展农村社区健康教育，利用赶集日每年开展健康咨询活动 2 次以上。在每个项目乡（镇）政府所在地张贴或悬挂相关地方病防治知识的标语，在项目乡（镇）卫生院开设专题宣传栏。

（5）村级：村支两委组织村卫生室张贴宣传画，每个自然村书写墙体标语。组织村、组干部入户宣传、发放宣传资料。

2．健教干预策略与目标人群

（1）健教干预策略：采取人际传播和大众传播相结合的传播方式，在项目乡（镇）、村学校和农村社区，开展地氟病防治知识健康教育活动，促使项目户提高健康意识、转变观念、形成健康的行为和生活方式。

（2）目标人群：项目户中的家庭户主及项目村小学 4～6 年级学生。

3．健康教育工作目标

（1）项目乡（镇）、村小学校地氟病防治知识健康教育开课率达到 100%，对项目户的入户宣传覆盖率达到 100%。

（2）项目村小学 4～6 年级学生地氟病防治知识知晓率达到 90% 以上；家庭户主地氟病防治知识知晓率达到 80% 以上。

4．健康教育干预的核心信息

（1）燃煤型氟中毒是敞炉灶烧煤引起的。

（2）地氟病主要引起人们牙齿变黄、变黑，手脚伸不直，弯腰驼背甚至瘫痪。

（3）地氟病可防不可治。

（4）预防燃煤型氟中毒一定要使用降氟炉灶，将烟囱伸出屋外，不要敞烧炉灶；损坏的炉灶、烟囱要及时维修更换，有效避免室内煤烟污染。

（5）晒干后粮食要用粮仓、袋子、箱子、柜子等密闭保存。

（6）制作项目户标牌。文字内容：预防燃煤型氟中毒改炉户；落款：河南省卫生厅，2009 年制；材料：轻质铝材，红底白字；规格：长15厘米、宽10厘米、厚0.5毫米。

（四）落实改炉改灶任务

1．降氟炉灶的原则

（1）降氟炉灶的方式：根据病区群众的燃煤习惯和取暖实际情况，确定炉灶改良方式。提倡病区群众使用电磁炉、液化气、沼气等清洁能源。

（2）降氟炉灶的基本要求：炉具结构设计合理，操作方便，热性能稳定，使用安全卫生，节约煤炭，要有可靠的将烟尘排到室外的烟筒。产品应造型美观，无毛边、毛刺、表面光滑清洁、炉面平整燃烧后不变形、炉体和台面涂层要防锈、防火、无毒，保温材料不外露。铸造件、焊接件、冲压件等炉体制造要求均应符合GB16154-2005《民用水暖煤炉通用技术条件》的标准要求。

2．招标采购　根据基线调查结果，确定项目户数和降氟炉招标数量。编制招标文件，实施政府统一招标采购。招标采购工作按照《政府采购法》有关规定实施，严格遵守规定的程序，遵循公开、公平、公正和诚实信用的原则，在卫生、财政、纪检、监察、审计等部门的监督下进行政府采购。

（五）项目验收

为全面掌握项目实施情况，考核项目各项指标，评估项目实施成效，在各级政府的领导下，省、市、县（市、区）分别成立由项目领导小组和相关专家组成的项目评估小组，对项目实施情况进行评估。项目评估严格遵循随机抽样原则，通过听取汇报、查看资料和现场考核的方法自下而上逐级进行。

1．评估验收指标　防治措施落实情况以病区自然村为考核单位。

（1）小学4～6年级学生燃煤型氟中毒防治知识知晓率达90%以上，家庭户主燃煤型氟中毒防治知识知晓率达80%以上。

（2）改炉（灶）率达90%以上，炉（灶）合格率达95%以上。

（3）群众对改炉（灶）的满意率达80%以上。

（4）组织管理分数达到85分以上。

2．县级评估验收办法

（1）项目乡评估：由县级评估验收小组，对本县所有项目乡（镇）进行评估验收。在每个项目乡（镇）随机抽取2个项目村进行评估验收。

（2）学校评估：对乡（镇）中心小学及被抽查村小学健康教育开展情况进行评估。

（3）项目户评估：在抽取的项目村中，每村从调查的第一户开始，遵循隔户调查的原则抽查20户项目户，调查降氟炉灶质量及使用情况。

（4）目标人群健康知识知晓率评估：在乡（镇）中心小学及被抽查村小学4～6年级中，每年级随机抽取1个班，进行学生健康知识知晓率问卷调查；在被抽查村，每村抽取15名家庭户主进行健康知识知晓率问卷调查。分别计算学生和家庭户主的健康知识知晓率。

3．市级评估验收办法

（1）项目县（市）评估：市级项目评估小组，对所有项目县（市）进行评估验收。在每个项目县（市）采用随机抽取2个乡（镇），每个乡（镇）随机抽取2个项目村，对项目村进行评估。

（2）学校评估：在被查项目乡（镇）和村，对乡（镇）中心小学及村小学进行评估。

（3）项目户评估：在抽取的项目村中，从调查的第一户开始，遵循隔户调查的原则抽查10户项目户，调查降氟炉灶质量及使用情况。

（4）目标人群健康知识知晓率评估：在抽取的乡（镇）中心小学及被抽查村小学4～6年级中，每年级随机抽取1个班，进行学生健康知识知晓率问卷调查；在被抽查村，每村抽取15名家庭户主进行健康知识知晓率问卷调查。分别计算学生和家庭户主的健康知识知晓率。

4．省级评估验收办法

（1）项目县评估：省级评估小组，在项目市抽取2个县（市）进行评估，在抽取的项目县（市）随机抽取1个乡（镇），在抽取的项目乡（镇）随机抽取1个项目村进行评估。

（2）学校评估：在抽取的项目乡镇和村，对乡中心小学及村小学进行评估。

（3）项目户评估：在抽取的项目村中，从调查的第一户开始，按照隔户调查的原则每村抽查 10 户，调查降氟炉灶质量及使用情况。

（4）目标人群健康知识知晓率评估：省评估小组在抽取的乡（镇）中心小学及被抽查村小学 4～6 年级中，每年级随机抽取 1 个班，进行学生健康知识知晓率问卷调查；在被抽查村，每村抽取 15 名家庭户主进行健康知识知晓率问卷调查。分别计算学生和家庭户主的健康知识知晓率。

二、结果

（一）组织管理和培训

省、市、县、乡都成立了领导小组和技术指导小组；职责目标明确；省、市、县分别召开项目启动会和培训会，培训市、县、乡、村各级人员 200 多人次；省、市、县组织督导 40 余次。

（二）病区现况基线调查

共调查 5 个历史病区县（市、区）、52 个乡镇、1010 个行政村、学校 988 所，以及 8～12 周岁儿童 101 474 人，检出氟斑牙 10 721 人，氟斑牙总检出率 10.56%。见表 19-1。

居民生活习惯调查显示，大部分居民居住条件显著改善，生活用煤以蜂窝煤为主，很多居民冬天用蜂窝煤做饭取暖，夏天用电磁炉、液化气做饭，粮食以自然晾晒为主。90% 以上居民户燃烧无烟煤，95% 以上是独立厨房，但当地的厨房比较密闭，也没有排烟装置，因此煤烟污染比较明显。

对全部病区村进行入户调查和食品抽样采集。采集玉米样品 325 份，辣椒样品 180 份，部分样品氟含量检验结果超标。

表 19-1　历史病区基线调查结果

县（市、区）名称	乡镇数	历史病区村数	8～12 周岁儿童氟斑牙检查			
			检查人数	检出氟斑牙人数	氟斑牙检出率（%）	检出率 >30% 的村数
偃师市	16	304	42 726	2941	6.88	27
孟津县	10	260	17 313	4444	25.67	35
新安县	11	222	18 953	1630	8.60	23
栾川县	14	195	21 030	1624	7.72	0
吉利区	1	29	1514	82	5.42	0
合计	52	1010	101 536	10 721	10.56	85

病情调查结果显示，病区范围明显缩小，病区从原来的 5 个县（市、区）减少到 3 个县（市）。病情以极轻、轻度氟斑牙为主，没有发现典型的氟骨症患者。通过本次调查，孟津、新安、偃师 3 县（市）被确定为病区，共涉及 40 230 个家庭，分布在 19 个乡镇、85 个行政村、175 个自然村，覆盖人口 15.6 万人。

（三）落实改炉改灶防治措施

1. 炉灶改良方式　根据洛阳市病区居民的燃煤习惯和取暖实际情况，全部采用回风式降氟炉。

2. 制定炉灶技术参数　参照中国疾病预防控制中心地方病控制中心下发的《降氟炉灶结构与材料的基本技术要求》（中地字〔2005〕1 号）和国家地病中心在贵州现场会提供的炉灶标准，广泛收集资料，组织到项目县病区村实地考察居民生活燃煤现况和生活习惯，召开县、乡、村相关人员专题讨论会，科学制定回风式降氟炉的技术参数（表 19-2），报省疾控中心业务部门审核通过。

同时，在有条件的家庭，提倡在非采暖季节采取改变能源结构的方式（如使用电、液化气、沼气等）进行改炉改灶。

3. 招标采购

根据基线调查结果，张榜公布项目村和项目户，接受群众监督。最终确定 175 个病区自然村、40 230 户进行改炉改灶。

表 19-2　回风式降氟炉技术参数

部件名称	材质	规格（mm）	说明
炉面板	热轧板 Q235	厚≥2.5　不小于 500×500	内加角钢加强筋
炉桶	热轧板 Q235	高=450　厚≥1.5　直径 270	
底板	热轧板 Q235	厚≥1.5　长×宽　不小于 450×450	外加钢筋花边
围板	热轧板 Q235	厚≥1.2	有折边加强筋
灰箱	热轧板 Q235	厚≥1.0	
灰箱轨道	角铁	25×25	
炉圈	铸铁 Ht200	三件套（外圈外径 255 内径 178；中圈外径 177 内径 100；小圈外径 99	
封火盖	铸铁 Ht200	直径（120）厚度≥6	双层可调式
炉桥	铸铁 Ht200		翻转式炉桥
回风板	铸铁 Ht200	内径 120，外径 270	
炉芯	耐火材料	上口外径≥170，内径 130　下口外径≥180 内径 140　高 300—320	要求节能
烟道	钢管	厚≥2.5　直径 75　炉面板外侧出 烟道出口安装铸铁件　清灰口冲压件螺丝固定	双管，上烟道有开关
烟管	镀锌高频焊管	厚≥1.0　外径 74，内径 71 横管长 2300（根据需要决定），立管长 1700（根据需要决定），同材料或耐腐蚀弯头两个	
炉体成品		高 600　黑红色烤漆外观　下加软质地脚　炉座内有封火开关	烤漆牢固色泽光亮　封火开关可控制火力大小

（1）编制招标文件：拟定新购炉具招标文件，内容包括：招标采购程序；投标人资质条件和义务；技术标书（含技术指标、质量标准、材料要求等）；购买炉具和配件的类型（品种）、规格、数量清单；交货地点；保质期；付款方式；索赔条款（含瑕疵索赔）等。招标采购文件在招标前，市级报省项目领导小组和技术指导组审核备案。

（2）招标采购：按照国家项目要求，政府对炉具实施统一招标采购。招标采购工作按照《政府采购法》有关规定实施，严格遵守规定的程序，遵循公开、公平、公正和诚实信用的原则，统一市级招标采购。根据项目县改炉户数由各县与中标企业签订采购合同，各县合同金额由市卫生局统一支付。在卫生、财政、纪检、监察、审计等部门的监督下进行政府采购。经过招标审批、技术标书编写、商务标书编写、标书审批等多个环节，市招标采购中心通过互联网在洛阳市政府网、市财政信息网发布了招标公告，在纪检、监察、公证监督下严格按照政府招标程序进行了降氟炉的公开招标。共有 5 个厂家参与投标，经过专家现场查看投标炉灶样品和生产能力、经营诚信等资料，综合评比打分，最终确定分数最高的两个厂家中标。随后，组织人员对两个中标的厂家进行了实地考察，查看了生产设备、工商注册、税务注册、资金注册和生产能力。

（3）降氟炉质量控制、安装验收：为保证降氟炉切实造福病区居民，制定了《2009 年洛阳市燃煤污染型地方性氟中毒综合防治项目防氟改灶炉具接收发放工作方案》。在数量、质量、验收、安装、交货时间地点等环节都提出了明确要求，保证了整个工作有章可循、科学有序。厂家直接送货到村，要求降氟炉生产厂家以短信形式及时报送每天送货情况，掌握改灶进度，在保证质量的前提下督促厂家加快生产进度，确保项目工作的进度和质量。县、乡、村和厂家各个环节专人负责，厂家对项目县、项目县对项目乡、项目乡对项目村、项目村对改灶户都有统一的交接手续。为保护群众利益，市、县疾控中心深入项目村对每批降氟炉进行抽样检测。乡镇和村委会组织人员指导项目户正确安装降氟炉，保证煤烟出屋且不倒风。村干部和村民代表组成验收小组逐户验收炉灶，验收内容包括：户主的燃煤型氟中毒防治知识知晓率、炉灶的正确安装和使用情况、是否悬挂"项目户标牌"等。

（四）健康教育

为了提高病区群众对燃煤型氟中毒危害的认识，促进群众主动正确使用降氟炉，健康教育工作贯穿整个防治措施落实过程。在偃师市举行了燃煤型氟中毒防治降氟炉具发放仪式，来自省、市卫生部门的领导和三个项目县（市）政府和卫生等有关部门领导及病区群众一千多人参加了仪式。

为了更好地开展健康教育工作，各个项目村用健康教育课、标语、广播等对小学生和居民宣传燃煤型氟中毒防治知识。项目村墙体宣传标语 350 条，宣传板报 200 期。全市统一制作了 1.5 米高、2.0 米宽的宣传栏发放项目村，并统一制作了宣传栏里的内容。同时，洛阳市印刷了 45 000 份宣传年历，发到每一个改灶户。还制作了降氟改炉户标牌，随着炉具一起发放，使每一户群众都知道为什么进行改炉，达到宣传的目的。厂家的炉具使用说明书上，也印制有防氟改炉知识，从每一个环节都有燃煤型氟中毒防治宣传内容。

3 个项目县接受健康教育的学生 20 844 名，成人 273 938 名，项目乡镇小学生地氟病防治知识健康教育开课率达到 100%。对项目户的入户宣传覆盖率达到 100%。通过健康教育干预，项目村小学 4～6 年级学生地氟病防治知晓率由 49.27% 提高到 90.83%；家庭户主地氟病防治知晓率由 53.0% 提高到 87.3%。

（五）综合防治评估验收

经省、市、县、村评估验收，改炉率 100%，降氟炉合格率 100%，群众满意率 99%。小学 4～6 年级学生燃煤型地氟病防治知识知晓率 90.83%；家庭户主燃煤型地氟病防治知识知晓率 87.3%。组织管理分数达到 85 分以上。

三、讨论

河南省燃煤型氟中毒病区的形成与当地蕴产高氟煤和居民不良的燃煤生活习惯有密切关系。在豫西山区，易于获取、价格低廉甚至免费的石煤氟化物含量更高，敞灶燃烧和厨房卧室不分的密闭结构造成室内氟污染，从而引起氟中毒发生。目前，地方性氟中毒尚无特效治疗方法，因此通过健康教育、提高病区群众的防病意识、采取以改炉改灶为主的综合防治措施，是预防燃煤型氟中毒发生和流行的最行之有效的防治措施。

2006 年和 2009 年两次对全省历史病区调查结果表明，随着社会经济的发展，病区居民收入增加和生活水平改善，住房和生活燃料结构发生了彻底改变，造成燃煤型氟中毒的流行因素不复存在，病情下降，大部分病区达到了消除水平。为了加快控制燃煤型氟中毒防治进程，2008 年河南省利用中转项目资金，在病区实施了 2 年的综合防治措施，2009 年完成了全部病区农户炉灶改良任务。通过综合防治工作，提高了病区居民的健康意识，改变了病区居民不良的燃煤生活习惯，减少了高氟污染，体现了党和国家对病区居民的关怀，促进了河南省燃煤型氟中毒防治的深入发展。

四、结论

河南省燃煤型氟中毒病区分布在豫西山区 3 个县（市），涉及乡镇 19 个，行政村 85 个，自然村 175 个，受危害人口约 4 万余户、15.6 万人。在中转项目资金支持下，2008 年和 2009 年在病区实施了改炉改灶和健康教育综合防治措施，加快了河南省燃煤型氟中毒防治进程，全部病区居民完成了炉灶改良任务，并且降氟炉灶得到了正确使用，病区群众非常满意。项目资料完善，宣传氛围较浓厚，降氟炉灶正确使用率在 90% 以上，群众满意率为 99%，小学生健康知识知晓率为 90%。病区病情逐年下降，居民健康生活行为逐步提高，为控制和消除燃煤型氟中毒危害奠定了坚实基础。

第四节　考核验收

病情监测结果显示，实施综合防治措施后，儿童氟斑牙患病率逐年下降。根据卫生部印发的《2012年燃煤污染型地方性氟中毒考核验收方案》和《2013 年燃煤污染型地方性氟中毒控制和消除考核验收实施方案》，在河南省卫生计生委组织领导下，2013 年和 2014 年分别对 3 个病区县（市）开展了达标考核验收工作。

一、内容与方法

（一）评价范围

偃师市、孟津县、新安县所辖 85 个病区行政村。

（二）评价方式及程序

按照国家《重点地方病控制和消除评价办法》开展考核验收。

（三）评价内容、标准及结果判定

按照国家《燃煤污染型氟中毒控制和消除评价内容及判定标准》执行。

二、结果

（一）基本情况

偃师市、孟津县、新安县地处豫西山区，在上世纪八十年代被确定为燃煤型氟中毒病区县（市）。偃师市常驻人口 60 万人，辖 11 个乡（镇）、214 个行村；孟津县常住人口 42 万，辖 10 个乡（镇）、228 个行政村；新安县常驻人口 47 万人，辖 13 个乡（镇）、258 个行政村。2008 年对历史病区调查结果显示，三个县（市）仍有燃煤型氟中毒流行，共有病区行政村 85 个、自然村 175 个，涉及 40 230 个家庭。2008 年和 2009 年在国家专项资金的支持下，全部病区村 40 230 个家庭落实了改炉改灶防治措施。

（二）县级自评

为了做好自评工作，偃师市、孟津县和新安县分别成立了考核验收工作领导小组，分别制定了实施方案，对参加自评工作人员进行了培训。按照方案要求，采取普查方法，逐村入户调查炉灶使用情况和主粮干燥、储藏情况。

1. 偃师市自评结果　共调查 27 个行政村 14 753 户，正确使用炉灶户数 14 728 户，正确使用率为 99.83%。主食小麦采取自然晾晒干燥，无烘烤粮食习惯。对全部病区村在校儿童进行氟斑牙病情调查，共调查 8～12 周岁儿童 1901 人，检出氟斑牙 193 人，氟斑牙总检出率 10.15%。达到消除标准的村 27 个，占 100%。

2. 孟津县自评结果　共调查 35 个行政村 14 979 户，正确使用炉灶户数 14 966 户，正确使用率为 99.91%。病区主食小麦采取自然晾晒干燥，无烘烤粮食习惯。对全部病区村在校儿童进行氟斑牙病情调查，共调查 8～12 周岁儿童 1609 人，检出氟斑牙 162 人，检出率 10.07%。达到消除标准的 33 村，占 94.29%；达到控制标准的村 2 个，占 5.71%。

3. 新安县自评结果　共调查 23 个行政村 10 626 户，正确使用炉灶户数 10 385 户，正确使用率为 97.73%。病区主食小麦采取自然晾晒干燥，无烘烤粮食习惯。对全部病区村在校儿童进行氟斑牙病情调查，共调查 8～12 周岁儿童 1408 人，检出氟斑牙 142 人，氟斑牙总检出率 10.09%。达到消除标准的 22 村，占 95.65%；达到控制标准的病区村 1 个，占 4.35%。

自评结果表明，偃师市、孟津县和新安县燃煤型氟中毒防治措施落实和病情指标综合评价达到了消除标准。

（三）省级复核

2013 年河南省卫生厅印发了《关于对孟津县燃煤污染型地方性氟中毒防制考核验收省级复核工作安排的通知》，2014 年河南省卫计委印发了《关于对偃师市和新安县燃煤污染型地方性氟中毒防治工作进行省级复核的通知》，省疾控中心组织有关人员组成复核验收工作组。工作组采取听汇报、查阅资料和现场抽样调查方式对偃师市、孟津县和新安县消除燃煤型氟中毒危害达标情况分别进行了复核。所抽查的村 8～12 周岁儿童氟斑牙检查结果见表 19-3。

1. 偃师市省级复核情况　复核验收组随机抽查了缑氏镇、府店镇和大口乡等 3 个乡（镇）的 9 个病区村，每村抽选 10 户，共抽取 90 户，入户查看炉灶质量及使用情况。其中 84 户主要使用液化气罐、电磁炉和沼气炉等清洁能源，煤炉主要作为冬季取暖使用。90 户能够正确使用炉灶，正确使用率 100%。

被调查的 90 户改炉户厨房与卧室均为分开结构。

对 3 个乡（镇）9 个村儿童氟斑牙患病情况进行了调查，共调查儿童 446 人，检出氟斑牙儿童 35 人。9 个村氟斑牙检出率最低 4.41%，最高 14.29%。

抽查 3 个乡（镇）中心小学 5 年级的一个班进行了防治知识问卷调查，共调查学生 110 名，防治知识知晓率为 90.91%。

表 19-3　省级考核验收 8~12 周岁儿童氟斑牙检查结果

县	乡	自然村	县级自评结果	调查人数	氟斑牙人数	氟斑牙检出率（%）	复核结果
偃师市	缑氏镇	程子沟村	消除	26	2	7.69	消除
		崔河村	消除	86	4	4.65	消除
		郑窑村	消除	10	1	10.00	消除
	府店镇	参驾店村	消除	121	9	7.44	消除
		新寨村	消除	36	3	8.33	消除
		东管茅村	消除	61	8	13.11	消除
		温村	消除	10	1	10.00	消除
	大口乡	符寨村	消除	28	4	14.29	消除
		西寨村	消除	68	3	4.41	消除
合计				446	35	7.85	消除
新安县	铁门镇	玉梅村	消除	104	5	4.81	消除
		高平村	消除	228	24	10.53	消除
		土古洞村	消除	63	6	9.52	消除
		印头村	消除	25	1	4.00	消除
	石井乡	拴马村	消除	34	1	2.94	消除
		介庄村	消除	50	6	12.00	消除
		岭后村	控制	39	5	12.82	消除
	北冶乡	刘黄村	消除	100	9	9.00	消除
		骆岭村	消除	93	8	8.60	消除
合计				736	65	8.83	消除
孟津县	常袋镇	姚凹村	消除	9	1	11.11	消除
		马岭村	消除	8	0	0.00	消除
		东小凡村	消除	11	0	0.00	消除
	会盟镇	双槐村	消除	54	1	1.85	消除
		李庄村	消除	38	0	0.00	消除
		东良村	消除	99	5	5.05	消除
	送庄镇	营庄村	控制	38	5	13.16	消除
		莫沟村	消除	38	2	5.26	消除
		西山头村	消除	38	3	7.89	消除
合计				333	17	5.11	消除

2. 孟津县省级复核情况　复合验收组复核了常袋镇、会盟镇和送庄镇 3 个乡（镇）9 个改炉病区村，每村抽选 10 户，查看炉灶质量及使用情况。共调查 90 户，其中，使用煤炉 2 户、电磁炉 52 户、沼气炉 23 户、液化气炉 13 户。冬季取暖 77 户，其中，煤炉取暖 61 户，电能取暖 16 户。在对 90 户改炉户入户调查中，查看了农户住房结构，其中 89 户厨房与卧室分开。

对 3 个镇 9 个村儿童氟斑牙患病情况进行调查，共调查儿童 333 人，检出氟斑牙儿童 17 人。其中，极轻度 12 人，轻度 3 人，中度氟斑牙 2 人，未检出重度氟斑牙。9 个村氟斑牙检出率最低 0.00%，最高 13.16%。

抽查 3 个镇中心小学 5 年级各一个班进行了防治知识问卷调查，知晓率均为 100%。

3. 新安县省级复核情况　复核验收组随机抽查了铁门镇、石井乡和北冶乡等 3 个乡（镇）的 9 个病区村（其中包括一个自评控制村），每村抽选 10 户，共抽取 90 户，查看炉灶质量及使用情况。其中 89 户日常使用液化气罐、电磁炉或沼气炉等清洁能源，炉灶正确使用率 98.89%。在对 90 户改炉户入户调查中，查看了农户住房结构，其中 89 户厨房与卧室分开。

对 3 个乡（镇）9 个村儿童氟斑牙患病情况进行了调查，共调查儿童 736 人，检出氟斑牙儿童 65 人。氟斑牙检出率最低 2.94%，最高 12.82%。

抽查 3 个乡（镇）中心小学 5 年级各一个班进行防治知识问卷调查，知晓率均为 100%。

三、讨论

以健康教育为基础、降氟炉灶为主的综合防治措施是控制乃至消除燃煤型氟中毒行之有效的措施。河南省西部山区的偃师市、孟津县和新安县在 20 世纪 80 年代被确认为燃煤型氟中毒病区。20 世纪 80 年代后期，在局部病区落实了改炉改灶措施，由于没有经费的持续投入，防治措施未能全面落实。2006 年对 3 县（市）病区再次进行了普查发现，病区范围明显缩小，病情亦较轻。调查结果表明，随着病区经济发展、居民收入增加，生活方式和住房结构发生了变化，清洁能源开始普遍使用，燃煤的使用量大大减少，形成病区的主要条件正在逐渐消除。为加快燃煤型氟中毒防治进度，2008 年以来，在中转项目资金支持下，在各级政府组织领导下，各级疾病预防控制中心共同努力，通过开展病情调查、改炉改灶、健康教育、督导检查、病情监测等工作，全面落实各项防治措施，到 2010 年全部病区家庭完成了改炉改灶。2013 年和 2014 年，3 个病区县（市）通过开展病区达标自评工作，各项指标均达到消除标准。省级复核工作组通过听取汇报、查阅资料、实地查看和抽样复核认为：3 县（市）在 2009—2010 年期间完成了本地全部病区居民改炉改灶任务；健康教育工作富有成效，病区农户健康燃煤行为已经形成；在病区电磁炉、沼气炉、液化气灶普遍使用，已取代煤炉成为主要生活灶具；厨房与卧室分开普及；没有使用煤火烘烤粮食、蔬菜的习惯；导致病区形成的危险因素已经消除，8~12 周岁儿童氟斑牙患病率和居民改良炉灶正确使用率均达到了燃煤型氟中毒病区消除标准。

3 县（市）燃煤型氟中毒病区在采取降氟炉灶措施后较短时间内达到了消除标准，其原因：一是由于中央专项资金的支持，加快了病区防治措施落实进度；二是由于形成病区的主要条件在降氟炉灶之前和早期持续处于自然消失状态，病情较轻。

四、结论

（一）2013 年和 2014 年，偃师市、孟津县和新安县分别对其辖区燃煤型氟中毒病区全部病区村开展了病区控制和消除自评工作。共调查病区改炉行政村 85 个、居民户 40 358 个，8~12 周岁儿童氟斑牙调查人数 4918 人。其中，偃师市调查 27 个村 14 753 户，8~12 周岁儿童氟斑牙调查人数 1901 人；孟津县调查 35 个村 14 979 户，8~12 周岁儿童氟斑牙调查人数 1609 人；新安县调查 23 个村 10 626 户，8~12 周岁儿童氟斑牙调查人数 1408 人。自评结果显示：偃师市全部病区村达到消除标准；孟津县达到控制标准的村 2 个、达到消除标准的村 33 个；新安县达到控制标准的村 1 个、达到消除标准的村 22 个。

上述三个病区县（市）通过自评，综合指标均达到了病区消除标准。

（二）在省卫生计生委组织领导下成立省级复核工作组，分别对偃师市、孟津县和新安县燃煤型氟中毒病区自评结果进行复核验收。省级复核工作组按照有关考核验收方法，通过听取汇报、查阅资料、实地查看和抽样复核，对偃师市、孟津县和新安县进行了考核验收。省级复核工作组认为：3 县（市）在 2009—2010 年期间完成了本地全部病区家庭改炉改灶任务，健康教育工作富有成效，病区居民健康燃煤行为已经形成；在病区，电磁炉、沼气炉、液化气灶普遍使用，已取代煤炉成为主要生活灶具；厨房与卧室分开普及；没有使用煤火烘烤粮食、蔬菜的习惯；导致病区形成的危险因素已经消除，8～12 周岁儿童氟斑牙患病率和居民改良炉灶正确使用率均达到了燃煤型氟中毒病区消除标准。

经省级复核验收，偃师市、孟津县和新安县燃煤型氟中毒病区已达到了消除水平。

（余　波、刘　洋、康建山）

参 考 文 献

1. 刘全喜. 河南省地方性氟中毒防治研究概要. 北京：中国环境科学出版社，1994.

2. 余波，刘洋，原春生，等. 河南省燃煤污染型地方性氟中毒流行现状调查. 中国地方病学杂志，2009，28（2）：191-193.

3. 孙殿军. 地方病学. 北京：人民卫生出版社，2011.

第二十章

山西省燃煤污染型地方性氟中毒流行与控制

经过流行病学调查，山西省在1983年首次确定了燃煤型氟中毒病区。全省在开展流行病学调查的同时，病区防治措施的落实也在稳步跟进，并且在防治工作中不断总结经验，积极探讨新的防治管理模式，及时推广新技术、新方法。为了彻底了解全省地方病的分布情况，1994年，山西省开展了地方病普查，结果显示，山西省燃煤型氟中毒病区分布在20个县的222个乡镇、3474个村，有氟骨症患者30 209人，氟斑牙患者1 126 391人，氟中毒病情较重。针对此种情况，1994年与1997年，山西省人民政府地方病防治领导小组办公室印发《山西省地方病防治三年规划》（1994—1996）、《山西省地方病防治工作四年规划》（1997—2000），要求把燃煤型氟中毒基本控制在国家规定标准内，并对中、重度氟骨症病人积极进行治疗，探索新的治疗方法。在贯彻落实防治措施的基础上，努力巩固燃煤型氟中毒病区降氟改灶成果，积极推广降氟改灶工程，在经济条件较好的村实施了秸秆气化工程；利用愈氟灵、氟病康药物治疗氟骨症患者，缓解了患者的病痛，解放了劳动生产力。经过连续几年的监测，儿童氟斑牙患病率和成人氟骨症检出率显著下降，未检出重度氟斑牙和重度氟骨症患者，改良炉灶防治氟中毒取得了明显效果。"十五"、"十一五"和"十二五"期间，持续巩固防治成果，加强已改良炉灶的后期管护，强化健康教育与健康促进工作。随着社会经济的发展，居民生活方式和条件也发生了明显变化，清洁能源的广泛使用（包括使用电能、液化气、沼气、煤层气等），使病区群众逐渐远离了燃煤型氟中毒的危害，防治工作取得了显著成效。

Chapter 20

Prevalence and Control of Coal-burning Type of Endemic Fluorosis in Shanxi Province

Coal-burning fluorosis was discovered in Shanxi Province through the epidemiological investigation, which was determined for the first time in 1983. At the same time, the implementation of prevention and control measures in the affected areas followed up and was pushed forward steadily. Experiences were constantly summed up in the prevention and control practice, and new management pattern, technology and methods were actively explored and promoted in time. In order to thoroughly understand the distribution of endemic diseases in Shanxi Province, a census was carried out in 1994. According to the results, the coal-burning fluorosis was distributed in 20 counties, 222 towns, and 3, 474 villages, including 30, 209 patients with skeletal fluorosis and 1, 126, 391 patients with dental fluorosis. The situation of fluorosis at this time was serious. Thus, the Leading Group of Endemic Disease Prevention and Control of Shanxi Provincial People's Government issued the *Three-Year Plan(1994-1996)* and the *Four-Year Plan(1997-2000) for the Endemic Disease Prevention and Control of Shanxi Province* in 1994 and 1997, respectively, which requested that the coal-burning fluorosis should be basically controlled to meet the national standard, severe patients of skeletal fluorosis should be treated actively, and new treatment methods should be explored. In this period, on the basis of the implementation of prevention and control measures, great efforts were taken to consolidate the achievement of cooking stove improvement for defluoridation, and to promote the project of cooking stove improvement. The project of straw gasification was popularized in some villages with good economic conditions. Such drugs as Yufuling and Fubingkang were used to relieve the pain of patients with skeletal fluorosis, which liberated the labor productivity. It was shown by years of continuous monitoring that the prevalence of dental fluorosis and skeletal fluorosis in adults decreased significantly, and no severe patients were discovered, indicating the obvious effectiveness of stove improvement for defluoridation. During the Tenth Five-Year Plan, Eleventh Five-Year Plan and Twelfth Five-Year Plan periods, we continued to consolidate the achievements of prevention and control, to strengthen the later period management of stove improvement, and to strengthen health education and health promotion. Along with social and economic development, the life style of residents in the endemic areas had changed greatly. Clean energy including electricity, liquefied gas, methane, coal-bed methane, etc. was used widely. Residents in the endemic areas were gradually out of the hazard of coal-burning fluorosis. Significant achievements have been made in the prevention and control of coal-burning fluorosis in Shanxi Province.

第一节　流行与危害

山西省燃煤型氟中毒发现于 20 世纪 80 年代初期。当时，在晋中地区和顺县牛川公社牛川大队，居民饮水氟含量不高，却有不少村民出现了氟斑牙和氟骨症的临床表现，而且出现了重度残废型氟骨症病人，山西省地方病防治研究所为此组织了专项调查。牛川村共有 2095 人，临床检查 1900 人，查出氟斑牙患者 1486 人，占 78.21%；查出氟骨症患者 278 人，占 16 岁以上受检人群的 23.71%，其中Ⅰ度病人 162 人，Ⅱ度病人 105 人，Ⅲ度病人 11 人；在被临床确定为氟骨症患者中，兼顾患病程度、性别、年龄诸条件，选择 58 人进行 X 射线检查，骨骼有氟骨症改变的 42 人，占 72.41%。实验室检测该村饮水氟含量为 0.3mg/L，但煤氟含量为 142.5mg/kg、村民居室空气氟化物日均浓度为 0.014mg/m³、玉米氟含量为 5.99mg/kg，均超过相关标准的规定；人群血氟、尿氟含量均明显高于非病区人群。根据调查结果，结合当地自然地理环境及生活习惯、外环境有关因素，认为主要是由于所燃石煤氟含量高所致，从而在 1983 年山西省首次确定了燃煤型氟中毒病区。1985 年，山西省防治燃煤型氟中毒现场会在和顺县召开，拉开了全省燃煤型氟中毒流行病学调查工作的序幕。

随着调查工作的不断深入，1990 年晋城市报道了燃煤型氟中毒流行病学调查结果。燃煤中氟含量为 44～275mg/kg（均值 100.8mg/kg），饮水氟含量仅为 0.38～0.56mg/L，氟斑牙检出率 71.89%，氟骨症检出率 3.83%。重点调查了高平市赵庄乡，该乡 8～15 岁年龄段人群氟斑牙患病率高达 92.43%，16 岁以上人群氟骨症临床患病率为 8.43%，Ⅲ度病人占总病例数的 2.01%；该乡的南峪村居民室内空气氟含量超过国家规定的 5.4 倍，玉米、谷子、土豆等主粮氟含量均高于非病区。晋城市确认全市所辖的 6 个县（市、区）均有不同程度的燃煤型氟中毒病区存在，氟中毒给当地群众的生产、生活造成严重危害。截至 1990 年底，根据全省调查结果统计，共有燃煤型氟中毒病区县 19 个。1994 年，全省进行了包括燃煤型氟中毒在内的五种地方病普查工作，彻底查清了燃煤型氟中毒的分布与流行情况。普查结果显示，山西省燃煤型氟中毒分布于长治、晋城、太原、晋中、吕梁共 5 个市 20 个县（市、区）的 222 个乡镇、3474 个村，病区村总人口 243 万人；其中，轻病区 3145 个、中病区 226 个、重病区 103 个；共查出氟斑牙患者 1 126 391 人、氟骨症患者 30 209 人。山西省燃煤型氟中毒病区县分布见图 20-1。

通过开展调查和病情普查，基本掌握了燃煤型氟中毒的分布范围、流行特点和病情严重程度，为在全省范围内全面落实燃煤型氟中毒防治措施、有效地控制和消除氟中毒的危害提供了可信依据。

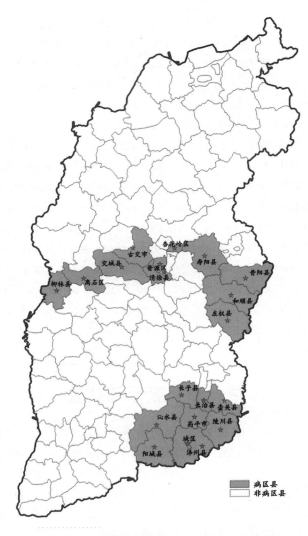

图 20-1　山西省燃煤型氟中毒病区县分布图

第二节　防治措施的落实

　　1983 年，针对在晋中市和顺县发现的燃煤型氟中毒病区，随之采取以改炉灶和改变粮食干燥贮存方法为主的综合性防治措施。此后，全省在开展流行病学调查的同时，病区防治措施的落实也在稳步跟进，在 1986 年和 1988 年山西省卫生厅均举办了"全省煤烟污染型氟中毒防治培训班"，不断总结经验，积极探讨新的防治管理模式，及时推广新技术、新方法。到 80 年代末，已查明的病区改炉改灶累计达 12.9 万户。

　　1993 年 6 月，山西省人民政府办公厅印发了《关于加强地方病防治工作的实施意见》，提出：从 1994 年起每年对中度以上燃煤型氟中毒病区安排改灶工程 3 万户，力争到 20 世纪末全省中度以上病区改灶工程全部完成。同年 11 月，山西省教育委员会、山西省卫生厅联合印发《关于在中小学普及地方病防治知识教育的通知》，决定从 1994 年上半年开始在全省开展包括地方性氟中毒在内的 6 种地方病防治知识教育课，并要求统一编写教材、安排课时。1994 年 11 月，山西省人民政府地方病防治领导小组办公室发布《关于印发山西省地方病防治三年规划的通知》(1994—1996 年)，提出了"奋战三年，把全省以碘缺乏病为主的五种地方病基本控制在国家规定标准内"的目标要求，其中燃煤型氟中毒的主要任务是：三年内集中力量完成对全省 20 个燃煤型氟中毒病区县 64 万户民宅的改灶任务，由病区县各级政府组织实施，各级卫生、环保、财政为主要承担和协作部门；在已完成改灶的地区，使部分 Ⅱ度以上氟骨症患者得到有效治疗。在基本完成三年目标和任务的基础上，1997 年 5 月，山西省人民政府地方病防治领导小组印发了《关于下发山西省地方病防治工作四年规划的通知》(1997—2000年),确定了燃煤型氟中毒的防治任务:在10个燃煤型氟中毒重点病区县全部完成改灶任务,使空气氟浓度达到国家卫生标准;做好监测工作,不断提高防治效果;对中、重度氟骨症病人积极进行治疗,探索新的治疗方法。要求各级政府组织农业、卫生部门积极采取措施,巩固改灶成果,进一步提高改灶水平。四年间,在贯彻落实防治措施的基础上,努力巩固燃煤型氟中毒病区降氟改灶成果,积极推广降氟改灶工程,使10万户居民用上了降氟炉灶,在经济条件较好的村实施了秸秆气化工程;利用愈氟灵、氟病康药物治疗氟骨症患者,缓解了患者的病痛,解放了劳动生产力。为了掌握病情动态和防治效果,1995—1999年山西省地病所在晋城市的高平市南李村设立监测点,进行了连续五年的监测工作。南李村为燃煤型氟中毒重病区,1989年开始落实以改炉改灶为主的防治措施。五年监测结果显示,儿童氟斑牙患病率由1995年的66.29%下降为1999年的27.98%,未检出重度氟斑牙,氟斑牙病情已达到病区控制标准;成人氟骨症X射线检出率在1995年、1999年分别为38.98%、18.87%,差异显著($\chi^2=5.4336$,$P<0.025$),未检出重度氟骨症患者,改良炉灶防治氟中毒取得了明显效果。

"十五"期间,在全省20个燃煤型氟中毒病区县逐步推行降氟改灶工程,在经济基础较好的病区推广秸秆气化工程。晋城市在集中推广型煤使用、秸秆气化的同时,改建沼气炉灶,防治效果进一步提高。2006年,山西省选择长治市长治县东和村、黎岭村、荆圪道村作为监测点,三个监测点儿童氟斑牙患病率分别为13.95%、16.13%、13.73%。2007年,选择晋城市高平市店上村、南李村作为监测点,两个监测点儿童氟斑牙患病率分别为21.69%、22.99%。上述监测点病情均处于国家控制标准。到"十一五"末,全省燃煤型氟中毒病区改炉改灶任务已基本完成,居民炉灶正确使用率达到了95%以上,中小学生和家庭主妇防治知识知晓率分别为91%和86%,病情得到明显控制。"十二五"期间,防治成果持续巩固,加强已改良炉灶的后期管护,强化健康教育与健康促进工作;随着社会经济的发展,居民生活方式和条件也发生了明显变化,清洁能源的广泛使用(包括使用电能、液化气、沼气、煤层气等),使病区群众逐渐远离了燃煤型氟中毒的危害,防治工作取得显著成效。

第三节　考 核 验 收

为了如期实现《全国地方病防治"十二五"规划》目标,从2012年开始,国家卫生计生委有计划、分步骤组织相关燃煤型氟中毒病区省份开展防制考核验收,即控制和消除评价工作,并将其纳入到中央补助公共卫生服务地方病防治项目之中。2012—2015年,根据全国《燃煤污染型地方性氟中毒防制考核验收实施方案》,山西省按照有关内容和要求,制定了《山西省燃煤污染型地方性氟中毒防制考核验收实施方案》,在省卫生计生委的组织领导下,由省地病所承担业务培训和技术指导,逐年分批地开展了山西省燃煤型氟中毒考核验收工作。2015年1月,国家卫生计生委印发了《全国地方病防治"十二五"规划终期考核评估方案》(国卫办疾控函〔2015〕3号),要求对"十二五"目标完成情况进行终期考核评估,山西省卫生计生委在2月初组织召开了全省考评工作启动培训会,安排部署了考评工作。2015年8月,全省燃煤污染型氟中毒所有病区县(市、区)考评工作全部完成。

一、考核验收内容与方法

(一)调查内容

1. 防治措施落实情况　对全省20个燃煤型氟中毒病区县(市、区)全部病区村的所有居民户改良炉灶落实情况进行调查。

2. 居民健康行为状况　调查改良炉灶的正确使用率、供人食用的玉米和辣椒的正确干燥率。

3. 病情状况　调查病区村出生并居住的8～12周岁儿童氟斑牙患病情况及严重程度。

(二)组织形式与方法

采取县级自评、省市级复核的形式开展燃煤型氟中毒考核验收工作。

1. 县级自评　县级卫生行政部门组成考核组,负责辖区内的考核验收工作,县级疾控中心(地病所）提供技术支撑，由卫生专业人员对全县所有病区村逐户调查防治措施落实情况和居民健康行为状况，检查当地出生居住的8～12周岁儿童氟斑牙患病情况。

2．省市级复核　省、市级卫生行政部门组成联合考核组对县级自评结果进行抽样复核。在每个病区县随机抽取3个病区乡（镇）（不足3个时，全部抽取），再从每个乡（镇）随机抽取3个病区村（不足3个时，全部抽取），每个病区村从调查的第1户开始，依据隔户抽取的原则抽取10户家庭，调查居民户改良炉灶和炉灶使用情况，供人食用的玉米和辣椒正确干燥情况；调查被抽取病区村出生居住的8～12周岁儿童氟斑牙患病情况。

3．评价判定标准　按照《重点地方病控制和消除评价办法》（国卫疾控发〔2014〕79号）中"燃煤型氟中毒控制和消除评价内容及判定标准"，判定是否达到控制和消除水平，根据判定结果，评价是否实现《规划》目标。

4．质量控制　由省地方病防治研究所对市、县有关人员进行培训，使其能准确掌握考评的方法和技术要求。

5．数据分析　采用Excel 2007软件对数据进行统计分析。

二、考核验收结果

（一）防治措施落实情况

全省燃煤型氟中毒分布于5个市、20个县（市、区）。由于行政区划改变，现有病区村数少于历史村数，20个县（市、区）共调查了3371个村、716 683户居民的改炉改灶情况，其中有707 502户居民实施了改炉改灶且质量合格，总体合格率为98.72%；各县的合格改炉改灶率均在95%以上。在3371个病区村中，合格改炉改灶率>90%的病区村为3314个，占98.31%，各县之间改炉改灶率在该水平的村数所占比例差别不大，比例最低的为95.34%，有14个县均达到了100%；合格改炉改灶率>95%的病区村为3033个，占89.97%，各县间改炉改灶率在该水平的村数所占比例差别较大，比例最低的为62.38%，有10个县均达到了100%。见表20-1。

表20-1　防治措施落实情况考核结果

| 市 | 县（市、区） | 调查村数 | 调查户数 | 合格改良炉灶户数 | 合格改炉改灶率（%） | 合格改炉改灶率>90% | | 合格改炉改灶率>95% | |
						村数	比例（%）	村数	比例（%）
晋城	陵川	101	26 548	25 815	97.24	99	98.02	63	62.38
	阳城	343	96 435	93 357	96.81	327	95.34	220	64.14
	高平	436	116 344	115 595	99.36	427	97.94	409	93.81
	城区	49	18 889	18 845	99.97	49	100.00	48	97.96
	泽州	446	106 070	104 067	98.11	431	96.64	339	76.01
	沁水	64	10 446	10 195	97.60	64	100.00	57	89.06
长治	长治	254	82 829	81 902	98.88	246	96.85	243	96.06
	长子	358	73 645	73 645	100.00	358	100.00	358	100.00
	壶关	339	73 866	72 775	98.52	339	100.00	328	96.76
晋中	和顺	183	19 929	19 693	98.81	176	96.17	171	93.44
	左权	204	24 922	24 922	100.00	204	100.00	204	100.00
	寿阳	375	28 565	28 565	100.00	375	100.00	375	100.00
	昔阳	66	11 576	11 507	99.40	66	100.00	65	98.48
吕梁	交城	1	43	43	100.00	1	100.00	1	100.00
	离石	6	1141	1141	100.00	6	100.00	6	100.00
	柳林	8	3444	3444	100.00	8	100.00	8	100.00
太原	古交	36	4923	4923	100.00	36	100.00	36	100.00
	晋源区	32	8562	8562	100.00	32	100.00	32	100.00
	杏花岭	16	2501	2501	100.00	16	100.00	16	100.00
	清徐	54	6005	6005	100.00	54	100.00	54	100.00
合计	20	3371	716 683	707 502	98.72	3314	98.31	3033	89.97

（二）居民健康行为状况

在调查的全部合格改良炉灶居民户中，正确使用降氟炉灶的为 698 608 户，总体合格改良炉灶正确使用率为 97.47%；各县的正确使用率在 94.24%～100.00% 之间。合格改良炉灶正确使用率 >90% 的村数为 3353 个，占全部调查村数的 99.46%，各县正确使用率在该水平的村数所占比例均较高，各县均在 98% 以上或达到 100%；合格改良炉灶正确使用率 >95% 的村数为 3071 个，占全部调查村数的 91.10%，各县正确使用率在该水平的村数所占比例差异较大，最低为 68.80%，最高达到了 100%。

在调查的全部病区村居民户中，能正确干燥供人食用玉米和辣椒的为 715 605 户，总体正确干燥率为 99.85%；各县正确干燥率在 98.05%～100.00% 之间。正确干燥率 >90% 的村数为 3370 个，占全部调查村数的 99.97%，各县正确干燥率在该水平的村数所占比例均较高，除阳城县为 99.44% 外，其余各县均达到了 100%；正确干燥率 >95% 的村数为 3339 个，占全部调查村数的 99.05%，各县正确干燥率在该水平的村数所占比例差异不大，最低为 88.12%，最高达到了 100%。见表 20-2。

表 20-2 合格改良炉灶正确使用及食物正确干燥考核结果

市	县（市、区）	合格改良炉灶正确使用户数	正确使用率（%）	正确使用率 >90%		正确使用率 >95%		正确干燥玉米和辣椒户数	正确干燥率（%）	正确干燥率 >90%		正确干燥率 >95%	
				村数	比例（%）	村数	比例（%）			村数	比例（%）	村数	比例（%）
晋城	陵川	25 217	97.68	99	98.02	74	73.27	26 030	98.05	101	100.00	89	88.12
	阳城	90 876	94.24	339	98.83	236	68.80	95 895	99.44	342	99.71	323	94.17
	高平	112 429	97.26	431	98.85	329	75.46	116 344	100.00	436	100.00	436	100.00
	城区	18 694	99.2	49	100.00	42	85.71	18 869	99.89	49	100.00	49	100.00
	泽州	102 907	98.89	442	99.10	414	92.83	106 070	100.00	446	100.00	446	100.00
	沁水	10 070	98.77	64	100.00	61	95.31	10 446	100.00	64	100.00	64	100.00
长治	长治	80 926	97.70	252	99.21	240	94.49	82 829	100.00	254	100.00	254	100.00
	长子	73 645	100.00	358	100.00	358	100.00	73 645	100.00	358	100.00	358	100.00
	壶关	72 588	98.27	339	100.00	338	99.70	73 866	100.00	339	100.00	339	100.00
晋中	和顺	19 679	99.93	182	99.45	181	98.91	19 929	100.00	183	100.00	183	100.00
	左权	24 922	100.00	204	100.00	204	100.00	24 922	100.00	204	100.00	204	100.00
	寿阳	28 538	99.91	375	100.00	375	100.00	28 565	100.00	375	100.00	375	100.00
	昔阳	11 498	99.92	66	100.00	66	100.00	11 576	100.00	66	100.00	66	100.00
吕梁	交城	43	100.00	1	100.00	1	100.00	43	100.00	1	100.00	1	100.00
	离石	1141	100.00	6	100.00	6	100.00	1141	100.00	6	100.00	6	100.00
	柳林	3444	100.00	8	100.00	8	100.00	3444	100.00	8	100.00	8	100.00
太原	古交	4923	100.00	36	100.00	36	100.00	4923	100.00	36	100.00	36	100.00
	晋源区	8562	100.00	32	100.00	32	100.00	8562	100.00	32	100.00	32	100.00
	杏花岭	2501	100.00	16	100.00	16	100.00	2501	100.00	16	100.00	16	100.00
	清徐	6005	100.00	54	100.00	54	100.00	6005	100.00	54	100.00	54	100.00
合计	20	698 608	97.47	3353	99.46	3071	91.10	715 605	99.85	3370	99.97	3339	99.05

（三）儿童氟斑牙病情

在 20 个病区县共调查 8～12 周岁儿童 105 453 人，氟斑牙患病人数为 6762 人，总患病率为 6.41%。各县氟斑牙患病率在 0～20.39% 之间，均在 30% 以下，除吕梁市离石区外，其余各县在 15% 以下。从氟斑牙病情严重程度来看，主要以极轻度和轻度为主，分别占病例总数的 71.58% 和 24.05%，中、重度病例分别占 4.23% 和 0.15%；重度氟斑牙患者很少，主要分布在晋城市的阳城县和高平市、晋中市的左权县和昔阳县。见表 20-3。

表20-3　儿童氟斑牙患病情况调查结果

市	县（市、区）	调查村数	儿童总人数	可疑人数	极轻度人数	轻度人数	中度人数	重度人数	病例总数	氟斑牙患病率(%)
晋城	陵川	101	4916	1557	472	45	0	0	517	10.52
	阳城	343	9594	2397	782	201	46	2	1031	10.75
	高平	436	19 756	3434	1499	691	129	0	2319	11.74
	城区	49	1796	50	25	15	4	0	44	2.45
	泽州	446	14 645	2525	1135	269	35	0	1439	9.83
	沁水	64	2833	231	54	53	15	0	122	4.31
长治	长治	254	9535	453	280	81	13	1	375	3.93
	长子	358	12 103	0	0	0	0	0	0	0.00
	壶关	339	12 956	300	82	31	7	1	121	0.93
晋中	和顺	183	4153	152	46	4	2	0	52	1.25
	左权	204	4915	480	220	112	17	2	351	7.14
	寿阳	375	1665	25	11	3	3	0	17	1.02
	昔阳	66	1240	112	28	31	7	3	69	5.56
吕梁	交城	1	8	1	0	0	0	0	0	0.00
	离石	6	152	40	27	4	0	0	31	20.39
	柳林	8	1861	158	107	68	8	1	184	9.89
太原	古交	36	267	0	0	0	0	0	0	0.00
	晋源区	32	952	42	13	18	0	0	31	3.26
	杏花岭	16	363	2	2	0	0	0	2	0.55
	清徐	54	1743	181	57	0	0	0	57	3.27
合计	20	3371	105 453	12 140	4840	1626	286	10	6762	6.41

　　按照国家"燃煤型氟中毒控制和消除评价内容及判定标准"，分段统计各县儿童氟斑牙不同水平患病率的村数，结果见表20-4。结果显示，全省共调查3371个病区村，儿童氟斑牙患病率≤15%的村数为2963个，占87.89%；患病率在15%~30%的村数为392个，占11.62%；患病率>30%的村数为16个，占0.47%。各县患病率>30%的村数所占比例均在5%以下。

表20-4　儿童氟斑牙患病率分层次统计结果

市	县（市、区）	村数	患病率≤15%		15%<患病率≤30%		患病率>30%	
			村数	比例(%)	村数	比例(%)	村数	比例(%)
晋城	陵川	101	70	69.31	31	30.69	0	0.00
	阳城	343	251	73.18	89	25.95	3	0.87
	高平	436	279	63.99	157	36.01	0	0.00
	城区	49	49	100.00	0	0.00	0	0.00
	泽州	446	345	77.35	90	20.18	11	2.47
	沁水	64	51	79.69	13	20.31	0	0.00
长治	长治	254	246	96.85	6	2.36	2	0.79
	长子	358	358	100.00	0	0.00	0	0.00
	壶关	339	336	99.12	3	0.88	0	0.00
晋中	和顺	183	183	100.00	0	0.00	0	0.00
	左权	204	203	99.51	1	0.49	0	0.00
	寿阳	375	375	100.00	0	0.00	0	0.00
	昔阳	66	66	100.00	0	0.00	0	0.00

市	县 (市、区)	村数	患病率≤15%		15%<患病率≤30%		患病率>30%	
			村数	比例(%)	村数	比例(%)	村数	比例(%)
吕梁	交城	1	1	100.00	0	0.00	0	0.00
	离石	6	4	66.67	2	33.33	0	0.00
	柳林	8	8	100.00	0	0.00	0	0.00
太原	古交	36	36	100.00	0	0.00	0	0.00
	晋源区	32	32	100.00	0	0.00	0	0.00
	杏花岭	16	16	100.00	0	0.00	0	0.00
	清徐	54	54	100.00	0	0.00	0	0.00
合计	20	3371	2963	87.89	392	11.62	16	0.47

（四）县级自查考评结果

根据"燃煤型氟中毒控制和消除评价内容及判定标准"，从合格改良炉灶率、合格改良炉灶正确使用率、供人食用的玉米和辣椒正确干燥率以及当地出生居住的8～12周岁儿童氟斑牙患病率共4项指标，综合分析判定病区村是否达到控制或消除水平。病区村自查判定结果见表20-5。结果显示，在全省考评的3371个病区村中，有765个村达到了控制标准，2533个村达到了消除标准，病区村控制率和消除率分别为97.83%、75.14%。各县达到控制标准的病区村所占比例均在95%以上。

当病区县95%的病区村达到控制或消除标准时，可判定该县达到控制或消除标准。各县达到控制或消除标准判定结果见表20-6。从表20-6可以看出，全省考核的20个病区县（市、区）中，有9个县达到了控制标准，有11个县达到了消除标准。

表20-5　各县病区村控制或消除自评判定结果

市	县 (市、区)	调查 村数	消除 村数	消除率 (%)	控制 村数	控制率 (%)	未控制 村数	未控制 率(%)
晋城	陵川	101	30	29.70	67	66.34	4	3.96
	阳城	343	125	36.44	201	58.60	17	4.96
	高平	436	182	41.74	243	55.73	11	2.52
	城区	49	41	83.67	8	16.33	0	0.00
	泽州	446	235	52.69	189	42.38	22	4.93
	沁水	64	49	76.56	15	23.44	0	0.00
长治	长治	254	224	88.19	19	7.48	11	4.33
	长子	358	358	100.00	0	0.00	0	0.00
	壶关	339	325	95.87	14	4.13	0	0.00
晋中	和顺	183	169	92.35	6	3.28	8	4.37
	左权	204	203	99.51	1	0.49	0	0.00
	寿阳	375	375	100.00	0	0.00	0	0.00
	昔阳	66	66	100.00	0	0.00	0	0.00
吕梁	交城	1	1	100.00	0	0.00	0	0.00
	离石	6	4	66.67	2	33.33	0	0.00
	柳林	8	8	100.00	0	0.00	0	0.00
太原	古交	36	36	100.00	0	0.00	0	0.00
	晋源区	32	32	100.00	0	0.00	0	0.00
	杏花岭	16	16	100.00	0	0.00	0	0.00
	清徐	54	54	100.00	0	0.00	0	0.00
合计	20	3371	2533	75.14	765	22.69	73	2.17

表 20-6　县级燃煤型氟中毒控制或消除自评判定结果

市	县数	控制		消除	
		县数	比例（%）	县数	比例（%）
太原	4	0	0.00	4	100.00
晋中	4	1	25.00	3	75.00
吕梁	3	1	33.33	2	66.67
晋城	6	6	100.00	0	0.00
长治	3	1	33.33	2	66.67
合计	20	9	45.00	11	55.00

（五）省市级复核与县级自查结果比较

各县自查结果上报之后，按照有关要求，每县随机抽取 3 个病区乡（镇）、每个乡镇随机抽取 3 个病区村（（不足 3 个时，全部抽取），由省市进行复核。共抽查了 57 个乡（镇）、157 个病区村。省市级复核与县级自查判定结果总体一致率为 89.17%。见表 20-7。

表 20-7　省市级复核与县级自查结果比较

市	县（市、区）	复核乡镇数	复核村数	结果一致村数	符合一致率（%）
晋城	陵川	3	9	9	100.00
	阳城	3	9	9	100.00
	高平	3	9	4	44.44
	城区	2	6	5	83.33
	泽州	3	3	2	66.67
	沁水	3	9	7	77.78
长治	长治	3	9	9	100.00
	长子	3	9	9	100.00
	壶关	3	9	7	77.78
晋中	和顺	3	9	9	100.00
	左权	3	9	7	77.78
	寿阳	3	9	9	100.00
	昔阳	3	9	7	77.78
吕梁	交城	1	1	1	100.00
	离石	3	3	1	33.33
	柳林	3	9	9	100.00
太原	古交	3	9	9	100.00
	晋源区	3	9	9	100.00
	杏花岭	3	9	9	100.00
	清徐	3	9	9	100.00
合计	20	57	157	140	89.17

三、讨论

1. 山西省于 20 世纪 80 年代初期发现燃煤型氟中毒，并开始查清病区和落实防治措施工作。在各级政府、相关部门以及广大地方病防治工作者的不懈努力之下，到"十二五"末期，全省燃煤型氟中毒所有病区村的居民户基本完成了改炉改灶任务，而且炉灶质量合格率达到了 98% 以上，防治工作取得长足的进展。目前，在少数偏远、经济落后的农村，还有少数未落实改炉改灶措施，仍然遭受燃煤型氟中毒危害的病区存在。建议采取积极有效的帮扶措施，落实和完善这些贫困地区的改炉改灶工作，彻底消除燃煤型氟中毒存在的"死角"。

2. 改良炉灶是防控燃煤型氟中毒的主要措施。但是，如何正确使用改良后的炉灶，是十分重要的关键环节，这就需要村民彻底转变影响健康的不良生活方式，形成健康的生活习惯。特别是 2008 年以来，国家将地方病健康教育纳入到中转项目之中，有力地提升了健康教育的工作力度。当前，全省合格改良炉灶正确使用率为 97.47%，只有极少数居民户仍不能正确使用炉灶。针对此种情况，应加强已落实防治措施地区的后期管理及监测，继续加大健康教育工作力度，探讨健康教育的新形式、新方法，使"防"和"教"有机结合，巩固好已取得的防治成果。

3. 全省考评结果显示，供人食用的玉米和辣椒正确干燥率总体水平已达到 99.85%，接近 100%。随着社会经济的不断发展，广大农村居民的生活能源和饮食结构已发生明显变化，在考核实地调查中也看到，居民的生活能源普遍以电能、液化气、沼气等为主；在取暖方面，有的使用上了家用燃煤锅炉，有的使用新型的家用蜂窝煤采暖炉；玉米和辣椒的干燥方式已脱离了燃煤熏烤的不正确方式，以日晒自然晾干为主，但玉米很少作为主食，主食以小麦面粉为主，摄氟途径已被有效阻断，使发生燃煤型氟中毒的致病途径得到阻断或消除。

4. 儿童氟斑牙患病率是反映氟中毒病区唯一客观和灵敏的病情指标，也可作为病区病情控制的评价指标。本次考评结果显示，全省燃煤型氟中毒病区儿童氟斑牙总患病率为 6.41%，病情严重程度主要以极轻度和轻度为主，患病率 >30% 的村数为 16 个，占 0.47%，分布在晋城市的阳城县和泽州县、长治市的长治县，而且三个县儿童氟斑牙患病率大于 30% 村数的比例均在 5% 以下。全省病区儿童氟斑牙病情明显减轻，已基本达到控制或消除标准，充分说明综合防治措施的有效落实，已获得了显著的防治效果。此次考评中儿童氟斑牙诊断多由基层人员来完成，由于有些基层人员缺乏实践能力，在省级复核过程中发现在可疑和极轻度氟斑牙诊断方面出现了一些偏差，建议进一步加强基层人员业务培训，提高其防治工作能力和水平。

四、结论

根据《全国地方病防治"十二五"规划》目标要求，山西省燃煤型氟中毒病区 95% 以上的家庭落实了以改炉改灶为主的综合防治措施，病区改炉改灶家庭炉灶完好率和正确使用率均达到了 95% 以上，实现了"基本消除燃煤污染型地方性氟中毒危害"的目标任务，防治工作取得明显成效。

（王三祥、贾清珍、王正辉、李　军、吴赵明）

参 考 文 献

1. 周振龙, 韩翻麟, 海锡鑫, 等. 山西省和顺县煤烟污染型氟中毒调查与防治的研究. 中国地方病学杂志, 1990, 9 (1): 46-47.

2. 王世雄, 程理唐, 牛良山, 等. 晋城地区煤烟污染型氟中毒调查报告. 中国地方病防治杂志, 1990, 5 (4): 235.

3. 周振龙, 陈永祥, 姜祯善, 等. 愈氟灵治疗氟骨症疗效观察. 中国地方病防治杂志, 1990, 5 (4): 229-231.

4. 魏留恩, 张慧芳, 马银奎. 骨灵片治疗氟骨症临床疗效分析. 中国地方病学杂志, 1997, 16 (2): 93-95.

5. 王正辉, 桑志萍. 山西省地方性氟中毒流行概况. 山西预防医学, 2001, 10 (1): 23-25.

6. 冯立忠. 地方病防治指南. 北京: 中国友谊出版社, 2003.

7. 程晓天, 王正辉, 温新平, 等. 山西省 1995-1999 年燃煤污染型氟中毒监测结果分析. 中国地方病防治杂志, 2001, 16 (2): 115-116.

8. 赵丽军, 孙玉富, 于光前, 等. 评价地方性氟中毒防控效果的唯一标准. 中国卫生标准管理, 2011, 2 (2): 37-40.

9. 孙殿军. 地方病学. 北京: 人民卫生出版社, 2007.

10. 孙殿军. 我国重点地方病主要防治问题的梳理与认识. 中华地方病学杂志, 2014, 33 (2): 121-124.

北京市燃煤污染型地方性氟中毒流行与控制

　　1983 年，北京市在房山区和门头沟区发现燃煤型氟中毒流行，病区范围共涉及 7 个乡 174 个村，病区人口约 7 万，多数病人病情较轻，氟中毒改变以氟斑牙为主，患病率约为 50%，未发现明显氟骨症病例。燃煤型氟中毒病区的确认引起了北京市各级领导的高度重视，并制定了一系列防治规划与方案。在政府领导、部门配合和疾控部门不懈的努力工作下，对病区居民户实施了以改炉改灶为主的综合防治措施，另外还采取了其他措施，包括健康教育、病区村搬迁、异地育人及加强煤矿企业管理等。经过近 30 年的防治，病区家庭改炉改灶率和正常使用率均达到 100%；病区儿童氟斑牙患病率持续控制在非病区水平；燃煤型氟中毒致病因素不复存在。北京市燃煤型氟中毒病区已达到消除标准，实现了消除目标。

Chapter 21

Prevalence and Control of Coal-burning Type of Endemic Fluorosis in Beijing Municipality

In 1983, the epidemic of coal-burning fluorosis was discovered in Mentougou District and Fangshan District of Beijing. A total of 7 rural areas were involved, and the population of the affected area was about 70 thousand. The majority of patients are mild dental fluorosis, the prevalence rate of dental fluorosis was about 50%, and there were no obvious skeletal fluorosis cases. The identification of coal-burning fluorosis affected area caused the leadership at all levels in Beijing to attach great importance to prevention and developed a series of plans and programs. Under the organization of the government, cooperation of the relevant departments, and the unremitting efforts of the CDC, measures were taken including changing stoves, health education, relocation of the affected villages, education for relocated population, and strengthen the management of coal mining enterprises. After nearly 30 years of continuous efforts, the rate of stove improvement for the households in the affected areas and the correct rate of use have all reached 100%. The prevalence rate of dental fluorosis was continuously controlled up to the normal standard. The risk factors of coal-burning fluorosis have no longer existed. The coal-burning fluorosis in Beijing has reached the elimination standard and achieved the elimination target.

第一节　流行与危害

　　北京市位于华北平原北端，东距渤海约 150 千米。西部军都山为太行山余脉，北部为燕山山脉，东南部为冲积平原，属暖温带半湿润季风气候。一月平均气温 –10～–5℃，七月平均气温 22℃～26℃，最高气温超过 40℃，年降水量 500～700 毫米。全市现有常住人口 2300 万，户籍人口 1400 万，下设 18 个区县（2016 年行政区划改革变为 16 个区）。

20 世纪 70 年代末，北京市开始地方病病情摸底工作，旨在了解北京市地方病病种分布与病情情况。1980 年初，原北京市卫生防疫站在北京市西南深山区开展调查时发现部分村庄存在地方性氟中毒病情线索，后经进一步调查，明确该地区为燃煤型氟中毒病区。病区主要分布在房山区和门头沟区的深山区，共涉及 7 个乡，分别为：房山区的霞云岭乡、南窖乡、佛子庄乡、大安山乡、史家营乡、蒲洼乡和门头沟区的斋堂镇，覆盖 174 个病区村，呈散在灶状分布，病区村人口约 7 万。多数病人病情较轻，氟中毒改变以氟斑牙为主，氟斑牙患病率约为 50%，对部分临床可疑氟骨症病人进行 X 射线拍片检查，未发现明显氟骨症病例。

第二节　防治工作开展情况

一、掌握病情本底

1975 年北京市成立防治地方病办公室，机构设在北京市防疫站。1978 年北京市委正式成立地方病防治领导小组及办公室。同年，北京市防疫站成立了地方病科，承担全市地方病防治的业务组织及技术指导。从此，北京市的地方病防治工作在以往基础上更加规范、系统。地方病防治专业机构建立后，首先组织对全市地方病的流行情况进行普查，以查清病情、病区分布和环境致病因素为最终目标。地方病科的工作人员克服各种困难，以自行车为主要交通工具，长期吃住在病区，经过 3 年（1980—1983 年）的艰苦工作，成效显著。在此期间，房山区及门头沟区防疫站的工作人员发现，北京市西南深山区的部分村庄氟斑牙患病率大于 30%，提示这些地区可能存在地方性氟中毒的流行。流行病学调查结果显示：这些村庄呈散在分布，全部属于深山区，自然环境恶劣，社会发展落后，玉米是当地的主要农作物，但这些地区饮用水源氟含量符合当时的卫生安全标准，不具备造成氟斑牙流行的条件，排除饮水型地方性氟中毒的可能。进一步调查显示：上述地区煤炭资源较为丰富，出产高质量无烟煤，全部用于出口创汇，但当地居民生活用煤多为私人开采或当地煤矿企业淘汰的劣质烟煤。因此，北京市卫生防疫站组织辖区卫生防疫站对这些地区的居室空气氟含量及氟中毒流行情况进行了专项调查，结果显示：病区村室内空气氟含量达 0.026～0.104mg/m³，超标 4～14 倍，从而确定居民家中空气受到氟污染。提示这些村庄具备造成燃煤型氟中毒流行的自然与社会条件，根据病区判定标准，属于燃煤型氟中毒。

燃煤型氟中毒病区定性、上报之后，立即引起了各级领导的重视。"北京市委地方病防治领导小组"（1978—1986 年）立即组织多个相关部门召开专题会议，要求尽快摸清病区范围，了解病情程度，制定防治策略、措施，建立定期督导与汇报制度。在会议精神的指示下，房山区与门头沟区也结合辖区特点与病区实际情况制定了明确的防治规划。

1983 年，按照"北京市委地方病防治领导小组"的指示，北京市邀请中国预防医学中心卫生研究所的专家进行监测资料分析和现场调研，最终明确北京市燃煤型氟中毒病区范围和病情水平，为之后防治工作打下了坚实的基础。

二、改炉改灶

在全面掌握北京市燃煤型氟中毒病情之后，如何防止新发病例的出现、降低发病率成为北京市防疫站地方病科的重点任务。针对燃煤型氟中毒的致病因素，结合北京市病区实际情况与其他省份既往防治经验，北京市将改良炉灶作为主要突破方向，开展了一系列行之有效的防治工作。

改炉改灶工作之初开展的并不顺利，经过对病区不断深入的调查，发现改灶降氟工作的难点在于：①自然条件所限：病区村全部位于深山区，地质条件多为石质山体，植被稀少，但是煤炭资源丰富，所以燃烧高氟烟煤是当地居民主要生活热力来源；同时受深山区石质山体所限，石材是当地的主要建筑材料，建筑结构粗糙，多数居民敞烧地炉，且不具备将燃烧产生的烟尘导出室外的条件；②经济条件所限：病区发现之初经济十分落后，交通极不便利，完全没有能力购买烟囱等排烟器材；③健康意识所限：由于长期的全面落后，解决温饱是当地村民的首要问题，村民完全没有自我保健意识，且由于当地没有明显氟骨症病例，而氟斑牙对于生产生活影响有限，所以病区居民在防治工作中配合度很低。

针对发现的问题，北京市卫生部门并没有因为病情轻就放弃对病区居民的救治，积极采取以下措施。首先，宣贯领导，通过强化领导对于燃煤型氟中毒的认识，提高其对于防治工作的重视，最终在各级领导的关注下，由"北京市委地方病防治领导小组"牵头，进一步明确了防治工作目标，保证了防治经费足额到位，制定了病区村搬迁/改良炉灶计划及病区儿童的教育方案。其次，在开展监测/调查的过程中开展健康教育工作，提高病区居民的防病意识，养成良好的卫生习惯，掌握正确的粮食干燥方法。最后，联合民政等部门，加强病区巡视，掌握病区炉灶改良进度，检查排烟器材的正确使用情况，避免免费发放的烟囱、炉灶等物资被村民贩卖/换取其他生活物资。

在各级政府的重视下，经过多部门的联合努力，地方病防控人员不怕"跑断腿、磨破嘴"，积极入户开展工作，改炉改灶的防控措施逐步被病区居民所接受。特别是随着改革开放的深入，越来越多的病区村民开始放弃原来的务农生活，成为企业工人从事煤炭开采工作，并迅速富裕起来。90年代以后，原来的贫困村逐渐变成了远近闻名的富裕村，病区村民的自我保健意识也迅速提高，不再有村民将免费配发的炉灶贩卖，对于破损的烟囱也开始自行购买更换，新建的瓦房全部具有顺畅排烟的烟道，个别家庭还用上了土暖气。这些行为虽然都是病区村民自发的，但也是地方病防控人员不断开展工作的成果。特别是2000年以后，随着"新农村建设"工作的开展，各个历史病区村发生了翻天覆地的变化。以往的窝棚、石板房再也无处可寻，取而代之的是政府统一修建的精美的农村保障性住房。燃气也成为了当地多数家庭的标准配置，冬天取暖也完全转变成集体供暖/私人小锅炉。至此，北京市完成了历史病区村全面改炉改灶的工作目标，并确保100%的正常使用率。

三、多种措施全面开展

燃煤型氟中毒的防治工作，需要全社会的共同参与。北京市在改炉改灶之外还在各相关部门的配合下，开展了下列防控工作。

（一）疾控部门：健康教育

针对燃煤型氟中毒防治的健康教育工作，从病区确认一直到病区消除贯穿了防治的各个历史时期，工作形式从最初的发放传单、入户/集市宣教、村医宣传，发展到发放折页、板报、横幅、健康课堂、纸媒传播，最终实现网络互动宣教、村闭路电视宣教。宣传内容涉及疾病危害、致病因素、疾病自我诊断、防治措施、粮食正确干燥、牙膏选择等多个方面。经过疾控部门长期不断的努力，病区村民不断加深了对燃煤型氟中毒的认识，日趋接受防治措施，并开始主动采取自我保护行为，至病区消除前，病区学生及家庭主妇健康教育知晓率持续保持在较高水平。见表21-1。

表21-1　北京市2008—2010年度燃煤型氟中毒病区健康教育知晓率

年份	儿童调查人数	知晓率（%）	家庭主妇调查人数	知晓率（%）
2008	100	100.0	30	93.3
2009	367	100.0	30	93.3
2010	175	97.7	30	96.7
合计	642	99.4	90	94.4

（二）民政部门：病区村搬迁

旨在脱离致病环境的病区村整体搬迁也是燃煤型氟中毒的一项防控措施。20世纪90年代开始，病区民政部门根据卫生部门的信息，针对符合要求的历史病区村优先开展整村迁移工作，将全部村民从深山区迁移到交通便利、环境条件好、适合人类居住发展的平原/半山区。北京市燃煤型氟中毒确认之初有病区村174个，至2011年病区消除时仅有历史病区村74个（房山区70个、门头沟区4个），其余都搬迁他地。

（三）教育部门：异地育人

为了保护病区儿童免受燃煤型氟中毒对健康的侵害，20世纪90年代中后期开始，随着学校条件的不断改善，教育部门开始组织病区儿童脱离病区环境，在没有致病因素的平原 / 半山区学校寄宿学习，有效减少了氟斑牙病例的新发。

（四）发展改革委：关停小煤窑

燃烧劣质高氟烟煤是导致燃煤型氟中毒病区形成的主要致病因素，如果能够阻断劣质高氟烟煤进入病区家庭就可以有效控制病区病情发展。20 世纪 90 年代，在辖区政府及发展改革委的组织下，私挖小煤窑首先得到有效控制，全部被封停处理；之后开始关停国有煤矿企业，至 2010 年门头沟区关闭了全区最后 6 个煤炭生产企业，结束了近千年的煤炭开采业。房山区仅保留京煤集团大安山矿和长沟峪矿一家国有企业，开采符合要求的优质原煤。

四、病情监测结果

为了更好地掌握病区病情及致病 / 影响因素的变化趋势，为防控策略、措施的制定提供科学依据，自病区确认之后，北京市就开始了长期系统的病情及相关因素监测工作。各阶段监测结果如下。

1983—1990 年病区监测结果显示：病区改炉改灶率逐步上升，正常使用率超过 50%，居民家中室内空气氟含量均值呈下降趋势，达到 0.01 毫克 / 立米，只略高于标准，而 8～12 岁儿童氟牙率检出率也下降到 30%。

1991—2000 年病区监测结果显示：病区改炉改灶率基本实现 100%，正常使用率也超过 90%，居民家中室内空气氟含量均值低于国家卫生标准，8～12 岁儿童氟牙率检出率下降到 20% 以下。

2001—2010 年病区监测结果显示：病区改良炉灶正常使用率持续保持在 95% 以上，8～12 岁儿童氟牙率检出率持续低于 10%，特别是 2006 年以后，持续控制在 5% 以下。见表 21-2。

表 21-2　北京市 2006—2010 年度燃煤型氟中毒病区 8～12 岁儿童氟斑牙患病率

年份	调查人数	患病人数	患病率（%）
2006	420	13	3.10
2007	272	5	1.84
2008	278	8	2.88
2009	326	4	1.23
2010	923	19	2.06
合计	2219	49	2.21

五、人才培训

1978 年，北京市防疫站地方病科成立之初，就在全市组织了地方病防治的系统培训，包含了燃煤型氟中毒的防治内容，并将此作为市级继续教育项目每年开展一次。1983 年，在病区确认之后，北京市组织开展了专项培训项目，并要求通过二级 / 三级培训，培训范围覆盖病区全部防疫站工作人员、乡镇医院医生及村医。培训内容主要包括：燃煤型氟中毒的病因、致病机理、诊断与鉴别诊断、流行病学知识、防治措施、监测方案与要求、相关报告的撰写、健康教育工作要求及技能。房山区与门头沟区将燃煤型氟中毒的培训工作纳入继续教育重点项目，每年开展并及时根据国内其他病区防治进展补充新的培训内容，为北京市病区消除的最终实现，奠定了技术、知识与人力基础。

第三节　病区消除

一、提出申请

在北京市政府高度重视下，多部门联合行动，通过改炉改灶、加强煤矿管理，异地换粮、病区搬迁、病情监测、健康宣教等多种手段进行防控。至 2010 年，北京市已连续多年将其病情控制在极低的发病水平，并实现了疾病危害及致病因素的消除。因此，原北京市卫生局于 2010 年 8 月向原卫生部提交了消除病区的申请报告。

二、评估程序与方案

针对北京市提出的申请，国家原卫生部予以高度重视，并立即组织国家专家组进行研讨，本着科学、可行、有效的原则，制定了《评估北京市取消大骨节病病区、燃煤污染型地方性氟中毒病区的工作程序》（以下简称《工作程序》）与《北京市门头沟区、房山区燃煤污染型地方性氟中毒病区考核评估方案》（以下简称《评估方案》）。

《工作程序》明确要求，北京市应认真准备病区相关资料以备消除病区的考核评估，并按照以下 6 步完成"区县——北京市——国家"三级评估：①北京市门头沟区和房山区按照《评估方案》开展自查评估工作。待自查评估工作完成后，向原北京市卫生局提交考评验收申请，附自查评估工作报告；②原北京市卫生局接到考评验收申请后，应当及时进行复核验收工作，撰写复核验收工作报告；③原北京市卫生局依据复核验收结果，向原卫生部提交取消病区的申请报告，附复核验收工作报告；④原卫生部根据北京市卫生局提交取消病区的申请报告，将委托中国疾病预防控制中心地方病控制中心进行现场复核工作；⑤由中国疾病预防控制中心地方病控制中心撰写复核工作报告，并提交原卫生部；⑥由原卫生部向北京市卫生局，以书面形式通报复核结果。

按照《评估方案》的要求，"区县——北京市——国家"每一级的复核评估工作均包括：听取汇报、查阅资料和现场调查。其中，"儿童氟斑牙患病率"与"燃煤型氟中毒污染控制情况"为考评指标。判定标准为："儿童氟斑牙患病率连续 5 年 <30%"，且"被调查地区需完全改变燃煤氟暴露使用方式，即不存在煤氟污染粮食、食物和空气等，改变时间超过 5 年"。只有满足判定标准才可按照《工作程序》进行下一步取消病区工作。

三、"区县——北京市——国家"三级评估

（一）县级自查

1. 房山区自查情况　2010 年 11 月，房山区疾病预防控制中心按照《评估方案》要求，对辖区燃煤型氟中毒历史病区内全部 6 所学校的所有 8～12 岁小学生共计 958 人进行了氟斑牙检查，氟斑牙患病率为 2.50%。见表 21-3。对 6 个病区乡进行防治措施落实状况调查，共调查 629 户，病区居民改炉改灶、正确储存烘干粮食达到 100%。见表 21-4。对病区的 120 名家庭主妇和 1175 名小学生进行氟中毒知识知晓情况调查，结果显示家庭主妇知晓率 95%，小学生知晓率 99.4%。见表 21-5。

自查结果显示：房山区近 5 年来实现了持续消除燃煤型氟中毒危害的目标，儿童氟斑牙患病率连续 5 年 <30%；被调查地区完全改变敞炉灶燃煤使用方式，不存在煤氟污染粮食、食物和空气的情况，改变时间超过 5 年。满足申请消除病区的条件。

表 21-3　北京市房山区 2010 年燃煤型氟中毒病区 8～12 岁儿童氟斑牙患病率

学校名称	检查人数	阳性人数	阳性率（%）
南窖中心小学	119	3	2.52
大安山中心小学	119	5	4.20
蒲洼中心小学	86	3	3.49
霞云岭中心小学	172	4	2.33
佛子庄中心小学	367	5	1.36
史家营中心小学	95	4	4.21
合计	958	24	2.50

表21-4　北京市房山区2010年燃煤型氟中毒防治措施落实状况

乡镇	调查户数	房屋结构		改炉改灶户数	正确使用率(%)	玉米			辣椒		
		砖混(%)	其他(%)			食用户数	正确干燥率(%)	正确保存率(%)	食用户数	正确干燥率(%)	正确保存率(%)
霞云岭乡	150	100	0	150	100	150	100	100	150	100	100
佛子庄乡	140	100	0	140	100	140	100	100	140	100	100
南窖乡	60	100	0	60	100	60	100	100	60	100	100
大安山乡	80	100	0	80	100	80	100	100	80	100	100
蒲洼乡	80	100	0	80	100	80	100	100	80	100	100
史家营乡	119	100	0	119	100	119	100	100	119	100	100
合计	629	100	0	629	100	629	100	100	629	100	100

表21-5　北京市房山区2010年燃煤型氟中毒健康教育问卷知晓率

人员类别	调查人数	知晓率(%)
家庭主妇	120	95.0
儿童	1175	99.4
合计	1295	99.0

2. 门头沟区自查情况　由于历史病区人口迁移工作的开展，至2010年11月门头沟区燃煤型氟中毒历史病区范围内仅余4个村（杨家村、张家村、吕家村、杨家峪村），门头沟区疾病预防控制中心按照《评估方案》要求，对4个村庄的全部8～12岁的学生进行氟斑牙患病率调查，符合要求的学生共有18名，就读于5所学校（军响小学、东辛房小学、大峪一小、城子小学、坡头小学），经专业人员现场调查，18人中患病0人，患病率为0.00%。见表21-6。同时，对4个村进行氟中毒流行因素调查，结果显示：至2010年，4个历史病区村的全体农户已全部完成改炉改灶，且定期进行检修，确保改良炉灶的正常/正确使用率达到100%，所有病区村村民完全脱离燃煤型氟中毒致病条件均超过5年。

表21-6　北京市门头沟区2010年燃煤型氟中毒病区8～12岁儿童氟斑牙患病率

学校名称	调查人数	患病人数	患病率(%)
军响小学	7	0	0.00
东辛房小学	5	0	0.00
大峪一小	4	0	0.00
城子小学	1	0	0.00
坡头小学	1	0	0.00
合计	18	0	0.00

自查结果显示：近5年来，门头沟区实现了持续消除燃煤型氟中毒危害的目标，儿童氟斑牙患病率连续5年<30%；被调查地区完全改变敞炉灶燃煤使用方式，不存在煤氟污染粮食、食物和空气的情况，改变时间超过5年。满足申请消除病区的条件。

（二）市级复核

在接到房山区与门头沟区的自查报告后，原北京市卫生局按照《评估方案》要求，于2010年12月29～31日，针对两个区的区级自评工作开展了市级复核验收工作。

1. 自查评估情况　按照有关要求，两个区均根据本辖区历史病区的实际情况认真、系统地进行了自查评估。自查内容主要包括：病区的界定、确定病区后政府的组织管理以及不同时期采取的措施、历年病区监测的结果、各类相关因素的监测结果、本次自查评估工作的组织开展情况、自查评估的结果与结论。通过对两个区自查评估报告的审核，以及两个区的全面汇报，市级考核组认为：两区自查评估工作及有关评估资料全面、客观、真实,符合国家有关要求。

2. 查阅资料情况　主要内容包括:一是参阅病区历史病情资料,确认被考核地区为燃煤型氟中毒病区;二是近 5 年病区病情监测、调查等相关资料;三是病区病情防控进展及防控效果资料,主要包括政策保障、经费投入、防治规划、实施方案和既往考核情况等有关资料。

通过查阅资料,考核组认为:历史病区界定准确;长期以来当地政府高度重视病区的防控工作,给予了政策保障,投入经费到位;卫生部门与各有关部门能够有效沟通、充分配合,结合本地区实际,制定了一系列切实可行的防治规划与具体实施方案,并严格督导防控工作的开展;各相关区疾控中心,认真开展监测工作,为政府部门防治措施的制定与落实提供了科学的依据,并在其他部门的配合下,积极开展健康教育工作,以提高病区居民的自我防病意识,并取得了良好的防治效果。

3. 现场考评情况　按照《北京市门头沟区、房山区燃煤污染型地方性氟中毒病区考核评估方案》的要求,复核主要内容包括:一是对门头沟区、房山区各抽取 1 个乡镇、每乡镇抽取 1 个村,按照有关要求调查燃煤型氟中毒污染控制情况;二是在病区村小学 3～6 年级,每年级抽取 1 个班,采用 Dean 法检查 8～12 岁学生氟斑牙情况。

(1) 房山区:抽取房山区霞云岭镇堂上村作为调查地区。堂上村 400 户、1100 人,学龄儿童 100 余人。村民房屋均为砖混结构,夏天有 50% 家庭使用天然气做饭,50% 家庭在独立的房间使用带有烟筒的煤火做饭,冬季主要使用煤火做饭取暖,但全部家庭均正确使用炉灶,居室与烧煤火的房间不在一室,室内没有等待烘干的玉米、辣椒等,各类作物烘干方式正确,当地主食构成以大米和面粉为主,且全部为外购;在霞云岭中心小学进行 3～6 年级学生氟斑牙调查,每个年级抽取一个班对本地学生进行氟斑牙患病率调查,共调查学生 65 人,检出 2 例可疑、1 例极轻、1 例轻度,氟斑牙患病率 3.08%,达到了国家燃煤型氟中毒消除标准。

(2) 门头沟区:抽取门头沟区斋堂镇军响地区杨家村作为调查地区。杨家村 299 户、545 人,学龄儿童 50 余人。村民房屋均为砖混结构,夏天多数家庭使用天然气做饭,冬季主要使用煤火做饭取暖,但全部家庭均正确使用炉灶,居室与烧煤火的房间不在一室,室内没有等待烘干的玉米、辣椒等,各类作物烘干方式正确,当地主食构成以大米和面粉为主,且全部为外购;在军响小学进行 3～6 年级学生氟斑牙调查,该学校每个年级只有一个班,且多为外地打工子弟,故仅对该校本地学生进行氟斑牙患病率调查,共调查学生 40 人,检出 2 例可疑、1 例极轻,氟斑牙患病率 2.50%。

4. 市级复核验收结论　房山区与门头沟区历史病区儿童氟斑牙患病率分别为 3.08% 和 2.50%,达到了国家燃煤型氟中毒消除标准。燃煤型氟中毒污染控制情况良好,改炉改灶率 100%,炉灶正常使用率 100%,且没有发现当地居民在室内利用煤火烘干粮食的不健康习惯。

市级复核考核组根据自评资料和现场考核情况来综合评估病区的病情现状、防治措施落实状况和居民生活习惯改变情况,最终评估结果为:房山区与门头沟区均达到了《评估方案》所要求的考评指标;区级自查评估结果真实,全面地反映了该病区的历史与现状和多年所采取的防治措施及效果。房山区、门头沟区达到了国家消除燃煤型氟中毒病区的评估标准,可以向卫生部申请国家级复核验收。

(三)国家级复核

在北京市完成自查评估、复核验收的基础上,国家级复核评估组于 2011 年 2 月 22～24 日,对门头沟区、房山区燃煤型氟中毒病区进行了复核评估工作。

1. 听取汇报　专家组听取了北京市卫生局对门头沟区、房山区燃煤型氟中毒病区复核验收情况,以及两区卫生局对燃煤型氟中毒病区自查情况的工作汇报,全面了解了病区确定依据、干预措施、病情消除和区域经济发展等综合防治情况。

2. 查阅资料　专家组查阅了 1981—2010 年《北京市门头沟区地方性氟中毒防治规划》、《北京市门头沟区地方性氟中毒防治工作实施方案》、《北京市房山区人民政府办公室关于成立房山区防治传染病、地方病领导小组的通知》、《房山县氟中毒调查方案》、《房山县卫生局关于落实十二大精神,开创医疗卫生工作新局面规划(草案)》和《房山区燃煤污染型地方性氟中毒防治规划(2004—2010)》,以及近 5 年政策保障、经费投入、病情监测、防控措施、控制进程和既往考核等相关资料。

3．现场复核　专家组按照随机抽样的原则，分别抽取了门头沟区斋堂镇张家村和房山区霞云岭乡堂上村为复核评估地点，每个村随机抽取 10 户居民户，了解病区居民生产生活方式，评估病区居民户改良炉灶质量、使用方式、病情控制等情况。另外，在每个乡镇各抽取 1 所中心小学，在 3~6 年级各抽取 1 个班级，检查儿童氟斑牙患病情况。

4．评估结果

（1）防治工作情况：80 年代初，北京市防疫站积极与相关部门合作，开展了氟源调查工作，确认当地居民发生燃煤型氟中毒属于敞灶烧煤导致室内空气、粮食污染。同时，制定了以"降氟改灶"为主的综合防治措施。为此，各级政府高度重视燃煤型氟中毒防治工作，门头沟区、房山区政府分别成立了地方病防治工作领导小组，负责燃煤型氟中毒等重点地方病的防治工作，形成了政府领导、部门分工、责任到位的协作机制，取得了良好成效。如两区政府关停所属小煤窑，直接阻断了高氟煤炭的开采使用。同时，在病区大力倡导使用清洁能源，使病区居民改变了使用高氟煤炭取暖、做饭和烘干玉米等不健康生活方式。卫生部门制定防治规划、实施方案，持续开展病情监测，科学指导病区防治工作有序推进。农业、林业部门落实退耕还林措施，彻底改变病区居民种植结构，有效阻断高氟空气污染食物的途径。教育部门落实病区寄宿制教育，避免高氟暴露危害，使病区儿童彻底脱离致病环境，与此同时，组织开展健康教育进课堂活动，让病区儿童成为"降氟改灶"的义务宣传员。建设部门落实危房改造搬迁项目，有力推动病区社会主义新农村的建设步伐。

（2）防治工作成果：门头沟区卫生局自查结果显示，斋堂镇煤窝地区（原属军响乡）的杨家村、张家村、吕家村和杨家峪 4 个自然村，居民户改良炉灶率为 100%，炉灶正确使用率为 100%，18 名适龄儿童氟斑牙患病率为 0%，当地农村居民年人均纯收入在 9267 元。北京市卫生局复核验收结果显示，病区居民户改良炉灶率为 100%，炉灶正确使用率为 100%，儿童氟斑牙患病率为 2.5%（1/40）。专家组复核评估结果显示，病区居民户改良炉灶率为 100%，炉灶正确使用率为 100%，儿童氟斑牙患病率为 1.79%（1/56）。

房山区卫生局自查结果显示，霞云岭、南窖、佛子庄、大安山、史家营和蒲洼 6 个乡 69 个行政村及 1 个居委会，病区居民户改良炉灶率为 100%，炉灶正确使用率为 100%，958 名适龄儿童氟斑牙患病率为 2.51%，当地农村居民年人均纯收入在 4800~18 000 元。北京市卫生局复核验收结果显示，病区居民户改良炉灶率为 100%，炉灶正确使用率为 100%，儿童氟斑牙患病率为 3.08%（2/65）。专家组复核评估结果显示，病区居民户改良炉灶率为 100%，炉灶正确使用率为 100%，儿童氟斑牙患病率为 6.78%（4/59）。

（3）门头沟区、房山区社会经济发展与燃煤型氟中毒危害趋势研判：5 年监测数据和多年综合防治成果显示，北京市门头沟区、房山区作为燃煤型氟中毒历史病区，随着社会主义新农村建设的不断深入，当地产业结构、种植结构，以及居民的主副食结构均发生了巨大变化，有力保障了综合防治措施的全面落实，病情控制持续达到非病区水平。今后，随着门头沟区、房山区城镇化建设驶入快车道，区域经济发展进入了"健康——致富——健康"的良性循环。在无重大社会变革或自然灾害的前提下，病区居民将彻底摆脱燃煤高氟的暴露危害，造成燃煤型氟中毒的危险因素将不复存在。

5．复核评估结论

（1）北京市门头沟区、房山区作为燃煤型氟中毒病区，儿童氟斑牙患病率等病情控制指标已连续 5 年达到非病区水平。

（2）根据北京市门头沟区、房山区经济发展趋势研判，门头沟区斋堂镇煤窝地区（原属军响乡）的杨家村、张家村、吕家村和杨家峪 4 个自然村，以及房山区霞云岭、南窖、佛子庄、大安山、史家营和蒲洼 6 个乡 69 个行政村及 1 个居委会，作为燃煤型氟中毒病区，燃煤高氟致病危险因素已不复存在，达到病区消除标准。

综上所述，专家组一致认为，北京市门头沟区斋堂镇煤窝地区（原属军响乡）的杨家村、张家村、吕家村和杨家峪 4 个自然村，以及房山区霞云岭、南窖、佛子庄、大安山、史家营和蒲洼 6 个乡 69 个行政村及 1 个居委会，燃煤型氟中毒病区已达到消除标准。

第四节　防控效果分析

一、农村经济水平不断提高，为地氟病防控创造条件

20 世纪 80 年代初期，北京市山区农民生活普遍清贫，年人均劳动所得仅 519 元。居住条件差，冬季只能使用开放式炉灶取暖做饭，燃烧就近获得的低质煤。80～90 年代，随着改革开放和农村经济体制改革的逐步深化，实行家庭联产承包责任制，分田到户，农民生活水平不断提高，年人均劳动所得提高到 1500～4000 余元，农民居住条件明显改善，开始逐渐改良了炉灶，使用有烟道的炉灶取暖。近十几年，改革开放政策和新农村建设给农民劳动致富创造了更多的条件，全市山区居民年人均收入 4000～10 000 余元。2010 年，历史病区居民年人均纯收入达到 4800～18 000 元。山区农民均改良了炉灶，安装了烟囱，在冬季普遍使用了土暖气。

二、政府支持力度逐渐加大，为地氟病防控提供保障

北京市各级政府高度重视山区经济发展、民生改善以及地方病的防治工作，先后出台多项政策给予支持。

随着山区产业结构调整，截至 2010 年 5 月 31 日，原有煤矿仅保留京煤集团大安山矿和长沟峪矿一家国有企业，开采符合要求的优质原煤。市政府及时制定了煤矿关闭整顿后山区人口搬迁安置方案及经济扶持发展战略，近五年用于山区人口搬迁、替代产业发展、农宅增温补贴、生态良种补贴累计超 3 亿元。2008—2009 年，市、区两级财政为病区乡发展特色种植、养殖等投入不少于千万元，保障山区产业转型后经济持续稳定发展。

三、危险因素彻底消除，防止病情出现反复

（一）改炉改灶

20 世纪 90 年代初，随着农民生活水平的提高，生活方式也有了日新月异的变化，农民逐渐告别了土炕取暖，原来用于取暖做饭的敞烧煤炉被有烟囱通往室外、炉口加盖的改良炉灶替代，避免了煤烟在居室内长期滞留。

20 世纪 90 年代末期，很多农民家庭冬季开始使用土暖气取暖，煤炉被彻底搬出居室，在室外单建一间专门的锅炉房，有暖气管、暖气片将热水循环入居室达到采暖效果。

目前，历史病区农民家庭冬季取暖以土暖气为主导，消除了在室内敞烧炉灶引起燃煤污染型氟中毒的环境因素。

（二）正确储存、干燥粮食

北京市燃煤型氟中毒病区主要位于西南部深山区，近几年来退耕还林政策的落实，农民家庭仅少量种植农作物，干燥方式以阳光下晾晒为主。农民家庭的粮食和蔬菜主要从山外购进，大米和面粉有包装袋，一般不在家庭内大量储存，山区内也有小型的商店、超市、集市，日常生活的物资可以随时购买。粮食作物储存和晾晒方式的改变避免了燃煤污染导致氟中毒的又一危险因素。

四、监测结果分析

（一）发病变化的趋势性分析

1983—1990 年：确定病区时，儿童氟斑牙检出率接近 40%；1990—2000 年，病区儿童氟斑牙检出率率呈现逐年下降趋势，至 90 年代末期，儿童氟斑牙检出率已降到 10%；2000 年后，儿童氟斑牙检出率率持续下降，2006—2010 年维持在较低的发病水平（<5%）。2010 年燃煤型氟中毒病区自查评估结果显示，8～12 岁小学生氟斑牙检出率持续低于 5%。说明历史病区通过采取改炉改灶、病区人口迁出、关闭煤矿、健康教育宣传等措施取得了显著的防控效果。

（二）流行因素监测数据分析

近 5 年病区居民炉灶使用情况和相关行为监测结果显示，随着病区居民改炉改灶的完成，生活水平的不断提高，膳食结构逐渐优化，主要粮食外购，蔬菜多样化，居民家中不再储存、烘干玉米、辣椒等农作物，病区居民完全避免了高氟的生活环境暴露，燃煤型氟中毒的流行因素已被消除。

（三）健康教育的数据分析

近 3 年燃煤型氟中毒防控知识的健康教育问卷监测结果显示：儿童及家庭主妇的防控知识知晓率均高于 90%，2010 年对病区的 120 名家庭主妇和 1175 名小学生进行氟中毒知识知晓率调查，结果显示家庭主妇知晓率 95%，小学生知晓率 99.4%。通过对病区的健康教育宣传工作，使病区广大群众深刻认识到了居室内燃煤、食用煤烟熏烤的食品对人体的危害，增强了人们的防病意识，达到了良好的宣传效果。

五、效益分析

首先，燃煤型氟中毒属于因贫致病的疾病。20 世纪七八十年代，整体国民经济状况、生产生活资料的匮乏以及一直以来北方农民的生活取暖习惯，加之农民缺少防病知识和防病意识，造成农民长期处于居室高氟环境，氟斑牙的发生成为必然，甚至会出现氟骨症病例，导致患者最终丧失劳动能力，影响其身心健康。

其次，燃煤型氟中毒还属于因病致贫的疾病。氟斑牙、氟骨症的发生必然增加农民的疾病负担，阻滞病区的经济发展和农民脱贫致富的进程，同时影响着作为中国首都首善之区的良好形象，对于区域经济建设、旅游文化发展造成不同程度的制约。

有效的干预切断了燃煤型氟中毒"贫——病——贫"的循环链，健康知识普及、防病意识提高、农民生活水平改善和取暖等生活方式改变，逐渐消除了氟中毒的危险因素，减轻了氟中毒病情，增强了农民脱贫致富的能力和信心，使当地区域发展进入了"健康——致富——健康"的良性循环，燃煤型氟中毒防病工作取得了良好的社会效益和经济效益，为山区农村社会经济可持续发展奠定了基础。

（黎新宇、李阳桦）

辽宁省燃煤污染型地方性氟中毒流行与控制

辽宁省燃煤型氟中毒病区分布在辽宁东部的本溪县青山背村和瓦房店市宫坨村。1982年，辽宁省氟中毒流行病学调查确定本溪县青山背村为燃煤型氟中毒病区村，当时有居民350户，涵盖1209人；煤氟含量为179.0～1026.0mg/kg，冬季不做饭时段室内空气氟含量为0.011～0.24mg/m³；8～15岁儿童氟斑牙患病率74.4%，尿氟含量在0.05～7.60mg/L；成人氟骨症（X射线）检出率为90.48%。1988年，瓦房店市宫坨村确定为燃煤型氟中毒病区村，当时有居民92户，涵盖349人；煤氟含量为463.1mg/kg，室内空气氟含量在冬季厨房做饭时段为0.033mg/m³；8～15岁儿童氟斑牙患病率48.0%，成人临床氟骨症检出率52.61%；实施降氟改灶后，病区室内空气氟含量降至国家卫生标准以下，病情呈现显著降低。2009—2015年，病区监测结果表明，病区改炉改灶率和降氟炉灶正确使用率均为100%，食用玉米和辣椒的正确干燥率、正确保管率和烹调前淘洗率均为100%，8～12岁儿童氟斑牙患病率为0。辽宁省在燃煤型氟中毒病区实施改炉改灶、健康教育等防治措施，防控效果显著，实现了燃煤型氟中毒病区消除的目标。

Chapter 22

Prevalence and Control of Coal-burning Type of Endemic Fluorosis in Liaoning Province

Coal-burning fluorosis was distributed in the eastern region of Liaoning Province, covering Qingshanbei Village in Benxi County and Gongtuo Village in Wafangdian County. In 1982, Qingshanbei Village in Benxi County was identified as a coal-burning fluorosis area in the epidemiological investigation of fluorosis. At that time, there were 350 households and 1209 residents in the Qingshanbei Village. The content of fluoride in coal was from 179.0mg/kg to 1026.0mg/kg, and 0.011mg/m³ to 0.24mg/m³ for indoor air in the kitchen in non-cooking time in winter. The prevalence of dental fluorosis was 74.4% among the 8 to 15-year old children, and the content of fluoride in urine was from 0.05mg/L to 760mg/L among this population. The detecting rate of adult skeletal fluorosis by X-ray diagnosis was 90.48%. In 1988, Gongtuo Village in Wafangdian County was identified as a moderate coal-burning fluorosis area. There were 92 households and 349 residents in Gongtuo Village at that time. The content of fluoride in coal was 463.1mg/kg, and that of indoor air in the kitchen in cooking time in winter was 0.033mg/m³. The dental fluorosis prevalence rate of 8 to 15-year old children was 48.0%, and the detecting rate of adult skeletal fluorosis by clinical diagnosis was 52.61%. After implementation of stove improvement, the fluoride content of indoor air was reduced in line with national health standards, and the condition of endemic fluorosis also significantly reduced. From 2009 to 2015, the monitoring results showed that the rate of stove improvement and the correct usage rate were 100%. The correct drying rate of corn and pepper, the correct storage rate and the washing rate were 100%, and the dental fluorosis prevalence of children aged from 8 to 12 years was zero. Through the implementation of stove improvement, health education and so on, significant achievements have been made in the prevention and control of coal-burning fluorosis in Liaoning Province. Coal-burning fluorosis in Liaoning Province has been eliminated.

第一节　流行与危害

辽宁省位于我国东北地区南部，南临黄海、渤海，东与朝鲜一江之隔，与日本、韩国隔海相望，是东北地区唯一的既沿海又沿边的省份。全省国土面积14.8万平方公里，大陆海岸线长2292公里。全省地形概貌大致是"六山一水三分田"，地势北高南低，山地丘陵分列东西。属温带大陆性季风气候区，四季分明。全省有14个省辖市、100个县（市、区），总人口4271万人。

1980—1982年，辽宁省省委防治地方病领导小组办公室组织中国医科大学、省水文地质大队及相关市、县的专业技术人员组成地氟病调查技术协作组开展地氟病病情普查，确定辽宁省燃煤型氟中毒病区分布在本溪县泉水、小市、山城子和田师傅等乡镇。以后的调查陆续将小市、山城子、田师傅等乡镇的病区划为饮水型氟中毒病区。

本溪满族自治县泉水乡青山背村地处的辽宁东部山区，地下蕴藏大量的无烟煤，当地村民用地产无烟煤做饭、取暖，供水方式为自来水集中供水。1982年青山背村地氟病调查结果，居民饮用水氟含量0.06～0.13mg/L；玉米氟含量均值0.85mg/kg（范围0.5～1.2mg/kg，干重），高粱氟含量0.88mg/kg（范围0.5～1.4mg/kg，干重），小米氟含量3.18mg/kg（范围1.8～5.9mg/kg，干重），萝卜氟含量0.14mg/kg（范围0.05～0.21mg/kg，鲜重），土豆氟含量0.39～0.58mg/kg（鲜重），白菜氟含量0.55mg/kg（鲜重）；地产无烟煤氟含量为179.0～1026.0mg/kg，制作型煤用的黄土氟含量为570.0mg/kg；冬季不做饭时段室内空气氟含量为0.011～0.24mg/m^3，超过国家规定的居民区空气中氟含量容许浓度（0.02mg/m^3）标准，最高值超标14.2倍；当地8～25岁年龄组人群氟斑牙患病率达74.4%，全人群氟斑牙患病率达48.6%；氟骨症X射线改变者占检查人数的90.48%（57/63），以轻度改变（56.1%）为主；村民尿氟含量均值为1.25mg/L±1.97mg/L，范围0.05～7.60mg/L，夏、秋、冬三个季节村民的尿氟含量（几何均值）分别为0.43mg/L、1.41mg/L和1.90mg/L，冬季尿氟含量明显升高。据此，确定本溪县青山背村属于燃煤型氟中毒中等病区。当时青山背村有居民350户，涵盖1209人。

复州湾镇宫坨村原隶属于大连瓦房店市，宫坨村西南面是渤海，西部和北部是盐场及海滩，东部是农田，南部是果园。当时，全村有居民92户，涵盖349人。村民以玉米为主食，冬季的蔬菜以白菜、萝卜为主。当地产的无烟煤是生活中的主要能源。1981年，全省地方性氟中毒病情普查发现，宫坨村有地方性氟中毒流行，居民饮用水氟含量0.4mg/L，氟斑牙患病率78.1%，氟骨症体征阳性率28.1%，但当时并没有做进一步的氟源调查。1988年，大连市卫生防疫站会同瓦房店市防疫站专业人员，在复州湾镇王屯村宫坨屯开展了居民饮用水、粮食、蔬菜、水果、室内外空气和燃煤氟含量调查。当地8～15岁儿童氟斑牙患病率为48.0%（24/50）；成人氟斑牙患病率为61.61%（130/211），成人临床检查有氟骨症自觉症状者占52.61%（111/211），关节活动障碍者占29.86%（63/211），疑似氟骨症患者的X射线阳性率高达72.41%；村民的尿氟含量为1.54mg/L±1.11mg/L，尿氟范围为0.34～8.15mg/L，村民饮用水氟含量为0.20mg/L±0.06mg/L，水氟含量范围为0.10～0.30mg/L；玉米氟含量范围为0.30～0.65mg/kg（干重），萝卜氟含量范围为0.02～0.34mg/kg（鲜重），白菜氟含量范围为0.07～0.12mg/kg（鲜重），红薯氟含量范围为0.09～0.41mg/kg（鲜重），苹果氟含量范围为0.20～0.33mg/kg（鲜重），地产粮食、蔬菜、水果氟含量与其他地区同类食品氟含量相近；当地居民使用的地产无烟煤氟含量为463.1mg/kg，最高达877.5mg/kg，制作型煤用的黄土氟含量平均为107.4mg/kg，最高为126.6mg/kg。当地居民习惯于冬季烧煤时，炉灶不加盖；平时用煤封火，用火时捅开，大量含氟的烟气排在室内，是引起氟中毒的根源。据此，确定瓦房店市复州湾镇宫坨屯属于燃煤型氟中毒病区。近些年，大连市的行政区划频繁调整。2013年底，复州湾镇（含宫坨村）由瓦房店市划至普兰店市管辖。2015年底，又划至大连市金州区管辖。

辽宁省燃煤型氟中毒病区地处东部山区，当地气候寒冷潮湿，煤的蕴藏量丰富，氟含量高，煤层浅易于小煤窑开采,村民用地产无烟煤取暖做饭。加之青山背村黄土氟含量也较高,用煤时掺了一定比例的黄土,加重了空气的氟污染。村民用无烟道也无炉盖的炉子生火做饭,烧煤时烟气一部分经炉口直接散发至室内,另一部分进下坑道再由上坑道返回厨房,当地农民称之为"二龙吐须"。烧煤时分解的氟化物聚集于室内,导致室内空气氟含量过高,引起氟中毒。煤燃烧过程中释放的 CO 和 SO_2 等有害气体也加重氟中毒病情,这是导致燃煤型氟中毒病情重于同级饮水型氟中毒病情的原因。辽宁省氟中毒病区一季种植粮食,秋季气候干燥,秋季收获的粮食采用日晒方式干燥,不用烧煤烘烤。冬季的白菜、萝卜、土豆、红薯等蔬菜均储存于室外地下菜窖,玉米、大豆、大米、高粱等粮食储存于缸中,蔬菜和粮食一般不受燃煤污染。辽宁省燃煤型氟中毒病区为轻病区和中病区,未发现重病区。辽宁省燃煤型氟中毒病区县分布见图22-1。

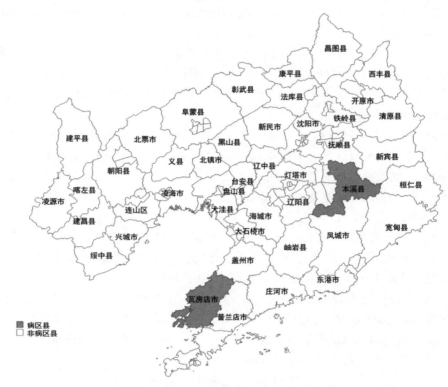

图 22-1　辽宁省燃煤型氟中毒病区县分布

第二节　防治措施的落实

辽宁省燃煤型氟中毒病区分布在瓦房店市复州湾镇宫坨村和本溪满族自治县泉水乡青山背村,病区流行程度分别为轻度和中度病区,流行范围局限。

1983 年起,省卫生部门在青山背村组织开展了燃煤型氟中毒防治工作,宣传动员村民落实防治措施。当地村民采取了炉灶密封加盖,安装排烟烟筒等改进炉灶措施。动员村民逐步改建房屋,将原连通的厨房和居室间砌隔离墙,防止煤烟排入室内。防疫机构还宣传燃煤型氟中毒防治知识,开展室内空气氟含量监测,有效地减少了不良排烟习惯。居民的室内空气氟含量降低到卫生标准控制线以下。到 20 世纪 90 年代,本溪县青山背村所有居民户全部完成了改炉改灶工作。由于各级政府的重视,持续落实防治经费及防治措施,调整了产业结构,关停了小煤窑,村民减少了地产无烟煤的使用,阻断了燃煤污染源。村民通过正确使用降氟炉灶,改变不良生活习惯,使病区室内空气氟含量大幅下降,从而有效地控制了病区的氟中毒危害。

1991 年,辽宁省在复州湾镇宫坨村开展燃煤型氟中毒病区改炉改灶试点工作。从病区的实际和实效出发,实施炉灶加盖,抬高灶台的台沿,调整煤面与灶口高度,控制封堵烟道及排烟量,达到控制室内空气污染的降氟效应,并将试点经验在宫坨村全面推广应用。1992—1993 年,在大连市防治地方病领导小组办公室的组织领导下，大连市卫生防疫站和瓦房店市卫生防疫站开展了病区改灶试点居民户的降氟效果调查。病区改灶前，居民室内空气氟含量为 0.011mg/m³，日最高浓度 0.029mg/m³；空气一氧化碳的日均浓度 37.19mg/m³，日最高浓度 72.00mg/m³；二氧化硫日均浓度 2.21mg/m³，日最高浓度 5.82mg/m³。改灶后，居民的室内空气氟含量下降为 0.005mg/m³，日最高浓度下降为 0.013mg/m³。一氧化碳含量下降为 14.73mg/m³，日最高浓度下降为 37.50mg/m³；二氧化硫含量下降为 1.08mg/m³，日最高浓度下降为 2.03mg/m³。上述调查结果显示，通过落实改良炉灶措施，当地居民室内空气的氟化物含量和一氧化碳含量都显著下降，空气质量显著提高。复州湾煤矿有近百年的无烟煤开采史，年产无烟煤 10 万吨左右，但煤层含有大量的硫，矿区的海水倒灌现象也十分严重，给当地环境和居民生活带来一定的危害。当地政府重视生态环境的改善和产业结构的调整，在 1995 年以后全面停止复州湾煤矿的开采，当地居民也杜绝了这种高硫高氟无烟煤的使用，加之卫生部门广泛开展防病宣传，全面落实改良炉灶防治措施，有效地控制了氟中毒的发生。

辽宁省各级政府和相关部门重视燃煤型氟中毒防治工作，通过改炉改灶、健康教育、疾病监测等措施，实现了燃煤型氟中毒的消除目标，使全省燃煤型氟中毒病区居民彻底摆脱了氟中毒危害。

第三节　防治现况调查和效果评价

2009—2014 年，辽宁省疾病预防控制中心组织大连市和本溪市疾病预防控制中心开展了燃煤型氟中毒病区防治现状和防治效果的调查与评价。调查情况如下。

一、2009 年现况调查

20 世纪 90 年代，辽宁省实现燃煤型氟中毒病区改炉改灶防治措施的全覆盖。为进一步查清燃煤型氟中毒的防治现状与防治效果，为今后合理规划和制定防治措施提供科学依据，2009 年开展了全省燃煤型氟中毒病区流行病学调查。

（一）材料与方法

1. 调查范围　瓦房店市和本溪县所有燃煤型氟中毒病区。

2. 调查方法与内容

（1）病区改炉改灶情况调查：逐户调查家庭的改炉改灶情况、降氟炉灶使用情况、电炊具使用情况。

（2）氟斑牙患病和尿氟水平调查：采用 Dean 法对病区 8～12 岁儿童进行氟斑牙患病情况普查；并采集调查儿童尿样，采用氟离子选择电极法（WS/T 89—1996）进行尿氟含量测定。

（3）饮用水、粮食、蔬菜氟含量和村民相关生活行为调查：采集病区水厂出厂水和末梢水水样各一份，采用氟离子选择电极法（GB/T 5750.5—2006）进行水氟含量测定；在调查村的东、西、南、北、中五个方位分别采集居民家庭的地产粮食和蔬菜各 2 份，检测氟含量。

（二）结果

1. 防治措施落实情况　辽宁省燃煤型氟中毒病区村 2 个，分别是宫坨村和青山背村。2 村共有居民 302 户，本次调查常住居民 263 户。调查居民全部使用有封闭排烟设施的砖砌炉灶取暖，无敞炉敞灶家庭，改炉改灶率达到 100%。居民做饭主要使用液化气、电和煤。其中，使用液化气炉灶的 146 户，占调查居民户的 55.5%；使用电炊具的 88 户，占 33.5%；使用燃煤铁炉的 12 户，占 8.2%，燃煤为外地购入。见表 22-1。

表 22-1　2009 年辽宁省燃煤型氟中毒病区防治措施落实情况

监测村	户籍户数	调查户数	封闭排烟设施砖砌炉灶		液化气灶		电炊具		铁炉	
			n	%	n	%	n	%	n	%
宫坨村	117	106	106	100	35	33.0	47	44.4	12	11.3
青山背村	185	157	157	100	111	70.7	41	26.1	0	0.0
合计	302	263	263	100	146	55.5	88	33.5	12	8.2

2. 粮食和蔬菜的干燥存储方式　病区居民的主食粮食是大米和玉米，大米为外地产，玉米和蔬菜为本地种植。地产玉米和辣椒的干燥方式为日晒干燥。玉米储藏方式是在室外搭建架高围囤储藏玉米穗，食用时现磨。白菜、萝卜、土豆等蔬菜冬季为窖藏，其他季节蔬菜现吃现摘。当地居民玉米和辣椒正确干燥率、正确储藏率、淘洗率均为100%。

3. 粮食和蔬菜的氟含量　在宫坨村随机采集10户村民食用的玉米面，其氟含量为1.21±0.18mg/kg，氟含量范围为1.09～1.68mg/kg，有1份样品氟含量高于食品中污染物限量标准规定的粮食含氟限量（1.5mg/kg）。采集白菜、萝卜、土豆等蔬菜样品15份，其中9份样品氟含量超过蔬菜的含氟限量（1.0mg/kg）。本溪县青山背村随机采集20户居民的食用玉米面和自留地种植青菜各20份，粮食氟含量范围为1.01～1.87mg/kg，部分粮食样品氟含量超标，所有蔬菜氟含量均符合国家蔬菜氟含量的限量标准，见表22-2。

表22-2　辽宁省2009年燃煤型氟中毒病区的粮食和蔬菜氟含量检测结果

地区	食品种类	样品数	氟含量（mg/kg）		
			均数±标准差	最小值	最大值
宫坨村	粮食（玉米面）	10	1.21±0.18	1.09	1.68
	蔬菜	15	1.07±0.17	0.90	1.46
青山背村	粮食（玉米面）	20	1.15±0.23	1.01	1.87
	蔬菜	20	0.21±0.05	0.15	0.37

4. 饮用水氟含量　宫坨村水源水氟含量0.28mg/L，末梢水氟含量0.20mg/L；青山背村水源水氟含量0.32mg/L，末梢水氟含量0.20mg/L。检测的水源水和末梢水样品氟含量均符合国家生活饮用水卫生标准。

5. 儿童氟斑牙患病情况及尿氟水平　检查病区所有8～12岁儿童氟斑牙患病情况并采集检测儿童尿样。宫驼村调查8名8～12岁儿童，检出可疑氟斑牙2人，氟斑牙患病率为0。儿童尿氟含量范围为1.36～2.35mg/L，尿氟几何均值为2.00mg/L，超过国家正常人群尿氟含量标准的规定（<1.4mg/L）。青山背村调查26名8～12岁儿童，未检出氟斑牙患者，儿童氟斑牙患病率为0。儿童尿氟含量范围为0.20～1.42mg/L，尿氟几何均值为0.49mg/L，儿童尿氟水平符合国家正常人群尿氟含量标准。见表22-3。

表22-3　2009年辽宁省燃煤型氟中毒病区儿童氟斑牙患病及尿氟水平

地区	8～12岁儿童氟斑牙检查结果							尿氟（mg/L）		
	调查人数	可疑人数	极轻度人数	轻度人数	中度人数	重度人数	患病率（%）	几何均值	最小值	最大值
宫坨村	8	2	0	0	0	0	0	2.00	1.36	2.35
青山背村	26	0	0	0	0	0	0	0.49	0.20	1.42

（三）结论

病区采用集中式供水，饮用水氟含量符合《生活饮用水卫生标准》（GB 5749—2006）；全面落实降氟炉灶措施，改炉改灶率和降氟炉灶正确使用率均达到了100%；主要粮食和蔬菜氟含量不超标；8～12岁儿童氟斑牙患病率为0。综上所述，病区落实综合防治措施后，当地引起燃煤型氟中毒危害的不良生活方式已彻底改变，地方性氟中毒防治效果显著，病情得到有效控制。

二、2011—2014年控制效果评价

2011—2014年，按照辽宁省《燃煤污染型地方性氟中毒监测方案（试行）》要求，辽宁省疾控中心组织开展了燃煤型氟中毒病区防治措施落实情况和病情现状调查工作。完成了病区的一般情况、环境氟含量、病情流行状况和防治效果调查。

（一）内容与方法

1．病区一般情况　包括病区范围；改炉改灶完成进度、降氟炉灶正常使用情况、后期管理情况；病区居民生活燃料变动情况；玉米、辣椒干燥及储存等生活行为转变情况等。

2．病区环境氟含量　采用概率抽样方法按照隔户调查原则在调查点采集 10 户用作主食的自产玉米和干辣椒测定氟含量，并调查干燥和保存方式。

3．儿童氟斑牙病情及尿氟含量调查　采用 Dean 法检查所有当地出生居住 8～12 周岁儿童的氟斑牙患病情况。采集调查儿童尿样，采用《尿中氟化物的测定离子选择电极法》（WS/T 89—1996）测定尿氟含量。

4．临床氟骨症患病情况调查　依据地方性氟骨症诊断标准（WS 192—2008），调查病区 16 岁以上成人临床氟骨症患病情况。

（二）结果

1．病区的基本情况　由于行政区划的变化，辽宁省病区分布在普兰店市复州湾镇宫坨村和本溪县小市镇青山背村。2014 年底，辽宁省燃煤型氟中毒病区常住居民 258 户，常住人口 699 人。

2．降氟炉灶工程落实进度　普兰店和本溪县（市）病区居民全部采取了改炉改灶措施，即炉灶密封加盖且设置烟囱。同时，还使用燃气、电等清洁能源做饭和冬季取暖。随着社会经济发展和居民生活水平的提高，村民改炉改灶率和降氟炉灶正确使用率始终保持在 100%。当地居民的防治知识知晓率也保持在 80% 以上。见表 22-4。

表 22-4　2011—2014 年燃煤型氟中毒病区防治措施落实情况

年份	病区县数	病区村数	常住户数	常住人口数（人）	合格降氟炉灶户数	改炉改灶率（%）	合格炉灶正常使用户数	正常使用率（%）	实际受益人口（人）	家庭主妇防治知识知晓率（%）
2011	2	2	261	826	261	100	261	100	826	80
2012	2	2	233	699	233	100	233	100	708	80
2013	2	2	247	698	247	100	247	100	698	85
2014	2	2	224	699	224	100	224	100	699	85

3．病区炉灶使用及相关行为形成情况　2011—2014 年，辽宁省每年在燃煤型氟中毒病区村随机抽查 20 户家庭调查炉灶使用情况，居民的降氟炉灶使用率和降氟炉灶正确使用率均为 100%。2 个病区村均无敞炉和敞灶的住户。20 户监测家庭的玉米、辣椒等食品均能正确干燥和正确保管，烹调前能正常淘洗，居民玉米、辣椒等食品的正确干燥率、正确保管率和食前淘洗率均为 100%。

4．儿童氟斑牙患病情况和尿氟水平　2011—2014 年，辽宁省检查病区所有在校就读的 8～12 岁学生，均未检出氟斑牙患者，儿童氟斑牙患病率为 0。2012—2013 年，在病区采集 8～12 岁在校儿童一次随机尿样 46 人份，尿氟几何均值分别为 0.39mg/L 和 0.32mg/L，尿氟范围处于正常水平。见表 22-5。

表 22-5　辽宁省燃煤型氟中毒病区儿童氟斑牙患病情况和尿氟水平

年份	调查村数	检查儿童数	氟斑牙患病人数（人）	氟斑牙患病率（%）	氟斑牙流行指数	尿氟几何均值（mg/L）	尿氟范围（mg/L）
2011	2	30	0	0	0	—	—
2012	2	24	0	0	0	0.39	0.20～0.64
2013	2	22	0	0	0	0.32	0.13～1.66
2014	2	26	0	0	0	—	—

5．成人氟骨症患病情况　2014 年，辽宁省依据《地方性氟骨症诊断标准》（WS 192—2008）对病区村的 528 名成人进行了临床氟骨症检查。宫坨村未检出临床氟骨症患者；青山背村检出有临床氟骨症症状者 8 人，临床氟骨症患病率为 1.5%，未拍 X 射线片作进一步确诊。

（三）结论

1. 实施改炉改灶后，辽宁省燃煤型氟中毒病区无新发儿童氟斑牙患者，成人临床氟骨症患病率处于极低水平。

2. 通过长年在病区落实改炉改灶防治措施，辽宁省燃煤型氟中毒控制效果显著，达到国家《燃煤型地方性氟中毒病区消除标准》的各项要求，实现了氟中毒消除的目标。

第四节 "十二五"规划终期考核评估

根据国务院办公厅印发的《全国重点地方病防治"十二五"规划》和国家卫计委印发的《全国地方病防治"十二五"规划终期考核评估方案》要求，辽宁省省卫生计生委组织相关人员于 2015 年 3～8 月份完成了燃煤型氟中毒病区防治效果考核评估的县级自查、市级抽查和省级验收工作。

一、各部门履职情况

辽宁省委、省政府高度重视地方病防治工作，把地方病防治工作纳入到辽宁省国民经济和社会发展规划，并将其列入政府对各市政府综合管理目标责任制考评内容。印发了《辽宁省地方病防治"十二五"规划》，明确了各部门在地方病防治工作的责任，使各部门各司其职，各尽其责，密切配合，保证各项防治措施能够落到实处，并定期组织人员对各地工作情况进行督导检查。

（一）卫生计生部门履职情况

卫生计生部门制定年度地方病防治工作计划和技术方案，组织开展防治、监测、健康教育等工作，派出地方病防治专业人员参加业务技术培训，定期对防治专业人员开展防治技术培训工作。为了使地方病防治工作得到有效的落实，定期或不定期组织相关人员对各地工作开展情况进行监督检查；及时向病区当地政府和有关部门提供病区范围、病情资料和相关技术支持。

（二）财政部门履职情况

财政部门根据工作需要，安排落实地病防治资金，满足了地方病防治工作的需求，能够及时将中央财政转移支付资金足额的支付到项目执行单位，使项目能够顺利的开展，对资金监管到位，定期组织人员对资金使用情况进行监督检查，保障了资金的专款专用。

（三）广电宣传部门

利用广播、电视等形式开展地方病防治健康教育活动，密切配合地方病防治的宣传工作，通过多年来的大力宣传，使更多的群众对地方病防治知识有了更多的了解，为进一步做好地方病防治工作奠定了坚实的基础。

（四）农业部门

将燃煤型氟中毒病区改炉改灶工作纳入农村沼气池建设计划，组织实施农村沼气池建设。

二、防治工作进展

（一）改炉改灶建设

为控制、消除辽宁省燃煤型氟中毒病情，2 个病区县政府分别于 1983 年和 1993 年对 2 个病区村进行了降氟炉灶建设，要求降氟炉灶一定密封加盖和设置烟囱，同时倡导盖新房将厨房和居室完全隔开。当地无烟煤矿已于 1995 年停产，引起燃煤型氟中毒危害的氟源已不存在。现在，每家每户都使用柴草、电、液化气等清洁能源取暖做饭，彻底消除了煤氟的危害。

（二）防控监测

为摸清辽宁省病区村病情动态和落实防治措施后防治效果，按照国家方案的要求，省疾控中心每年在病区开展防治措施落实与使用情况和氟中毒病情监测，并将监测结果存入档案，为下一步防制工作提供依据。从近年连续监测结果看，辽宁省燃煤型氟中毒病区已达到消除水平。

（三）健康教育

从 2011—2014 年，在 2 个县（市）开展了燃煤型氟中毒健康教育活动，家庭主妇的防治知识知晓率由基线调查的 60.11%，提高到 85.00%。家庭主妇氟中毒防治知识知晓率达到《全国地方病防治"十二五"规划》和《辽宁省地方病防治"十二五"规划》的工作目标要求。

三、考核评估结果

（一）县级自查结果

辽宁省燃煤型氟中毒病区分布在大连普兰店市复州湾镇王屯村和本溪市本溪县泉水镇青山背村。调查普兰店市复州湾宫驼村 102 户居民，每户都有封闭排烟设施炉灶，还使用电炊具和液化气灶为生活炊事工具；日常生活使用干柴、草为燃料；合格降氟炉灶率为 100%，降氟炉灶正确使用率为 100%，供人食用的玉米、辣椒正确干燥率为 100%。2014 年，调查本溪县泉水镇青山背村 122 户居民，合格炉灶覆盖整个病区村，改炉改灶率为 100%，降氟炉灶正确使用率为 100%；供人食用的玉米、辣椒正确干燥率为 100%。见表 22-6。

表 22-6　辽宁省燃煤型氟中毒病区防治工作目标完成情况

市	病区县数	病区乡数	病区村数	病区村户数	病区村人口数（人）	防治措施落实情况				
						降氟炉灶户数	降氟炉灶率 %	正确使用户数	正确使用率（%）	实际受益人口数（人）
本溪	1	1	1	122	334	122	100	122	100	334
大连	1	1	1	102	254	102	100	102	100	254
合计	2	2	2	224	588	224	100	224	100	588

（二）省级复核情况

2015 年，省级考评组在宫驼村和青山背村各调查 10 户居民，降氟炉灶质量均合格，合格改炉改灶率为 100%；调查居民均能正确使用降氟炉灶，正确使用率为 100%；玉米、辣椒正确干燥率也达到 100%。见表 22-7。

（三）病情调查

2 个病区村所有 8～12 岁儿童检查氟斑牙患病情况，未检出氟斑牙患者，氟斑牙检出率为 0%，复核结果与县级自查结果一致，均达到燃煤型氟中毒消除标准和国家地方病防治"十二五"规划工作目标的要求。见表 22-7。

表 22-7　辽宁省燃煤型氟中毒病区防治工作目标完成情况

市	病区县数	病区乡数	病区村数	病区村户数	病区村人口数（人）	儿童氟斑牙检出率		正确干燥率≥95% 的村数	
						≤15% 村数	≤30% 村数	玉米	辣椒
本溪	1	1	1	122	334	1	0	1	1
大连	1	1	1	102	254	1	0	1	1
合计	2	2	2	224	588	2	0	2	2

（四）评估结论

辽宁省燃煤型氟中毒病区县已经达到消除标准要求，实现了重点地方病防治"十二五"规划的工作目标。

四、防治工作建议

（一）政府领导，各部门密切配合

建立相应的规范和制度，坚持政府领导和部门配合，形成燃煤型氟中毒长效消除机制，是消除燃煤型氟中毒的根本保障。

（二）加强健康教育

在病区要长期坚持健康教育，彻底改变居民的生活习惯并能固化传承下去。在近期，坚持因地制宜采取改炉改灶、去除氟源、使用清洁能源等综合防治措施；放眼未来，通过长期不懈的健康教育，将健康生活习惯一代一代传下去并不断完善。

（三）坚持监测

在今后一段时期，还要定期开展监测工作，及时向相关部门反馈监测数据，用于科学指导防控工作。

（王健辉、郑照霞）

参 考 文 献

1. 辽宁省人民政府防治地方病办公室. 辽宁省地方病防治（1949-1989）. 北京：中国环境科学出版社，1991.
2. 曹守仁. 燃煤污染性氟中毒. 中国地方病学杂志，1991，10（6）：369-372.
3. 辽宁省卫生厅防治地方病办公室. 辽宁省地方病防治统计汇编. 北京：中国环境科学出版社，1995.
4. 中华人民共和国卫生部 中国国家标准化管理委员会. 食品中污染物的限量（GB2762-2005）. 北京：中国标准出版社，2005.

有关技术文件

文件一

2004 年中央补助地方公共卫生专项资金
地方病防治项目技术方案

（"支持全国贫困地区开展燃煤污染型地氟、砷病重点病区综合防治"部分节选）

我国 31 个省、自治区、直辖市都不同程度地存在地方病流行，受威胁人口超过 5 亿，各类病人数千万，不仅给社会带来巨大经济负担，还成为病区居民因病致贫、因病返贫的主要原因。为此，2004 年中央支持地方开展地方病防治项目，为了保证项目顺利进行，达到预期效果，特制定本方案。

一、技术实施方法

1　选择防治工作点的原则

1.1　选择领导重视、群众有改善生活环境、提高健康水平的要求，能主动配合防治工作的病区县。积累经验以后逐渐在全省（市、区）范围内开展防治工作。

1.2　优先选择人口相对较集中，病情较重的病区。

1.3　地方病防治机构健全，有一定技术力量。

2　工作内容

2.1　各省、自治区、直辖市要根据全国《地方病防治项目管理方案》，结合本技术指导方案制定出本地区燃煤污染型地氟病防治项目具体实施方案。

2.2　调查病区县和病区村的一般情况。

2.3　按《地方病防治项目管理方案》完成本省（市、区）的改炉改灶任务。结合当地农业开发或其他项目开展防治工作。开展以改炉改灶降氟降砷为主的综合防治措施。如建沼气池，利用沼气做燃料；粮食、蔬菜自然晾晒或用烘干房干燥；改变主食成分，以大米代替玉米等。

2.4　燃煤污染型地氟地砷病区改炉改灶工作，要在技术指导组或技术员指导下进行，以保证降氟降砷炉灶的质量。新改的降氟降砷炉灶，合格率要达到95%。并建炉灶管理卡片，由病区县统一保管。

2.5　健康教育与健康促进。在落实防治措施前，可因地制宜、针对不同人群，采取群众喜闻乐见的形式，如广播、电视、办培训班、中小学健康教育课、宣传画、标语等进行健康教育，使病区广大干部、乡村医生、教师、学生了解高氟高砷对人体健康的危害及有效防治措施，广泛动员病区居民主动参与防治工作，自觉改变不利于健康的生活习惯。通过健康教育，使病区中、小学校学生对地氟病、地砷病知晓率达到90%，居民的知晓率达到80%。炉灶的正确使用率达到95%。

3　具体技术要求

3.1　炉灶的基本要求：在设计上必须符合"保证需要、安全、卫生、节约煤炭、经济易行"的要求。

3.2　保证对热量的需要。要保证做饭、煮饲料、取暖的热量需要。热效率要高于旧式炉灶，节约燃料，上火快，可用火时间长，节省炊事时间和劳动。

3.3 符合安全卫生的要求,降氟降砷炉灶在使用时,必须安全,符合农村有关建筑安全规范,不损害或妨碍其他建筑构件与设施的安全,特别是要符合防火要求。降氟降砷炉灶能有效地将有害物质排到室外,室内空气有害物质的浓度必须符合国家规定的标准。

3.4 降氟降砷炉灶的结构要求。材质要坚固耐用、经济易得、要严密不漏烟、有符合要求的排烟设施,特别是烟囱,一定要出屋并高出屋脊 0.5 米以上,要有防漏雨、防倒风的烟囱帽。

二、调查用表

表 1 支持全国贫困地区开展燃煤污染型地氟、砷病重点病区综合防治项目调查用表(氟中毒部分)防治项目病区村统计表

表 2 支持全国贫困地区开展燃煤污染型地氟、砷病重点病区综合防治项目调查用表(氟中毒部分)防治项目病区县统计表

表 3 支持全国贫困地区开展燃煤污染型地氟、砷病重点病区综合防治项目调查用表(砷中毒部分)防治项目病区村统计表(略)

表 4 支持全国贫困地区开展燃煤污染型地氟、砷病重点病区综合防治项目调查用表(砷中毒部分)防治项目病区县统计表(略)

表1

支持全国贫困地区开展燃煤污染型地氟、砷病重点病区综合防治项目调查用表（氟中毒部分）

防治项目病区村统计表

县_____乡_____

村名	户数	人口数	氟骨症人数	儿童氟斑牙人数	开始烧煤时间	原改灶户数	现改灶户数	改灶数	改炉数	受益人口数	合格炉灶户数	正确使用户数

调查人签字：　　　　　　　　　复核人签字：　　　　　　　　　日期：

表2

支持全国贫困地区开展燃煤污染型地氟、砷病重点病区综合防治项目调查用表（氟中毒部分）

防治项目病区县统计表

省_____县_____

1. 一般情况	国家级贫困县	省级贫困县
全县村数：	病区村数：	病区人口数：
年降雨量（mm）	平均海拔高度（m）	年均温度（℃）：	开始烧煤时间：
儿童氟斑牙人数：	氟骨症人数：	残疾氟骨症人数：
2. 防治措施落实情况		
原改灶户数：	原改灶受益人口：	新改灶受益人口：
新改灶数：	新改炉数：	新改炉灶合格户数：	正确使用户数：
接受健康教育学生人数：	接受健康教育居民人数：

调查人签字： 复核人签字： 日期：

文件二

2008 年度中央补助地方公共卫生专项资金
地方病防治项目技术实施方案

（"燃煤污染型地氟病综合防治"部分节选）

　　为做好 2008 年度中央补助地方公共卫生专项资金地方病防治项目，根据《2008 年地方病防治项目管理方案》（下称管理方案），特制定本技术实施方案。

　　各省、自治区、直辖市要根据《管理方案》和本方案，结合当地实际情况，制定项目实施方案，并认真组织实施。

一、项目实施

　　1. 改炉改灶。

　　（1）目的。在我国燃煤污染型地方性氟中毒重点病区，落实以改炉改灶为主的综合防治措施，加快防治工作进程。

　　（2）选点原则。选取领导重视和群众有改善生活环境、提高健康水平的愿望，并能主动参与配合防治工作的病区县；优先选取病情重、人口相对集中的病区村，提倡整村推进改炉改灶。

　　（3）工作内容。

　　1）基线调查。在项目实施地区以自然村为单位组织开展基线调查，如果没有自然村，可以行政村或村民小组为单位，并将调查结果填入表 2-1、表 2-2 的相关栏目。

　　2）改炉改灶。在基线调查基础上，选定实施项目的病区范围，严格按照《管理方案》要求完成改炉改灶任务，逐户填写表 2-3，并建立电子档案，由病区县统一保管，同时，将电子档案逐级报送中国疾病预防控制中心地方病控制中心（以下简称地病中心）。

　　负责招标采购的部门（单位）要对参与项目的炉灶生产厂家进行资质调查和论证，必须保证开展项目工作所需的炉灶及烟囱等配件符合质量要求。各项目省可根据实际情况，依照《政府采购法》，遵循公开、公平、公正和诚信的原则实行炉灶政府采购和统一配发；或经财政部门同意，项目组织实施部门和招标采购部门对市场上不同品质的合格炉灶进行限价，由项目户自行认购，经验收合格后，由财政部门将政府补贴资金直接补给合格项目户。无论采取何种方式，项目实施部门（单位）都要严格按规定的质量要求，组织实施和验收，严把质量关。

　　改炉改灶工作要在当地技术指导组或技术人员指导下进行，由受过培训的技工按照技术参数实施改良炉灶工程，确保降氟炉灶的质量。

　　在改炉改灶的同时，要对炉灶改良户进行正确使用和日常维护的技术培训，延长炉灶的使用寿命，最大限度地发挥改良炉灶的防病作用。

　　改良炉灶工程完成后，要逐户验收，并将验收结果填入表 2-1、表 2-2 的相关栏目。

　　3）健康教育。因地制宜地采取群众喜闻乐见的形式，通过广播电视等新闻媒体、举办培训班、开设中小学健康教育课、发放宣传画、张贴标语、人际传播等形式开展针对性较强的健康教育活动，使病区广大干部、乡村医生、教师、学生及居民了解高氟对人体健康的危害及有效防治措施，广泛动员病区居民主动参与防治工作，自觉改变不利于健康的生活习惯。

　　通过健康教育，使病区中、小学校的学生地氟病防治知识的知晓率达到 90%，家庭户主的知晓率达到 80%，炉灶的正确使用率达到 95%。考核验收时，在每个项目村至少抽取 15 名成年人和 30 名儿童，进行防治知识知晓率测评。

　　在基线调查、健康教育干预及评估阶段，将健康教育活动开展情况及干预前后的相关信息填入

表2-2、表2-4。

(4) 基本技术要求。

1) 炉灶设计原则。必须符合"安全、卫生、节能、经济、实用"的要求。

2) 保证对热量的需要。要保证做饭、饲料加工、取暖等热量需求。热效率要高于旧式炉灶,节约燃料,上火快,可用火时间长。

3) 符合安全卫生要求。降氟炉灶的修建必须符合农村有关建筑安全规范,不影响其他建筑构件与设施的安全,特别要注意符合安全防火要求。降氟炉灶能有效地将煤烟排出室外,避免煤烟所导致的室内空气污染。

4) 降氟炉灶的结构要求。材质要坚固耐用、经济易得;炉(灶)体要严密不漏烟,有符合要求的排烟设施,烟囱一定要出屋,要有防雨、防倒风的烟囱帽。

5) 改变能源结构。有条件的病区提倡采取改变能源结构的方式(如使用电、液化气等)进行改炉改灶,但必须保证项目户不再使用敞煤灶取暖、烹调、烘烤食物。

6) 降氟炉灶技术参数。各项目省应结合本省情况,并参照中国疾病预防控制中心地方病控制中心"关于《降氟炉灶结构与材料的基本要求》的通知"(中地字〔2005〕1号文件),制定降氟炉灶技术参数,在此基础上,确定降氟炉灶验收标准。

2. 防治现况调查。

(1) 目的。进一步查清燃煤污染型地方性氟中毒的防治工作需求,为实现《全国重点地方病防治规划(2004—2010年)》目标,提供科学依据。

(2) 调查范围。按照《管理方案》确定的调查省(区)及调查县数,在尚未落实改炉改灶工程的燃煤污染型地方性氟中毒病区县开展防治现况调查。

(3) 调查内容。

1) 氟斑牙检查。对所调查县的全部乡、村的8～12岁儿童进行氟斑牙患病情况检查,并将检查结果填入表2-5。

2) 病区村基本情况调查。根据氟斑牙检查结果,对氟斑牙检出率大于30%的病区村,由经过培训的调查员组织村委会干部,逐户调查病区家庭生活燃煤情况、房屋结构、燃烧方式、主食构成、主食及辣椒干燥、储存方式等信息。同时,每村随机采集5户供人食用的玉米、辣椒存品进行氟含量测定。将入户调查结果和玉米、辣椒氟含量测定结果填入表2-6。

3) 检查方法。氟斑牙诊断采用Dean's法;食品中氟含量测定采用食物中氟化物测定方法(GB/T 5009.18或《地方性氟中毒防治手册》中的方法)。

(4) 报送结果时限。各项目省须在6月30日以前,将现场调查结果(表2-5,表2-6)报送中国疾控中心地病中心;玉米和辣椒氟含量测定结果可于10月31日之前报送;中国疾控中心地病中心要于7月30前,向卫生部疾控局报送调查报告。

二、调查用表

表2-1 燃煤污染型地方性氟中毒病区综合防治项目村级表

表2-2 燃煤污染型地方性氟中毒病区综合防治项目汇总表

表2-3 改炉改灶登记表

表2-4 燃煤污染型地方性氟中毒健康教育活动统计表

表2-5 儿童氟斑牙调查表

表2-6 燃煤污染型地方性氟中毒流行因素调查表

表 2-1 燃煤污染型地方性氟中毒病区综合防治项目村级表

省_____ 市_____ 县_____ 乡_____ 行政村_____

自然村名	户数	人口数	≥16 岁人数	8～12 岁儿童数	开始烧煤时间（哪年）	炉灶使用习惯	8～12 岁儿童氟斑牙人数	≥16 岁氟骨症人数	全村原改炉灶情况					全村新改炉灶情况						
									原改炉灶户数	原改炉户数	原改灶户数	原改炉灶正确使用户数	原改炉灶实际受益人口数	新改炉灶户数	新改炉户数	新改灶户数	新改炉灶检查验收户数	新改炉灶检查验收合格户数	新改炉灶检查验收正确使用户数	新改炉灶实际受益人口数

说明：炉灶使用习惯：以炉为主填 1，以灶为主填 2，炉灶混合使用填 3。

填表单位（公章）：

填表人：

填报日期：

审核人：

表 2-2 燃煤污染型地方性氟中毒病区综合防治项目汇总表

省_____ 市_____

县名	全县总村数	全县总户数	全县总人口数	病区总村数	病区总户数	病区总人口数	项目实施地区8~12岁儿童氟斑牙人数	项目实施地区氟骨症人数	全县项目实施地区原改炉灶情况					全县新改炉灶情况							健康教育情况										
									原改炉灶户数	原改炉灶户数	原改炉灶户数	原改炉灶正确使用户数	原改炉灶实际受益人口数	新改炉灶户数	新改炉灶户数	新改炉灶户数	新改炉灶检查验收户数	新改炉灶检查验收合格户数	新改炉灶检查验收正确使用户数	新改炉灶实际受益人口数	健康教育前问卷抽查学生人数	健康教育前学生防治知识知晓率（%）	接受健康教育学生人数	健康教育后问卷抽查学生人数	健康教育后学生防治知识知晓率（%）	健康教育前问卷抽查成人人数	健康教育前成人防治知识知晓率（%）	接受健康教育成人人数	健康教育后问卷抽查成人人数	健康教育后成人防治知识知晓率（%）

填表单位（公章）：

填表人：

填报日期：

审核人：

表 2-3　改炉改灶登记表

_____省_____市_____县_____乡_____行政村

自然村名	户主姓名	家庭人口数（人）	改炉灶情况（户）			
			新改炉	新改灶	新建烟囱	维修

说明：改炉灶情况（户）："是"填1，"不是"填0。

填表单位（公章）：　　　　　　　　　　　　　　填报日期：

填表人：　　　　　　　　　　　　　　　　　　　审核人：

表 2-4　燃煤污染型地方性氟中毒健康教育活动统计表

省份	活动顺序号	活动方式	覆盖范围（个）			受教育人数（人）	
			县数	乡数	村数	学生数	成人数

说明：1. 活动方式填 1-8，1、广播、电视、报纸，2、培训班、会议，3、入户访谈，4、中小学生健康教育课，5、作文比赛，6、宣传画、标语、黑板报，7、文艺演出，8、其他。

2. 每进行一次健康教育活动填写一行。

填表单位（公章）：　　　　　　　　　　　　　填报日期：

填表人：　　　　　　　　　　　　　　　　　　审核人：

表2-5 儿童氟斑牙调查表

_____省_____市_____县_____乡_____行政村_____自然村（组）

姓名	性别	年龄	氟斑牙诊断结果（Dean's法）						缺损
			正常	可疑	极轻	轻	中	重	

填表单位（公章）：　　　　　　　　　　　　　　填报日期：

填表人：　　　　　　　　　　　　　　　　　　　审核人：

表 2-6　燃煤污染型地方性氟中毒流行因素调查表

_____省_____市_____县_____乡_____行政村_____自然村（组）常住人口（人）：____

户主姓名	门牌号	燃料结构	房屋结构	厨卧是否分开	燃煤方式						主食结构	干燥方式		储存方式		含氟量（mg/kg）	
					台灶			铁炉				玉米	辣椒	玉米	辣椒	玉米	辣椒
					是否使用	是否密闭燃烧	烟囱是否出屋	是否使用	是否密闭燃烧	烟囱是否出屋							

说明：1. 常住人口：是指每年在当地居住 6 个月以上的居民；
　　　2. 燃料结构：燃煤填 1，柴草填 2，用电填 3，沼气填 4，液化气填 5；
　　　3. 房屋结构：草房填 1，木板房填 2，石墙房填 3，砖混房填 4；
　　　4. 厨卧是否分开、燃煤方式等内容：是填 1，否填 0；
　　　5. 燃煤方式相关内容：是填 1，否填 0；
　　　6. 主食结构：以玉米为主填 1，以大米为主填 2，以小麦为主填 3；
　　　7. 干燥方式：敞灶烘烤填 0，密闭干燥填 1，自然晾晒填 2；
　　　8. 储存方式：密闭保存填 1，非密闭保存填 0。

填表单位（公章）：　　　　　　　　　　　　　填报日期：
填表人：　　　　　　　　　　　　　　　　　　审核人：

文件三

2009 年消除燃煤型氟中毒危害项目管理方案

燃煤污染型地方性氟中毒是我国特有的一种危害严重的地方病，为进一步加快燃煤污染型氟中毒防治进程，逐步消除燃煤污染型氟中毒危害，保护病区群众身体健康，根据《全国重点地方病防治规划（2004—2010 年）》目标和《中央关于加强医药卫生体制改革的意见》、《关于医药卫生体制改革近期重点实施方案（2009—2010 年）》确定的重点工作，卫生部、财政部决定从 2009 年开始实施燃煤污染型氟中毒防治项目，安排财专项补助资金，在 6 个燃煤污染型氟中毒重点省份开展以改炉改灶为主的综合防治工作。

一、项目目标

（一）总目标

落实以改炉改灶为主的综合防治措施，保证按期实现《全国重点地方病防治规划（2004—2010 年）》目标；进一步扩大燃煤污染型氟中毒病区的改炉改灶覆盖范围，建立可持续防控机制，逐步消除燃煤污染型氟中毒危害。

（二）年度目标

1. 2009—2011 年，完成燃煤污染型氟中毒病区改炉改灶 230 万户。其中，2009 年、2010 年、2011 年分别完成 87 万户、83 万户和 60 万户。

2. 通过健康教育，使病区中、小学校的学生燃煤污染型氟中毒防治知识知晓率达到 90% 以上，家庭户主的知晓率达到 80% 以上，炉灶的正确使用率达到 95% 以上。

3. 加强已完成改炉改灶病区的后期管理和防治效果评价监测，逐步形成可持续的消除燃煤污染型氟中毒工作机制。

二、项目范围和内容

（一）项目范围

河南、湖北、湖南、四川、贵州、云南 6 个省。

（二）项目内容

1. 落实以改炉改灶为主的综合防治措施。按照统筹规划、突出重点、因地制宜、分类指导、标本兼治、系统推进的实施原则，建立由政府统一领导、部门密切配合和会共同参与的防控工作机制，有效落实以健康教育为基础，改炉改灶为主的防治措施。各项目省在完成防治需求基线调查基础上，优先在政府重视程度高和群众参与意识强的病区选取病情较重的病区村，实施整村推进改炉改灶。保证群众使用有排烟设施的炉灶或选用电、液化气等清洁能源，有效控制和消除室内空气氟污染。

2. 加强健康教育。组织开展多种形式的健康教育活动，进一步拓宽健康教育的普及面，提高健康教育的可及性，让燃煤污染型氟中毒防治知识进村入户，改变群众不正确的燃煤方式和生活习惯，不断提高病区群众主动参与改炉改灶的积极性，形成群防群控的社会氛围。

三、项目组织实施

（一）组织领导

1. 卫生部负责项目的组织、协调、监督和管理；负责制定燃煤污染型氟中毒防治项目管理方案；组织专家提供技术指导。

2. 在各级府领导下，各级卫生行政部门组织成立由相关部门参加的项目领导小组及项目管理办公室，负责项目组织、协调和督导，制定实施方案和工作计划。

（二）相关部门职责

1．卫生部门要将燃煤污染型氟中毒防治工作作为重点工作，积极做好项目协调、技术指导和效果评估。

2．财政部门要落实燃煤污染型氟中毒防治工作所需配套资金，统筹安排中央财政补助资金，及时划拨资金，保障项目顺利实施。

3．质监部门要加强对生产炉具的质量监管，对每批炉灶进行抽样检测，确保炉灶达到防病所需技术参数标准。

4．工商、物价等部门要对炉灶进行流动检查，维护市场秩序，防止假冒产品和企业哄抬物价，保护群众利益。

5．教育部门要按期将燃煤污染型氟中毒防治知识纳入病区农村中小学健康教育课程，保证学校燃煤污染型氟中毒防治知识开课率和学生对燃煤污染型氟中毒防治知识的知晓率达到预定目标。

6．宣传、广电部门要积极组织广播、电视、网络等媒体大力普及燃煤污染型氟中毒防治知识。

7．审计部门要加强对燃煤污染型氟中毒防治经费使用的监督，保障防治经费按规定使用，提高资金利用率。

8．监察部门要加强对相关部门履行职责的监督，对燃煤污染型氟中毒防治工作中的违纪违规行为进行严肃查处。

（三）项目工作流程

1．确定项目实施范围和对象。各项目省根据国家下达的改炉改灶数量，结合本省情况，确定改炉改灶县、乡（镇）和村；县项目办组织开展基线调查（同期开展健康教育、宣传），确定符合条件的项目户，并张榜公示接受群众监督。

2．确定改炉改灶方式。根据基线调查结果，确定项目村改炉、改灶和改烟管（包括电炊具、燃气灶）的方式及数量。

3．确定炉灶技术参数。各项目省在充分调研的基础上，根据防病需要，结合群众生活需求和习惯、府补贴和群众的承受能力等因素，综合确定本省改炉改灶的技术参数。

4．招标、采购。各地要成立由卫生、财政、工商、质监、监察、物价等部门组成的工作组，根据本地实际情况，合理制定购买炉灶的规格和数量计划，根据《中华人民共和国政府采购法》等有关规定，遵循公开、公平、公正和诚信的原则组织开展炉灶招标采购。

5．项目户知情选择。在改炉改灶前，应与项目户签订知情协议书，并张榜公布。

6．炉灶的安装。对改炉改灶的技工进行技术培训，按照改良炉灶的技术参数认真实施改炉改灶工程。

7．合格项目户验收。各项目省改炉改灶结束后，要逐户验收炉灶，验收内容包括户主的燃煤污染型氟中毒防治知识知晓率，炉灶的正确安装和使用等情况，并将合格项目户张榜公布无异议后，登记造册。

（四）经费筹集与管理

1．项目实施所需经费由中央财政和地方财政共同承担。2009年，中央财政按每户400元的标准安排补助，详见《财政部卫生部关于下达2009年重大公共卫生项目补助资金的通知》（财〔2009〕39号）。

卫生行政部门要积极协调地方财政部门尤其是省级财政部门安排必要的专项资金，用于支持项目实施所需的培训、基线调查、健康教育、现场督导、质量验收等工作。

2．各地要严格执行中央财政专项资金的使用管理规定，加强项目资金监管，确保专项补助资金用于燃煤污染型氟中毒病区的改炉改灶工作，任何单位和个人不得以任何形式截留、挤占和挪用专项补助资金。专项补助资金的管理使用、改炉改灶进展以及受益人口等情况应定期向社会公布，接受群众监督。对故意虚报有关数字和情况骗取专项补助资金，或截留、挤占和挪用专项补助资金者，要按照有关法律法规，除责令改正、追回有关财政资金外，还要按规定追究有关单位和人员责任。

四、项目进度

2009 年 12 月底前，完成项目实施计划、项目培训、基线调查等前期准备工作，并确保各项资金及时拨付到位；2010 年 3 月底前，完成招标采购；2010 年 8 月底前，全面落实改炉改灶；2010 年 10 月底前，完成炉灶质量验收和项目总结，并报送卫生部。卫生部适时组织开展对基线调查、健康教育、资金管理、炉灶安装等落实情况的抽查、验收。

五、项目监督与评估

（一）各地要加强对项目的组织管理，明确目标，落实责任，切实提高项目执行能力，严格按项目要求和技术规范组织实施，定期组织开展对项目执行进度、完成质量等情况的督导和抽查。

（二）卫生部制定统一的项目督导与验收评估方案，定期对项目实施情况进行督导和验收。

（三）在项目实施过程中，各级项目办要制定项目督导和评估细则，定期对改炉改灶工作进展及质量进行督导检查和评估，召开工作例会，发现问题及时协调解决。

（四）各地要做好督导、评估计划，认真组织开展督导、检查，对所发现问题及时提出整改意见，并追踪落实整改情况。受检单位要制定切实可行的整改措施，有效落实整改工作。

（五）项目工作完成后，省级卫生行政部门要及时将项目总结报送卫生部。卫生部会同有关部门适时对项目资金使用、项目执行进度和项目实施效果等情况进行专项抽查。

（六）绩效评价

督导检查和评估过程中形成的资料，采取分散和集中相结合的方式管理，国家级专家指导组负责定期检查、汇总、分析各省工作进度和资料管理情况，调查评估以下绩效指标：

1．任务完成率。实际改炉改灶户数／应改炉改灶户数。

2．炉灶合格率。实施改炉改灶项目村的合格炉灶户数占调查户数的比例。

3．炉灶正确使用率。实施改炉改灶项目村的正确使用炉灶户数占调查户数的比例。

4．健康知识知晓率。实施改炉改灶项目村的合格知晓者占调查人数的比例。

六、资料管理

（一）建立技术方案

通过完善制度、规范管理，进一步加强项目资料管理和利用，确保项目案资料的准确性、系统性和完整性。方案内容包括项目文件、实施方案、培训材料、基线调查结果、项目进展报告、督导报告、经费使用情况、项目工作总结、技术报告及原始数据库等。

（二）资料与数据报送

各项目省要按期收集、整理项目启动、培训、实施、督导、验收和总结阶段的相关管理文件和技术资料。在项目实施过程所形成的管理文件、督导报告、工作总结等，要及时报送卫生部疾病预防控制局；所形成的相关技术方案、督导报告、技术报告和调查数据、工作总结等资料，要及时报送中国疾病预防控制中心地方病控制中心。

本方案有关的数据库录入格式和相关资料将公布在中国疾病预防控制中心地方病控制中心网站上，请各有关单位自行下载。网站地址：http://www.hrbmu.edu.cn/ crcfedc/index.htm。

文件四

2012 年医改地方病防治项目实施方案

（"燃煤污染型地方性氟中毒考核验收试点"部分节选）

一、项目目标

在燃煤污染型地方性氟中毒病区省份开展考核验收试点，为"十二五"期间控制和消除地方病考核验收积累经验。

二、项目范围和内容

在山西、江西、河南、湖北、湖南、广西、重庆、四川、贵州、云南和陕西 11 个省（区、市）的 15 个县开展燃煤污染型地方性氟中毒考核验收试点。

三、项目实施方法

按照《燃煤污染型地方性氟中毒防制考核验收实施方案》开展考核验收试点，具体内容见附件。

附件

燃煤污染型地方性氟中毒防制考核验收实施方案

为按期实现《全国地方病防治"十二五"规划》目标，从 2012 年开始，卫生部有计划地组织各燃煤污染型氟中毒病区省份开展防制考核验收工作。特制定本方案。

一、考核验收申报条件

（一）申报考核验收的病区村历史病情资料完整。

（二）申报考核验收地区的防治工作组织管理、防治措施落实等资料齐全。

（三）申报考核验收的病区村自评达到控制或消除标准。

二、考核验收组织形式与考核结果的认可

（一）县级自评

县级卫生行政部门组成考核组，负责所辖病区村控制或消除的考核验收。经县级考核组考评达到控制或消除标准的，由县级卫生行政部门报请同级人民政府给予认可，报市级卫生行政部门备案。

（二）省市级复核

在燃煤污染型地方性氟中毒流行县（市、区），95% 以上的所辖病区村达到控制或消除标准时，由县级卫生行政部门向市级卫生行政部门提出考核验收申请，经确认达到申报条件后，省、市级卫生行政部门组成联合考核组进行抽样复核。复核结果与申报材料相符的，省级卫生行政部门给予认可，报国务院卫生行政部门备案。

（三）国家级抽查

在燃煤污染型地方性氟中毒流行省（区、市），95% 以上的所辖病区村达到控制或消除标准时，由省级卫生行政部门向国务院卫生行政部门提出考核验收申请，经确认达到申报条件后，国务院卫生行政部门组成考核组进行抽样复核。复核结果与申报材料相符的，国务院卫生行政部门给予认可。

三、考核验收内容

（一）申报考核验收地区自评情况，包括防治工作组织管理、防治措施落实、病情现状和自评结果。

（二）病区村改良炉灶（包括使用清洁能源，如电能、液化气、沼气等）落实和使用情况。

（三）病区村出生居住的8～12周岁儿童氟斑牙患病情况。

四、考核验收方法

（一）听取汇报

省、市级复核考核和国家级抽查时，听取被考核地区汇报病情现状、防治工作组织管理、防治措施落实和组织自评的情况。

（二）查阅资料

查阅防治规划或计划、防治工作实施方案、工作记录、工作总结、病情调查资料和数据、疾病监测报告等防治工作相关文件和资料原件，核对自评数据，验证汇报材料。

（三）现场调查

1. 县级自评。调查被考核病区村所有居民户改良炉灶和炉灶使用情况，以及该村出生居住的8～12周岁儿童氟斑牙患病情况。

2. 省市级复核。每县随机抽取3个燃煤污染型地方性氟中毒流行乡镇（不足3个乡镇的全部抽取），每个乡镇随机抽取3个病区村（不足3个病区村的全部抽取），每个病区村随机抽取1个自然村（村民组），从调查的第1户开始，依据隔户抽查的原则抽取10户家庭，调查居民户改良炉灶和炉灶使用情况；调查被抽取病区村出生居住的8～12周岁儿童氟斑牙患病情况。

3. 国家级抽查。每省（区、市）随机抽取2个燃煤污染型地方性氟中毒流行县（市、区），每县（市、区）随机抽取2个病区乡镇（不足2个乡镇的抽取1个），每个乡镇随机抽取2个病区村（不足2个病区村的抽取1个），每个病区村随机抽取1个自然村（村民组），从调查的第1户开始，依据隔户抽查的原则抽取10户家庭，调查居民户改良炉灶落实和使用情况；调查被抽取病区村出生居住的8-12周岁儿童氟斑牙患病情况。

附件1：地方性氟中毒病区控制标准（GB 17017—2010）（略）

附件2：燃煤污染型氟中毒病区消除标准（略）

文件五

全国燃煤污染型地方性氟中毒防治效果评估实施方案

一、背景

燃煤污染型地方性氟中毒是我国特有的一种危害严重的地方病,主要分布在中西部产煤区。2001年,为了解当时我国燃煤污染型地方性氟中毒重点病区氟中毒病情的实际情况,在原卫生部疾病控制司的领导下,在原中国地方病防治研究中心地氟病防治研究所的技术指导下,贵州、云南、湖北、湖南、重庆、四川6个病区省份曾在重点病区县开展了燃煤污染型地方性氟中毒的分层抽样调查,该调查结果为制定我国21世纪初燃煤污染型地方性氟中毒防治策略提供了科学依据,为改炉改灶降氟工作的顺利实施提供了必要的基础数据。从2004年开始,国家燃煤污染型地氟病重点病区的综合防治被纳入中央补助地方公共卫生专项资金地方病防治项目以及医改重大专项。到2012年,连续9年在贵州等10个病区省份共投入经费16.57亿元用于改炉改灶521.89万户,使得病区改炉改灶率由项目之初的25.42%上升到99.38%,对控制我国燃煤污染型地方性氟中毒的病情起到了关键作用。但是,国家近10年在病区有计划、连续、大面积地落实防治措施的效果具体如何,包括病区地氟病防治措施后期管理情况,病区居民有关健康生活行为形成情况,环境氟暴露情况以及控制氟中毒病情的效果,亟须进行一次科学、系统的横断面评估,以便为制订下一阶段我国燃煤污染型地方性氟中毒防治策略、建立防治长效机制提供科学依据。

二、目的

明确我国燃煤污染型地方性氟中毒重点病区防制工作后期管理情况、居民有关健康生活行为形成情况、环境氟暴露情况以及氟中毒病情现状,为制定下一阶段我国燃煤污染型地方性氟中毒防治策略、建立防治长效机制提供科学依据。

三、内容与方法

(一)调查范围、调查点的数量和选点方法

包括贵州、云南、四川、重庆、湖北、湖南、陕西、江西8个省、直辖市,每个省选择重点病区县2~5个。然后采用分层抽样的方法,在每个县的历史轻、中、重病区村和非病区村分别采用单纯随机的方法抽取调查点。每层病区调查点的数量按该层病区村总数5%的比例确定,最多为30个,每个县的非病区调查点为1~3个。贵州、云南、四川、重庆、湖北、湖南6省、直辖市本次调查选择的项目县、项目村原则上要覆盖2001年调查时选择的项目县、项目村。项目村以行政村为单位,遇有项目村变更,如拆分或合并时,坚持以目标人群与2001年调查相一致的原则选择调查点。陕西、江西2省各选择2个重点病区县。

参加了2001年燃煤污染型地氟病病区重点调查的县有贵州的织金县、毕节市、大方县、黔西县,云南的昭阳区、彝良县、镇雄县,四川的古蔺县、兴文县、珙县,重庆的巫山县、彭水县、黔江区,湖北的秭归县、竹溪县、建始县,湖南的耒阳市、新化县、安化县,共19个县。根据中央转移支付改炉改灶项目资料统计,上述19个县有病区村9816个,按照上述抽样方法,贵州等6个省份共调查260个病区村;按平均每县调查2个非病区村推算,共调查38个非病区村。

(二)调查内容

1. 病区县一般情况。包括调查县的病区范围、改炉改灶及改良炉灶的正确使用情况、防治工作后期管理的开展情况等。结果填入表1。

2. 病区村一般情况。包括做饭、取暖燃料变动情况、改炉改灶及改良炉灶的正确使用情况、与供

人食用的玉米和辣椒有关的生活行为转变情况、防治工作后期管理的开展情况等。结果填入表2。

3.病区和非病区村环境含氟量。采用非概率抽样方法按照隔户调查的原则在每个调查点采集10户用作主食的自产玉米和干辣椒测定含氟量,并注明干燥和保存方式。贵州等6个省份采集的玉米和辣椒样品分别是2980份。结果填入表3。

4.病情调查。

4.1 病区和非病区村儿童氟斑牙病情及尿氟含量调查。检查调查点所有当地出生居住的8~12周岁儿童氟斑牙患病情况。同时,每个年龄组采集10份尿样,男女各半,测定尿氟含量。贵州等6个省份采集的样品一共是14 900份。结果填入表4。

4.2 病区村重度临床氟骨症病人数量。在调查点搜索16岁及以上重度临床氟骨症病人。结果填入表5。

（三）调查方法

由项目县疾病预防控制中心专业技术人员,经过培训后,开展具体调查工作。可以通过项目乡、项目村的有关部门搜集调查表中的相关内容。以往调查中涉及过的内容,如病区村改良炉灶合格和正确使用情况、与玉米和辣椒有关的生活行为、8~12周岁儿童氟斑牙患病及尿氟含量等,有不超过1年的现成数据的可以直接利用,否则需要开展现场调查和采样工作,玉米和辣椒样品采集质量不低于50g。由村医搜索调查点16岁及以上具有严重的关节活动障碍、肢体变形甚至瘫痪的可疑病人,进一步按照《地方性氟骨症诊断标准》做出诊断。

四、质量控制

1.组织领导。本项目由中国疾病预防控制中心地方病控制中心负责技术方案的制定、组织实施和技术指导,由各省、直辖市疾病预防控制中心(地病所)制定本省、直辖市的具体调查方案,组织项目县具体实施。

2.调查人员组成。采取至上而下的方式下发并讲解调查方案,调查方案附有详细的填表说明。各调查省(直辖市)、县疾病预防控制中心(地病所)要明确至少1名专业技术人员负责此项调查。调查人员要认真阅读调查方案和填表说明,明确调查内容和调查方法,认真填写调查表。

3.实验室检测。经中国疾病预防控制中心地方病控制中心质量控制考核合格的县级实验室,方可承担尿氟检测工作。未经质量控制考核的项目县的尿样需送到省级疾病预防控制中心检测。所有玉米和辣椒样品统一送到中国疾病预防控制中心地方病控制中心检测(邮寄地址:哈尔滨市保健路157号,单位:哈医大地病中心,收件人:王伟,电话:0451-87502978,邮编:150081)。

4.涉及的方法和标准。氟斑牙诊断采用《氟斑牙诊断(WS/T 208—2011)》标准。氟骨症诊断采用《地方性氟骨症诊断标准(WS 192—2008)》。尿液中氟含量测定采用《尿中氟化物测定-离子选择电极法(WS/T 89—1996)》标准。食品中氟含量测定采用《食品中氟的测定(GB/T 5009.18—2003)》标准。

5.督导检查。中国疾病预防控制中心地方病控制中心和各省级疾病预防控制中心(地病所)根据工作进度,组织有关专家对本项目进行督导检查和技术指导。

6.数据的收集、汇总和分析。按照国家地方病控制中心统一制定的EXCEL表格,县级疾病预防中心录入数据,并上报省级疾病预防控制中心。省级疾病预防控制中心负责县一级数据的审核、汇总和分析,将数据和总结上报国家地方病控制中心。国家地方病控制中心负责省一级数据的审核、汇总和分析,撰写全国项目总结报告。

五、时间安排

1.2014年3月下旬,完成调查方案的制订。

2.2014年4月上旬,下发并讲解调查方案,各项目省确定调查县和调查村。

3.2014年4月中旬至5月中旬,完成县级现场调查、采样、样品上送、尿样检测以及数据录入和上报等工作。

4. 2014年5月至6月上旬，完成省级样品上送、检测以及数据审核、汇总上报等工作。

5. 2014年5月至6月，完成全国样品检测、数据审核、汇总分析和总结报告的撰写。

附表：表1：病区县一般情况调查表

表2：病区村一般情况调查表

表3：供人食用的玉米和辣椒采样登记表

表4：8～12周岁儿童氟斑牙检查及尿氟含量调查表

表5：重度临床氟骨症病人个案调查表

表1　病区县一般情况调查表

省＿＿＿市＿＿＿

县名	病区范围									改炉改灶及正确使用情况		后期管理情况			
	轻病区			中病区			重病区			已改炉灶户数	正确使用户数	是否成立了项目后期管理领导小组	是否建立了炉灶及配件销售维修服务网络	是否在小学开设了健康教育课	其他措施
	村数	户数	人口数	村数	户数	人口数	村数	户数	人口数						

填表人：　　　　　　审核人：　　　　　　日期：

表2　病区村一般情况调查表

_____省_____市_____县_____乡_____行政村_____行政区划代码_____1

户数：　　常住人口数：　　建村时间：　　年　　人均纯收入：　　元
病区类型：　□轻病区　□中病区　□重病区　　是否参加了2001年的调查：□是　□否
开始烧煤时间：　　年
取暖、做饭燃料变动情况：

改良炉灶资金来源（万元）：

时间	政府投入	群众自筹
2005年以前		
20　　年		
20　　年		
20　　年		
20　　年		

改良炉灶时间及类型：

时间	改良炉灶总户数	铁炉户数	台灶户数	烟管户数	电热器户数	电炊具等其他灶具户数
2005年以前						
20　　年						
20　　年						
20　　年						
20　　年						

电炊具等其他灶具的具体类型：□电炊具　□燃气灶　□沼气灶　□柴灶　□太阳灶
如果改良炉灶损坏能主动维修或更换的户数有　　　户

敞炉敞灶使用情况：敞炉　　户；敞灶　　户

改良炉灶（包括清洁能源）质量和使用方法：

炉灶类型	使用户数	炉灶质量			使用方法	
		合格户数	部分损坏户数	报废户数	正确户数	不正确户数
改良炉						
改良灶						

厨房与居室的关系：同室　　户，未同室　　户
主食比例：以玉米为主食的有　　户，以大米为主食的有　　户，以其他_____为主食的有　　户
供人食用的玉米的正确干燥户数　　户，正确保管户数　　户，加工前淘洗率户数　　户
辣椒的正确干燥户数　　户，正确保管户数　　户，加工前淘洗率户数　　户

家庭户主或主妇防氟知识知晓率　　%；学生防氟知识知晓率　　%

防制工作后期管理情况：
是否成立了地氟病项目后期管理领导小组：□是　□否
是否聘用了地氟病项目后期防制管理技术指导员：□是　□否
技术指导员是否定期开展指导工作：□是　□否

填表人：　　　　　　　审核人：　　　　　　　日期：

填表说明：

（1）行政区划代码共12位，分割为省市县级行政区划代码（CODE1，6位）、乡镇级行政区划代码（CODE2，3位）和村级政区划代码（CODE3，3位）。

（2）建村时间和开始烧煤时间填年份的4位数字。

（3）取暖、做饭燃料变动情况用文字描述说明。

（4）敞炉、敞灶指没经过改造的、无烟囱的炉灶。

（5）改良炉灶质量合格指：燃煤炉（灶）坚固耐用不漏烟，炉桥、炉芯、炉盘、炉盖、排烟设施齐全无损，能够满足家庭做饭、煮饲料、取暖需求，热效率高于敞灶，符合农村有关建筑安全规范；供沼气、天然气、电等清洁能源使用的灶具符合国家质量技术标准。

（6）正确使用炉灶只炉（灶）指使用期间，勤除烟灰，保持烟道通畅，炉（灶）燃烧时必须加盖，避免煤烟逸漏室内；炉（灶）长期闲置时，清除炉渣、烟道灰，在铁部件暴露表层上油，并放置于干燥处保存。

表3 供人食用的玉米和辣椒采样登记表

_____省_____市_____县_____乡_____行政村_____行政区划代码_____1

序号	户主姓名	供人食用的玉米		辣椒	
		干燥方式	保存方式	干燥方式	保存方式
01					
02					
03					
04					
05					
06					
07					
08					
09					
10					

说明:(1)全国样品统一编号,为14位数,前12位数与行政区划编码相同,后两位为采样序号01~10。样品标签标记要清晰。

(2)干燥方式:室外晾晒填1,烘房烘炕填2,密闭炉灶烘炕填3,敞炉灶烘炕填4,外购填5。

(3)保存方式:炕笆堆放填1,屋檐挂放填2,箱(袋、仓)存放填3。

采样人: 采样日期:

表4 8~12周岁儿童氟斑牙检查及尿氟含量调查表

_____省_____市_____县_____乡_____行政村_____行政区划代码_____1

序号	姓名	性别	年龄(岁)	氟斑牙诊断结果						尿氟含量(mg/L)
				正常	可疑	极轻	轻度	中度	重度	
1										
2										
3										
4										
5										
6										
7										
8										
9										
10										
11										
12										
13										
14										
15										
16										
17										
18										
19										
20										

填表说明:

(1)性别:女填0,男填1。

(2)诊断结果在相应栏内画√。数据库中录入0~5,分别代表正常、可疑、极轻、轻、中、重度。

调查人: 审核人: 日期:

表 5 重度临床氟骨症病人个案调查表

_____省_____市_____县_____乡_____行政村_____行政区划代码_____1

姓名： 性别：□男 □女 年龄：周岁	
在本村居住时间： 年； 残疾时间： 年	

致残原因及简要病史：

现有何种症状和体征：

不受季节、气候变化影响的持续性休息疼痛：□颈部 □腰部 □四肢大关节

伴有：□抽搐 □麻木 □关节晨僵

颈部活动受限：□前屈、后伸、左右旋转受限

上肢活动受限：□上肢屈曲 □屈肘搭肩困难 □摸对侧耳廓困难 □摸对侧肩胛下角困难 □上举180°困难

腰部活动受限：□前屈、后伸、左右旋转受限 □脊柱变形

下肢活动受限：□腿伸不直 □下蹲困难 □膝内翻 □膝外翻 □瘫痪

临床氟骨症诊断和分度标准：

轻度：仅有颈、腰和四肢大关节持续性休息痛症状（3个部位以上），不受季节、气候变化影响，可伴有肢体抽搐、麻木，关节晨僵，腰部僵硬。

中度：除上述骨和关节疼痛症状外，伴有颈、腰、上肢、下肢关节运动功能障碍体征，生活、劳动能力降低。

重度：有骨和关节疼痛症状并有严重的颈、腰、上肢及下肢关节活动障碍、肢体变形，生活和劳动能力显著降低或丧失，瘫痪。

临床氟骨症诊断结果：□正常 □轻度 □中度 □重度

伴有 □骨关节炎 □风湿性关节炎 □类风湿性关节炎 □强制性脊柱炎

生活能力：□自理 □半自理 □不能自理

劳动能力：□能做饭 □做针线活 □扫地 □完全丧失

治疗过程及效果：

填表说明：调查时在相应的 □ 内画√。录入数据库时，女填0，男填1。诊断结果填0～3，分别代表正常、轻、中、重度。生活能力填1～3，分别代表自理、半自理、不能自理。其他画√的在数据库录入时分别在相应的项目下填1。

调查医生： 日期：

文件六

重点地方病控制和消除评价办法

根据《食盐加碘消除碘缺乏危害管理条例》、《卫生事业发展"十二五"规划》、《全国地方病防治"十二五"规划》要求，为规范重点地方病病区实现控制和消除目标的评价工作，特制定本办法。

一、评价目的

评价碘缺乏病、地方性氟中毒、地方性砷中毒、大骨节病、克山病等重点地方病病区实现控制和消除目标进展；根据评价结果，确定重点地方病分类防控策略，实施防控工作精细化管理。

二、评价原则

各地进一步健全"政府领导、部门负责、社会参与"的地方病防治工作机制，加强地方病控制和消除评价工作的组织领导。各级卫生计生行政部门会同相关部门组成评价组，在病区县（市、区、旗，以下简称县）自评的基础上，开展市级复查、省级抽查，进行逐级评价，评价结果经同级人民政府同意后报上一级卫生计生行政部门。各级评价组采取审查申报资料与现场抽查相结合的形式进行评价。实现控制或消除目标的病区县定期进行自查，省级、国家级卫生计生行政部门根据监测发现的线索不定期开展复核。

三、组织实施

各级卫生计生行政部门会同承担地方病防治任务的相关部门组成地方病控制和消除评价组，负责重点地方病控制和消除评价工作的组织实施，各级疾病预防控制机构负责评价的技术支持。有政府地方病防治领导协调组织的地区，由政府地方病防治领导协调组织负责评价工作，同级卫生计生行政部门协助实施。

四、评价内容及判定标准

碘缺乏病消除、燃煤污染型氟中毒控制和消除、饮水型氟中毒控制、燃煤污染型砷中毒消除、饮水型砷中毒消除、大骨节病控制和消除、克山病控制和消除的评价内容及判定标准见附件1-7。

五、评价方式及程序

（一）县级自评

病区县按要求开展重点地方病控制和消除自评。自评符合标准后，县级卫生计生行政部门报同级人民政府同意，向市（地、州，以下简称市）卫生计生行政部门申请复查。

申报材料包括病区基本情况、防治组织管理、防控措施落实情况，既往病情资料、按要求开展的自查结果。北京、天津、上海、重庆市所辖县自评符合标准后可直接申请省级抽查。

（二）市级复查

市级卫生计生行政部门接到病区县复查申请和自评报告后，及时组织评价组审查申报材料。对符合条件的安排现场评价；对不符合条件的，要求补充完善相关材料或暂缓评价。对复查符合标准的，报同级人民政府同意，向省（区、市，以下简称省）卫生计生行政部门申请复核。

（三）省级抽查

省级卫生计生行政部门接到市级卫生计生行政部门的复核申请和评价报告后，及时组织评价组审查申报材料。对不符合条件的，要求补充完善相关材料或暂缓评价。对符合条件的，每市随机抽查1/3左右的病区县进行复核。如抽查县均达标，则判定该市本批申报达标的所有县实现消除目标。如抽查县中有 1 个县未达标，须再追加抽查 1 个县；若追加抽查的县达标，则认为除抽查未达标县外，其余本批申报达标的所有县实现消除目标。若追加抽查的县仍不达标，则认定该市本批申报达标的所有县未实现消除目标。若抽查县中有 2 个县及以上未达标，则认为该市本批申报达标的所有县未实现消除目标。省级卫生计生行政部门在完成复核后，报同级人民政府同意，向社会公布评价结果，并报国家卫生计生委备案。

（四）达标后巩固

已实现控制或消除重点地方病的县级卫生计生行政部门每 5 年组织自查，结果逐级上报到省级卫生计生行政部门。省级卫生计生行政部门抽取一定数量的病区县进行复核，复核结果报同级人民政府和国家卫生计生委备案。

（五）监测与复核

建立全国重点地方病防控监测网络，国家卫生计生委和省级卫生计生行政部门可以根据监测发现的线索，对已实现控制或消除的病区县组织复核并通报复核结果。

六、评价结果公布

对经复核通过重点地方病控制或消除评价的县，经省级人民政府同意后，由省级卫生计生行政部门向社会分批公布实现重点地方病控制或消除的县名单。

各省卫生计生行政部门可根据本办法制定具体实施方案。

附件：1. 碘缺乏病消除评价内容及判定标准（略）

2. 燃煤污染型氟中毒控制和消除评价内容及判定标准

3. 饮水型氟中毒控制评价内容和判定标准（略）

4. 燃煤污染型砷中毒消除评价内容和判定标准（略）

5. 饮水型砷中毒消除评价内容和判定标准（略）

6. 大骨节病控制和消除评价内容及判定标准（略）

7. 克山病控制和消除评价内容及判定标准（略）

附件 2

燃煤污染型氟中毒控制和消除评价内容及判定标准

一、评价内容

（一）自评

1. 资料准备。整理防治工作相关文件和资料，收集组织管理、改良炉灶、监测、健康教育等相关工作资料。

2. 现场评价。对所辖所有病区村开展调查，调查内容包括病区村所有居民户改良炉灶和炉灶使用情况，供人食用玉米和辣椒正确干燥情况，以及该村出生居住的 8～12 周岁儿童氟斑牙患病情况。

（二）复查／抽查

1. 资料审核

（1）自评报告。内容包括基本情况、防治历程、自评方法、自评结果、主要经验、存在问题、自评结论、今后工作计划等。重点审核各病区村出生居住的 8～12 周岁儿童氟斑牙患病情况及供人食用玉米和辣椒正确干燥情况。

（2）工作资料。查阅防治规划或计划、防治工作实施方案、工作记录、工作总结、病情调查资料和数据、疾病监测报告等防治工作相关文件和资料原件，了解核对组织管理、各病区村病情及改良炉灶（包括使用清洁能源，如电能、液化气、沼气等）落实和使用等情况。

2. 现场评价。在每个病区县随机抽取 3 个病区乡（镇）（不足 3 个时，全部抽取），再从每个乡（镇）随机抽取 3 个病区村（不足 3 个时，全部抽取），每个病区村从调查的第 1 户开始，依据隔户抽查的原则抽取 10 户家庭，调查居民户改良炉灶和炉灶使用情况，供人食用的玉米和辣椒正确干燥情况；调查被抽取病区村出生居住的 8～12 周岁儿童氟斑牙患病情况。

二、评价判定标准

（一）评价标准

1. 控制标准

（1）合格改良炉灶率（包括使用清洁能源，如电能、液化气、沼气等）和合格改良炉灶正确使用率达到 90% 以上。

（2）病区村供人食用的玉米和辣椒正确干燥率达到 90% 以上。

（3）当地出生居住的 8～12 周岁儿童氟斑牙患病率≤30%。

2. 消除标准

（1）合格改良炉灶率（包括使用清洁能源，如电能、液化气、沼气等）和合格改良炉灶正确使用率达到 95% 以上。

（2）病区村供人食用的玉米和辣椒正确干燥率达到 95% 以上。

（3）当地出生居住的 8～12 周岁儿童氟斑牙患病率≤15%。

（二）评价结果判定

1. 各病区村达到控制或消除标准各项指标要求，可判定为实现控制或消除目标。如其中 1 项指标不符合要求，则判定为未实现控制或消除目标。

2. 当病区县 95% 的病区村达到控制或消除标准时，可判定该县达到控制或消除标准。

图　片

一、病区成因

　　燃煤型氟中毒多发生在山区，当地煤炭资源丰富，小煤窑多见，煤中富含氟元素（一般高于 200mg/kg，最高可达 1000mg/kg 以上）。由于煤粉价格低廉，农户使用黏土拌煤粉制作煤泥，而拌煤黏土含氟量往往超过了煤的含氟量（最高可达 10 000mg/kg 以上）。一些病区使用石煤，它的燃烧值低，含氟量特别高（最高可达 4000mg/kg 以上）。

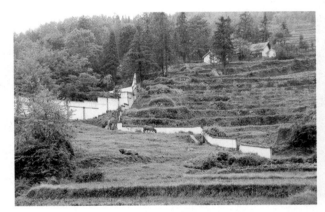

图 1-1　病区贵州织金县地貌

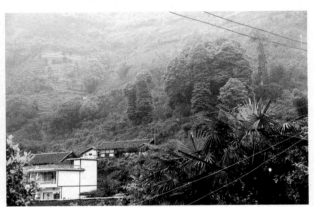

图 1-2　病区四川筠连县地貌

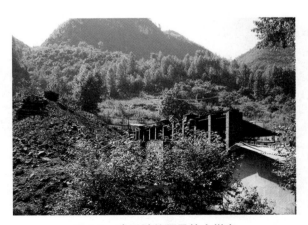

图 1-3　病区随处可见的小煤窑

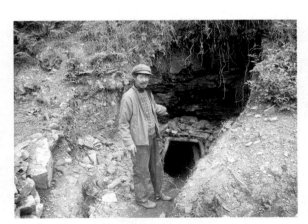

图 1-4　病区随处可见的小煤窑

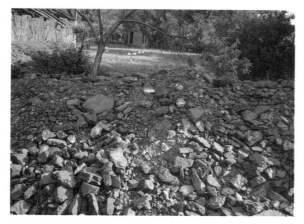

图1-5 农户屋旁储存备用的块煤

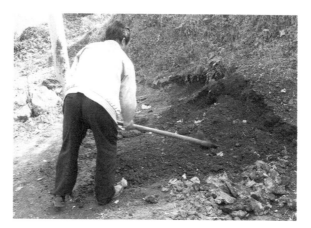

图1-6 农户将粘土与煤混合成型煤

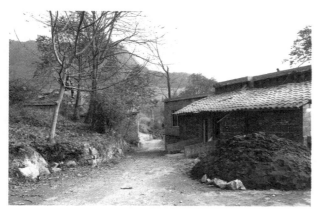

图1-7 农户屋前储存备用的煤泥

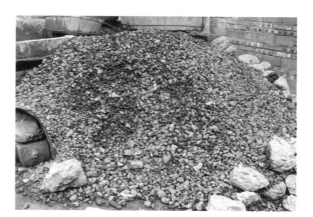

图1-8 农户院落中储存备用的石煤

　　当地秋收季节多雨,农户习惯使用敞炉灶取暖、做饭、煮饲料、烘烤食物,致使燃煤排放氟化物严重污染室内空气和贮存的食物。

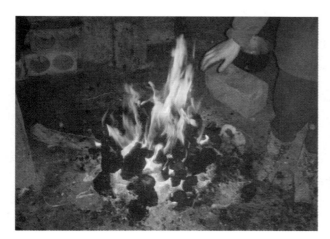

图1-9 室内堆煤烧火

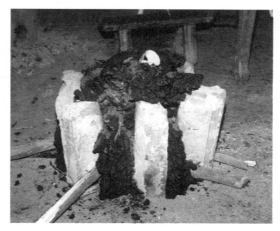

图1-10 堆煤泥烧火

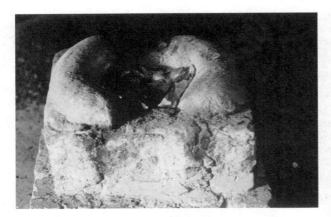

图 1-11　敞烧炉灶

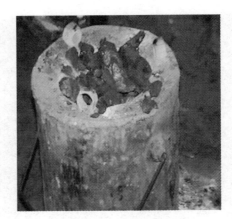

图 1-12　敞烧炉灶

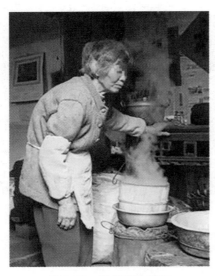

图 1-13　敞烧煤火做饭

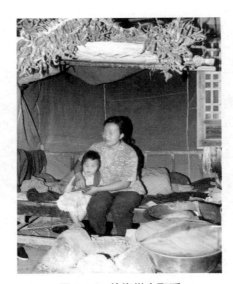

图 1-14　敞烧煤火取暖

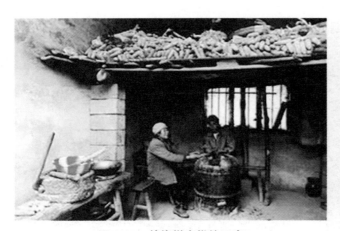

图 1-15　敞烧煤火烘炕玉米

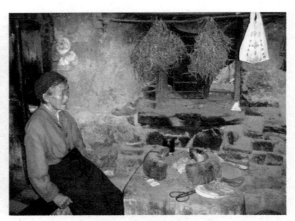

图 1-16　敞烧煤火烘炕辣椒

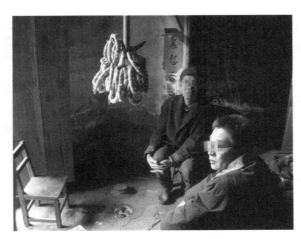

图 1-17　敞烧煤火烘烤腊肉

二、病人照片

氟中毒的主要表现为氟斑牙和氟骨症。

（一）氟斑牙

牙齿对氟中毒最为敏感，牙齿的慢性氟中毒称为氟斑牙。氟斑牙肉眼观察可见釉面呈白垩色条纹或斑块；釉面出现黄棕色至棕黑色着色；也可因釉质缺损而在釉面出现凹坑。氟斑牙发生后终生不退，轻者影响外观和美容，重者影响咀嚼及消化功能。

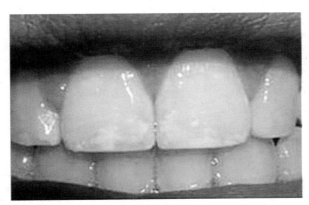

图 2-1　极轻度：细小的白色条纹或似纸样的白色不透明区不规则地分布在牙面上，且不超过牙面的 1/4

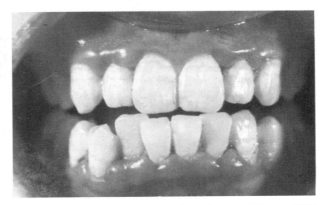

图 2-2　轻度：白垩色不透明区超过患牙牙面的 1/4，甚至累及整个牙面，牙无光泽

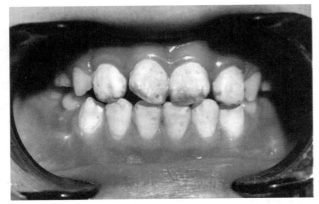

图 2-3　中度：白垩色不透明区遍及整个牙面，并且在唇颊面有微小的独立的窝状缺损

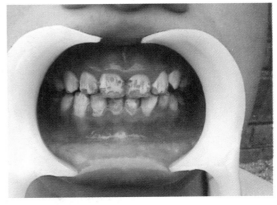

图 2-4　重度：牙釉质表面严重受累，明显发育不全，釉质缺损出现融合，呈侵蚀样外观

417

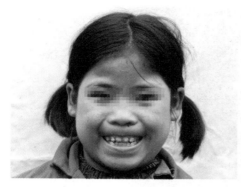

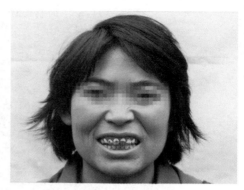

图2-5　儿童氟斑牙　　　　　　　　　　　**图2-6　成人氟斑牙**

（二）氟骨症

骨骼的慢性氟中毒称为氟骨症，表现为颈、腰和四肢大关节疼痛、变形，肢体运动功能障碍以及骨和关节X线征象异常。初期仅有持续性的骨关节疼痛并伴有一般的中毒症状，影响患者生活质量，继续发展为中度可出现关节不灵活、运动功能障碍等体征，生活劳动能力降低，重度患者则伴有严重的关节活动障碍、肢体变形，劳动能力显著降低或丧失、生活不能自理，甚至卧床不起。

1. 临床氟骨症

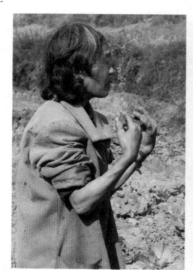

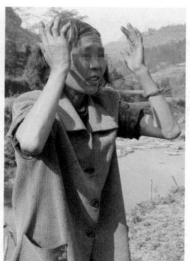

图2-7　女性中度氟骨症患者，上肢不能上举，上肢屈肘时中指不能触及同侧肩峰

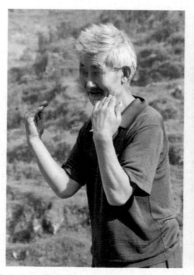

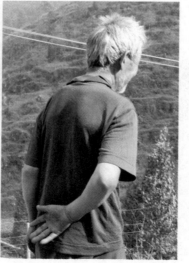

图2-8　男性中度氟骨症患者，双手屈肘不能触及同侧肩峰，右手经后背中指摸不到对侧肩胛下角

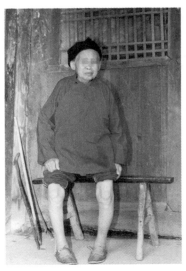

图 2-9 成人重度氟骨症"O"型腿

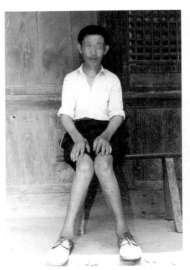 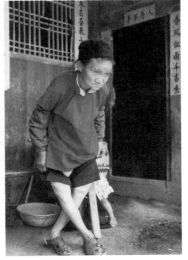

图 2-10 成人重度氟骨症"X"型腿

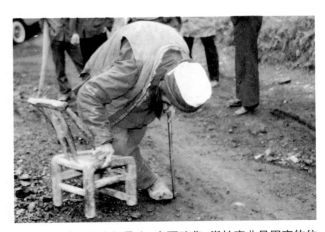

图 2-11 成人重度氟骨症,弯腰驼背,脊柱弯曲呈固定体位

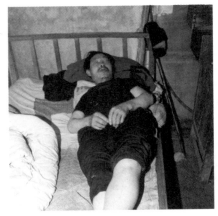

图 2-12 成人重度氟骨症患者肢体严重变形,甚至瘫痪在床

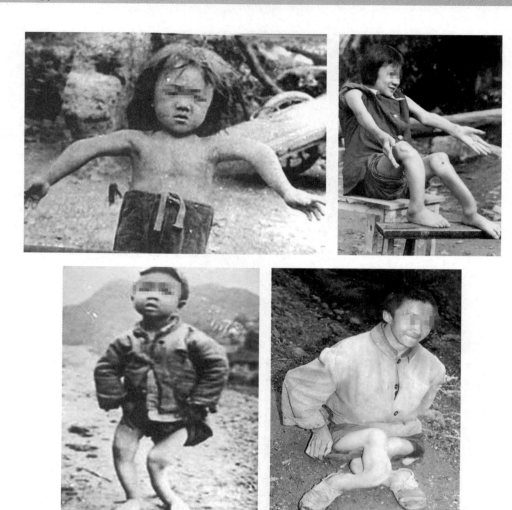

图 2-13　在一些历史重病区，如贵州省，曾出现儿童重度氟骨症，导致儿童肢体严重变形

2．X 线氟骨症

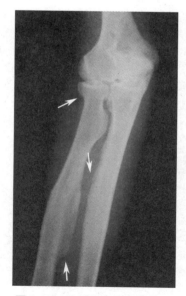

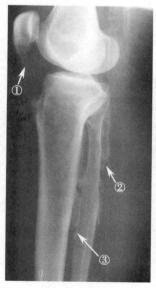

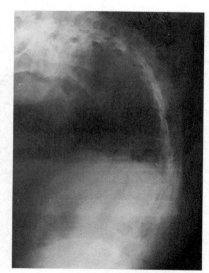

图 2-14　前臂桡尺骨间膜骨化　　　　图 2-15　①髌韧带骨化；②腓骨长肌　　图 2-16　严重氟骨症患者腰椎弯曲变形
　　　　　　　　　　　　　　　　　　骨化；③小腿胫腓骨间膜骨化

三、主要防治措施

（一）各病区典型降氟炉灶

1. 贵州典型降氟炉灶

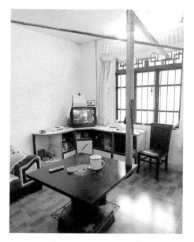

图 3-1　回风铁炉

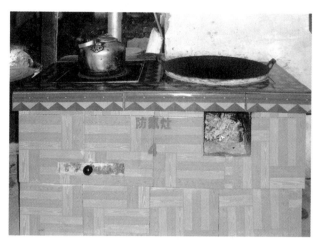

图 3-2　柴煤两用灶

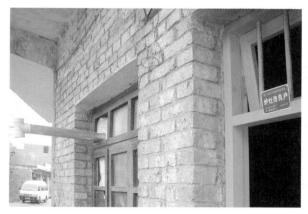

图 3-3　修建降氟炉灶的同时，还安装了烟囱，将煤烟排出室外

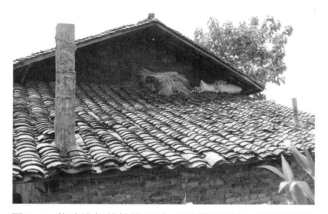

图 3-4　修建降氟炉灶的同时，还安装了烟囱，将煤烟排出室外

2. 云南典型降氟炉灶

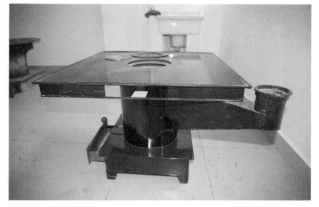

图 3-5　钢板炉

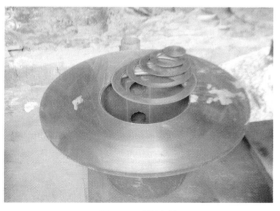

图 3-6　铸铁炉

3.四川典型降氟炉灶

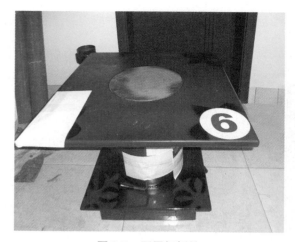

图 3-7　回风钢板炉

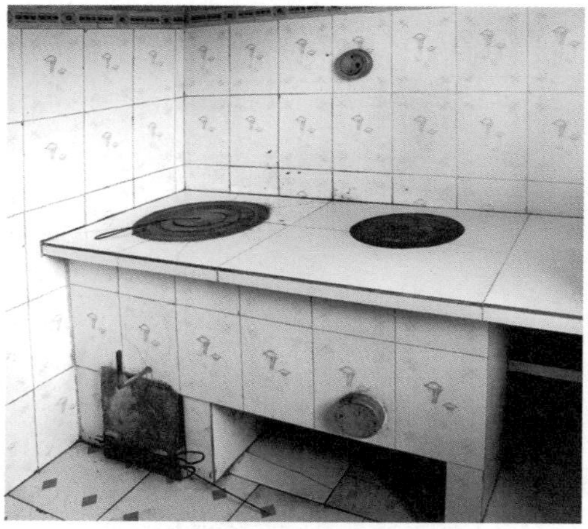

图 3-8　大锅灶和小灶

4.重庆典型降氟炉灶

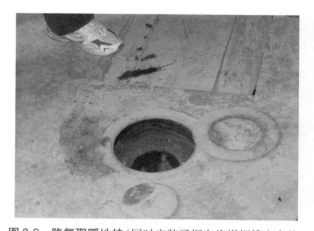

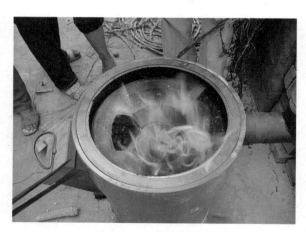

图 3-9　降氟取暖地炉（同时安装了烟囱将煤烟排出室外）

图 3-10　生物质气化炉

5.湖北典型降氟炉灶

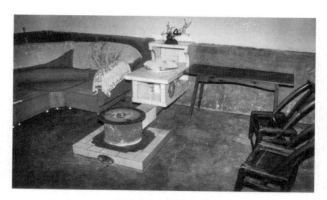

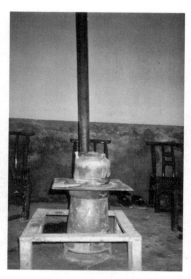

图 3-11　半铸铁炉

图 3-12　改良北京炉